国家出版基金项目
NATIONAL PUBLICATION FOUNDATION

WORLD HISTORY OF POISON

世界毒物全史

"十三五"国家重点图书出版规划项目

1—10卷

毒物与人类文明史

Poison and the History of Human Civilization

主编 史志诚

西北大学出版社

图书在版编目（CIP）数据

毒物与人类文明史 / 史志诚主编. —西安：西北大学出版社，2016.8

（世界毒物全史：第一册）

ISBN 978-7-5604-3872-6

Ⅰ.①毒… Ⅱ.①史… Ⅲ.①毒物—历史—世界 Ⅳ.①R99-091

中国版本图书馆CIP数据核字(2016)第112579号

世界毒物全史
毒物与人类文明史

主　　编：	史志诚
出版发行：	西北大学出版社
地　　址：	西安市太白北路229号
邮　　编：	710069
电　　话：	029-88303059
经　　销：	全国新华书店
印　　装：	陕西博文印务有限责任公司
开　　本：	787毫米×1092毫米　1/16
印　　张：	27.5
字　　数：	566千
版　　次：	2016年8月第1版
印　　次：	2016年8月第1次印刷
书　　号：	ISBN 978-7-5604-3872-6
定　　价：	183.00元

献
DEDICATED
给

为人类健康做出贡献的伟大的毒物学家和从事相关职业的人们!

To the great toxicologists and people in related occupations who have contributed to human health

世界毒物
全史

WORLD
HISTORY
OF POISON

《世界毒物全史》主编简介

史志诚，教授，博士生导师，生于 1941 年，陕西榆林人。1981 年于西北农林科技大学研究生毕业，同年在东北农业大学获农学硕士学位。曾任中国畜牧兽医学会第八届和第九届副理事长（1992—2001）、中国农学会第八届副理事长（1997—2002）、中国毒理学会第四届副理事长（2005—2008）、中国毒理学会毒理学史专业委员会主任（1995—2010），是中国唯一的在农学、畜牧兽医学和毒理学三个国家级学会任副理事长职务的学者。现任中国毒理学会荣誉理事长，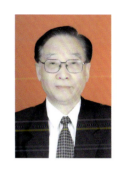陕西省毒理学会终身名誉理事长，中国科学技术史学会会员，国际毒素学会（IST）会员，西北大学生态毒理研究所所长，陕西省应急管理专家，陕西省反恐怖专家咨询组成员。主要从事生态毒理学、食品安全与管理、毒性灾害、毒理科学发展史与毒物管理史研究。

曾长期从事农牧业生产管理、农业产业经济研究、农业教育、农业科研和技术推广工作，曾任陕西省农业厅厅长、农业部科技委员会委员、陕西省人大常委会委员兼农业与农村工作委员会副主任、陕西省决策咨询委员会委员兼农业专家组组长。

著有《中国草地重要有毒植物》《植物毒素学》《动物毒物学》《生态毒理学概论》《毒物简史》《陕西农业五十年》和《畜产经济概论》等多部著作。曾先后获国家部委和省级科技进步与"丰收计划"一等奖两项，二等奖三项。1993 年其著作《植物毒素学》获得国际哲数象基金会优秀著作奖。2009 年荣获中国畜牧兽医学会授予的"新中国 60 年畜牧兽医科技贡献奖（杰出人物）"。2013 年获第九届国际有毒植物大会"终身成就奖"（The ISOPP Lifetime Achievement Awards）。2013 年获中国毒理学会"贡献奖"。

曾出访加拿大、美国、墨西哥、泰国、新加坡、日本、德国、法国、荷兰、丹麦、比利时、意大利、匈牙利、以色列、澳大利亚、新西兰等国学习考察。1991 年在新加坡参加第十届世界毒素大会。他的事迹入编《1992 年中国人物年鉴》《当代世界名人传（中国卷）》及《世界名人录》等辞书。

《世界毒物全史》编纂委员会及编纂者

顾　　问：

吴德昌　卢良恕　李振声　陈冀胜　任继周　陈君石　叶常青　庄志雄　周平坤
付立杰　赵素芬　姚　远　徐象平　曲安京　杜祖健（Anthony T. Tu，美国）
中岛环（日本）　古克礼（Christopher Cullen，英国）

主任委员：

史志诚

副主任委员：

卜风贤　王建华　康兴军　陆国才　徐新云　李成砚

委　　员（按姓氏笔画排序）：

卜风贤　王亚洲　王建华　史志诚　田西学　孙志昌　孙祖越　李成砚　李引乾
陈进军　陆国才　郭庆宏　海春旭　徐新云　吴逸明　张天宝　孟紫强　康兴军
尉亚辉　韩　驰　梁孝宏

办公室秘书：

李方民　余兴全　孙志昌　史　菁　赵　毅　刘敬武　冯艳铭　张　维　何　玮
郭　斌　倪士峰　雷景炀　刘　杨

主　　编：

史志诚　教授、博士生导师　西北大学

分卷主编（按卷次排序）：

史志诚　教授、博士生导师　西北大学
卜风贤　教授　陕西师范大学

康兴军　教授　陕西中医药大学

海春旭　教授　第四军医大学

赵宝玉　教授　西北农林科技大学

达能太　高级兽医师　内蒙古阿拉善动物中毒防治研究所

李保国　教授　陕西省动物研究所，西北大学

唐　婕　副研究员　陕西省动物研究所

李斐然　助理研究员　陕西省动物研究所

孙　燕　副教授　陕西师范大学

丁伯良　研究员　天津市农业科学院

樊少文　总工程师　陕西省环境保护厅

陈　伟　总工程师　西北核技术研究所

曾志刚　高级工程师　陕西省辐射环境监督管理站

高巨星　研究员　陕西省动物卫生监督所

王　斌　副教授　陕西中医药大学

刘　瑞　副教授　第四军医大学

马保华　教授　西北农林科技大学

赵　毅　高级兽医师　陕西省动物疾病控制中心

刘建利　教授　西北大学

李建科　教授　陕西师范大学

白广禄　主任医师　陕西省地方病防治研究所

郭庆宏　研究员　陕西省畜牧技术推广总站

李引乾　副教授　西北农林科技大学

陈进军　教授　湛江海洋大学

孟紫强　教授　山西大学

孙承业　研究员　中国疾病预防控制中心

马丽霞　教授　西安交通大学

郑玉新　研究员　中国疾病预防控制中心

田昊渊　助理工程师　中国疾病预防控制中心

韩　驰　教授、研究员　中国疾病预防控制中心

徐新云　主治医师　深圳市疾病控制中心

张全喜　副教授　山西大学

李瑞金　副教授　山西大学

杨振华　讲师　山西大学

孙祖越　研究员　上海计划生育科学研究所

周　莉　副研究员　上海计划生育科学研究所

朱茂祥　研究员　中国人民解放军医学科学院

龚诒芬　研究员　北京放射医学研究所

王建华　教授　西北农林科技大学

洪子鹂　研究员　陕西省畜牧技术推广总站

张天宝　教授　第二军医大学

吴逸明　教授　郑州大学

梅其炳　教授　第四军医大学

苏晓鸥　研究员　中国农业科学院

王汉斌　主任医师　军事医学科学院附属307医院

尉亚辉　教授　西北大学

汪　源　高级工程师　陕西省辐射环境监督管理站

陆国才　教授　第二军医大学

巩忠福　研究员　农业部中国兽医药品监察所

雷继民　畜牧师　陕西正大有限公司

田西学　副研究员　陕西省畜牧技术推广总站

齐宝宁　副教授　陕西中医药大学

王晓宇　博士　陕西师范大学

杨万锁　经济师　陕西老蜂农生物科技有限责任公司

任可红　高级工程师　陕西科荣环境研究院

孙志昌　高级政工师　陕西省地质工会，陕西省老年集邮联谊会

王亚洲　研究员　西北大学

武　啸　工程师　西北大学

史　峰　农艺师　陕西省农业展览馆，陕西省优质农产品开发服务中心

《世界毒物全史》卷目结构及分卷主编

	分卷号	分卷卷名	分卷主编
第一册 毒物与人类文明史	1	史前时代	史志诚
	2	毒素与生物进化	史志诚
	3	农耕文明时代	史志诚
	4	工业文明兴起初期	史志诚　卜凤贤　康兴军
	5	现代工业文明时代	史志诚
	6	毒物与经济	史志诚
	7	毒物与战争	史志诚　海春旭
	8	科学发明的不安全性	史志诚
	9	人类同毒物的斗争史	史志诚
	10	防控毒物危害的未来	史志诚
第二册 毒物史话	11	重要有毒植物	史志诚　赵宝玉　达能太
	12	重要有毒动物	李保国　唐婕　李斐然
	13	有毒细菌与霉菌	孙燕　丁伯良
	14	有毒矿物元素	史志诚
	15	放射性物质	樊少文　陈伟　曾志刚
	16	有毒无机化合物	史志诚　高巨星
	17	有毒有机化合物	史志诚
	18	成瘾与致幻之毒	史志诚　王斌
	19	有毒气体与生化战剂	海春旭　刘瑞
	20	生态毒物	史志诚　马保华　赵毅

续表 1

	分卷号	分卷卷名	分卷主编
第三册 毒性大案	21	毒物恐怖案	史志诚　刘建利
	22	施用毒物自杀案	史志诚
	23	毒杀大案	史志诚　卜风贤
	24	食物中毒案	史志诚　李建科
	25	药物与农药中毒案	史志诚
	26	毒酒中毒案	史志诚
	27	贩毒大案与毒枭	史志诚
	28	核走私及施毒杀人犯	史志诚
	29	名人意外中毒事件	史志诚
	30	历史中毒悬案	史志诚
第四册 毒性灾害史	31	地球化学灾害	史志诚　白广禄
	32	矿难与煤气泄漏灾害	史志诚
	33	大气污染灾害	史志诚
	34	水污染灾害	史志诚
	35	化学毒物泄漏灾害	史志诚
	36	核事件与核事故	史志诚
	37	有毒生物灾害	史志诚　郭庆宏
	38	药害与药物灾难	史志诚　李引乾
	39	POPs 与有毒废物污染灾害	史志诚　陈进军
	40	其他突发毒性灾祸	史志诚　孟紫强
第五册 毒理科学史	41	毒理科学发展历程	史志诚
	42	古代对毒物的认知	史志诚　卜风贤
	43	中世纪毒理学启蒙时期	史志诚　卜风贤　康兴军
	44	近代毒理学的诞生	史志诚　卜风贤　康兴军
	45	现代毒理学的发展	史志诚
	46	毒理科学教育与研究机构	史志诚
	47	毒理学的重大发现	史志诚
	48	解毒防毒技术创新	史志诚
	49	信息化与中毒咨询业	史志诚　孙承业
	50	毒理学社团组织	史志诚

续表 2

	分卷号	分卷卷名	分卷主编
第六册 毒理学分支学科史	51	法医毒理学史	马丽霞
	52	工业毒理学史	郑玉新　田吴渊
	53	食品毒理学史	韩　驰
	54	生化与分子毒理学史	徐新云
	55	环境毒理学史	孟紫强　张全喜　李瑞金　杨振华
	56	生态毒理学史	张全喜　孟紫强
	57	生殖毒理学史	孙祖越　周　莉
	58	放射毒理学史	朱茂祥　龚治芬
	59	兽医毒理学史	史志诚　王建华　洪子鹍
	60	其他毒理学分支学科史	张天宝　史志诚　吴逸明　梅其炳　苏晓鸥　王汉斌
第七册 毒物利用史	61	毒物利用的哲学观	史志诚
	62	有毒植物的利用与开发	史志诚　尉亚辉
	63	药用有毒植物及其产业发展	史志诚
	64	有毒动物利用史	史志诚
	65	有毒动物养殖产业的发展	史志诚
	66	生物毒素利用史	史志诚　尉亚辉
	67	生物毒素产业的发展	史志诚
	68	核能与有毒元素的利用	史志诚　汪　源
	69	有毒化学品的应用	史志诚
	70	毒害气体与废物的利用	史志诚
第八册 毒物管理史	71	禁用核生化武器管理史	史志诚
	72	食品与药品管理史	史志诚　陆国才　贝忠福
	73	有毒化学品安全管理史	史志诚
	74	工业与职业安全管理史	史志诚　雷继民
	75	环境毒物污染管理史	史志诚

续表 3

	分卷号	分卷卷名	分卷主编
第八册 毒物管理史	76	有毒生物安全管理史	史志诚　田西学
	77	突发毒性事件应急处置	史志诚
	78	毒品管理与禁毒史	史志诚
	79	烟草管理与控烟史	史志诚
	80	酒政与戒酒禁酒史	史志诚　康兴军　齐宝宁
第九册 毒物文化史	81	毒物与文学艺术	史志诚
	82	吸烟文化	史志诚
	83	酒文化	史志诚　王晓宇
	84	蛇崇拜与蛇文化	史志诚
	85	蜜蜂文化	杨万锁
	86	科普名篇精选	任可红
	87	邮票上的毒物学	孙志昌
	88	博物馆与纪念馆	史志诚　王亚洲　武啸
	89	纪念日、节日	史峰
	90	毒物与另类文化	史志诚
第十册 毒物史名人传记	91	哲学家、政治家、历史学家	史志诚
	92	化学家、生物科学家	史志诚
	93	研究毒药的医药学家	史志诚
	94	毒理学与毒素学家	史志诚
	95	法医毒理学家	史志诚
	96	工业职业卫生毒理学家	史志诚
	97	兽医与昆虫毒理学家	史志诚
	98	重大发现与发明家	史志诚
	99	临床专科医师	史志诚
	100	作家与艺术家	史志诚

《世界毒物全史》总序

毒物和毒理科学史是人类发展史和世界文明史的重要组成部分。几千年来特别是近百年来，随着经济社会和科学技术的飞速发展，人们对毒物的认识更具科学性，对毒物的利用和毒性灾害的应对更加理性化，对毒物史与毒理科学史的深入考究达成共识。进入21世纪，非传统安全问题、突发毒性灾害的应急处置、生物安全、生态安全和食品安全等，成为各国政府和广大民众关注的热点，各国政府纷纷出台相应的法律法规，强化管理，积极防御，已经积累了丰富的经验。

2012年，科学出版社出版了我著的《毒物简史》，该书得到医学、毒理学、历史学、生物学和生态学各界同仁的关注。他们认为：毒物的历史是记述毒物的专门史，反映人类认识和研究毒物以及伴随科学社会发展出现的种种毒物文化现象。因此，继续总结人类同毒物做斗争的历史，著述世界毒物史、毒性灾害史、毒理科学史、毒物利用史、毒物管理史和毒物文化史，不仅十分必要，而且具有重要的现实意义和历史意义。于是，在诸多同仁的鼓励和支持下，我组织了一个60多位专家参与的团队，利用西北大学生态毒理研究所收藏的2000多册毒理学书刊和万余篇毒理学历史文献，以及各位专家积存的相关资料，撰写了这部《世界毒物全史》（百卷本）。

《世界毒物全史》（百卷本）全书共10册，每册10卷，共100卷，500余万字，2000多幅图片。每册集中论述毒物历史中的一个方面，虽然各有重点，但又相互关联，构成一个具有丰富内涵的展示世界毒物的历史长卷。第一册《毒物与人类文明史》，显示毒物的历史与人类文明史一样久远，一样丰富多彩，人类与毒物的博弈从来没有停止过；第二册《毒物史话》，揭示世界重要有毒植物、有毒动物、有毒微生物、有毒矿物元素、有毒化学品和有毒气体的发现与毒性研究的历史；第三册《毒性大案》，记述历史上重大的毒物恐怖案、施用毒物自杀案、毒杀案、食物中毒案、药物与农药中毒案、毒酒中毒案、贩毒大案、核材料走私案、名人意外中毒事件以及历史中毒悬案，反映了毒性案件的常态性、复杂性，以及毒物侦缉的功绩与法学的胜利；第四册《毒性灾害史》，回顾了历史上重大毒性灾害及其突发性、危害性和世界性特点，特别是记述了地球化学灾害、大气污染、水污染、有毒气体、化学泄漏引发的灾害，有毒生物灾害、核事件与核事故和药物灾害的发生原因，以及处置毒性灾害的历史经验教训，启示当今世界如何科学处置突发毒性灾害；第五册《毒理科学史》，介绍古代、中世纪、近代和现代毒理科学的发展历程，毒理学的重大发现和解毒防毒的科学成就，当代信息化与中毒咨询业，以及世界毒理学社团组织的发展与作用；第六册《毒理学分支学科史》，反映当代毒理学不断拓展与应用的态势，特别是 21 世纪毒理学新兴学科的创立及其贡献；第七册《毒物利用史》，展现人类利用毒物、化毒为利和造福人类的历史；第八册《毒物管理史》，介绍了相关的国际公约、毒物的控制与管理、毒品的管理与禁毒、戒烟禁烟与控烟、戒酒与禁酒的历史，阐述世界各国依靠法律法规管理毒物、控制毒物和治理污染的实际效果，进而探讨人类控制毒物和应对突发公共卫生事件的能力，以史为鉴，嘉惠未来，防患于未然；第九册《毒物文化史》，反映了毒物构筑的文化，涉及文学与艺术、世界毒物崇拜与图腾文化、蛇文化、蜜蜂文化、吸烟文化和酒文化的历史，邮票上的毒物学，与毒物有关的博物馆、纪念馆、节日和纪念日，以及毒物的另类文化现象；第十册《毒物史名人传记》，介绍自古以来参与人类与毒物做斗争的哲学家、政治家、历史学家、社会科学家、物理化学家、生物科学家、医药学家、毒理学家、发明家，以及从事相关职业的杰出人物的生平，彰显他们为人类健康和追求建立无毒生活所做出的卓越贡献。第十册后附有主要参考文献和总目录，以供读者检索查阅使用。

历史是过去的镜子和通向未来的阶梯。人类在各方面都有丰富长远的历史可借鉴。历史上关于毒物与中毒的著作，都代表了那个时代的特征、那个时代的科技水平和那个时代的社会需求，都为那个时代的生产生活做出了贡献。今天，我们研究世界毒物的历史，不仅仅在于它在每个时代的意义、作用和价值，而且在于传播人类认识毒物的历史和毒理科学发展史，颂扬毒理学家和从事相关职业专家的卓越贡献，汲取处置突发中毒事件和毒性灾害的历史经验，科学认识毒物的两重性，防毒解毒化毒为利，关注科学发明的安全性，铭记发展毒理科学的历史使命，促进毒物史与毒理科学史的深入研究，警示人类严肃面对未来的核扩散、环境污染和突发毒性灾害"三大挑战"，提升政府应对非传统安全的管理艺术与公信力，展望建立一个无毒害未来社会的愿景。这些正是毒物的历史在我们今天这个时代的意义。

在我们编写《世界毒物全史》（百卷本）的过程中，专家们对毒理学具有的科学属性有了新的体会，认为：在自然科学里毒理学是一门生物科学，在社会科学里毒理学是一门安全科学。自然科学家和社会科学家共同谱写了毒物的历史，告诉人们毒物与生命同行、毒物具有两重性，只要我们科学地预防毒物的危害，以新的思维使人类与毒物和谐相处，利用毒物造福人类是完全可能且大有可为的。

在人类进入21世纪的现代生产生活的条件下，人们的健康生活与安全生产离不开全面的毒物学知识。让人们品千年史迹，观毒物世界，知毒物功过，汲历史经验，记生命代价，惠社稷稼穑。同时，让人们了解世界毒物的历史，可使有学问的人更有智慧地来运用他们的学问，为这个地球上的生态安全、生物安全、食品安全和人类的健康做出新的更大的贡献。因此，我愿意将《世界毒物全史》（百卷本）这部著作，献给为人类健康做出贡献的伟大的毒理学家和从事相关职业的人们！献给伟大的祖国和我最亲爱的同胞！

《世界毒物全史》（百卷本）的出版得到国家出版基金资助，得到中国科学院和中国工程院的吴德昌、卢良恕、李振声、陈冀胜、任继周、陈君石院士给予的指导和鼓励，美国佛罗里达州大学杜祖健教授、英国李约瑟研究所古克礼所长，先后亲临西北大学生态毒理研究所给予指导和推荐，在此一并特表谢意！

鉴于首次编纂世界毒物历史长卷是一次全新的尝试，在毒理学与史学融合上仍然处于探索之中，加之资料收集有限，因此，错误和不妥之处在所难免，敬请读者批评指正！

史志诚

2015年4月27日

于西北大学

世界毒物
全史

WORLD
HISTORY
OF POISON

序
PREFACE

  3000多年来，人类与毒物的斗争从来没有停止过。人类在长期的生产生活实践中，在抵御自然灾害的同时，积累了许多同毒物做斗争的经验，成为世界文明史的重要组成部分。

  从史前原始时代人类社会出现开始，人类面对的是一个充满毒物的世界。尽管如此，人类仍然能够主宰世界，究其原因，一是人类体内解毒酶的活力高于其他哺乳类动物；二是人类发明了火，火是人类最早发现的天然解毒剂；三是人类能够依靠大脑探寻解毒的秘密。

  人类和其他生物的最大区别在于人类能直立行走，但人类自己的身体不能产生防卫敌人的有毒武器，只能应用自己的智慧和双手制造和生产有毒武器为人类服务。而动物、植物和微生物却与人类不同，它们能够产生足以保护自己生存的有毒武器——生物毒素，防卫"敌人"并帮助消化食物、繁衍后代，这些毒素成为它们生命的一部分，毒素与生命同在一个有机体之内。生物毒素产生于生物进化的全过程，又影响生物的生命过程和整个生态系统，成为今天所有物种的生存和生态系统动态平衡的重要因素。

  从原始农耕到工业文明兴起初期是人类历史上的一个重要时期。这一时期，正是从农耕文明时代向近代工业文明转变、从古代自然科学向近代实验自然科学转变的关键时期。特别是实验科学的兴起，使自然科学有了独立的实践基础，科学进入采用实验研究的方法探索事物真相的时代。这一时期，历史学家和毒理学家证实铅中毒导致了5世纪强大的古罗马帝国突然消亡；传承2500多年的人们寻找长生不老药的炼金术和炼丹术被科学证明是不可行的；文艺复兴提供了一个良好的文化条件并促使自然科学从哲学中分化出来，由于多学科的渗透，为自然科学的发展乃至启蒙毒理学创造了条件。特别是14世纪炼金术领域出现了研究化学的医学学派。后来成为医药化学家的最有代表性的帕拉塞尔苏斯，他摆脱了传统思想和宗教的束缚，确立了"毒物"的定义，意味着以"毒物"为研究对象的毒理科学开始萌芽，从而为毒理学的启蒙奠定了基础。

  人类进入现代工业文明时代，面对发展现代工业造成的环境污染和在生产生活过程中产生的有毒有害废物，从来没有望而却步，而是苦苦寻找防控污染和处置垃圾废物的科学方法，并在废物的再利用方面有所创新。与此同时，通过制定国家法律和国际公约，发挥国际组织防控毒物的积极作用，奖励探索毒物奥秘与管理毒物做出突出贡献的机构与杰出人物，以此负起保护公民的责任，规范人们的行为。

然而，在经济学领域，毒物的两面性却表现得淋漓尽致。酒和烟草经济的税收在国家财政收入中举足轻重，但它们对人类健康造成的伤害以及用于医疗的费用又十分惊人。曾经发明治疗疾病的一些药物由于具有依赖性，导致成瘾而变成了毒品。20世纪90年代以来，一方面贩毒集团依赖毒品交易牟取暴利；另一方面，毒品问题带来了重大经济损失，致使生产力降低、卫生与治安开支惊人。在环境污染影响社会经济发展的重要时期，人类的智慧表明，只要处置得当，还会产生正效益。垃圾的分类处置，不仅可以从恶性循环转变为良性循环，还可以化害为利。

几千年的人类文明史，从经济问题到政治斗争，由政治斗争走向战争，毒物往往被利用和参与作为政治斗争和战争的手段。古代战争中使用毒物进行攻防，第一次世界大战与第二次世界大战中敌对双方使用的毒气战，以及局部战争中的毒物战，显示了人类的智慧与道德之间的博弈，最终受到世界爱好和平人民的谴责，并以失败而告终。

科学技术作为先进生产力的重要标志，对于推动社会发展起到了非常重要的作用。但是，历史上许多科学发明缺乏安全性，近百年来那些损害健康的食品与药品，甚至成了毒物的"科学发明"、好事变坏事的"重大发明"，给人类敲响了警钟。

进入21世纪工业文明以来，温室效应、臭氧层遭破坏、水源逐渐枯竭、化学毒物的污染、核能的滥用，特别是大气的污染导致臭氧层的破坏和酸雨的增加更是触目惊心，使人类的未来面临着威胁。在这些因素当中，核武器与核扩散、环境污染和突发毒性灾害将是人类未来面临的三大灾难。国际社会需通力合作，从长远的角度解决世界范围普遍存在的生态安全、生物安全、食品安全和核安全问题。

《世界毒物全史》第一册《毒物与人类文明史》共分为10卷，分别是：史前时代、毒素与生物进化、农耕文明时代、工业文明兴起初期、现代工业文明时代、毒物与经济、毒物与战争、科学发明的不安全性、人类同毒物的斗争史和防控毒物危害的未来。

在现代社会里，社会经济的不断发展和文化的进步，都离不开毒理科学的参与。然而毒理科学还没有成为一种真正的大众文化。为此，未来毒理科学的传播将会成为人类文化价值的重要源泉，将是人类与自然界和谐相处，享受幸福生活的不可缺少的文化知识之一。由此可见，传播毒物的历史和毒理科学的发展史正是传播科学，传承文明！

史志诚

2015年6月

目 录
CONTENTS

《世界毒物全史》主编简介
《世界毒物全史》编纂委员会及编纂者
《世界毒物全史》卷目结构及分卷主编
《世界毒物全史》总序

序

第1卷　史前时代

卷首语

1　地球、毒物与原始人类　003
  1.1　地球像一个生命体　003
  1.2　地心是天然核反应堆之说　006
2　史前原始生命被毒杀的假说　008
  2.1　史前生物及其"屠灭"　008
  2.2　恐龙灭绝的"中毒"假说　010
  2.3　二叠纪末期海洋生物大灭绝的硫化氢毒杀说　014
  2.4　原始生命与毒物和解毒的假说　015
3　人类生活在充满毒物的世界　017
  3.1　地球上从未有过无毒的生物　017
  3.2　充满毒物的世界　018
4　解毒与人类主宰世界　024
  4.1　解毒酶：人类的特质　024
  4.2　火的发明：天然解毒剂　026
  4.3　人类智慧：探寻解毒的秘密　029
5　原始人类健康状况与中毒性疾病　030
  5.1　原始人类的疾病与中毒　030
  5.2　史前印第安人的多环芳烃暴露　031
  5.3　原始人类生活方式与健康状况　032
6　远古中毒与解毒的传说　034
  6.1　希腊神话中的有毒植物　034
  6.2　关于罂粟花的传说　035
  6.3　半人与中毒箭的传说　036
  6.4　关于蝎子的传说与故事　037
  6.5　毒蜥的传说及其故事　037

第2卷　毒素与生物进化

卷首语

1　生物进化与适应毒物的进化　041
  1.1　达尔文与生物进化学说　041
  1.2　生物毒素：生物进化的产物　043
  1.3　人类与生物适应毒物的进化　046
  1.4　生物之间毒素与抗毒素的共同演化　048
  1.5　人为因素对生物毒素演化的干扰　049
2　植物毒素及其进化　051
  2.1　植物体的内含毒素　051
  2.2　植物毒性与生物演化　056
  2.3　有毒植物与内生菌的协同进化　057
3　动物毒素及其进化　060
  3.1　动物内含的毒素　060
  3.2　有毒动物排毒器官的进化　061
  3.3　进化史上毒性最强的动物　065
  3.4　昆虫进化出相同的基因路径对付毒素　067

  3.5 蛇毒基因的进化：以大班毒蛇为例 068
4 微生物毒素及其进化
  4.1 微生物内含的毒素 069
  4.2 微生物毒素的进化起源 071
5 生物毒素与生存竞争
  5.1 植物毒素：植物的生存策略 073
  5.2 植物之间的化感毒性 074
  5.3 动物之间的生存竞争 077
6 生态系统中人与生物之间的毒性关系 079
  6.1 植物与脊椎动物之间的毒性方程 079
  6.2 生态系统中生物之间的毒性关系 082
  6.3 人和动物的二次中毒 083
  6.4 捕食与拒食者的各种招数 084

第3卷　农耕文明时代

卷首语

1 毒物与原始狩猎畜牧生活
  1.1 原始狩猎时代与毒箭的出现 089
  1.2 用于狩猎的箭毒 091
  1.3 箭毒与毒箭的制造技艺 094
  1.4 从狩猎进入畜牧农耕时代 096
2 有毒植物胁迫与农耕兴起 097
  2.1 农耕兴起的原因 097
  2.2 有毒植物胁迫与农耕兴起 098
  2.3 植物化感毒性与农耕的稳定 099
  2.4 栽培驯化与脱毒加工：早期农业的伟大创举 100
3 农耕文明时代与人类食品安全 102
  3.1 "刀耕火种"的原始农业 102
  3.2 有毒植物与人类生存 105
  3.3 土豆：从有毒植物到食用作物 106
  3.4 食品、药品、毒物同源之说 107
4 中国古代毒物与中毒的文字表达 109
  4.1 文字表达的五个时期 109
  4.2 中国古代毒物与中毒的文字表达 109
  4.3 中国古代"毒"字的形体演变 110
  4.4 中国古代"毒"字的字谱与音韵 113
  4.5 "毒"字在中国古代社会话语系统中的意义 114
5 图腾文化与人类对有毒动植物的崇拜 116
  5.1 图腾文化的历史 116
  5.2 有毒动物崇拜 116
  5.3 橡树图腾与崇拜槲树的凯尔特人 118
6 原始巫术中毒物的现代分析 121
  6.1 原始巫术与毒物的关系 121
  6.2 巫术中有毒植物的现代分析 123
  6.3 中国古代神秘巫术：蛊术 127

第4卷　工业文明兴起初期

卷首语

1 从农业文明到工业文明初期 131
  1.1 农业社会的两次转变 131
  1.2 农业文明的衰落与环境恶化 132
  1.3 铅与古罗马的衰亡 133
  1.4 工业革命前的环境问题 137
2 从炼金术到炼丹术 139
  2.1 中世纪神秘的炼金术 139
  2.2 中国的炼丹术及其医药用途 140
  2.3 毒物利用中的失误：服食 142
3 工业化初期的环境污染与职业病 144
  3.1 两次工业革命与近代工业文明 144
  3.2 工业革命以来的环境污染及其危害 145
  3.3 恩格斯名著《英国工人阶级状况》 147
  3.4 环境损害与职业病：工业文明的代价 149
4 化学与人工合成毒物及其危害 151
  4.1 化学与人类文明 151
  4.2 对付害虫的天然农药时代 152
  4.3 化学农药与强力杀虫剂诞生 154
  4.4 人工合成的毒物与危害 155
5 近代政治与经济发展推动了毒理学 158
  5.1 鸦片战争的后果与影响 158
  5.2 近代实验自然科学的影响 159
  5.3 中世纪文艺复兴对毒理学的影响 159
  5.4 近代西方医药学对毒理学的影响 161
  5.5 毒理学的扩展与分支学科的出现 162

第5卷　现代工业文明时代

卷首语

1 工业现代化与环境污染　167
- 1.1 第三次工业革命与现代工业文明　167
- 1.2 现代工业革命以来的环境问题　168
- 1.3 现代农药的发展与污染　170
- 1.4 环境污染转嫁与贸易纠纷　174

2 现代工业与职业病的防治　176
- 2.1 20世纪的职业卫生问题　176
- 2.2 职业病的防治与管理　177

3 公害事件与探索生态文明的历程　180
- 3.1 世界八大公害事件　180
- 3.2 世界十大重大污染事件　182
- 3.3 环境保护思潮的形成　185
- 3.4 清洁生产的发展及其历史意义　187

4 环境保护运动及其影响　189
- 4.1 环保运动的形成与影响　189
- 4.2 绿党的产生与发展　190

5 现代工业化与安全文化的发展　193
- 5.1 劳动安全的立法与管理　193
- 5.2 安全科学的形成与发展　194
- 5.3 现代安全文化观的兴起　195
- 5.4 核安全文化与管理原则　196
- 5.5 介入放射学的放射卫生防护与管理　198
- 5.6 企业安全文化与管理机制　199

6 环境文学与毒性文学的兴起　201
- 6.1 从荒野描写到毒物描写　201
- 6.2 环境文学与毒性文学的兴起　202

第6卷　毒物与经济

卷首语

1 毒物与经济毒物的经济学理论　207
- 1.1 毒物与经济毒物　207
- 1.2 研究毒物和毒性事件的经济学　207

2 酒的经济与酒的经济学　210
- 2.1 酒在国民经济中的地位　210
- 2.2 禁酒的反作用与酒的经济学　212

3 烟草经济与烟草经济学　214
- 3.1 烟草经济：利益与健康的博弈　214
- 3.2 世界烟草税与国家财政　215
- 3.3 烟草经济学及其研究进展　217
- 3.4 烟草经济学专著　219

4 毒品经济与禁毒的经济学　221
- 4.1 毒品的经济问题　221
- 4.2 毒品问题造成的经济损失　222
- 4.3 恐怖主义的营养供应：毒品经济　223
- 4.4 毒品问题屡禁不止的经济学分析　226
- 4.5 铲除毒品犯罪的经济学思考　227

5 环境污染与治理污染的经济学　229
- 5.1 研究污染经济的若干理论　229
- 5.2 "公害"的法经济学分析　232
- 5.3 大气污染及防治的经济学分析　233
- 5.4 瑞典的"垃圾经济学"　235
- 5.5 治理污染的经济学　236

6 经济学研究对毒物管理与立法的影响　238
- 6.1 毒物管理与立法的经济学依据　238
- 6.2 未来毒物和毒性事件的经济学研究重点　242

第7卷　毒物与战争

卷首语

1 古代和近代战争使用的毒物　245
- 1.1 古代的生化战争　245
- 1.2 中国古代的毒物战　248
- 1.3 近代骇闻的生物武器案例　250

2 第一次世界大战中的毒气战　252
- 2.1 人类历史上第一次毒气战始末　252
- 2.2 著名的毒气战例　254
- 2.3 毒气战的后果　262

3 第二次世界大战中的毒物战　264
- 3.1 欧洲战场的毒物战　264
- 3.2 太平洋及亚洲战场的毒物战　264

4 第二次世界大战期间美国对日本的核打击　266
- 4.1 珍珠港事件与美国参战　266
- 4.2 曼哈顿计划：原子弹的研发　266
- 4.3 美国对广岛、长崎的核打击　268

  4.4 日本无条件投降与第二次世界大战结束   270

5 局部战争中的毒物战   271
  5.1 意大利对埃塞俄比亚的化学战   271
  5.2 北也门内战中的毒气袭击事件   272
  5.3 美军在朝鲜战争中使用化学武器   273
  5.4 两伊战争中的化学战   273

6 1840年反倾销鸦片的鸦片战争   275
  6.1 茶、银元与鸦片战争起因   275
  6.2 中国清代道光皇帝的禁毒主张   278
  6.3 英国国会对中国禁烟的激烈辩论   279
  6.4 鸦片战争始末   280
  6.5 鸦片战争的历史反思   281

第8卷 科学发明的不安全性

卷首语

1 科学发明与安全性的历史教训   285
  1.1 科技发明给人类带来的负面影响   285
  1.2 药物与毒物的互相转化   287
  1.3 从砷到肉毒毒素：美容的安全性   288
  1.4 美国食品和药品安全性的百年回顾   289

2 损害健康的食品与药品   293
  2.1 最早的可口可乐含有可卡因   293
  2.2 食品添加剂之神：安部司的故事   295
  2.3 从磺胺酏剂灾难到"反应停"事件   296
  2.4 儿童咳嗽糖浆最初竟然含有海洛因   298
  2.5 滥用抗生素的严重后果   299
  2.6 平喘药竟然变成"瘦肉精"   300

3 成为毒物的科学发明   301
  3.1 弗里茨·哈伯的功与过   301
  3.2 滴滴涕：是福？还是祸？   303
  3.3 LSD的发明与致幻恶果   304
  3.4 "橙剂"的发明与不幸   305
  3.5 摇头丸：最具危险的毒品   307

4 好事变坏事的重大发明   309
  4.1 有害的水银镜子   309
  4.2 被禁用的水银体温计   310
  4.3 自来水加氟杀菌消毒有争议   313
  4.4 20世纪最糟糕的发明：塑料袋   313
  4.5 含铅汽油危及健康和环境   315
  4.6 孟加拉国改水不当引发砷灾难   317

5 正确看待科学发明的两面性   319
  5.1 科学发明的两面性   319
  5.2 普及科学知识警惕科学误区   320

第9卷 人类同毒物的斗争史

卷首语

1 人类探索抵御毒物的历程   323
  1.1 防毒解毒药物的研发与市场供需   323
  1.2 防毒解毒促进产业发展   327
  1.3 解毒剂的市场供需：以中国为例   331

2 科学处置有毒废弃物及其再利用   334
  2.1 人类处置垃圾的历史   334
  2.2 有毒固体废物处置与再利用   335
  2.3 禁止垃圾交易的法律法规   337
  2.4 固体废物处置的产业政策   338

3 积极治理污染催生和发展环保产业   339
  3.1 环境污染的持续发展与治理   339
  3.2 水的污染与净化技术的进步   341
  3.3 环境保护产业的兴起与发展   342

4 制定防控毒物的国家法律和国际公约   345
  4.1 中国古代严惩毒物犯罪的法律   345
  4.2 美国控制毒物的法律框架   346
  4.3 《矿工保护法》：安全立法管理的起点   347
  4.4 国际刑事法院《罗马规约》   348
  4.5 防控毒物的国际公约   348

5 发挥国际组织防控毒物的积极作用   352
  5.1 联合国及其相关组织   352
  5.2 国际原子能机构   357
  5.3 国际刑事警察组织   359
  5.4 禁止化学武器组织   360

6 强化国际关注与科学家的呼吁   361
  6.1 《联合国人类环境宣言》：第一个保护环境的全球宣言   361
  6.2 《我们共同的未来》：现代环境保护主义的基石   362

6.3 《二十一世纪议程》：环境与发展的里程碑　363
　　6.4 《国际清洁生产宣言》：推动清洁生产的全球运动　364
　　6.5 科学家反对核武器的三个宣言　365
　　6.6 教会与教士的呼吁　368
7 奖励做出贡献的机构与杰出人物　369
　　7.1 诺贝尔奖及其获得者　369
　　7.2 国家特别奖获得者　373
　　7.3 名人基金与社团组织学术奖获得者　375
　　7.4 给予国葬礼遇的科学家　376
8 建立总统的科学顾问新机制　377
　　8.1 美国总统的科学顾问杰罗姆·威斯纳　377
　　8.2 英国首相的科学顾问戴维·金　379
　　8.3 美国国家禁毒政策办公室主任克利科斯基　380

第10卷 防控毒物危害的未来

卷首语

1 人类未来面临的三大挑战　385
　　1.1 核武器——第二次世界大战后的核安全问题　385
　　1.2 环境污染——难以阻挡的威胁　387
　　1.3 突发毒性灾害——非传统安全问题　388

2 严肃应对来自毒物的可能威胁　389
　　2.1 新化学品与食品资源的不确定性　389
　　2.2 来自毒物的可能威胁　391
　　2.3 未来烟草的危害不容乐观　392
　　2.4 酗酒仍然是全球性问题　394
　　2.5 21世纪危害最大的毒品　395
　　2.6 恐怖主义与反恐怖的斗争　396

3 考验人类智慧的争论与新视角　397
　　3.1 核电之争与未来的核电与新能源　397
　　3.2 毒刑与注射死刑的现代选择　401
　　3.3 安乐死——备受争议的世界性难题　403

4 汲取人类与毒物斗争的历史经验　405
　　4.1 毒性事件引发的政坛动荡　405
　　4.2 总结人类与毒物斗争的历史　407
　　4.3 推动毒理科学的创新发展　408
　　4.4 普及防控与利用毒物的科学知识　410
　　4.5 人类未来的梦想：超越农业文明与工业文明的生态文明　411

5 走向星球的路上　413
　　5.1 人类遨游星球的梦想　413
　　5.2 空间站与外星环境的毒理学研究　414
　　5.3 航天毒理学的未来使命　416

第 1 卷

史前时代

本卷主编 史志诚

卷首语

从史前时代人类社会出现开始，人类面对的是一个充满着毒物的世界。众多的有毒植物、有毒动物和有毒微生物在威胁着人类的生存与繁衍。尽管如此，人类仍然能够主宰世界，究其原因，一是人类体内解毒酶的活力高于其他哺乳类动物；二是人类发明了火，火是人类最早发现的天然解毒剂；三是人类能够依靠大脑探寻解毒的秘密。人类使用火来解毒和依靠自己的大脑与双手发明解毒的妙方，这是其他哺乳类动物所望尘莫及的，如此，人类便确定了主宰世界的绝对地位。

本卷记述了史前原始时代有关地球、毒物与人类的猜想与假说，诸如：地球像一个生命体而地心是天然核反应堆之说、史前生物及其"屠灭"、恐龙灭绝的"中毒"假说、二叠纪末期海洋生物大灭绝的硫化氢毒杀说、原始生命与毒物和解毒的假说；分述了原始人类面临的各种有毒植物、有毒动物和有毒矿物；记述了人类主宰世界的特质——人体内的解毒酶、火的发明和人类探寻解毒的秘密的历程；同时还记述了原始人类的健康状况与中毒性疾病，诸如原始人类的疾病与中毒、史前印第安人的多环芳烃暴露，以及原始人类的生活方式与健康状况；最后，记述了远古时代希腊神话中的有毒植物、关于罂粟花的传说、半人马中毒箭的传说、关于蝎子和毒蜥的传说及其故事。

1

地球、毒物与原始人类

1.1 地球像一个生命体

地球内部的结构

地球是太阳系中密度最高的行星[①]。地球的构造分为地核、地幔和地壳。地核分为半径约 1250 千米的内核和距地心约 3500 千米的液态外核。地核大部分由铁组成（占 80%），其余物质基本上是镍和硅。像铀等高密度元素，要不就是数量稀少，要不就是和轻元素[②]相结合存在于地壳之中。人们相信外核中的对流加上地球的快速自转（借由发电机原理）是产生地磁场的原因。

地球是拥有生命存在的地方

地球上的生命生存在大约海平面上下 10 千米以内的区域。由大气圈、水圈、陆圈（岩石圈、地幔、地核）和生物圈（包括人类）组成的地球系统是一个有机整体。

整个行星的生命形式是生物圈的一部分。生物圈覆盖在大气圈的下层、全部的水圈及岩石圈的上层。生物圈又分为很多

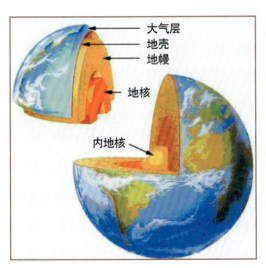 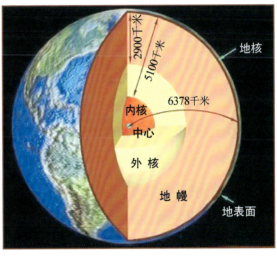

图 1 地球内部构造剖面图

[①] 地球的平均密度为 5515 千克/立方米，是太阳系中密度最高的行星。但地球表面物质的密度只有大约 3000 千克/立方米，所以一般认为在地核存在高密度物质。在地球形成早期，大约 45 亿年前，地球几乎是由熔化的金属组成的，导致地球中心处发生高密度物质聚集，低密度物质移向地表的过程。

[②] 轻元素，是原子量较小的元素，如氢和氦等。

不同的生物群系，即植物群和动物群。在地面上，生物群落以纬度划分，陆地生物群落在北极圈和南极圈内缺乏相关的植物和动物，大部分活跃的生物群落都在赤道附近。

地球拥有一个由78%的氮气、21%的氧气和1%的氩气混合微量其他包括二氧化碳和水蒸气组成的厚密大气层。大气层是地球表面和太阳之间的缓冲区域。地球大气的构成并不稳固，其中的成分受生物圈的影响。大气中大量的二价氧是地球植物通过太阳能量制造出来的。自由（未化合）的氧元素对地球上的生命意义重大。

在地球大气中，还存在一个薄薄的臭氧层。臭氧在平流层吸收了大气中大部分多余的高能紫外辐射，减低了裂化效应。臭氧只能由大气中大量自由氧原子产生，所以臭氧的产生也依赖于生物圈。

在太阳系中，地球是唯一表面含有液态水的行星。水覆盖了地球表面71%的面积，其中96.5%是海水，3.5%是淡水。地球正好处在能存在液态水的温度轨道边缘。离开适当的温室效应，地球上的水将会冻结为冰。

人类的演化

科学家推测，相对于地球而言，人类的演化显得极为短暂。在500万年时间里，曾经有大量的物种涌现出来，之后又消失在岁月的长河之中，只有智人生存下来，人类是自然选择和幸运的结晶。

科学家推测，随着人类对未知空间的拓展，定居在地球外空间的太空人或许要面对一种独特的环境条件，在这个环境中，有辐射、毒素及其他危及生命的因素，要战胜它们，人类或许就需要有新的躯体和新的思维。①

DNA如何出现？

2007年，科学家提出了DNA的四种基本成分之一腺嘌呤从氢化物中产生的机制。实验证明可以在模拟早期地球环境的条件下合成生命体的关键物质。氰化氨溶液冷冻25年之后产生了腺嘌呤。模拟原始火山高温环境的实验中也产生了生命物质。这些实验对解答生物分子起源起到了关键作用。

人类和其他生物的最大区别

现代人类诞生的年龄推算到极限，也只有300万年的历史。人类和其他生物的最大区别是人

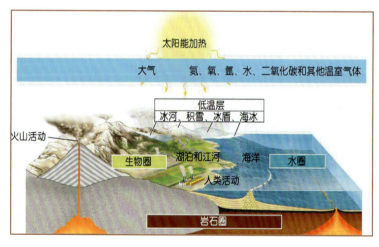

图2 地球内部构造剖面图与地球系统

---

① 吴华. 谁是人类祖先. 探索发现，2012，377（10）：7-15.

类能直立行走，但人类自己的身体不能产生防卫敌人的有毒武器，只能是去应用自己的智慧和双手制造和生产有毒武器为人类服务。而动物、植物和微生物却与人类不同，它们能够生产足以保护自己生存的有毒武器——生物毒素①，防卫"敌人"并且帮助消化食物、繁衍后代，这些毒素成为它们生命的一部分，毒素与生命同在一个有机体之内。

人体血液与地壳和大洋水中元素具有相关性

通过长期演化，生物体中元素的丰度与其生存环境中元素的丰度有着统一性，具有相似的分布特征，也存在重要的差异。岩石圈中的主要成分硅和铝，在生物体中含量并不高。而组成生物原生质的主要元素是碳、氢、氧、氮。生物体元素含量与海水中元素绝对丰度间的相关性更为显著，这可能与原始生命起源于原始海洋有关。生物在进化过程中，吸收具有一定生命功能的元素。由于硅和铝一般不能形成溶解性或挥发性化合物，因而较少被吸收。

人体血液中的元素和地壳与大洋水中的元素具有一定的相关性，见图3和表1-1-1。

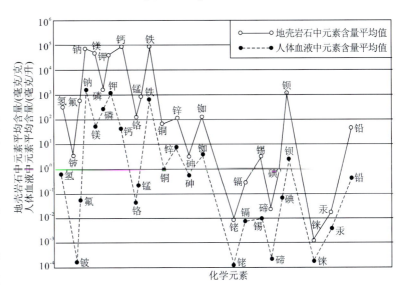

图3 人体血液与地壳中元素含量的相关性（吴烨，2011）

表1-1-1 人的血液与大洋水的成分对比

组成成分		氢	钠	氧	钾	钙
含量占溶解总盐量的(%)	血液	49.3	30	9.9	1.8	0.8
	大洋水	55	30.6	5.6	1.1	1.2

---

① 生物毒素包括动物毒素、植物毒素和微生物毒素。

1.2 地心是天然核反应堆之说

地球生物考古学家认为，地球诞生至今的46亿年演化过程中，地球上的生物历经五次大灭绝，几经生死，周而复始。最后一次大灭绝发生在6500万年之前。因而有人推断，20亿年前地球上曾经存在过高级生物文明，但后来遭到了毁灭，其罪魁祸首很可能是一场"核大战"。科学家在一些苍白的考据面前，对地球上生物灭绝的原因迷惑不解。

1972年，法国政府宣布了一则震惊世界的消息。法国科学家在非洲西海岸的加蓬共和国发现了一个20亿年前的铀矿，称为奥克洛铀矿。富铀矿体埋藏着六个天然反应堆的遗迹。尽管科学家一致否定了这个古老的"核反应堆"是自然形成的可能性，法国科学家在整个矿区的不同地方都发现了核裂变的产物。此外，在加拿大、澳大利亚和美国的一些铀矿中都发现存在"化石"反应堆的迹象。

联系到马亨佐·达摩毁灭之谜①、巴拜尔塔之谜②、索多姆毁灭之谜③、印度古籍的疑云④，科学家认为，地球上可能存在各种各样的天然核转变过程，如放射性衰变、自发裂变、中子诱发裂变及其他许多类型的核反应。这些核转变过程，释放出巨大的能量，是地球演化的内部能源。今天的人们在爱尔兰、秘鲁等地的地质考古中发现了很多类似放射性元素爆炸的证据。

目前科学界对地心能量来源还没有一个清楚的结论。但美国的科学家认为，地心有一个炙热的核反应堆在维持着地心的能量源，要是没有地心的能量源，地球表面就不会出现复杂的地貌特征，也不会有地球生物逐步进化的过程。

2002年，美国橡树岭实验室的科学家提出地心是天然核反应堆假说。即：地心

---

① 马亨佐·达摩（印度语为死亡之谷），是印度旁遮普郡一座距今5000多年的古城遗址。在城市建筑的挖掘中，考古学家找不到神殿和宫殿，在几千千米范围内也没有发现遗留的火山口。但在许多坍塌的建筑物上发现某种高温的痕迹和一些"玻璃建筑"。这种物质的形成是由于瞬间高温熔化了物体表面然后又迅速冷却造成的。至今人们只在热核武器爆炸现场发现过这种景象，据此推测这里曾发生过核爆炸。

② 巴拜尔塔是古文献中记载的一座46米高的古塔废墟，曾是古巴比伦人生活过的地方。这座塔上也有高温痕迹，但至今不知道这座巨塔是怎么毁灭的。

③ 《圣经·创世纪》中记载了这样一件事：罗得一家住在索多姆城，神决定毁灭这座城池。当灾难发生前，神曾告诉罗得一家赶快离开索多姆，并好心地劝告说：千万不要回头看。罗得的妻子没有遵循神的劝告，回头向灾难中的索多姆望去，结果被一道强光杀死。第二天，当他们再远望曾居住过的城市时，却发现"那地方烟气上腾，如同烧窑一般"。一座城市就这样被毁灭了。是什么力量可以在一夜之间毁掉一座城池？毁灭发生时发出的强烈的光又是什么呢？这都是一连串的未解之谜。

④ 在公元前3000多年前古印度叙事诗中，现代人仿佛目击了一场类似原子弹爆炸的"战争"。印度梵语史诗《摩诃婆罗多》中描述了神的一种武器，能把所有那些身着金盔甲的武士通通杀死。这段文字的译文是："自然力似乎已失去约束。太阳团团打转。大地为这种武器散发的炽热所烤焦，在高热中震颤。水在沸腾，百兽丧命，敌人被歼。愤怒的火焰使树木像遭森林大火一样一排排倒下。大象长吼一声，撕心裂肺，倒地毙命，横尸遍野。战马与战车焚毁殆尽，呈现出一派大火劫后的惨象。数以千计的战车被摧毁，大海一片死寂。风开始刮起来了，大地通红发亮。"

里有一个由铀和钚组成的直径大约8千米的天然反应堆,这个巨大的反应堆是地球所有生命生存的能量来源,射出的能量比从太阳得到的能量多得多。其他星球的核心也可能有这种核反应堆,这就可以解释为什么木星辐射出的能量比从太阳得到的能量多。这项理论完全推翻了地心是一团熔化的铁和镍等金属、其外面罩着熔化的地幔组成的理论,因而引发极大的争议。

第二次世界大战末期,人类才制造了第一颗原子弹。1950年,美国第一次用原子能发电。1954年,前苏联建造了世界上第一座核电站。因此,有的科学家提出了大胆推测——在现代人类出现之前,地球上可能出现过前一届高级人类的史前超文明。

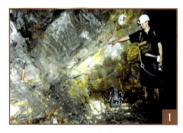
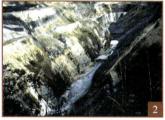
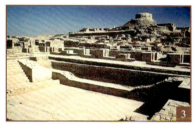
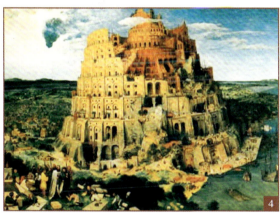
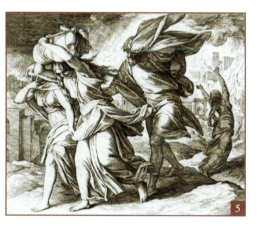
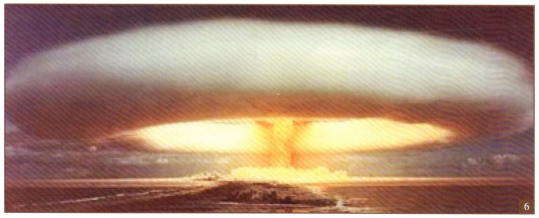

图4 地球上生物灭绝之谜(1.奥克洛铀矿的实景,据Robert Loss;2.奥克洛核反应堆的分布位置,据Robert Loss;3.马亨佐·达摩城遗址;4.巴拜尔塔;5.索多姆的毁灭;6.印度古籍的疑云)

2

史前原始生命被毒杀的假说

根据化石记录,地球上自6亿年前出现动物以来,地球生物进化史中曾经发生过五次"物种大灭绝"事件。即在奥陶纪末期、泥盆纪末期、二叠纪末期、三叠纪末期和白垩纪末期曾发生的物种大灭绝事件。其中,发生在2.5亿年前的二叠纪末期海洋生物大灭绝事件和发生在6500万年前的恐龙灭绝事件,都是规模巨大、涉及生物类群众多、影响极其深远的,而且与毒物的影响有关。

2.1 史前生物及其"屠灭"

史前生物

自地球形成以来至第四纪更新世末(约1万年前)存在过的一些生命形式,这就是以严格意义上的化石为时间依据的史前生物。

史前植物

最古的植物估计出现在近40亿年前的海洋中。而具有真正意义的是裸蕨类,志留纪晚期由于海退,出现了很多湖沼,一些浅水生植物逐渐演化为陆生。之后,石炭纪时的气候比现在要炎热许多,且潮湿使得真蕨类迅猛地繁荣起来,地球上出现了大规模的由这类植物构成的沼泽森林,当裸子植物开始兴起并能产生种子,随着时间推移,它们遍布地球,繁荣昌盛。当能开花结果的被子植物开始取代了裸子植物的统治地位直到现在,地球上属于被子植物时代。

史前动物

当原始无真核细胞不断地进化之后,动物群以海生无脊椎动物中的三叶虫、软体动物和棘皮动物最繁盛。在奥陶纪、志留纪、泥盆纪、石炭纪,相继出现低等鱼类、古两栖类和古爬行类动物。进入中生代,由于森林茂盛,植食性爬行动物得以迅速繁衍和进化,同时也产生出一些肉食爬行动物种类。整个中生代是爬行动物时代,人们称之为"恐龙时代"。恐龙自三叠纪出现到白垩纪灭绝,它们统治地球达

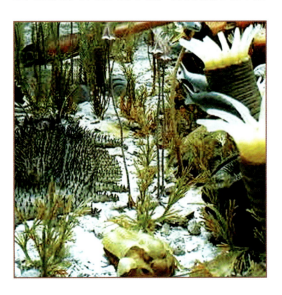

图 5 史前生物群

整整1.3亿年之久。新生代，即地质年代的第五个代，也是地质年代最近的一个代。约开始于6700万年前，延续至今。这个时期的生物已接近现代，脊椎动物的特征是哺乳动物的兴起，象是大型草食动物，属长鼻目，其实真正的长鼻目只包括现代象。

史前生物"屠灭"的原因之一：伽马射线爆发[1]

大约4.4亿年前，地球进化历史上发生了一次严重的生物大灭绝，三分之二左右的物种毁于一旦。最新研究表明，这次进化灾难的罪魁祸首可能是当时的伽马射线大爆发。它破坏了地球的臭氧层，使得太阳紫外线肆无忌惮地辐射，给当时的地球生物带来了致命伤害。据研究小组负责人、美国天文学家阿德里安·梅洛特说，这次生物灭绝被称作"奥陶纪大灭绝"，在进化史上五次最为严重的大灭绝中排名第二。"对于这次生物灭绝，之前比较流行的理论解释是由于冰期到来所致。但此次研究认为，有非常有利的间接证据可以说明，伽马射线爆发才是真正原因。"

伽马射线"袭击"地球时，会破坏地球大气层平流层的分子结构，形成新的氮的氧化物及其他化学物质，使得地球被一层"棕褐色的烟雾"包围，臭氧层也遭到严重破坏。这时，紫外线强度比正常情况要强至少50倍，足以使地表生物丧命。这一时期，大多数生活在地表或接近地表的生物，尤其是海洋浅水生物几乎都灭绝了，而深水生物则幸免于难，这也是"伽马射线说"的有力佐证。

伽马射线的第二个影响是大量氮的氧化物的形成使得地球大气层温度下降，地表降温，进而导致冰期的来临。在这次生物大灭绝之前，地球上"超乎寻常得温暖"。

史前生物"屠灭"原因之二：气候变暖

在大约2.5亿年前，地球上有约90%的海洋生物和75%的陆地生物物种消失。美国科学家研究认为，火山活动导致的全球变暖可能引发了史前生物大灭绝。

科学家认为，史前地区出现的火山活动，导致全球变暖，同时地球上的地质活动造成海平面下降。全球变暖和氧气减少的长期作用引起了物种加快灭绝。海平面下降时，水下沉积层大面积暴露在外，释

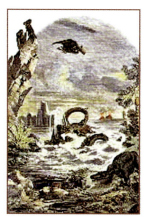
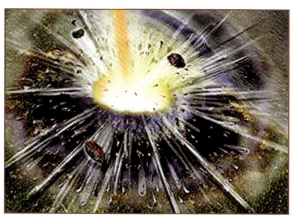

图6 伽马射线"屠灭"史前生物

---

[1] 伽马射线"屠灭"史前生物. 江南时报, 2004-01-10.

放出大量的甲烷。甲烷进入大气层即成为威力巨大的温室气体。目前地球大气含氧量为21%。在生物大灭绝时期，温室气体的增加可能使大气含氧量降到16%甚至更少。由于海拔越高，氧气越少，其结果可能导致地球上的生存空间减少一半。

2.2 恐龙灭绝的"中毒"假说

恐龙（Dinosaur）曾在地球上繁盛一时，到白垩纪末期完全灭绝[①]。科学家对恐龙的灭绝有许多推测和假说，诸如：陨星撞击说、彗星碰撞说、气候变化说、天体影响说、古磁场变化说、造山运动灭绝说、星体周期性冲击灭绝说、大地构造变化说、火山影响说、恐龙繁殖受挫说、竞争淘汰说、植物影响说、氧气陡降论、气温下降论、性别失调论、酸雨论、中毒论、种族老化论、哺乳类竞争论、臭氧层破坏论、火山爆发论、地球膨胀论、地磁移动论、疾病论、超新星爆发论等。尽管看法不一，但都认为恐龙灭绝是一场生态灾难。许多考古发现和古生物生态学研究成果支持了一些科学家所提出"中毒说"。

植物毒素中毒说

植物毒素中毒说也称为食物中毒说或被子植物中毒说。有的科学家推测，恐龙生活在中生代，植物界的蕨类、苏铁、银杏、松、柏等裸子植物占统治地位，苏铁等植物含有生物碱，长期采食造成中毒而亡，从而导致灭绝。恐龙年代末期，地球上的裸子植物逐渐消亡，取而代之的是大量的被子植物。特别是被子植物中的有花植物组织内含有剧毒的植物毒素，如马钱子碱等生物碱具有很大的毒性，形体巨大的恐龙食量奇大，毒素在体内长期积累，导致死亡。从出土的恐龙化石全身呈弯曲状的状况看，极有可能是过量的马钱子碱中毒的结果。[②]

也有人认为，地壳运动和大陆板块漂移使地球气候发生重大变化，被子植物逐步取代蕨类植物占据优势地位。恐龙是草食性特大型动物，由于食量过大，被子植物中含有的毒素在恐龙体内大量蓄积，最后导致它慢性中毒死亡。[③]

有毒的海藻说

2009年，美国克莱姆森大学的科学家对6500万年前的恐龙灭绝之谜提出新的理论。他们对远古植物的沉积物进行化验得出结论，恐龙灭绝的"罪魁祸首"不是因为超级陨石撞击地球，也不是因为巨大火山发生喷发，而是因为当时地球上广泛分布的蓝绿藻疯狂生长。地质学家詹姆斯·卡斯尔和生态毒理学家约翰·罗杰斯认

[①] 据科学家研究认为，宇宙产生于150亿年前的一次大爆炸；地球产生于50亿年前；生命产生于40亿年前；恐龙产生于1.6亿年前，而灭绝于6500万年前；人类出现于400万年前。
[②] 咏梅. 解开史前大浩劫之谜. 民防苑，2000（2）：22-23.
[③] 柯婧. 恐龙正在天空飞翔. 大众科技报，2000-09-14.

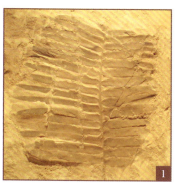 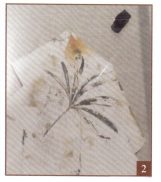

图7 与恐龙同地质年代出土的有毒植物（1. 苏铁化石，存甘肃省博物馆；2. 银杏，存内蒙古自治区博物馆）

所造成的生物灭绝应该是一个非常缓慢的过程，突然暴发的巨大灾难，比如超级陨石撞击地球或者巨大的火山发生喷发，则加速了生物灭绝的进程。但造成生物大范围灭绝的罪魁祸首还是这种有毒的海藻。①

有毒元素中毒说

美国亚拉巴马大学的天体物理学家托马斯·乌多维亚克修正了"6500万年前一颗小行星撞击地球导致恐龙灭绝"的说法，他认为导致恐龙灭绝的直接原因是小行星撞上地球时激起的烟

为，这种海藻能够制造出有毒物质，而当其凋谢腐败之后，残留的植物遗体还能够消耗氧气。当然，单单是有毒海藻的作用

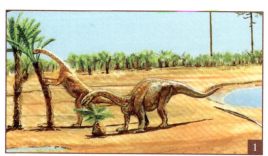 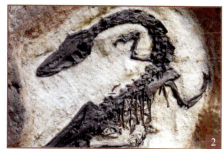
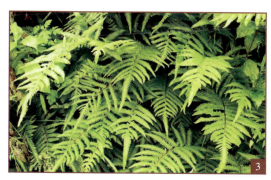 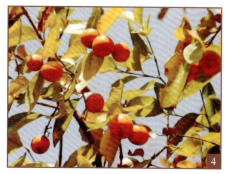

图8 恐龙灭绝的"中毒"假说组图（1. 正在采食疑似苏铁的恐龙，采自中国科普博览，恐龙博物馆；2. 恐龙化石全身呈弯曲状的状况，极有可能与过量的马钱子碱中毒有关；3. 蕨类植物；4. 马钱子）

---

① 有毒海藻造成恐龙灭绝. 国际在线，2009-10-20. 作者认为目前的气候变暖、二氧化碳和海水的富营养化对有毒海藻的生长非常有利。随着海藻大量生长和繁殖，它们释放出的有毒物质也在增加，如果不加以控制，当今世界上的生物生存也将面临威胁。

尘中充满了镍，它们在大气中四处扩散，随后溶于水，使恐龙所食的植物带上毒性。乌多维亚克等人的实验分析结果表明，陨石中的镍化合物大部分是水溶性的，用陨石碎片混入栽培的土壤中，当镍浓度达到40微克/克时，就已能使植物带毒。他认为小行星撞击使动、植物种群大量死亡，但难以灭绝，而随后的镍中毒才导致了整个种群的灭绝。[1]

被誉为"恐龙之乡"的中国的自贡地区曾发现过大量的恐龙化石，成都理工学院的专家们在用孢粉分析、沉积相分析和光谱分析等方法对这里的恐龙化石进行研究后，发现这些化石中含有大量有毒的砷和铬，其中砷含量超过了100微克/克。与恐龙共生的植物中，其砷、铬的含量也很高，由此认为，四川大批恐龙暴死的主要原因与砷有关。砷的来源可能是含砷的食物和饮水。[2]

提出"微量元素中毒说"的学者认为白垩纪末期可能下过强烈的酸雨，使土壤中包括锶在内的微量元素被溶解，恐龙通过饮水和食物直接或间接地食入锶等微量元素，出现急性或慢性中毒，最后一批批恐龙死亡直至灭绝。[3]

放射性元素铱中毒说

20世纪70年代末期，阿尔唯拉兹（Alvaraz）和他的同事对意大利Gubbio地区的K/T界面[4]黏土层中的铂族元素进行分析，发现了灰岩沉积物中的铱异常。（图9）

铱在地壳中的含量极少，大约为0.03微克/千克，因为地球上的大部分铱都与铁组合成合金分布于地核内。科学家们发现，界面黏土中的铱含量要比它上下层沉积物中铱含量高数十倍甚至数百倍，不仅如此，其他具有相似化学行为的元素（铂、铑、锇、钌、金等）的含量也都与地球外来的原始陨石类似。这种化学异常可以从地球外物质撞击中得到解释。[5]

1980年，美国科学家在6500万年前的地层中发现了高浓度的铱，其含量超过正常含量几十甚至数百倍。这样浓度的铱在陨石中可以找到，因此，科学家们就把它与恐龙灭绝联系了起来。

1999年9月16日，在西班牙召开的国际恐龙蛋及小恐龙研讨会上，中国科学院古脊椎与古人类研究所赵资奎认为，恐

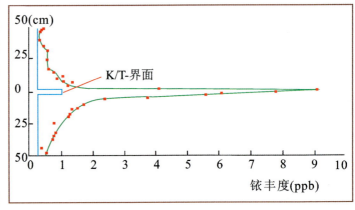

图9 恐龙灭绝的放射性元素铱中毒说

---

[1] 肖智. 恐龙灭绝原因有新解. 中国科学报, 1990-07-13.
[2] 甄朔南. 祸起萧墙——食物中毒说//中国恐龙. 上海：上海科技教育出版社, 1998.
[3] 柯婧. 恐龙正在天空飞翔. 大众科技报, 2000-09-14.
[4] 恐龙生存的最后年代是白垩纪，这段时期之后是第三纪，分隔这两个时期的一段时间被称为白垩——第三纪分界期，即K/T分界期。
[5] 地球科学. www.nju.edu.cn/njuc/dikexi/earthscience/chp2/ch2-4.2.htm.

龙在陨石撞击地球后仍然生活了几十万年，至少在中国的某些地区是这样。由此可见陨石撞击地球并不是恐龙灭绝的原因。赵资奎提供了在陨石撞击地球后一段长时间内的恐龙蛋——中国东南部的南雄年代久远的地层中发现的11种恐龙蛋。分析表明，在K/T分界期有六种恐龙失踪了。而在这一时间内的恐龙蛋中找到了铱。剩下的5种在这个分界期后仍然生存着，而且生活了好几十万年。①

为了证实恐龙蛋中所发现的铱，杨高创、毛雪瑛（2000）在鸡饲料中添加了一定数量的铱化合物（氯依酸铵，$[NH_4]_2IrCl_6$），喂养14天，用中子活化法分析所产鸡蛋中的铱。结果在蛋壳、蛋清、蛋黄中均发现了添加的铱，其中蛋黄中最高。同时，铱的含量随着鸡饲养天数的增加呈上升趋势，到七八天后稳定在一定范围；当停止喂给含铱的饲料后，铱含量迅速下降。这一结果为铱可能从食物链进入恐龙体内，并通过代谢作用沉积到蛋壳中的推断提供了科学依据。②

铱元素（Iridium）高度富集，正好与恐龙灭绝的时间相吻合，随后在世界许多地区都发现这一时期地层中的铱含量异常，于是，"天外来客"撞击地球使铱元素富存于地层中的假说就有了证据。

有人认为，6500万年前的白垩纪晚期和第三纪初期，当太阳系穿过宇宙间银河系庞大氢云团高氘辐射区时，大量对生命有害的氘粒子流射向地球，与氧化合生成了氘氧重水混入氕氧轻水中③，使自然水的含氘量急剧增加而大大超过当时地球生物所能承受的低氘量，致使长期生活在低氘水自然生态环境中的各种大中型恐龙因不能适应而发生严重的氘中毒，以致难以生存繁衍，而纷纷衰退、坏变、死亡和灭绝，以水的低氘含量为基础的当时地球自然生态环境也随之消失。而那些逐渐承受和适应水的高氘含量环境的生物，如一些小型恐龙和有亲缘关系的各种变温爬行动物和恒温哺乳动物，不仅生存了下来，而且把进化变异的机体新基因传续下去，一起繁衍生息到水的含氘量为0.015%氘/氢正常值的现代。

有毒气体中毒说

据《协作新闻》网站消息，6500万年前撞击地球的小流星所激起的岩石和灰尘不足以杀灭恐龙，而是由于碳酸盐及含硫岩石的蒸发所产生的硫和温室气体二氧化碳，有毒的硫和二氧化碳长期停留在大气中，使恐龙窒息死亡。④瑞士的科学家认为，火山爆发及其导致的气候变暖是恐龙灭绝的主要原因。6500万年前的大约20万年时间段内，德干高原火山喷发出的毒气总量十倍于尤卡坦半岛陨石撞击所产生的有害气体。⑤

缺乏解毒机能说

比较毒理学家认为，细胞色素P450的分布及其功能表明，它常是对进入体内

---

① 晚霞.恐龙灭绝有新说.大众科技报，1999-10-17.
② 杨高创，毛雪瑛.用中子活化法研究鸡蛋中铱的含量与富铱饲料的关系.核技术，2000，23（10）.
③ 氘（dāo），氢的同位素之一，普通的氢中含有0.02%。氕（piē），氢的同位素之一，是氢的主要成分，普通的氢中含有99.982%。
④ 恐龙灭绝又有新说法.中国气象报，2001-01-01.
⑤ 杨京德.火山爆发让恐龙灭绝.华商报，2007-11-19.

的外来物质进行代谢的一种古老的酶。这种解毒酶可能在动物进化早期是必需的。因为，低毒的植物性次生代谢产物多数是亲脂的，如果在体内缺乏解毒的酶和解毒机能存在缺陷的情况下，就会在脂质膜和脂质库中产生蓄积而中毒。①

研究恐龙灭绝假设的意义

专家们指出，研究恐龙灭绝假设，对我们今天的意义在于：

第一，恐龙灭绝的"中毒说"为建立"古生态毒理系统假设"提供了依据，将进一步推动古生态系统中生物进化、物种灭绝、物种替代、种间竞争的深入研究。

第二，启发人们懂得：一个毒物可以使一个物种灭绝，一个毒物也可以改变一个世界。因此，人类需要了解"自然毒"和"科学毒"及其危害，更应当高度重视，研究对策，防患于未然。

2.3 二叠纪②末期海洋生物大灭绝的硫化氢毒杀说

二叠纪初期，地球上一派欣欣向荣的景象。到了二叠纪末期，地球历史上最大的一次集群灭绝事件发生了。研究表明：陆生生物大约70%未能摆脱灭绝的命运；海洋中则至少有90%的物种在这一时期消失。在陆地上超过3/4的脊椎动物消失了，蜥蜴类、两栖类、兽孔目爬行类也很快衰落。繁盛于古生代早期的三叶虫、四射珊瑚、横板珊瑚、蜓类有孔虫及海百合等全部灭绝，腕足动物、菊石、棘皮动物、苔藓虫等也遭受严重的打击。在这次大灭绝中，整个地球的生态系统也彻底更新，成为地球历史从古生代向中生代转折的里程碑。

造成这次物种大灭绝的原因，科学家有多种猜测。一是认为超大规模火山爆发或者海平面下降导致；二是认为水化甲烷大规模释放所致；三是认为因彗星、小行星等天体撞击引起。但是各种说法一直均未有充分证据证明。2003年，一个由中国、美国、澳大利亚、德国等国家的科学家组成的科研小组研究了中国浙江煤山和澳大利亚帕斯盆地两口钻井样品中的生物分子化石，发现古生代向中生代转折期间，全球性古海洋表层水体透光层存在大量有毒硫化氢，初步推断这就是导致2.5亿年前超级生物大绝灭事件的"疑凶"。专家们推测：当时可能是因海洋透光层（海底200米左右，生物能自主进行光合作用生存的最远距离）带有有毒硫化氢，"杀死"大量需要氧气呼吸的海底生物，并且这种有毒气体达到富集状态，向陆地扩散，造成陆地生物短时间内同样大面积"消失"。③

---

① 霍奇森，格恩里. 生化毒理学导论. 伯钦，等译. 北京：人民卫生出版社，1987：141.
② 二叠纪，是古生代的最后一个纪，也是重要的成煤期。二叠纪开始于距今约2.95亿年，延至2.5亿年，共经历了4500万年。
③ 专家发现生物大灭绝元凶：硫化氢毒杀. 2005-01-27.

有毒硫化氢是由海底淤泥产生的，但海洋是流动的，一般情况下会缓慢释放，不会全部富集到表层水体透光层中，只有当古海洋表层水体和底层水体完全不流动不交换，呈完全静止状态，才会出现有毒硫化氢富集表层水体的情况，造成海洋动物灭绝。研究中国浙江煤山露头样品的生物分子化石，得出与澳大利亚帕斯钻井样品类似结果，同时还证明了 2.5 亿年前海洋硫化氢污染事件是全球性的。

对于为什么海洋透光层会存在大量有毒硫化氢等问题，在进一步研究后科学家们认为：很有可能是当时南北极温度不断升高，造成海洋难以形成环流，大量绿硫细菌（Chlorobiaceae）聚集在一起，形成的大量硫化氢气体难以沉积到海底。但研究工作还在进行，只有通过多学科综合研究才能获得更全面的认识。

2003 年，澳大利亚科学家葛瑞斯（Grice Kliti）先从帕斯（Perth）盆地的岩芯样品中发现来自绿硫细菌的特征分子化石，并在其中发现其他单烃分子的有机碳同位素和岩石中的硫同位素、铁离子丰度等都出现异常变化。绿硫细菌适合生存于厌氧、硫化氢丰富的透光带水体环境中，它的存在表示水体含有大量有毒硫化氢。这说明生物大灭绝期间帕斯海区与现代的黑海类似，90%的水体缺氧并富含硫化氢和甲烷，表层水体中生物种类单调。

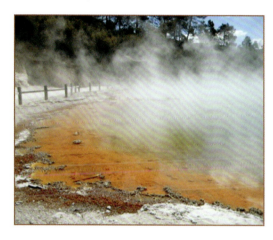

图 10　海洋里释放出来大量的硫化氢

2.4　原始生命与毒物和解毒的假说

有关毒物和解毒的传说和假设可追溯到久远的原始时代。在光合作用出现之前，那些单细胞微生物从硫、铁和甲烷等化学物质中获得能量。大约在 35 亿年前或者更早的时候，一些微生物产生了一种捕捉太阳光的能量来制造碳水化合物以维持生长需要的能量，这就是最原始的光合作用。一段时间之后出现了一种新型的光合作用，它能用水和二氧化碳来制造碳水化合物与氧。有趣的是，那时的生命都是厌氧型的，故氧对它们是有毒的。后来，许多微生物进化出能容忍氧的生理机制，并以氧作为一种能量来源。光合作用的出现，为那些复杂的多细胞生物的诞生准备好了一切生存和繁衍条件。

当地球上出现早期生命形式时，大气中含有大量有毒分子，包括氧化氮和硫化氢，早期血红蛋白的形式很有可能是为了结合这些有毒气体并被解毒。当氧成为大气成分时，它也是有毒的，早期的生物就是用血红蛋白来结合并最终给氧气解毒。科学家揭示，对于地球上的原始生物来说，氧是有毒的。在单细胞的古细菌体内有特殊的蛋白质来捕捉并输送氧分子，不是为了释放以供呼吸，而是将它分离并解毒以保护机体。

1924年，前苏联生物学家奥巴林提出生命起源的化学进化学说。他认为原始生命是通过漫长的化学进化过程，从无生命的物质中产生的。最初，原始地球的空气只有甲烷、氨、水蒸气等，在雷电和紫外线的作用下，它们变成简单的有机物，像氨基酸、核苷酸等。这些化合物在原始海洋中进一步形成复杂的化合物，如原始蛋白质、原始核酸。这些化合物相互作用，产生一定的团粒结构，并有简单的新陈代谢和繁殖行为，最终出现了第一个原始生命。

3

人类生活在充满毒物的世界

3.1 地球上从未有过无毒的生物

从人类社会出现开始，人类面对的就是一个充满着毒物的世界。这是因为自然界存在的动物、植物和微生物能够生产足以保护自己生存的有毒武器，包括动物毒素、植物毒素和微生物毒素，防卫"敌人"并且帮助消化食物、繁衍后代，这些毒素成为它们生命的一部分，毒素与生命同在一个有机体之内。然而，人类最早并不知道毒物与生命同在，而是在为了生存而劳动的过程中人类才逐步发现了这些毒素与各种毒物。

毒——是对生命而言的。自然界中任何生物的存在与繁衍，都不是以作为人类食物为目的的。它们是按照自身适应环境，利于生存的需要和有规律地生长和代谢。同时，生物为了生存与繁衍，都有保存自己不受病虫害的侵袭和应对敌人的秘密"武器"——生物毒素。如植物毒素、动物毒素和微生物毒素。

毒——是生命的对立物。人类一直都知道有毒的存在，也惧怕毒，但是古往今来，"毒"一直都能得到利用，或是善用或是恶用。"毒"这个概念，过去和现在始终对人类在情绪上产生很大的负担，因为"毒"总是和痛苦、危急、死亡联系在一起。

毒——是生物防守与进攻的武器。有毒生物分为两大类：一类用毒防守，另一类用毒进攻。这一目标上的原则性差异，在动物或植物不同的身体结构、生存方式和使用毒剂的种类上得到了体现。那些用毒素来阻吓敌人的物种，其毒素积聚在体内，尽管不能主动出击，但足以威慑任何窥伺者。瓢虫就是一个例子。它有美丽而虚弱的外表，看似不堪一击，但其橙黄色的"血液"中含有剧毒生物碱，在它面前，再凶恶的敌人也只能望而却步。而对用毒进攻的生物来说，毒剂不只是它们制服入侵者的利器，更是它们赖以生存的法宝。

毒——是普遍存在的。毒性作用不仅仅是对人类产生的，植物与动物、植物与植物、动物与动物之间都存在某些毒性作用。在复杂的生态系统中毒性作用有时是交互的，有时是很奇妙的。由此可见，毒物无处不在。除了人们已经知道的毒物之外，由于新的物种在不断发现之中，人们还不了解那些未经研究的有毒物种。

对人类而言，在一定意义上可以说世界上没有完全无毒的食品。生物性食品中的毒物主要来源有以下四类：第一类是食品生物本身天然产生的毒素。如植物毒素（生物碱、酶类、过敏物质、天然致癌物等，约有1000种）和微生物毒素（细菌毒素、霉菌毒素和真菌毒素等）。第二类是食品生物体的致敏成分。目前已知的常见致敏食物有蛋、鱼、甲壳类、奶、花生、大豆、核果类和小麦等8种，其他不常见的致敏食物有160种。第三类是食品生物体感染了病原微生物及其产生的毒素，如炭疽毒素等，约有220种。第四类是残留在食品生物体中的危险因素。如人们通过食品中化肥、农药及重金属残留物吃进的某些人工合成毒物。人不可能不吃饭，但要适量地吃，什么都吃，吃的东西要平衡。为了健康，处于现代生活时代的人们都希望多吃一些含有丰富营养的食品及蔬菜和水果，但吃得越多，吃进的天然毒素或人工合成毒物也就越多。我们吃进的天然毒素甚至超过我们吃进的人工合成毒物。

3.2 充满毒物的世界

自然界充满有毒物质

在生物圈中，人类与生物毒（植物毒、动物毒和微生物毒）共存。各种毒物对于人类而言显得十分危险。其中最为人熟知的要数自然界中的有毒植物、有毒动物、有毒微生物以及以化合物形态储藏在各种矿物中汞、铅、镉、砷等有毒金属元素。而在自然界中，人类与矿物毒、合成毒、环境毒（包括有毒气体）和生物毒共存（图11）。

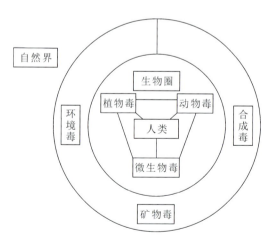

图 11　自然界中毒物与人类共存

威胁人和动物的有毒植物

有毒植物散布在整个植物界，从藻类到蕨类，从裸子植物到被子植物，大部分的科都有毒种出现。在大约30万种高等植物中，估计有数千种是有毒的。据20世纪60年代的数据，在110科显花高等植物中已知有56科植物含有毒素，有毒植物273种，占记载植物的10.4%。1980年，虽然美国的加德（Gadd）曾统计了世界各地的有毒植物计有118科，866属，1938种[1]，但详细数字仍无人能做出准确的统计。

据记载，世界上最毒的草是非洲的沧形草，据说其毒性为马钱子的50倍，只需0.01毫克就可以把一名壮汉"杀"死。[2] 最毒的树是见血封喉。《2000年吉尼斯世界纪录大全》收录的最毒的植物是用来生产蓖麻油的蓖麻，它含有的蓖麻毒是最致命的植物毒素。一粒重0.25克的种子足以毒死一个人。按每千克体重注入1毫克蓖麻毒素就可以使人死亡。在澳大利亚，树袋熊看起来总是昏昏欲睡的样子，这是因

---

[1] GADD L. Deadly beautiful: The world's most poisonous animals and plants. 1980.
[2] 沧形草是哪科哪属植物尚不清楚，毒性的依据也不清楚。

为它吃了桉树叶。桉树叶中有一种令动物困倦的化学物质，正因为如此，桉树很少遭到其他昆虫的伤害。一些多汁植物，比如马桑，它们本身就是产生毒汁的工厂，它们生产的毒汁，足以抵抗草食动物的袭击。我们常见的夹竹桃有毒，人畜误食可致命，但它一生很少遭遇害虫（除夹竹桃蚜外）的攻击，原因是它的茎、叶本身就能制造出很好的杀虫剂。有毒植物自身带有的这些有毒物质并非进化过程中带来的副产品，而是植物对抗昆虫和食草动物的一种防御手段。它们在自然环境平衡中起着关键作用。

常见的重要有毒植物见图12和第20页图13所示。

海洋里的有毒藻类

海洋种子植物尚未见致毒记载。含有毒素、危害人类和其他生物的海洋植物，主要是一些海洋有毒藻类。

有毒藻类包括许多浮游藻类和少数底栖（即定生）藻类。浮游有毒藻类主要包含甲藻门和金藻门中的一些种类。其致毒物质统称为微型藻类毒素。这些毒素通过海洋生物的富集、海洋食物链的传递，逐级积累，影响水鸟、动物甚至人类的健康。底栖有毒藻类包括蓝藻门、绿藻门、褐藻门和红藻门的一些种类。

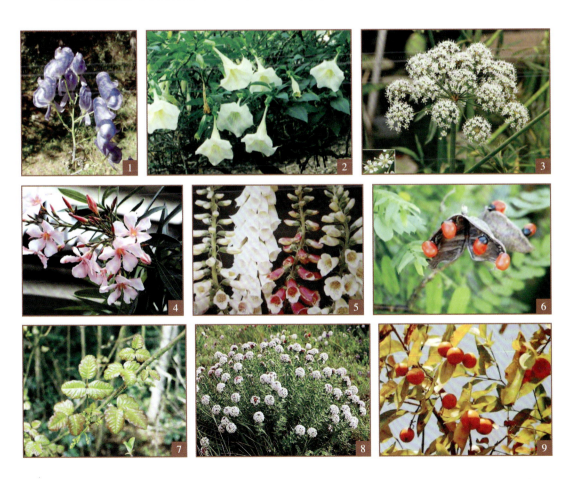

图12 常见的重要有毒植物（1. 乌头；2. 曼陀罗；3. 毒芹；4. 夹竹桃；5. 洋地黄；6. 相思豆；7. 毒橡；8. 狼毒；9. 马钱子）

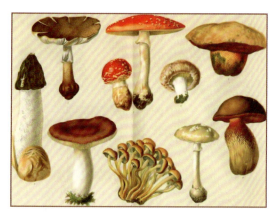
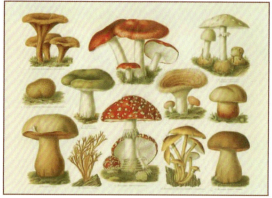

图 13 各种有毒蘑菇

海洋有毒无脊椎动物

海绵动物中的有毒海绵能引起接触性皮炎。水母中最危险的有毒动物是海胡蜂水母。海葵产生的毒蛋白对甲壳动物的毒性比哺乳类大。长得像"毛栗子",行走像"刺猬"的海胆,能产生强烈的义棘毒素,能引起动物呼吸困难、肌肉麻痹、抽搐,接着死亡。芋螺中约有37种含有刺毒,对哺乳类动物能产生毒性,对肌肉产生麻痹作用。海兔产生的海兔毒素能引起哺乳动物呼吸困难、麻痹以致死亡。但科学家发现海兔毒素对肿瘤细胞具有细胞毒素作用。

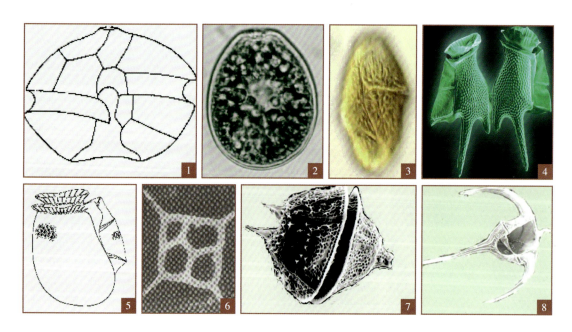

图 14 重要产毒藻类（1. 链状亚历山大藻〔Alexandrium Catenella〕产生麻痹性贝毒；2. 利马原甲藻〔Prorocentrum Lima〕产生腹泻性贝毒；3. 多环旋沟藻〔Cochlodinium Polykrikoides〕为有毒赤潮生物,能使鱼类死亡；4. 具尾鳍藻〔Dinophysis Caudata〕；5. 倒卵形鳍藻〔Dinophysis Fortii〕产生腹泻性贝毒；6. 小等刺硅鞭藻〔Dictyocha Fibula〕具有毒性；7. 多纹膝沟藻〔Gonyaulax Polygramma〕；8. 三角角藻〔Ceratium Tripos〕）

有毒节肢动物

有毒节肢动物有几万种。常见的有唇足纲的蜈蚣，蛛形纲的蝎子、蜘蛛和蜱，以及昆虫纲的蜂、蚂蚁、毒蛾、毒蝶、斑蝥等。

唇足纲的蜈蚣所产生的毒素，主要用于麻痹和杀死猎获物，并用来防卫敌害的袭击。蛛形纲的有毒蝎子有 50 多种，蜘蛛有 3 万种，大部分蜘蛛是有毒的。著名的毒蜘蛛约 200 种。蜘蛛的毒液是生存的必需品，一个小小的红带蛛的毒液，可以杀死一匹马。昆虫纲有 10 个目 60 个科的昆虫有毒①，有毒种类集中于膜翅目、鳞翅目和鞘翅目中。人们对蜂、蚂蚁、毒蛾、毒蝶、斑蝥的毒性有所了解，但对松毛虫、玉米螟、蚜虫的毒性了解甚少。马

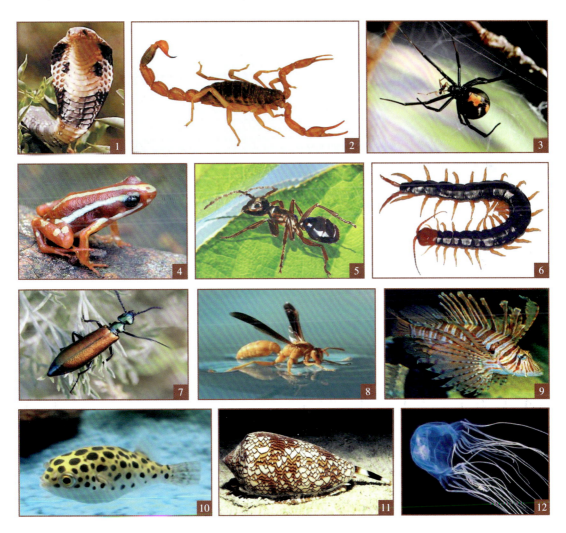

图 15 世界重要有毒动物（1. 眼镜王蛇；2. 蝎子；3. 红背蜘蛛；4. 箭毒蛙；5. 毒蚂蚁；6. 蜈蚣；7. 斑蝥；8. 黄胡蜂；9. 蓑鲉；10. 河豚；11. 鸡心螺；12. 箱形水母）

---

① 有说广义而言，毒虫至少有 21 目 100 余科，而对人畜有害的只有 4 目。据彩万志. 论虫毒. 动物毒物学，1988（1）：2-5.

尾松毛虫（Dendrolimus Punctatus）、油松毛虫（D. Labulaefqrmis）和铁杉松毛虫（D. Superans）的毒毛能引起人的以皮肤损伤为特征的"松毛虫病"。

有毒微生物

微生物在地球上诞生至今已有46亿多年，人类出现在地球上则只有几百万年的历史。但微生物与人类"相识"甚晚，人类认识细菌[①]、微生物只有短短的300多年。1676年荷兰人列文虎克[②]用自制的显微镜观察到了细菌，从而揭示出一个过去从未有人知晓的微生物世界。微生物包括细菌、病毒、真菌和一些小型的原生动物，它们个体微小，却与人类生活密切相关。几万种微生物中的大多数对人类有益，只有一少部分有毒微生物能致病。有些微生物通常不致病，在特定环境下能引起感染，称为条件致病菌，它们能引起食品变质、腐败。

有毒脊椎动物

在1万多种海洋鱼类中，有750种鱼有毒（毒腺鱼500种、刺毒鱼250种），另外，刺丝虫70多种，棘皮动物80多种，软体动物142种（腹足类85种、斧足类43种、头足类14种）。此外，还有腔肠动物海葵、海蜇等。

两栖类动物中的树蛙、蟾蜍、箭毒蛙、蝾螈等。仅箭毒蛙就有55种。

爬行类动物中的各种毒蛇、毒蜥。在世界2700种蛇中有毒蛇650多种，剧毒的眼镜蛇、响尾蛇、蝮蛇等195种，每年数十万人被毒蛇咬伤。毒蛇可以分为三类，一是管牙类毒蛇，头呈明显三角形，毒牙长且大，呈中空的管状，位于上颌前

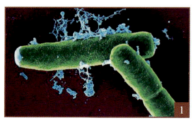 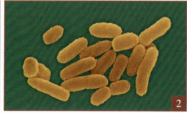 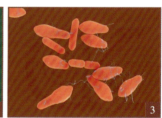

图16 重要有毒微生物（1. 炭疽杆菌；2. 鼠疫杆菌；3. 肉毒杆菌）

---

① 细菌（Bacteria），最初由德国科学家埃伦伯格（C. G. Ehrenberg, 1795—1876）在1828年提出，用来指某种细菌。1866年，德国动物学家海克尔（E. Haeckel, 1834—1919）建议使用"原生生物"，包括所有单细胞生物（细菌、藻类、真菌和原生动物）。1878年，法国外科医生塞迪悦（C. E. Sedillot, 1804—1883）提出用"微生物"来描述细菌细胞或者更普遍的用来指微小生物体。路易·巴斯德（Louis Pasteur, 1822—1895）和罗伯特·科赫（Robert Koch, 1843—1910）指出细菌可导致疾病。

② 安东尼·列文虎克（Antony van Leeuwenhoek, 1632—1723），出生在荷兰东部一个名叫德尔福特的小城市，16岁便在一家布店里当学徒。当时人们经常用放大镜检查纺织品的质量，列文虎克从小就迷上了用玻璃磨制放大镜。他先后制作了400多架显微镜，放大倍数达到200~300倍。他用这些显微镜，观察过雨水、污水、血液、辣椒水、腐败了的物质、酒、黄油、头发、精液、肌肉和牙垢等许多物质。从列文虎克写给英国皇家学会的200多封附有图画的信里，人们发现他是世界上第一个观察到球形、杆状和螺旋形细菌和原生动物并第一次描绘了细菌能够运动的人。列文虎克在91岁时逝世。100多年以后，当人们再用效率更高的显微镜重新观察列文虎克所描述的形形色色的"小动物"，并知道它们或者会引起人类严重疾病，或者会产生许多有用物质时，才真正认识到列文虎克对人类认识世界所做出的伟大贡献。

方两侧，平时藏于肉质鞘中，攻击时也会往前伸出，除平常使用的一对毒牙外，其后方常有1~2对备用牙，毒腺非常发达。二是前沟牙类毒蛇，头呈椭圆形，毒牙较小且短，牙内侧凹入呈沟状，直立而固定，不能像管牙那样收起，也没有备用牙。第三种是后沟牙类毒蛇，其毒牙仅较一般牙齿稍大，位于上颌后方，毒性稍弱。

有毒哺乳类动物

在哺乳类动物中，地鼠和鸭嘴兽也属于有毒动物。关于鸟类是否有毒的报道不多。仅见中国古代典籍中关于鸩鸟、孔雀（胆毒）、丹顶鹤（鹤顶红毒）有毒的记载，但在现代社会中均已不常见或被证明无毒。大洋洲的巴布亚新几内亚的森林里有一种被称为"垃圾鸟"的带冠啄木鸟，它身上有一种类蛙毒素，因此其羽毛也带有毒素。

矿物界的毒物

毒物不仅存在于植物界和动物界，也存在于无生命的物质——岩石、矿物、晶体和盐，在生物学上它们对有生命的机体产生活性作用，甚至是毒性作用。

早在几千年前，人类在采集和利用矿石、岩石、金属及许多盐类的过程中，就发现其中一些对生命具有危害的毒性物质，而且能够借助简单的工艺过程从中提取出致命的毒物来。

迄今为止，世界上已发现的各类矿产约有200种。其中砷是一种经典的有毒矿物元素，它是经过对天然砷黄铁矿进行焙烧，生成三价砷的氧化物——白砷。从8世纪起，人们就制造这种白色无味的粉状物毒物用于谋杀，因此，它有一个不光彩的名声——"毒中之毒"或"挣遗产毒粉"。其次，早在古代，人们就知道了铅中毒。在几百年中，铅白以及铅丹被用作颜料。当在饮用水供应中使用铅管时，在古罗马时代便造成了一场毁灭性的灾难。镉在第二次世界大战后，成为日本环境毒的一种象征，镉因导致日本"痛痛病"而出名。此外，汞、铬以及放射性金表现出的有毒性作用在历史上都留下了深刻的印迹。

4

解毒与人类主宰世界

人类主宰世界的三大秘密，一是内因，人类体内解毒酶的活力高于其他哺乳类动物；二是外因，人类发明了火，火是人类最早发现的天然解毒剂；三是创新，人类能够依靠大脑探寻解毒的秘密。人类使用火来解毒和依靠自己的大脑与双手发明解毒的妙方，这是其他哺乳类动物所望尘莫及的，而这也确定了人类主宰世界的绝对地位。

4.1 解毒酶：人类的特质

解毒酶

一个生命有机体至少有两套抵御和降低毒物危害的体系。第一套是尽快地消除闯入体内的毒物，以便将毒性降到最低；第二套是进行生物转化，也就是新陈代谢，通过尿、胆汁、汗液和呼吸排出体外，其中最主要的排毒渠道就是尿液。对人和脊椎动物来说，生物转化是对大部分外来化合物起代谢解毒①作用的重要方面。在化学物质被排泄之前必须溶解在尿液或汗液中，因为大多数主要的排泄器官已经进化到可以处理水溶性化合物，在水中溶解有毒物质极大地促进了其通过这一现成的有效排泄系统进行解毒。这样就需要把毒物转变成具水溶性的形式。在大多数有机体中，通常是通过两个相联系的阶段（即阶段Ⅰ和阶段Ⅱ）转化来获得。在阶段Ⅰ转化中，极性基团通常被结合到毒物分子中以增加其极性，为阶段Ⅱ转化的进一步化学反应铺平道路。在阶段Ⅱ转化中，许多内源代谢物，例如葡萄糖、醛酸、甘氨酸、肽或硫酸，可以通过共价键的形式结合到阶段Ⅰ代谢产物上。这样增加了毒物分子的极性和亲水性，因而促进了其毒性的解除。科学家将催化生物转化阶段Ⅰ反应和阶段Ⅱ反应的酶统称为解毒酶类（Detoxification Enzymes）。

酶是生物体进行分解、化合等一系列代谢反应不可缺少的物质。生物体中有1300多种酶，其中有一大类被称为"解毒酶"，如酯酶、酰胺酶、细胞色素氧化酶、微粒体多功能氧化酶等。

细胞色素 P450

细胞色素 P450（Cytochrome P450）是人体内众多解毒酶之一。已知有 60 多种形式和上百种遗传基因，对特殊毒素能

---

① 代谢解毒（Metabolic Detoxification）又称生物解毒，是指外来化合物经生物转化形成毒性低而易于排泄的代谢产物。

产生广谱敏感性。

细胞色素 P450 是一组含有亚铁血红素蛋白的酶（属于血红蛋白类酶），主要存在于成人的肝脏中，已发现有 20 多种同工酶，分成四个家族，即 CYP1-4。CYP2 家族包括 2A、2B、2C、2D、2E 亚家族。CYP2E 亚家族仅包括一个基因，是毒理学中一个重要的酶。CYP2E1[①]负责许多挥发性麻醉药（如七氟醚、安氟醚、甲氧氟烷、异氟醚、乙醚、三氯乙烯和三氯甲烷、乙醇及芳香类化合物，如苯、对乙酰氨基酚及亚硝基二甲胺）的代谢。

细胞色素 P450 同工酶是血红蛋白超级家族，它是内质网膜上混合功能氧化酶系统的末端氧化酶。现代研究清楚地表明：人类细胞色素酶参与外源性物质（如药物、酒精、抗氧化剂、有机溶剂、麻醉药、染料、环境污染物质、化学制品）的代谢。细胞色素 P450 系统可催化很多反应，包括环氧化反应、氮-去烷基化、氧-去烷基化、硫-氧化及脂肪族和芳香族残基的羟化反应。如细胞色素氧化酶是一类参与内源性和外源性化合物代谢的酶，主要存在于生物体的内质网内，属于混合功能氧化酶系统中的一种。这类酶有许多种同工酶，存在于细菌、真菌、植物及动物体内，已有 35 亿年的历史。人类与其他动物相比，以每千克体重计算细胞色素氧化酶的活力，是按下列顺序递降：大鼠 84，豚鼠 61，家兔 22，羊 8.6，马 4.5，牛 4.1（r=0.99）。

细胞色素 P450 酶系的研究已有 50 多年的历史。20 世纪 50 年代，发现和鉴定了 P450。1955 年发现加氧酶；20 世纪 60 年代前半期，开展了 P450 及其生理功能的研究。后半期集中研究了对血红蛋白的生物化学和生物物理学特征的鉴定及膜结合酶的酶学功能。20 世纪 70 年代证实了 P450 酶系在致癌物代谢中的重要作用。20 世纪 80 年代，分子生物学技术的应用使 P450 基因克隆、序列分析及晶体结构得到了确定。20 世纪 90 年代研究 P450 基因表达机制和 P450 结构与功能。同时，P450 的研究已经开始深入到农业、环境、医药及基础研究各领域。在近代研究进化阶段时发现生物体内存在细胞色素解毒酶系，能代谢进入体内的有毒化合物，这可能是生物进化从低级到高级的重要因素。现代社会人类活动已经产生了大量的新的外部化学物质，同样的酶系也在进一步进化，并且适应与这些异生物质相协调。

混合功能氧化酶

阶段 I 转化的主要酶系统，称为混合功能氧化酶（MFO）系统，亦称混合功能氧化酶。MFO 酶系是膜结合蛋白，位于滑面内质网上，在实验室是以微粒体的膜泡形式被提取出的，称为微粒体氧化酶。MFO 酶系存在于所有的动物和植物体中。

P450 基因组启动了 MFO 的形成，已知该基因组包含有 150 多个基因，在动物、植物和原核生物中均有发现。在脊椎动物中，这些酶主要在肝薄壁细胞中发现，在肠、腮和其他组织中也发现有该酶系，这就揭示了为什么肝是脊椎动物解毒的主要器官。

脊椎动物的肝中具有更有效的 MFO 酶系，氯烃、PAHs（多环芳烃）和其他亲脂性化合物可以被快速地代谢成可排泄的

[①] CYP2E1 即细胞色素 P4502E1 基因。

水溶性产物。因此，在人类不会出现生物积累。而MFO的活性在软体动物中较低，进入体内的亲脂性污染将出现生物积累。这就说明了为什么一些有毒物质能够在软体动物而不是在哺乳动物中积累的原因。

当暴露在一系列亲脂性异生物质（如有机氯、多氯二苯并二噁英〔PCDDs〕、多氯二苯并呋喃〔PCDFs〕、PAHs和多氯联苯〔PCBs〕）时，特异形式的MFO酶系就会诱导产生，这就解释了为什么暴露在毒物亚致死水平的动物，可以增加对化学物质的耐受性。MFO酶系的升高可以被利用来作为生物指标，用以指示动物已经被暴露在某些异生物质之中。

4.2 火的发明：天然解毒剂

从无火时代到有火时代

火，原是大自然中的一种自然现象。如火山爆发引起的大火，雷电使树木、含油特质等易燃烧物质产生的天然火。这些野火远在人类诞生以前就存在于地球上了。处于无火时代的人类的童年时期，人们将那个时代称为"茹毛饮血"的时代。

当人类第一次真正支配了火——自然力，从无火时代步入有火时代，不仅在人类进化史上具有决定性意义，加快了人类成为自然主人的进化历程；而且促进了早期人类社会组织的形成和完善。特别是当火登上人类祭祀的神坛，为人类的宗教文化生活添加了新的元素。

人类取火的方法主要有四种，即撞石取火、钻木取火、阳燧①取火与火石取火。中国古代流传着燧人氏钻木取火，教人熟食，养人利性，避臭去毒的故事。燧人氏"燧人"，就是"取火者"的意思。燧人氏由于发明人工取火而被人类置于上古帝王（远古先民心目中的神）的地位。希腊神话中也有一个给人类带来光明的神，他叫普罗米修斯。传说，是普罗米修斯从主神宙斯那里盗取了天火，送给人以后，人类才学会了用火。也有流传普罗米修斯用茴香树的枝条盗来太阳神阿波罗的火种。这些神话和传说，反映了古代人对于认识和掌握火的渴望，表现了他们对英雄无私无畏精神的崇敬。火，当然不是普罗米修斯从天上偷下来的。自然界本来就存在着火。但是，在100多万年以前，火还是一种使人类祖先感到害怕的自然现象。现有的证据显示，早在旧石器时代中期，人类就已经开始自主掌握和控制火了。从人工取火方法的发明、火的使用到火种的保存，不仅显示了原始人类行为的进化，而且展示了人类

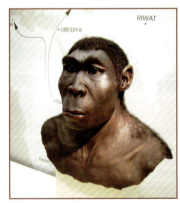

图17 一座直立人的重塑像（人类学家相信直立人是第一个懂得用火的人类物种）

---

① 阳燧（音sui），又叫夫燧，是一种青铜制的凹面镜，古代取火的工具。

智慧的进化历程。

人类对火的认识、控制和掌握，及至逐渐学会了用火取暖、照明、烧烤食物和驱赶野兽，这中间经历了一个漫长的过程。考古研究证明：人类用火是继石器制作之后，即在五六十万年前人类才开始用火。最早进行集体狩猎并学会用火方法的是直立人[1]。有证据显示，在位于埃塞俄比亚 Gadeb 的 8E 地区，人们发现了一些貌似已被燃烧过的整体凝灰岩的碎片，类似碎片也已从直立人创建的阿舍利文化相关遗留品中找到。在位于南非的斯瓦特克朗斯，人们找到了一些有关直立人时期肉食动物的证据。在位于赞比亚境内的 Kalambo 瀑布地区，人们找到了一些有关早期人类使用火而制造手工制品的迹象，包括烧焦的木料、木炭、红化的土壤、一些炭化了的草皮、植物和一些有可能曾被火烤而变硬的木具。中国周口店遗址发现距今150万至50万年前火的证据，这里既是世界文化遗产所在地，也是中国较早被认为人类使用火的地区。此外，在欧洲多个遗址也有证据显示直立人使用火。最新研究认为，大约在 7.2 万年前，居住在非洲南端的人类用火打造石器和兵器。

从远古取火到现代奥运用抛物锅形聚焦太阳能采集火种，从远古种种取火方式到古代民间广为流行的火镰[2]取火，都是进化和优胜劣汰的佐证。

火的控制产生了根本而深远的影响。火把人类祖先从本身能量供应极有限的束缚中解放出来，使人类祖先得以经历冰河时代而幸存下来。火的使用使大量过去不能吃的有毒块根植物和有毒植物的种子成为熟食，从而大大增加了食物来源。火使人类学会了烹调食物，经过烹调的食物使人类消化道缩短[3]，肉类食品增加使大脑增大，火成为人类成功进化的关键。火的使用也使原始人有可能冲出过去无法离开的温暖的大草原，分散到全球各地。由此可见，火的发明无愧为人类文明的起点。人类是通过用火和发明人工取火而进入了文明时代。

恩格斯把火的发明看作

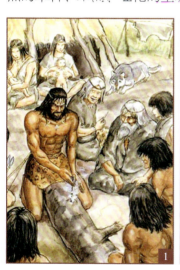
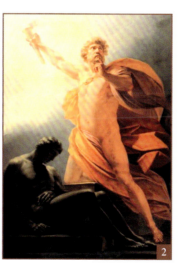

图 18 传说的"取火者"（1. 中国燧人氏钻木取火；2. 为人类盗火的普罗米修斯，采自 Wikipedia）

---

[1] 拉尔夫，等. 世界文明史：上卷. 赵丰，等译. 北京：商务印书馆，1998：15.

[2] 火镰是利用了摩擦起火的原理。使用时反复让钢条与火石摩擦使之发热，然后用力向下猛击火石，产生的火花点燃垫在火石下面的艾绒，因此就有了火。火镰在一个时代成为采集火种的重要器物。

[3] 有专家估计，如果食物未经烹调，平均每人每天必须吃下 5 千克的生食，需要 6 小时的咀嚼，才能获得生存所需的足够热量。一旦食物经过烹调，就不需要大型的消化道了，因此人类的消化道就慢慢缩短。

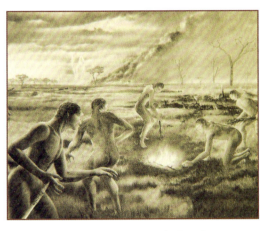

图 19 火的利用（原始人聚集在篝火旁，既可避免猛兽的伤害，又可取暖、烹煮食物①）

是"人类历史的开端"。他指出："就世界性的解放作用而言，摩擦生火还是超过了蒸汽机，因为摩擦生火第一次使人支配了一种自然力，从而最终把人同动物分开。"②

火：最廉价实用的天然解毒剂

人们在描述火的伟大意义的时候，经常说：火把生食变成了熟食，火可以御寒取暖，火使人类有了光明，火为刀耕火种的发明和原始农业创造了条件，火可以用来防御野兽，火使金属的发现和冶炼成为可能。但却忽视了一个重要作用，那就是火的神奇还在于：火能够解毒、消毒。火与解毒的现代概念更加明确：火是最廉价、最方便和最实用的天然解毒剂。

火，把一些有毒的东西变成了美味。许多含毒的植物型食物，都是在烹调的过程中才失去其毒性的。人们早就知道，食用生豆子会出现呕吐、腹泻和发热，必须通过加热，毒性的蛋白类物质才会被分解，从而达到解毒的目的。

火，破坏了某些食物中的毒素。这种使有毒食品变为可食用的食物的魔力对人类特别有用。正因为如此，苦树薯粉成了古代亚马孙人的主要食品，苹属植物的种子成了澳大利亚土著的珍贵食物。亚马孙人懂得苦树薯粉含有氢氰酸，一定的剂量就可以致命。古往今来，他们制作时经过击打、摩擦、浸泡、加热，有毒成分就会被清除。

火，扩充了人类的食物来源。因为热可以破坏许多植物毒素，包括那些最强的植物毒素。海芋叶和块根中的糖苷在加热之后被破坏，因此成为欧洲人早期的食物。

火，用于消毒。人类聚居组成乡村，排泄物及生活废弃物造成污染，引起疾病。古人采用许多防毒避疫的措施，其中改火和改水是两项重要的措施。改火也叫变火或易火。中国古代就有记载：阴历春三月，"钻燧易火，抒井易水，所以去兹毒也"③（《管子·禁藏》）。冬末春初，"教民樵室④、钻燧、馑灶、泄井，所以寿民也"（《管子·轻重己》）。通过消毒及清洁饮水提高人民的寿命。今天，现代科学阐明，加热可以杀死肉中的有害微生物和寄生虫，沙门菌在彻底蒸煮后被杀死。蛋白毒（如蛇毒、细菌毒素）在加热的条件下，大部分被破坏而失去活性。

现代烹饪的艺术，使有毒植物和有毒动物成为现代人的美味佳肴。加热煮沸，使许多细菌毒素、动物毒素被破坏，而对

---

① 刘振，吴以义.早期人类的火：从天而降到走上神坛.科学，2013，65（1）：58.
② 恩格斯.反杜林论//马克思恩格斯选集：第3卷.北京：人民出版社，1972：154.
③ 兹（音zī），年。
④ 樵室，用火在室内燎烧消毒叫樵室。

人类无毒。未加热煮熟的生豆角，常常引起人的急性食物中毒，而经过烹饪过程加热处理彻底的豆角则变为无毒。学界认为，我们的祖先在食物中加入肉类，结果使大脑变大，人也更聪明。同时，烹调过的食物不但能释放出更多能量，而且在身体分解它们时所使用的能源也较少。因此，烹调食物也是人类成功进化的关键所在[①]。

现代毒理学告诉人们：未加热煮熟的黄豆、菜豆、扁豆不能吃。这些豆子中含有植物血凝素，一定要煮熟再吃，因为加热煮熟的豆子和豆浆中的植物血凝素被破坏而失去活性，不会引起中毒。黄花菜不能生吃。黄花菜中含有有毒的生物碱——秋水仙碱，一旦进入人体内即产生毒副作用。因此一定要煮熟再吃。市售的"金针菜"（黄花菜）是经过蒸煮晒干的，已经除去了有毒的秋水仙碱。

4.3 人类智慧：探寻解毒的秘密

人类之所以主宰自己的命运和未来的发展，除了人类拥有解毒酶和创造了火之外，还在于人类能够创新解毒的方法和技术。在人类漫长的岁月里，人们总是在探寻解毒的秘密。

约在公元前600年，荷马的史诗《奥德赛》中就有解毒剂的介绍，这是第一个有关使用特殊解毒剂的文献记载。公元前121年至公元前63年间，执政的庞廷皇帝米特尼特四世就服用含有多种不同微量毒物的解毒药，以提高身体对毒素的免疫力，这种解毒药含50多种配方，其中有大量的本草植物、鸦片和蛇毒。公元前100多年，古希腊帝王嗜好研究毒药与解毒药，其中许多药物的知识是来自动物试验。公元前114—公元前63年，黑海南岸古工国的国王米特拉达蒂斯六世（Mithradates VI，前132—前63），从年轻时期一直生活在被毒药谋杀的恐惧之中，因此成为一名寻找解毒药的先锋者。公元1世纪，古罗马皇帝尼禄（Nero，37—68）的宫廷御医安德罗曼彻斯（Andromachus）就曾对米特拉达蒂斯的"万灵解毒剂"配方进行过修改，在药方里加入毒蛇的肉，把鸦片作为一种据说能帮助治疗所有疾病的药物的添加剂，使其成分增至73种，称之为万灵药。中世纪以来的几百年中，这个药方的成分增加到了100种。人们把这种万灵药叫作解毒药（Alexipharmaka），看作是防御和治疗各种毒物和中毒的抗毒解毒剂，甚至用来防治黑死病等瘟疫。此外，植物也是天然的解毒丹，人们可以从植物中得到促进解毒的维生素，包含各种已知和未知的维生素。中国传统医学提倡用食物解毒。木耳、猪血、绿豆、蜂蜜被称为"解毒四杰"，它们是功效显著且最为廉价的解毒食物。如此等等，随着后来的科学技术的发展，解毒剂的发明成为毒理科学为人类健康所做出的重要贡献之一。

[①] 笑天.烹调食物：人类成功进化的关键.参考消息，2010-03-06.

5

原始人类健康状况与中毒性疾病

5.1 原始人类的疾病与中毒

原始人类体质的演变

人类体质是由古猿进化逐渐形成的，其进化为：古猿→早期直立人→晚期直立人→早期智人→晚期智人→现代人古猿；古猿→巨猿→现代类人猿。上述人类进化链条上的每一主要环节，中国均已发现具有代表性的化石，在体质上也明显具有中国人种（即蒙古利亚人种）的特征。

早期直立人或称南方古猿。生存年代距今 300 万~150 万年，由于中国过去未发现南猿化石，考古学家一般认为，亚洲的人类是由非洲迁移而来。

晚期直立人或称直立人，包括早更新世后期和中更新世的直立人类型。晚期直立人在欧、亚、非三洲均有发现，距今 200 万年（或 150 万年）~40 万年（或 30 万年）。

早期智人亦称古人，包括中更新世后期和晚更新世前期的人类，体质上与现代人更接近。但仍有一定的原始性质，距今约 30 万年（或 20 万年）至 5 万年，中国发现的丁村人、马坝人、长阳人、桐梓人等均属早期智人。

晚期智人亦称新人，包括晚更新世后期到现代的人类，生活在距今 5 万年到现在，体质特征与现代人基本相似。中国发现的河套人、资阳人、柳江人、麒麟山人、山顶洞人等均属晚期智人。这里主要介绍河套人和山顶洞人。

口腔疾病与氟牙症

通过分析考古发现的牙齿资料，原始人类的口腔疾病主要有牙周病、氟牙症、龋齿、齿槽脓肿以及磨耗等。

1971—1972 年在贵州桐梓县发现的桐梓人六枚牙齿化石中，三枚有氟牙症的痕迹，一枚 6 岁儿童的左上第一臼齿和一枚属 10 岁左右个体的左上犬齿，釉质缺损尤为严重。[1]

发现于山西阳高县许家窑村和河北阳原县侯家窑村的许家窑人类化石，据铀系法断代，距今约 10 万年[2]，在一枚儿童上颌左中门齿的齿冠唇面左上方，具有明显的黄色小凹坑，是缺损型氟牙症的痕迹。

距今 1.6 万年至 1.2 万年间，在贵州义县猫猫洞旧石器时代遗址中发现的两个完整下颌骨，一个右侧下颌骨体以及仅有前颏部位的四个下颌体中，共存留 25 颗牙齿，几乎全部有氟牙症的痕迹，其中缺损型为主的患齿 17 枚，白垩型的患齿 6 枚，着色型患齿 1 枚，仅有 1 枚正常。在

---

[1] 吴茂霖，等. 贵州桐梓发现的古人类化石及其文化遗物. 古脊椎动物与人类，1975，13（1）.
[2] 贾兰坡，等. 阳高许家窑旧石器时代文化遗址. 考古学报，1976（2）.

一青年女性的下颌齿咬合面部位，左第一臼齿与右第一臼齿缺损形状相当一致，是一种罕见的对称性缺损氟牙症[1]。

创伤性疾病与箭伤

北京人的头盖骨大部分留有伤痕，并且是带有皮肉时受利刃器物、圆石或棍棒打击所致。山顶洞人的一个女性头骨，有破裂后痕迹；左侧额顶骨之间、颞颥线经过处有一前后15.5毫米、上下宽10毫米之穿孔。相关专家认为，二者皆不是死后的骨质破损，而是生前受伤所致[2]。

山东西夏侯新石器时代遗址二号墓男性见有右肱骨骨折后愈合。愈合处有大片骨痂，骨折部位自肱骨背面外科颈附近斜向下至三角肌粗隆止点附近，全长近85毫米，骨折近段向前内移位，侧方移位达13毫米[3]。广东曲江马坝人中见有眉骨及额骨动物啮伤痕迹；江苏邳县大墩子316号墓主左股骨有骨镞造成的箭伤；云南元谋、大墩子十五座墓中有八具骨骼之胸腹骶部留有生前被射的石镞，少者四枚，多者十余枚。由此可见，原始人使用箭镞狩猎死伤于创伤性疾病者为数不少。

骨关节疾病

在原始人骨骼化石中还常见有骨质增生、骨性关节炎、骨结核、脊椎变异、股骨弯曲增大及骨髓炎之类疾病痕迹。渭南史家及宝鸡比首岭氏族墓地骨骼有多种病态，骶骨与腰椎变异、股骨弯曲增大和腰椎骨结核等[4]。

5.2 史前印第安人的多环芳烃暴露

远古时代化石沥青的来源与用途

在远古时代，人类的祖先接触的多环芳烃（PAHs）主要是化石沥青（或称柏油）的形式。化石沥青存在于地球各处的地质层内，在石油含量丰富的地区沥青可以在一些特定的地质形成过程中渗透到地表。由于沥青黏稠而且防水的特性，早期人类便将其收集起来，用作容器和船只的密封剂、作为胶水来固定箭头和箭杆及矛头和矛柄、用作砂浆来兴建道路和房屋、作为乳香用于艺术品生产。沥青也曾出于药用目的或者举行仪式时被涂在皮肤上，还被古埃及人广泛用于木乃伊的制作过程中[5]。

史前丘马什印第安人健康调查

美国的塞巴斯蒂安（K. T. S. Sebastian）等研究天然沥青中多环芳烃对加利福尼亚州史前丘马什印第安人健康损害的

---

[1] 曹波. 化石人类的口腔疾病. 化石, 1990 (1) .
[2] 宋大仁. 原始社会的卫生文化. 中华医史杂志, 1955, 3: 186.
[3] 颜词. 西夏侯新石器时代人骨的研究报告. 考古学报, 1973 (2) .
[4] 半坡博物馆, 等. 陕西渭南史家新石器遗址. 考古, 1978, 1 (5) .
[5] SEBASTIAN K, SHOLTS B, ERLANDSON M, et al. 加利福尼亚州史前印第安人的健康衰退和天然沥青中的多环芳烃（PAHs）暴露有关联吗?. 环境与健康展望: 中文版, 2012, 2: 33-37.

可能性。研究结果显示，圣巴巴拉海峡地区的天然沥青含有许多对人体有害的多环芳烃。由于沥青在文化上的应用，以及多环芳烃污染的饮水和海产食物的消费随时间而增加，沿岸古代丘马什印第安人对这些多环芳烃的暴露也随之增多。骸骨分析显示，在海峡群岛北部大概7500年的时期内，因为沥青在丘马什人技术中应用的增多，以及他们的饮食转向了受多环芳烃污染的海产食物，成年男性和女性的颅骨容量都有所下降，这一点与以往研究显示的人口身高下降相一致。骸骨分析还显示，同时期内的人群健康衰退可能与多环芳烃摄入有关。因为较早的研究也显示人类摄入多环芳烃能损害胎儿的生长发育。

此外，考古学和人种历史学记录显示，圣巴巴拉海峡地区也是世界上天然烃类物质渗漏最丰富的地区之一。大量水下渗漏产生块状的软沥青（"柏油球"），经常被冲上岛岸和大陆海岸，同时陆地上也有大量石油渗漏，这些都成为本地丘马什人采集生沥青的来源。沿海丘马什人曾暴露于沥青多环芳烃，其多种摄入途径包括直接接触、烟雾吸入，以及从受污染的饮水和海产品经口摄入。

研究多环芳烃暴露的现代意义

在现代社会，地球的环境中充满了多环芳烃，这主要是来自那些由死亡生物经过数百万年的无氧分解而形成的化石燃料。这些亲脂性的多环芳烃由两个或多个稠合芳香苯环组成，存在大量的同分异构体，很容易被人体摄入并分布到各个器官和组织。已经发现很多严重的健康问题都和液态以及大气中的多环芳烃暴露有关，例如癌症、激素水平改变、内部器官包括神经系统受损，以及重要营养成分例如维生素A缺乏。这种暴露可以来自汽油和柴油的燃烧、化石燃料处理、道路铺设、房屋加顶及烟草烟雾。多环芳烃暴露也和生殖和发育缺陷有关联，包括怀孕期间暴露于多环芳烃的女性所生婴儿的出生身长和头围降低。偶尔会有非常事件发生，例如大量石油泄漏导致严重的多环芳烃暴露，可能给人类和动物造成严重的健康问题。

5.3 原始人类的生活方式与健康状况

原始社会初期，人类还不会建造房屋，而以自然洞穴为栖身之所。这种岩洞在北京人遗址等均有发现，其共同特点：洞口一般较小，可借以避免寒风侵袭及防止野兽侵扰；洞口方向朝南，因我国冬天有强劲的西北风，洞口方向若不加考虑，就难以抗御寒风的袭击，不利于保暖。洞口的地势一般较高，要求封闭性好，洞内无水，这样有利于防潮，有利于卫生保健。

后来，洞居的不利促进原始人走出洞穴，在地面上建造栖身之所，产生了巢居和穴居。

巢居是指原始人类利用树木和杂草搭在树冠上形成的一种原始建筑，因形似鸟巢，故有此名。在我国，据考古学者考证，长江流域及其以南地区，是巢居的主要分布地带。《韩非子·五蠹》："上古之世，人民少而禽兽众，人民不胜禽兽虫蛇，有圣人作，构木为巢，以避众害，而民悦之，使王天下，号曰有巢氏。"巢居，有利于安全和健康，可以比较有效地防止野兽的袭击。

到了新石器时代，中国居室建筑的发展更进一步，河姆渡遗址的干栏式建筑就比较典型。遗址出土，有圆木、方木、木板等千件以上，并发现有榫卯结构和企合板。干栏式建筑由巢居发展而成，有避瘴气、毒虫、防潮作用，对人类健康是有利的①。

穴居为中原地区原始先民的最主要的一种居住方式，与巢居可能同时并存。《孟子·滕文公章句下》"下者为巢，上者为营窟"，是说在地势低洼的地段作巢居，地势高的地段作穴居。穴居主要分布在黄河中上游的黄土高原。随着考古研究的深入，在长江流域、珠江流域、西南和东北有黄土地带的地区，都发现了穴居遗迹，这表明穴居是全国范围内的居住方式之一。穴居根据入地深浅分为深穴居和半穴居两种，根据构造形式又分为横穴居和竖穴居两种。为了更好地防潮，先民们又探索了一些方法，例如：先将室内地面和壁面拍实，继而用颗粒细小的泥土涂抹等。半坡早期的穴居遗址出现了在泥土中掺加草筋，提高泥土的抗拉性能和凝结力，使防水性也有所提高。在仰韶文化建筑遗址中，很多地面有烧烤层，即红烧土地面，这一技术后来又应用于墙壁和屋面上，烧烤陶是当时人们所能找到的最好的防潮措施，降低了因潮湿而患病的风险。

龙山文化时期，地面式建筑成为主要建筑形式，穴居经由半地穴式发展到地面建筑，使居住条件改善，对预防疾病有着积极意义。表明原始人已有了一定的预防卫生知识。

---

① 浙江省博物馆，等. 河姆渡遗址第一期探掘报告. 考古学报，1978（1）.

6

远古中毒与解毒的传说

6.1 希腊神话中的有毒植物

关于飞燕草的传说

希腊神话中所提到的一种野花 Consolida Ajacis（或 *Delphinium Ajacis*）①，是一种地中海型的飞燕草（Larkspur），被称为"Ajax"，是源于一位特洛亚战争的英雄"Aias"之名。据说阿喀琉斯（Achilles）死后，Aias 和 Odysseus 为了谁该继承阿喀琉斯的盔甲和武器而竞争，结果 Aias 赢了，但根据 Athena 的判决，这些东西却属于 Odysseus。这使得 Aias 发疯并最终选择自杀。他流出来的血染到一种花上，形成"AI"的斑纹。其悲惨的结局（他以自己的剑自杀）被记录在无数的瓶绘上②。

在南欧民间流传着一则充满血泪的传说。古代有一族人因受迫害，纷纷逃难，但都不幸遇害。魂魄纷纷化作飞燕（一说翠雀），飞回故乡，并伏藏于柔弱的草丛枝条上。后来这些飞燕便化成美丽的花朵，年年开在故土上，渴望能还给它们"正义"和"自由"。这个就是南欧翠雀③。

宙斯（Zeus）与橡树④

希腊人把最威严的橡树同他们最高的神宙斯（Zeus，天神、雨神和雷神）联系在一起。宙斯的圣所常常是在高山深处、云气迷漫、橡树生长的地方。希腊最有名最古老的圣地之一或许就是多多那（Dodona），据说宙斯在多多那的一棵神圣橡树下聆听人们的声音，橡树叶的飒飒作响就像是他对信徒的回应，人们认为他就住在那玄妙深邃的橡树林中。而且多多那的雷雨比欧洲任何地方都要多，雷电的隆隆轰鸣，听起来也像是神的声音，所以这块地方对古代希腊人而言，最适宜作为宙斯的家园。

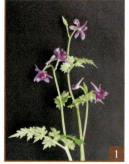 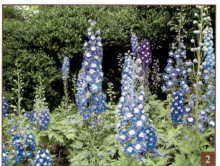

图 20 飞燕草（1. 南欧翠雀；2. 洋翠雀）

---

① *Delphinium Ajacis* 即洋翠雀，也译为还亮草。全草有毒，种子的毒性最大。入药泻火止痛，杀虫。
② 洪玲玉. 希腊神话中的植物世界. 读书报告, 1996, 6.
③ 南欧翠雀，原产于欧洲南部，现广泛栽培。
④ 橡树（Oak），是栎属（*Quercus*）植物，其树叶中含有可水解的有毒的栎单宁，能引起动物中毒。

而在古代的意大利，每棵橡树都是奉献给Jupiter（意大利的宙斯）的。在罗马的Jupiter神殿里，Jupiter不仅作为橡树之神，而且也是作为雷雨之神受崇拜的。据记载，古代欧洲多利安人（Dorians）的主要支系都崇拜一位橡树与雷、雨之神，这个神就是他们所信奉的众神中的主神。

复仇女神与紫杉

紫杉（Yew, *Taxus Baccata*）是献给复仇女神Erinyes或Furies的，她专门以不同的方法，包括以毒紫杉的抽出物惩罚犯罪者。古人已经知道紫杉的毒性，其针叶含有一种对人和动物都有害的剧毒的生物碱，500克的紫杉叶已足以毒死一匹马。据说狩猎女神Artemis知道这种毒性，在她母亲Leto的命令下，她以浸了紫杉毒的箭射杀了Niobe的六七个小孩，因为Niobe以自己的子女多为傲，并嘲笑Leto只有一子一女（Apollo和Artemis）。

酒神狄奥尼修斯

希腊神话中的植物神和酒神狄奥尼修斯（Dionysus），传说他是宙斯（Zeus）和塞梅莱（Semele）之子。在普通人民中他是极受重视的。关于他的传说中提到，他曾登上一条海盗船，被海盗们钉上镣铐，准备当奴隶卖掉，但是镣铐却自行脱落，船桅四周长出了常春藤，从船帆上垂下了葡萄藤。另外，他也曾向厄利斯、叙利亚、亚细亚、印度、欧洲等地的人传授种植葡萄和酿酒的知识，并从地下引出葡萄酒泉、牛奶泉、蜂蜜泉，创造了很多奇迹。

参加狄奥尼修斯祭祀游行的妇女通常头戴常春藤冠，身穿兽皮，手拿神杖（杖上也缠着常春藤，杖的顶端缀着松球），带着宝剑。最初狄奥尼修斯只是丰收之神，到了希腊的古典时代，狄奥尼修斯才成了酒神，对他的祭祀变成了无节制的狂欢暴饮。在雅典的民主时期，葡萄成了主要作物之一，因此信奉狄奥尼修斯遂成了国家的规定。狄奥尼修斯作为植物神，后来同特别的植物神Sabazius合在一起。也同罗马神话中的Liber，意大利的葡萄和丰收之神合在一起（Liber之妻为Libera，是罗马神话中的植物女神）。①

6.2 关于罂粟花的传说

在古埃及，罂粟被人称为"神花"。古希腊人为了表示对罂粟的赞美，让执掌农业的司谷女神手拿一枝罂粟花。

在希腊神话中，记载关于有麻醉效果的罂粟的传说。传说当珀尔塞福涅（Persephone）被冥王Hades②劫走时，她的母亲得墨忒耳（Demeter）用罂粟（Poppy, *Papaver Somniferum*）的麻醉性汁液减轻自己的悲伤。可见很早以前人们就知道这种做法，有一个迈诺安晚期女神雕像的头冠上就插着三枝罂粟荚。罂粟有很多种子，有赋予生命的含义，因此使人联

---

① 洪玲玉. 希腊神话中的植物世界. 读书报告, 1996, 6.
② 冥王星（Pluto），是一个统治者的名字，在阴间的神被称为Hades（冥王）。

想到丰收女神得墨忒耳。另一传说，在特洛伊战争[①]时，海伦（Helen）给了忒勒玛科斯（Telemachus）[②]和他的同伴一种疗伤的忘忧酒——奈裴斯（Nepenthes）酒[③]，以使他们忘掉死去的同伴，这种酒中或许就含有罂粟汁[④]。还有一个流传着的罂粟的故事，有一个统管死亡的魔鬼之神叫作许普诺斯，其儿子玛非斯手里拿着罂粟果，守护着酣睡的父亲，以免他被惊醒。

此外，传说罂粟象征了十二宫星座中的天蝎座。天蝎座是黄道十二宫的第八宫，是生命的蜕变者。天蝎座掌管深秋的花朵，以冥王星之名与丛生植物及带着荆棘的、暗红色的、可入药的麻醉性植物，或捕食性植物，特别带来冥王星与第八宫的色彩。

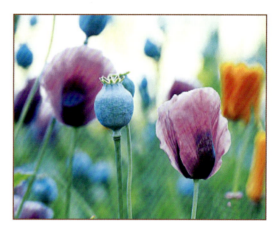

图 21　罂粟花

6.3　半人马[⑤]中毒箭的传说

古希腊有个半人马族，上半身是人，下半身是马，是喜爱惹是生非的一族，又爱掳劫和抢掠。但其中有一只是例外的，他就是齐伦(Chiron)，他对拳击、摔跤、刀剑、箭术、驾车、马术、音乐文艺、天文地理、医术，甚至预言无一不精，是山林中的大贤者。可惜在一次赫拉克勒斯与半人马族的打斗中，齐伦中毒箭死去。然而，半

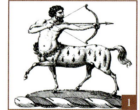 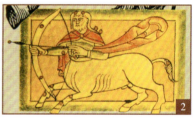

图 22　半人马（1. 半人马涅索斯；2. 见于12世纪书中半人马的插图）

---

① 特洛伊战争，是以争夺世上最漂亮的女人海伦（Helen）为起因的一场以阿伽门农（Agamemnon）及阿喀琉斯（Achilles）为首的希腊军进攻以帕里斯及赫克托尔为首的特洛伊城的十年攻城战。特洛伊（Troy）是古希腊时小亚细亚（今土耳其位置）西北部的城邦，其遗址发现于公元1871年。
② 忒勒玛科斯，是奥德修斯的儿子，父亲从特洛亚战争中归来后，他帮助父亲杀死所有的求婚者。
③ 奈裴斯酒，是一种用猪笼草制作的酒，据说在古代有致幻的作用。
④ 洪玲玉. 希腊神话中的植物世界. 读书报告，1996，6.
⑤ 关于半人马（Centaur）的来源在希腊神话中有许多不同的故事，一般它们都与拉庇泰国王伊克西翁和云有关。有一种说法说他们是伊克西翁与涅斐勒（她是云雨的仙女）的后代；另一种说法是伊克西翁酒醉后开始对神后赫拉动手动脚，在宙斯的帮助下，赫拉将一块云化为自己的形象，半人马是伊克西翁与这块云的后代。

人马族的血是有毒的，赫拉克勒斯后来又被半人马族的涅索斯（Nessus）的血毒死。齐伦死后，希腊主神宙斯将他的形象安放在天上，成为人马星座[①]。

6.4 关于蝎子的传说与故事

在希腊神话中，传说海神波塞冬的儿子奥立安是个长得很英俊的巨人，同时也是身手敏捷的猎人。但是奥立安的口气太过狂妄，经常出言不逊，他说："在这世界上，没有一只猎物能逃过我的狩猎。"结果这句话被天后赫拉听到，于是她便派一只大蝎子，潜伏在他必经之路并且攻击他。受到偷袭的奥立安，遭到大蝎子的攻击，后来毒发倒了下来，正好将蝎子给压死了。奥立安最后变成了猎户星座，而赫拉在得到胜利后，便将这只有功的蝎子放置在天上成为天蝎座。

《圣经》中描述以色列人把蝎子比喻成恶毒的动物；在佛教神话中，9世纪的一个国王梦到了一个牦牛大小的蝎子，他认为这是让他停止迫害和尚的信号；现在我们还能看见西藏人手中拿的转经筒上也有雕刻着的蝎子，在很多武器上也能找到蝎子。在寺庙里蝎子则是保护达摩的动物，因为僧侣们认为蝎子是一种和谐的标志，伤害了别人的人就会受到蝎子的惩罚；埃及的蝎子女神祈祷可以减轻生孩子时的痛苦。与此同时蝎子还是自我牺牲的标志。在古玛雅文化中，蝎子和手术有关，可能是因为蝎子在吃食物之前会先麻醉它们；在非洲的一些地方，蝎子毒液中提炼的一种油一直被当作药材。

蝎子还常出现在古埃及的坟墓和纪念物上。现存最早的医学文献《埃伯斯纸草文稿》（*Ebers Papyrus*），其中有一章就谈到"如何从屋中除掉蝎子"。另外，古埃及的陪葬物《死亡之书》以及犹太法典《塔木德》和《圣经·旧约》也都提到了蝎子。根据希伯来人史料记载，蝎子是丹部落的象征。人类历史上第一部史诗《吉尔伽美什史诗》（*The Epic of Gilgamesh*）中，"魔蝎人"还是摩周山（Mount Mashu）的守护神。

6.5 毒蜥的传说及其故事

毒蜥（Basilisk）同龙、独角兽、巨人一样是传说中的一种怪物，曾经出现在大量史料之中。最先对这种怪物做详细描述的是古罗马科学家普林尼，他的著作《自然史》收录了古代关于毒蜥的60多处记载，大多源自古希腊。书中介绍说：

[①] 时代-生活丛书编辑. 神秘的生物. 黄奇智，罗天德，译. 桂林：漓江出版社，2003：69.

"……毒蜥拥有相同的能力，它产于昔兰尼加省①，长约12英寸②，头部有亮白色斑点，像皇冠。它在面对其他蛇类时毫不惧怕，会发出嘶嘶的威胁声以吓退来敌。它不像蛇那样蜿蜒而行，而是隆起身体中部前行。毒蜥不但可以通过接触还可以通过气息杀死或烧焦草木、击碎岩石，对于其他动物它同样毫不手软。曾经有人骑在马背上用长矛刺杀了一只毒蜥，结果它的毒素很快沿着长矛传染到那个人的身上，而他的马最后也倒地身亡。尽管这种生物非常致命，但许多国王还是希望能在它死后得到它的标本。毒蜥的毒液是自然界中最毒的一种东西。"

古希腊人之所以用"国王"来命名毒蜥，其原因，一是它们的头部有白色斑点，像皇冠一样。二是古埃及学者赫拉波罗在他的著作中曾经记载："希腊人称为'Basilisk'的生物在埃及被称为'Quraion'，埃及人用金子铸造这种生物的样子，并放在神的头顶。"显而易见，毒蜥在古埃及人的眼中是神圣和高贵的象征，在人面狮身像的额头上就雕有一条类似眼镜蛇的标记。三是毒蜥通常出没于沙漠之中，但这并不意味着它喜欢居住在沙漠里，而是因为它的目光和气息具有如此大的破坏力，以至于它所居住的地方难逃沙化的厄运，因此"毒蜥"便成为"暴君"的代名词，希腊语"Basileus"的意思是"异邦的国王"，"Basiliskos"的意思是"小暴君"，这些词都含有贬义。因不恰当的行为而导致恶果的故事中也常出现毒蜥的形象。

许多人认为毒蜥实际上是埃及眼镜蛇，它们的头部有白色斑点，而且剧毒无比，可以喷射毒液置人于死地，而且在攻击前会把头高高仰起，这些特征经过人们的传言而被夸大。

据说毒蜥的皮可以驱走蛇和蜘蛛，在阿波罗神庙和黛安娜神庙的门口曾经挂有毒蜥的皮，用于驱走蛇、蜘蛛和其他"黑暗"的生命。文艺复兴时期的炼金术中记载，用毒蜥的灰摩擦银子可以点银为金。

希腊神话中曾经提到毒蜥来自蛇发女妖美杜莎的鲜血，美杜莎被珀尔修斯杀死后，它的鲜血落在人间成为毒蜥，因此毒蜥可以用目光杀人。杀死毒蜥的方法有三种：一是像珀尔修斯那样使用镜子；二是根据公元前3世纪时的记载，把毒蜥丢入黄鼠狼的洞里，将其熏死；三是根据克劳迪亚斯·艾伊连在《动物习性》（1世纪）中的记载，用公鸡的叫声杀死毒蜥，这是人们第一次将公鸡与毒蜥联系在一起。此后关于毒蜥的传说开始渐渐发生了变化。

在罗马帝国毁灭之后，传说中的毒蜥已不再是一种剧毒的蛇，而变为一种随处可见的生物。

---

① 古利比亚东北临地中海的地区，公元前7世纪为希腊人统治，公元前1世纪成为罗马的一个省。
② 约合30.48厘米。

第 2 卷

毒素与生物进化

本卷主编 史志诚

卷首语

生物毒素是一种生物进化现象，它产生于生物进化的全过程，又影响生物的生命过程甚至整个生态系统，为今天所有物种的生存和生态环境的平衡做出了贡献。

20 世纪以来，生物毒素在生物进化过程中的重要意义吸引了生物学、毒理学、医学，以及涉及生命科学的众多科学家的关注和研究。

为什么生物会自身"生产"出这些复杂的剧毒的生物毒素？为什么这些毒素不会使产生毒素的生物自身中毒？生物毒素是生物"有意"合成的，还是在生物进化过程中为适应环境防御伤害与保护自身而产生的？生物毒素在生物体内的数量是如何调控的？为什么这些毒素对其他生物具有很大的毒害作用？产生毒素的生物是怎样"了解"到被毒害生物生命过程的薄弱环节的？生物毒素对物种的专属性是怎样形成的？生物毒素除了作为物种的防御机制外，还有什么作用？尽管这些问题正处于深入研究和探讨的过程中，但目前人类初步认知的科学研究成果，已经部分地回答了上述问题并有了科学的解释。

本卷记述了生物进化与适应毒物的进化，包括达尔文创立的生物进化学说、生物毒素作为生物进化的产物、人类与生物适应毒物的进化、生物之间毒素与抗毒素的共同演化和人为因素对生物毒素演化的干扰。在此基础上，详述了植物内含的毒素，植物毒素与生物演化和有毒植物与内生菌的协同进化。叙述了动物内含的毒素，有毒动物排毒器官的进化，以及进化史上毒性最强的动物、昆虫进化出相同的基因路径对付毒素和大班蛇基因的进化。叙述了微生物内含的毒素和微生物毒素的进化起源。在生物毒素与生存竞争方面，记述了植物的生存策略、植物之间的化感毒性和动物之间的生存竞争、植物与脊椎动物之间存在的毒性方程、生态系统中生物之间的毒性关系、人和动物的二次中毒，以及捕食与拒食者的各种招数等。

1

生物进化与适应毒物的进化

1.1 达尔文与生物进化学说

达尔文[1]是英国的博物学家、生物学家和进化论的奠基人。

1831年12月，英国政府组织了"贝格尔号"军舰的环球考察，达尔文经推荐，以"博物学家"的身份，自费搭船，开始了漫长而又艰苦的环球考察活动。从1831年到1836年，达尔文乘贝格尔号舰进行了历时五年的环球航行和科学考察。达尔文横渡太平洋，经过澳大利亚，越过印度洋，绕过好望角，对动物、植物和地质状况进行了详细的观察和标本采集，于1836年10月回到英国。在考察过程中，达尔文根据物种的变化，整日思考着一个问题：自然界的奇花异树、人类万物究竟是怎么产生的？它们为什么会千变万化？彼此之间有什么联系？这些问题在他脑海里越来越深刻，逐渐使他对神创论和物种不变论产生了怀疑。回国之后，他一面整理考察资料，一面又深入实践，查阅大量书籍，为他的生物进化理论寻找根据，经过综合探讨，他终于形成了生物进化的概念。

1842年，他第一次写出《物种起源》的简要提纲。1859年11月达尔文经过前后20多年的研究写成了科学巨著《物种起源》。

达尔文的生物进化学说

达尔文的代表作《物种起源》的出版标志着进化论的正式确立。书中用大量资料证明了形形色色的生物都不是上帝创造的，而是在遗传、变异、生存斗争中和自然选择中，由简单到复杂、由低等到高等，不断发展变化的，提出了生物进化论学说。他认为，生物之间存在着生存争

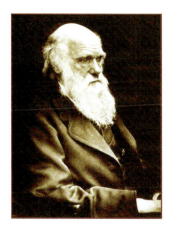

图23 查尔斯·罗伯特·达尔文

---

[1] 查尔斯·罗伯特·达尔文（Charles Robert Darwin，1809—1882），1809年2月12日出生于英国的施鲁斯伯里。祖父和父亲都是当地的名医，家里希望他将来继承祖业，于是在16岁时便被父亲送到爱丁堡大学学医。但达尔文从小就热爱大自然，尤其喜欢打猎、采集矿物和动植物标本。进到医学院后，他仍然经常到野外采集动植物标本。父亲认为他"游手好闲""不务正业"，一怒之下，于1828年又送他到剑桥大学，改学神学，希望他将来成为一个"尊贵的牧师"。达尔文对神学院的神创论等谬说十分厌烦，他仍然把大部分时间用在听自然科学讲座，读自然科学书籍。他热心于收集甲虫等动植物标本，对神秘的大自然充满了浓厚的兴趣。1831年，达尔文从剑桥大学毕业。他放弃了待遇丰厚的牧师职业，依然热衷于自己的自然科学研究。著有《物种起源》《动物和植物在家养下的变异》和《人类的由来》等。1882年4月19日，查尔斯·罗伯特·达尔文因病逝世，享年73岁。人们把他的遗体安葬在牛顿的墓旁，以表达对这位科学家的敬仰。

斗，适应者生存下来，不适者则被淘汰，这就是自然的选择。生物正是通过遗传、变异和自然选择，从低级到高级，从简单到复杂，种类由少到多地进化着、发展着。从而，创立了科学的生物进化学说。

《物种起源》出版后，达尔文又开始他的第二部巨著《动物和植物在家养下的变异》的写作和出版。书中以无可争辩的事实和严谨的科学论断，进一步阐述他的进化论观点，提出物种的变异和遗传、生物的生存斗争和自然选择的重要论点。

达尔文创立了科学的生物进化学说，以自然选择为核心的达尔文进化论，第一次对整个生物界的发生、发展，做出了唯物的、规律性的解释，推翻了特创论等唯心主义形而上学在生物学中的统治地位，使生物学发生了一个变革。

恩格斯将"进化论"列为19世纪自然科学的三大发现之一[①]。历史学家认为，进化论是人类历史上第二次重大科学突破[②]，达尔文提出的生物进化论学说，摧毁了各种唯心的神造论和物种不变论。达尔文所提出的天择与性择，在目前的生命科学中是一致通用的理论。不仅如此，他的理论对人类学、心理学及哲学的发展都有不容忽视的影响。

达尔文发现的毒素与人类适应毒物的进化

第一次发现有毒的甲虫

1828年的一天，在伦敦郊外的一片树林里，大学生达尔文围着一棵老树转悠。突然，他发现在将要脱落的树皮下，有虫子在里边蠕动，便急忙剥开树皮，发现两只奇特的甲虫，正急速地向前爬去。他马上将其抓在手里，兴奋地观看起来。正在这时，树皮里又跳出一只甲虫，他迅速把手里的甲虫藏到嘴里，伸手又把第三只甲虫抓到。看着这些奇怪的甲虫，达尔文真有点爱不释手，但他只顾着研究手中的甲虫，早把嘴里的那两只给忘记了。嘴里的那两只甲虫释放出了一股辛辣的毒汁，把他的舌头蜇得又麻又痛。他这才想起口中的甲虫，张口把它们吐到手里。然后，不顾口中的疼痛，得意洋洋地向市内的剑桥大学走去。后来，人们为了纪念他首先发现有毒的甲虫，就将其命名为"达尔文"。

探索毛毛虫的毒素

一般人认为毛毛虫的绒毛有毒，而达尔文认为是它的血液有毒。为了证实自己的看法，他去找了些毛毛虫，将它们的血液滴在吸墨纸上，用皮筋将其绑在自己的手臂上，用自己的身体来试验。到了晚上，他被接踵而来的疼痛惊醒，但他不由得感到异常兴奋，因为他的试验成功了。他又问自己，为什么毛毛虫的血液会有毒呢？是因为它的毒素吗？于是，他又进行了一个试验。他将毛毛虫的毒素也滴在吸墨纸上，用皮筋绑在自己的手臂上。到了夜里，他被不断的更为强烈的疼痛弄得翻来覆去。这两次试验，最终导致他得了溃疡。但他却感到无比的快乐，因为他终于

[①] 19世纪自然科学的三大发现是：进化论、细胞学说、能量守恒和转化定律。
[②] 第一次是日心说取代地心说，否定了人类位于宇宙中心的自大情结；第二次就是进化论，把人类拉到了与普通生物同样的层面，所有的地球生物，都与人类有了或远或近的血缘关系，彻底打破了人类自高自大、一神之下、众生之上的愚昧式自尊。

解开了毛毛虫血液有毒的秘密。

关于毒素与中毒的某些论断

达尔文认为，妊娠早期的恶心、呕吐和厌食是为了限制孕妇的食物，使胎儿接触毒素的机会减至最小。食物中毒时的呕吐和腹泻现象，是人体为了把毒物尽快排出体外的防御机制。

1.2 生物毒素：生物进化的产物

生物进化：危险的武装

生物进化是指一切生命形态发生、发展的演变过程。"进化"一词一般用以指事物的逐渐变化、发展，由一种状态过渡到另一种状态。1762年，瑞士学者邦尼特最先将此词应用于生物学中。生物进化的基本单位是种群而非个体。

生物毒素是生物在自然界长期进化过程中为了保存自身的物种，抵抗高等动物或疾病的侵袭而产生的化学防御能力。

自然界的进化精彩纷呈，有的动物还会有专门麻痹其他动物神经的毒物，毒物之后还会进化出善于解毒的以毒物为食的动物，如此"军备竞赛"不断升级，生态体系也日趋复杂丰富，每个生态位上最终都会出现一个物种，可以充分利用那个位置上的资源流和能量流。

从最原始的阶段开始，在生物进化的各个时期，有毒生物的家族总是繁荣兴旺。即使是在最简单的生物中也有带毒者。

腔肠动物水母和海葵都可以喷射毒液，其中名列榜首的是箱形水母，又叫海黄蜂，主要生活在澳大利亚沿海水域。一个成年的箱形水母触须上有几十亿个毒囊和毒针，足够用来杀死20个人。其毒液主要损害的是人的心脏。当毒素侵入时，会破坏细胞跳动节奏的一致性，从而使心脏不能正常供血，导致人迅速死亡。

蛛形纲动物中，毒性最强的是蜘蛛、蝎子和避日虫。它们都是出色的猎手，对它们来说，毒液是生存必需品。有些蜘蛛的毒性极强。比如，一个小小的红带蛛的毒液，可以杀死一匹马。长相凶恶的毒狼蛛没有这么危险，但被它咬破的伤口可能会痉挛、麻痹。被毒狼蛛咬伤的人必须不停顿地跳舞，以活动肌肉，使毒液和汗水一起排出。据传说，意大利民间的塔兰台拉舞就起源于此。

在一万多种海洋鱼类中，有700多种鱼有毒，其中剧毒鱼类有220种。不同毒鱼的毒性机制不一样，有些是本身带毒，有些是吃了其他有毒物质后累积的毒性。有些鱼具有毒腺，能分泌毒液，通过鱼刺刺伤人体，把毒液输入人体引起中毒。还有一些鱼的肝脏、皮肤、血液等含有毒素。

毒蛇的演进

蛇在地球上的出现，比人要早得多。30多亿年以前，地面上开始有了最原始的生物。经过长期的进化，生物种类从简单到复杂，从低级到高级，从水生到陆生，到了距今大约3.4亿年，出现了真正的陆生脊椎动物，这就是爬行动物。随着时间的推移，这类动物越来越多，种类和数量都达到了最高峰，其中有恐龙和形形色色的龙。在爬行动物的黄金时代，兽类和鸟类的祖先也先后从爬行动物的原始种类中演变出来，鱼、鳖、鳄、蜥蜴的老祖宗也诞生了。在蜥蜴的原始种类里面，有一部分在漫长的进化过程中，适应了新的环境，四肢逐渐退化，形成了一些新的特征，变成了蛇；另有一部分虽然四肢没有了，但由于没有具备蛇的特点，到现在仍然是蜥蜴。中国贵州产的脆蛇蜥和细蛇蜥，就是这一类没有足的蜥蜴。由此可见，蛇是爬行动物中最年轻的一个分支，也是最后登上生命舞台的适应性很强的爬行动物。最早的蛇类化石发现在白垩纪初期的地层里，离现在大约有1.3亿年。实际上，蛇的出现比这还要早些。据推测，在距今1.5亿年前的侏罗纪，大概就已经有蛇了。毒蛇的出现要晚得多，它是从无毒蛇进化而成的，出现的时间大约在2700万年之后。

蝎子的演进

蝎子是古老世界的动物，出现于中生代志留纪，至今已有4.4亿万年的历史，比大型爬行动物恐龙还要早2.2亿万年。按照形态差异，分类学家把全世界650多种蝎分为六个科，它们广泛分布在除南极洲以外的各大洲的温暖地区。

蝎子的天敌是蚂蚁，其次是啮齿类（田鼠和家鼠），鸟类、蛙类蜥蜴等也捕食蝎子。为了保障繁衍后代的安全，蝎子的毒器官与保护后代的方式可谓设计"精密"！

蝎子的后腹部又称末体或尾部。后腹部细长如尾状，橙黄色，由5节组成，能向上和左右卷曲，但不能向下弯曲。各节背面有中沟。第5节最长，深褐色，其腹面后缘节间膜上有一开口，为肛门。第5节后为一袋状的尾节，内有1对白色的毒腺。尾节最后方为一尖锐毒针，毒针近末端靠近上部两侧各有1个针眼状开口，与毒腺管相通，能释放毒液。螫刺可以用来攻击天敌和捕获猎物，也是蝎子用来自卫的武器，也可以保护在蝎子背部生长发育的幼蝎。（图24）

生物毒素与生命同在

人类和其他生物的最大区别是人类能直立行走，但人类自己的身体不能产生防卫敌人的有毒武器——毒素，只能是去应用自己的智慧和双手生产有用的毒素为人类服务。而植物、动物和微生物却与人类不同，它们能够生产足以保护自己生存的有毒武器——生物毒素，以防卫"敌人"

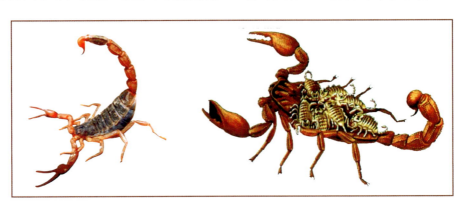

图24 蝎子的毒器官与保护后代的精密设计

并且帮助消化食物繁衍后代，这些毒素成为它们生命的一部分。因此，除人类之外的生物体，生物毒素与生命同在一个有机体之内。

有毒生物分为两大类：一类用毒防守，另一类用毒进攻。这一目标的差异性，体现在有毒植物和有毒动物不同的身体结构、不同生存方式和使用不同种类的毒剂。那些用毒素来阻吓敌人的物种，其毒素积聚在体内，尽管不能主动出击，但足以威慑任何窥伺者。瓢虫就是一个例子。它有美丽而虚弱的外表，看似不堪一击，但其橙黄色的"血液"中含有剧毒生物碱，在它面前，再凶恶的敌人也只能望而却步。而对用毒进攻的生物来说，毒剂不只是它们制服入侵者的利器，更是它们赖以生存的法宝。

由生物体产生的毒素

毒素（Toxin）是由生物体产生的、从高度发达的分泌器官或特殊细胞基因中分泌的有毒物质。极少量的毒素就可引起人和动物中毒。按照毒素来源可分为植物毒素、动物毒素和微生物毒素。毒素毒性的大小以小白鼠中毒死亡的数量为计量单位，通常使用造成小白鼠死亡一半的剂量，即半数致死量（LD_{50}）为毒性剂量单位。生物毒素的毒性比较见表2-1-1。

表 2-1-1　生物毒素与合成毒的毒性比较

毒素种类	化合物种类	最低致死量 MLD（微克/千克）
肉毒杆菌毒素 A	蛋白质结晶	0.00003
破伤风杆菌毒素	蛋白质结晶	0.0001
白喉杆菌毒素	蛋白质结晶	0.3
蓖麻毒蛋白	蛋白质	0.02
箭毒	箭毒块根碱	500
毒蝇蕈	毒蕈碱	1100
番木鳖碱	生物碱	500
眼镜蛇神经毒	毒蛋白	0.3
西部菱斑响尾蛇毒	毒蛋白	0.2
河豚毒	氨基多氢喹唑啉生物碱	8~20
双色叶蛙毒	生物碱	2.7
石房蛤毒	生物碱	9
肥溃螈毒	生物碱	8
蝾螈毒	类固醇生物碱	1500
蟾蜍毒	乙型强心苷	390
氰化钠	化学品	10000
神经毒气（沙林）	二异氟磷酸	3000

（采自钱锐. 有毒动物及其毒素. 昆明：云南科技出版社, 1996.）

1.3 人类与生物适应毒物的进化

人与生物适应毒物的进化

在当今世界上，已经几乎没有一块土地、一个空间、一段流域、一片海洋没有被污染，而人类，包括地球上的所有生物都是在这样的污染环境中生活、生存和繁衍的。2004年10月18日，世界自然基金会（WWF）公布的一份验血结果表明，欧盟13个国家环境部长的血液中含有55种各种各样的危害身体甚至致癌的化学物质，其来源包括沙发、比萨饼[①]包装盒及杀虫剂。而所有的部长中，在最为干净的瑞典和爱沙尼亚部长的血液中，也检测到33种化学物质。这说明人类的身体已受到了毒物的污染。[②]如果说人类必得面对这样的环境的话，那就是一种适应性生存，也就是人类必须要适应毒物的进化。

人、动物和植物，在一定的范围内会适应毒物的作用。这意味着，在进化过程中解毒能力的竞争能够适应毒物的作用。某些代谢过程有可能阻止有害物质输入，从而使有关机体比其他机体具有更高的耐毒量。比如，吸烟者会产生对尼古丁的适应力，但这并不能保护他免遭因吸烟产生的长期的有害作用。对吸毒者来说同样如此，他们会形成一种对毒品的真正的依赖性。这也适用于长期服用某些药物的情况。在对毒物的适应性上，在人类历史上出现过极端的例子。比如，在阿尔卑斯山地区，那里的人把剧毒的砷用作兴奋剂，而且在多年中可以承受住能立即致其他人于死地的量。

有几个国家的海关及警察局，利用动物的由代谢决定的耐毒性，来追查毒品。通常的做法是，给狗"喂"少量毒品，以这种方式使之上瘾，结果使狗随时对某些毒品（大麻、可卡因等）具有极敏感的反应。

植物的耐毒性尽管是有限的，但仍然具有广泛的实用意义，人们可以在污染严重的地区种植"抗毒"品种。在化工、冶金、能源经济的集中地，似乎都有同样的案例。比如，在铅污染地区，人们种植耐铅并能够吸收铅的植物来治理铅污染的土地，称为"生物治理"。目前，对这种毒作用的耐受性的生化原因的研究还处在开始阶段。但是，不要对生物圈及其居住者对毒的那种不敏感性寄予大的期望。"酸雨"和树木死亡已经清楚地说明了这一点。

细菌适应毒物的启示

人类滥用和大量使用抗生素导致的细菌耐药就是微生物适应环境的一种体现，它们的耐药是一种后天获得性适应，而且可以遗传下去。

细菌多次与药物接触后，对药物的敏感性减少甚至消失，致使药物对耐药菌的

[①] 比萨（Pizza），又译匹萨，是一种发源于意大利的食品。
[②] 张田勘. 适应毒物的进化. 科学养生，2005-03-01.

疗效降低甚至无效。同自然界其他生物一样，细菌的基因也在进化中随机发生突变。对抗生素敏感的细菌被杀了，而基因突变后不敏感的细菌则可能存活下来，经过无数次的毒杀和抗毒杀的适应，侥幸存活下来的细菌都积累了丰富的耐抗生素的本领，并成为变异的品种。

细菌耐药性可分为原发性和获得性两类，前者属于遗传特征之一，一般不易改变。而细菌经某些物理因素或化学因素（如抗生素）诱发基因突变而产生的耐药性属于获得性，大量研究发现这种获得性适应同样可以遗传下去。

第二次世界大战后，人类社会的工业发展完全没有顾及环境问题。目前，全球化学品的种类和年产量急剧增长，普遍使用的化学品有十八万种之多，数量更是以亿吨计。这些化学品在提高了人类的生活水平的同时，其中一些有毒有害的化学品将对人类生存环境造成极大的污染。①

人类长期大量地暴露于各种有毒化学物质中，不可避免地会产生基因突变、致癌、致畸、致残等，如果后果严重还可直接致死，也就像抗生素直接杀死微生物一样，很多人会经历致癌、致畸、致残甚至是直接被毒物杀死的过程。那些适应性强的个体会侥幸存活下来，在基因上积累丰富的抗各种有害毒物的特异抗性基因，并成为一种生存能力。这种对有毒环境的适应当然是后天的获得性适应，像细菌一样也可能遗传下去，这样少数人也就有可能进化为百毒不惧的新人种，人类就有可能走上这样的进化之路。

污染驱动了物种进化的进程

大部分人都认为生物进化是一个漫长的过程，通常在几千年之久的时间里慢慢发生某些改变。但现代污染驱动了物种的进化进程。

生活在美国纽约和新泽西州间的哈德逊河中的大西洋小鳕（*Atlantic Tomcod*），由于数十年来受到河道中排放的毒性污染物影响，在短短几十年内就进化出了抗药性，可以将毒素保存在脂肪中而不会对自身造成损害。科学家认为，虽然一般来讲长期进化是自然选择的结果，但是在大西洋小鳕鱼类的身上，小鱼基因变异抵抗毒化物的过程却以惊人的速度发生着，成为污染驱动进化的一个典型例子。②

小鳕进化的案例使人们联想起英国胡椒蛾。在遭受工业污染后，胡椒蛾进化出黑色翅膀，甚至当它们栖息在煤烟覆盖的树干时也能够达到隐形效果。后来，当反污染法执行后，空气重新变得清新，胡椒蛾便再一次显现为美丽的胡椒色。

在20世纪中的几十年中，多氯联苯

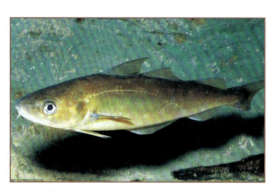

图25 污染驱动进化：大西洋小鳕迅速进化出抵抗毒化物的能力

---

① 成宇. 环境污染对生物进化有何影响? 百科知识，2005，18.
② 古木. 污染驱动物种进化：小鱼基因变异抵抗毒化物. 腾讯科技，2011-02-22.

（PCBs）被广泛应用于制造电气绝缘物、冷却剂、密封剂和增塑剂，它的废物排泄于湖泊、河流和海水中。这种排泄方式最终被禁止①。但 PCBs 是惰性化工品，即便是今天，它们的影响依然存在。值得一提的是，它们破坏动物（如鱼类）的免疫系统，导致体内激素失衡从而促进肿瘤的发生。

然而，某些鱼种现在已经产生 PCBs 抵抗，这就是进化。纽约大学和马萨诸塞州伍兹霍尔海洋学研究所的两个研究小组的研究表明，PCBs 的危害来源于它们通过结合一种被称为芳香烃受体（AHR）的蛋白质来停止该类蛋白的正常运转。AHR 是一种转录因子，也就是说，它控制着信使分子的基因复制过程。这些信使分子在蛋白质的复制过程中起模板作用，故它们不能正常工作将导致各种问题。然而，美国哈德森的鲟鱼和新贝德福德的鳉鱼有着不同寻常的 AHR，这正是它们的免疫力所在。其结果是这些鱼类或多或少地对 PCBs 产生免疫作用。②

1.4 生物之间毒素与抗毒素的共同演化

在生物学上，共同演化是指"一项生物学的性质因另一项生物学的性质变化而随之变化"。共同演化可以发生在许多生理学上的层次，如微观下蛋白质中氨基酸之序列、宏观下不同生物的性状变化。在共演化的过程中，一种生物对另一种生物施予天择压力，进而影响后者的演化过程。不同物种之间的共同演化现象包括了宿主与寄主的寄生关系，以及许多随时间生物发生突变的例子。演化的过程常与非生物因子有所关联，如气候变迁，但这种演化过程并不属于共演化（因为气候并非生物且不随生物演化的动力而改变）。共同演化出现在许多种生理间的关系中，如捕食与被捕食关系、共生关系、寄生关系等，但仍有许多生物关系则难以厘清，例如一种物种被其他多种物种影响而其中每种物种又各自受其他物种所影响。诸如此类复杂的演化过程被称为"扩散式共演化"。简单来说，共同演化是一场掠食者与猎物间永无止境的"军备竞赛"。共同演化也包括寄主与寄生虫间的演化，互利共生的行为可能会在这个过程中发生。

共同演化往往是一种既竞争又互利的演化过程。共同演化也发生于掠食者与猎物之间，如粗皮渍螈（*Taricha Granulosa*）与束带蛇（*Thamnophis Sirtalis*）间。蝾螈会在皮肤上分泌神经毒素，而束带蛇则发展出对抗毒素的抵抗力（没有毒素抵抗力的个体都被"选择"掉了）。这样的竞争演化结果导致蝾螈身上的毒素越来越强，而束带蛇对于这种神经毒素的抵抗力也越来越强。共同演化的例子还有以下几种：

---

① 美国于 1997 年发表了禁令。
② 环境污染与进化，水域的改变：美国的一次偶然试验揭示进化的演变. ECO 中文网，2011-11-11.

金凤蝶与叙利亚芸香

金凤蝶与芸香科植物叙利亚芸香

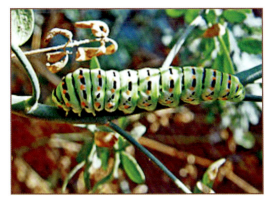

图26 在叙利亚芸香上的金凤蝶幼虫

(*Ruta Chalepensis*)的关系是敌对共同演化的著名例子。叙利亚芸香所分泌的醚类油具有毒性[1]，可驱赶食草昆虫以保护自己。金凤蝶则发展出对抗这些醚类油的生理机制，进而降低金凤蝶与其他食草昆虫间对食物的竞争程度。

加州七叶树与其授粉者

加州七叶树（*Aesculus Californica*）能够分泌一种特别的神经毒素 Aesculin 在花蜜中。这种神经毒素对一般的蜜蜂有毒，但与加州七叶树共同演化的传粉者则能抵抗这种毒素。

1.5 人为因素对生物毒素演化的干扰

在自然界中，物种与物种之间是相互联系、相互促进的，处于一个动态的平衡当中。但是由于人为因素的参与，却打破了物种之间的协调平衡，使一方变得更强，另一方变得更弱，进而形成恶性发展。

植物为昆虫提供了食物，昆虫防止了植物的过分生长并提高了植物的生命力，形成协同进化、动态平衡的状态。但是，由于人为使用农药的原因，打破了这种天然的平衡关系，昆虫在农药的诱导下，产生了更强的抗毒性物质，并逐步建立起与农药和棉毒素相对抗的抗毒物质，这种与农药建立起来的平衡关系很不稳定。一旦使用农药不当，这种平衡关系就会失衡。若使用农药过少，昆虫就会大量吃食植物，大量繁殖，使农作物受到极大损害。而在这时，农作物的天然抗虫能力已无法抗击昆虫，而且在此过程中植物的抗虫性也在不断降低。

在正常的生物进化过程中，细菌、病毒与人类的免疫系统是协同进化的，谁也不会将谁彻底消灭，双方处于一种相对平衡的状态。从进化意义上说，人免疫系统的完美进化离不开细菌、病毒的作用，没有细菌、病毒等微生物的存在就不会诱导出人类精密的免疫系统。但是，人类发明抗生素并滥用抗生素打破了双方的平衡关系。一开始抗生素站在了人类的一边，和人的免疫系统一起对抗细菌、病毒。结果，细菌、病毒失败了。然而这只是暂时的。当细菌、病毒在抗生素的诱导下建立

---

[1] 芸香叶所含的挥发油在阳光下如果接触皮肤，会造成皮肤起水疱，而挥发油亦会造成部分人胃痛、呕吐、痉挛，甚至会危及性命。

起了一种新的抗药机制,如通过一些蛋白质的变构、酶活性的降低、与药物结合受体的变化等措施来抵御抗生素的作用。这种抗药机制的产生使细菌、病毒重新与人的免疫系统建立起新的平衡,此时,这种平衡显然是危险的,是不稳定的,人类要依靠抗生素的存在才能抵抗细菌,稍有不慎就会遭到细菌强烈的攻击。而且,在抗生素的使用过程中,人的免疫系统功能也在降低,这是由抗生素的频繁使用导致的,抗生素对于免疫系统来说就是"糖衣炮弹",就像一个人长期生活在优越环境中,他的各方面能力会逐渐降低一样。

抗生素的使用的确对防治由细菌引起的疾病很有成效。但是随着抗生素的大量使用,细菌对抗生素的抗性也逐渐产生出来,现在已有一些细菌不再受某些抗生素的影响。随着时间的推移,细菌对抗生素的抗性将会逐渐增强,导致"超级细菌"问世,使很多疾病无药可救,其后果的确不难想象。

外来抗生素的服用还会打破人体自身代谢系统的平衡稳定。例如,人体的肠道中的大肠杆菌,它的代谢活动能抑制肠道内分解蛋白质的微生物生长,减少蛋白质分解产物对人体的危害,还能合成维生素 B 和维生素 K,供人体需要,以及有杀菌作用。当然大肠杆菌也会从人的肠道中获得营养物质。当人滥用抗生素时,常常会杀死大量的大肠杆菌,造成人体胃肠系统的紊乱,引起胃肠疾病。

许多植物经人类栽培驯化后,毒性会减弱。例如,野生苦杏核仁中所含的苦杏仁苷达 1%~5%,最高可达 7.9%,栽培甜杏核仁中所含的苦杏仁苷只有 0.11% 左右①。因为野生植物得靠一些特殊的成分(包括有毒成分)来保护自己的种子,如果没有这类自然的化学保护就很难生存下来。热带的大量禾本科植物,要不是种子里含有氰化物,90%以上的种子都会被象鼻虫吃光。菜豆也是靠富含有毒的氰化盐,才保住它高蛋白的种子免遭动物之口。而栽培植物因为有人的干预和照顾,其野生祖先用于御敌的苦涩味、怪味及毒性会逐渐丧失,从而更适合人的食用和口味。

---

① 陈冀胜,郑硕. 中国有毒植物. 北京:科学出版社,1987:502-503.

2

植物毒素及其进化

2.1 植物体的内含毒素

人类历史上最早的经验之一，就是植物除了外观好看、具有可食用和治疗疾病等多种用途外，还隐藏着致命的植物毒素，它给人类和其他生物带来危险。今天，尽管人类步入了科学技术高度发达的时代，但是对于人类来说，植物仍然保持着"美观、有用、危险"三位一体的古老的魅力，人们几乎无法知道全部植物的种类、生长规律及其作用。因此，科学家、化学家、药理学家、毒理学家和生态学家依然面临如何进一步了解植物毒素的毒性作用，如何科学利用植物毒素的新挑战。

现代研究表明，植物毒素的主要化学成分是生物碱、糖苷、毒蛋白、酚类化合物及其他化合物。

生物碱

生物碱（Alkaloid）又称植物碱，是存在于植物体内的一类含氮有机化合物的总称。有似碱的性质，所以过去又称为赝碱。据统计，至少有 100 科植物含有生物碱。而且大多数生物碱存在于双子叶植物中，如防己科、马钱科、毛茛科、夹竹桃科、伞形科、石蒜科、小檗科等。已知生物碱种类在 2000 种以上。生物碱最早于 1803 年由德罗斯尼（Derosne）从鸦片中得到第一个生物碱那可汀（Narcotine）。1806 年塞特讷（Serturner）从鸦片中分离出植物生物碱吗啡（Morphine）并确定其结构。虽然 19 世纪初提取出不少生物碱，但当时并未确定其结构式，直到 19 世纪后期，才首次确定了毒芹碱（Coniine）的结构。重要的生物碱及其结构见第 52 页表 2-2-1 所示。

生物碱在植物体内常常集中在某一部分或某一器官。例如乌头碱（Aconitine）集中于乌头的根部，麻黄碱（L-ephdrine）主要存在于麻黄的茎内，石蒜碱（Lycorine）集中在石蒜的鳞茎内，聚合草碱（Symphytine）虽聚合草的全草都含有，但其根部含量比叶内高 10 倍。

值得注意的是，在不同科属的植物中，也可能含有相同的生物碱，例如麻黄碱存在于麻黄、浆果紫杉、阿拉伯茶与斑点亚洲罂粟等四个科的植物中。同时，在某些植物的不同部分，所含的生物碱种类也有差别。

糖苷

糖苷（Glycosides）是由一种糖（主要是葡萄糖）和一种非糖类成分（即配基）构成的化合物，而配基（Aglycone）大多表现为真正的作用物。

富含氰苷的植物有高粱与玉米（鲜幼苗均含有下叶珠苷，在其再生苗中含量很高）、木薯、亚麻籽（亚麻籽饼含亚麻仁甘苷）豆科植物（豌豆、蚕豆、海南刀豆和狗爪豆都含有亚麻仁苦苷或甲基亚麻仁

表 2-2-1 重要的生物碱的化学结构

名称	结构式	名称	结构式
乌头碱		黎芦碱	
毒芹碱		烟碱（尼古丁）	
东莨菪碱		颠茄碱	
千里光碱		番木鳖碱	
秋水仙碱		罂粟碱	

苦苷；箭舌豌豆含巢菜苷）和蔷薇科植物（桃、李、杏、梅、枇杷、樱桃、菠萝等的叶和种子中都含有苦杏仁苷）。

含有强心苷的植物甚多。3000年前，古埃及人已知多种含强心苷的药用植物。自1785年威瑟灵著书介绍洋地黄以来，人们已从夹竹桃科的羊角拗、黄花夹竹桃、夹竹桃、罗布麻、海芒果，萝藦科的北五加皮、滇杠柳、马利筋、牛角瓜，玄参科的紫花洋地黄、狭叶洋地黄，十字花科的糖芥、桂竹香、七里黄、北美独行菜，百合科的铃兰、万年青、黄花开口箭，毛茛科的冰凉花、北侧金盏花、短柱福寿草，椴树科的长蒴黄麻、园蒴黄麻，以及桑科的见血封喉等各类植物中提取出300余种强心苷，如羊角拗苷、铃兰毒苷、黄夹苷、黄麻甲苷、福寿草总苷。

十字花科植物中含有一类硫苷——芥子油苷，尤以种子含量最高。在1500余种十字花科植物中有300种含有1~7种芥子油苷。另外在白花菜科、辣木科、金线草科和木樨草科植物中也含有芥子油苷。截止到1973年，已有70多种植物被鉴定出各种芥子油苷。芥子油苷中的主要毒素为甲状腺肿凶子（是一种阻抑机体生长发育和导致甲状腺肿大的毒素）、噁唑烷酮（Oxazolidinethiones）、异硫氰酸盐（Isothiocyanates）及腈（Nitriles）。

皂苷存在于多种植物中，有苦味，水溶液能产生泡沫，对红细胞有溶血作用。皂苷对冷血动物的毒性很强，其毒性与其降低表面张力的活性有关。

有毒的蛋白质

蓖麻（*Ricinus Communis*）种子中含有剧毒的蓖麻毒蛋白（Ricin）和生物碱——蓖麻碱（Ricinine）。蓖麻籽会引起吐泻、痉挛、心搏过速。20粒蓖麻籽就可以置人于死地。蓖麻毒蛋白能凝集人和动物红血细胞的有毒蛋白质。

相思子树（*Abrus Precatorius*）种子中含有相思豆毒素（Abrin）。此外，豆科植物，以及几种大戟科植物（Euphorbiaceae），都含有毒性蛋白质，称为植物凝血素（Lectin）。

酚类化合物

单宁（Tannin，鞣质①）是植物中分子量在500以上的多元酚化合物。植物单宁来源广泛，山毛榉、栎属植物、桦树、蔷薇科的白木香花、漆树、粟属、高粱籽粒中的种皮内都含有多元酚化合物。

植物单宁的毒理研究曾长期处于模糊不清的阶段，其主要原因是人们把单宁和单宁酸这两个截然不同的物质混淆了。许多学者以单宁酸的研究结果论证单宁的毒性，结果走了300多年的弯路。1920年，费罗顿堡把单宁分为酸或酶容易水解的可水解单宁（Hydrolysable Tannins）和难以水解的缩合单宁（Condensed Tannins）两种类型。单宁类型的区分为毒性研究指明了方向。目前已经确认可水解单宁对人和动物具有毒性。1982年，史志诚揭示了高分子可水解单宁经生物降解产生多种低分子酚类化物引起中毒的机制。而缩合单宁不能水解，不产生毒性。栎属（*Quercus*）植物的树皮、木材、叶、橡碗（壳斗）及种仁中含有可水解单宁，其果实引起的中毒称橡子中毒（Acorn Poisoning），多发生于秋季；叶、芽引起的中毒称栎叶中毒（Oak Leaf Poisoning）或橡芽中毒（Oak Bud Poisoning），多发生于春季和初夏。

漆树、腰果及芒果等漆树类植物均含有多元酚化合物，其汁液会造成皮肤过敏。

棉花种子的色素腺中含有棉酚色素。生棉籽榨油时，棉酚大部分遗留到油中，油中含量可达1%~1.3%，吃含棉酚的油就可引起中毒。女性、青壮年发病较多。游

---

① 植物含有能使未经鞣过的毛皮变为鞣过的熟皮的物质叫鞣质，也称植物单宁。

离棉酚不仅可使男性睾丸损伤，精子减少，还可使女性发生闭经及子宫萎缩。产棉区食用粗制棉籽油的人群可发生慢性中毒。该病在夏季多发，日晒及疲劳常为发病诱因，俗称烧热病、干烧病等。动物棉酚中毒的一般症状是食欲下降和体重减少，急性棉酚中毒由肺水肿引起死亡，慢性中毒可导致明显的极度瘦弱和营养不足。

血细胞凝集素

大豆对人类营养的贡献和在动物饲养中的重要作用是无可争议的事实，但大豆中存在的胰蛋白酶抑制物引起生长抑制。大豆中血细胞凝集素的毒性问题，引起许多科学家的关注。最早从生大豆粉中分离出一种具有凝血作用的蛋白质称为大豆素（Soyin），在进行物理、化学和生物学的广泛研究后，认为生大豆的毒性与所含凝血素有关，故称之为血细胞凝集素（也称植物凝血素）。实验表明：大豆血细胞凝集素能迅速使家兔的血细胞凝集，经过适当烧煮，血细胞凝集素被灭活，从而失去毒性。含有血细胞凝集素的豆科植物还有扁豆、豌豆等。

豆浆（主要是大豆的水提物）几乎具有与牛奶等同的营养价值。豆浆中固有的胰蛋白酶抑制物可通过把豆浆在93℃加热30~75分钟，121℃加热5~10分钟或121℃喷雾干燥30分钟有效地消除。生豆饼①能引起动物的生长抑制，如果蛋鸡日粮中将熟豆饼换成生豆饼，则会引起鸡的产蛋量突然下降。但是，加热可以破坏大豆血细胞凝集素，并可提高大豆的营养价值，这就是为什么人们不能饮用生豆浆的原因。采取"冷榨"或"溶浸法"生产工艺制作豆油时，其豆粕（饼）中由于胰蛋白酶抑制物未被完全破坏，饲喂畜禽会带来严重的经济损失。

光致敏因子

光敏物质的研究表明，光可和一些毒素相结合而产生可观察到的病理学变化。普鲁姆（Pulum）在《光动力作用和感光过敏》一书中，记载了绵羊采食了蒺藜（*Tribulus Terrestris*）引起头黄肿病（Geeldikkop），该病的特点是家畜食入后怕光。病羊的体表及头部水肿、黄疸、便秘，尿中胆色素增多。体弱的病羊，接触阳光后昏迷，受害处的皮肤变硬呈褐色。眼周围病变严重，常常造成瞎眼，口腔黏膜黄染。

在澳大利亚，发现采食金丝桃科植物的绵羊发生光敏综合征，特别是刚剪毛的绵羊尤为明显。这一发现在澳大利亚和南非均得到证实。用新鲜或晒干的金丝桃科植物饲喂绵羊后，绵羊出现的症状相同。经研究证明黑点叶金丝桃（*Hypericum Perforatum*）的干花中含有海棠素。

1987年韦丁（Wedding）首次证明食入荞麦可发生光敏反应。绵羊和牛采食荞麦后受阳光照射，皮肤出现病理损害。已知荞麦的花中含有与海棠素相似的荞麦素（Fagopyrin）和原荞麦素（Proto-Fagopyrin），二者均以糖苷的形式存在。

杀鱼性植物毒素

据史料记载，古代人类将某种植物磨

---

① 未经加热处理而直接榨油的豆饼叫生豆饼。它（包括生黄豆）含有抗胰蛋白酶、致甲状腺肿物和皂素等有害物质。家禽食入后可引起生长缓慢、消瘦、贫血、羽毛蓬乱、下痢、胰肥大等中毒反应。因此，使用之前必须经100℃以上的高温熟制后再饲用。

碎，投入湖泊或缓流的小溪，以此法来捕鱼，称为"毒流捕鱼法"。这种捕鱼法是将鱼麻醉，使之漂浮水面，不一定将鱼杀死，而且漂浮出来的鱼要做食用，因此这种捕鱼法，不能应用对人口服急性毒性强的物质。人类为达此目的，在漫长的历史中，筛选出许多植物用于毒流捕鱼，这些植物称为鱼毒植物。

鱼毒植物种类很多，最著名的是鱼藤的根，不仅被用作鱼毒，而且可用于杀虫。毒鱼藤（*Derris Trifoliata*）分布于中国、印度、马来西亚及澳大利亚。毒鱼成分是醉鱼草素（Buddledin），对鱼类有较强毒性，对其他动物的毒性未见报道。醉鱼草（*Buddleja Lindleyana*）为玄参科醉鱼草属的植物。分布在非洲、美洲及亚洲的一些国家和地区。同属还有大叶醉鱼草（*B. Davidii*）和互叶醉鱼草（*B. Alternifolia*）等。

杀虫性植物毒素

除虫菊酯类是白除虫菊（*Chrysanthemum Cinerariaefolium*）花中所含的杀虫成分的总称。除虫菊酯对家蝇的杀虫力 LD_{50} 为 15~20 微克/千克；对大白鼠 LD_{50} 为 580 微克/千克；对温血动物毒性低。日本 1938 年干花产量达 1.3 万吨，第二次世界大战后因合成农药增加，生产减少。南非的生产量约为 2 万吨，是传统的杀虫剂。

鱼藤酮是鱼藤属植物鱼藤（*Derris Elliptca*）的根部所含的杀虫性化学成分，目前已能人工合成。鱼藤酮对温血动物毒性极低，对昆虫则作为触杀、胃毒剂。对蜜蜂 LD_{50} 为 3 微克/千克，对美洲蜚蠊为 6~16 微克/千克（注射），对家兔为 3 微克/千克（注射）。鱼藤酮在极低的浓度下就能阻止昆虫线粒体的电子传导系统 NADH（还原型辅酶-1）的氧化。

菊科植物法国万寿（小万寿菊）（*Tagetes Patula*）及非洲万寿菊（*T. Erecta*），通过根中所含的三噻嗯，可使线虫密度降低，并使侵入万寿菊根部的线虫停止生长发育。百合科植物石刁柏（*Asparagus Officinalis*）能阻止寄生于根部的毛刺线虫及其他线虫的增殖。

藻类毒素

蓝藻是一类古老的、呈革兰阴性的原核生物，这类生物虽然不能寄生于人类或动物而引起疾病，却可能产生一系列毒性很强的天然毒素来危及人类健康。在全球范围，由七个氨基酸组成的微囊藻毒素（Microcystin，MC）是淡水环境中最常见的蓝藻产生的一类天然毒素。当水体严重富营养化时，产毒蓝藻往往大量繁殖，微囊藻毒素就会产生并释放到水体之中。

很早以前，北美西海岸常发生贻贝、扇贝等双壳类毒化而引起的中毒事件，1937 年查明中毒是因形成赤潮的链膝沟藻的毒素在贝类的中肠腺管中蓄积所造成的。因最先在巨石房蛤中分离获得，故命名为石房蛤毒素（Saxitioxin）。石房蛤毒素是神经节阻断剂，与河豚毒素一样能阻止钠离子透过膜。

1962 年，日本神奈川县相模湖发生大量腰鞭毛虫类引起鱼类大批死亡的事件。经鉴定是因波兰多甲藻引起。其毒素经鉴定为薄甲藻毒素（Glenodinine）。该毒素极不稳定，在碱性环境下呈鱼毒性。其结构与吡啶生物碱相近。

短裸甲藻含有两种神经毒素和一种溶血毒素，具有鱼毒性，对小鼠有毒，有抗胆碱酯酶作用。

2.2 植物毒性与生物演化

植物施以毒素的防卫战略

植物不像动物具备闪躲掠食者的能力，因而植物演化出产生多种有毒的化学物质，以防御动物的掠食，并避免病菌的入侵。不同类的植物各自演化出不同的化学成分，最明显的分辨方式即是植物所散发出来的味道，不同的化学成分会有不同的味道，所以许多用来提炼精油的植物，如樟树、薄荷、茶树等，或是鸡屎藤①的粪屎臭味、高山白珠树有沙隆巴斯的味道②，让有些动物不适应这些味道而远离植物，充分发挥了忌避作用。

苦楝的果实会产生川楝素吓阻昆虫掠食；松树在树干、枝条、针叶和毬果中聚集松烯以驱离昆虫；所有的蕨类也各含有多种化学物质以避免昆虫取食；姑婆芋全株含有生物碱，误食会引起灼痛；马利筋的强心苷类生物碱会使掠食的昆虫心脏停止跳动。

植物的毒性对不同的动物有不同的危害程度，有些刺激皮肤，有些伤害循环系统，有些破坏神经系统，不但可吓阻动物食用，有时更可牵制植物间的生长速率。

动物针对植物毒素防卫战略共同演化

在植物施以毒素战略防卫的同时，动物随着植物界的转变与其共同演化，在其演化过程中有几个因应策略产生，其中之一即是专攻某一类植物，针对其毒性产生解毒机制。最显著的例子，是树袋熊演化至今，只以桉树叶为食物，殊知桉树提炼的精油，可抑制足癣霉菌生长，其毒性之强连细菌都无法抵挡。然而，千百年来树袋熊与桉树于同一环境内共同发展，演化至今树袋熊体内已经有了可以解尤加利之毒的特殊机制，在无尾熊的肠道内有一与众不同的细菌，为其分解尤加利的毒素，而长期食用桉树也使树袋熊自然而然地散发出一股特殊的味道，成为其辨识性的特色，此二者即是植物与动物共同演化的最佳代言。

现代的研究表明，桉树（Eucalyptus）又称尤加利树，是桃金娘科（Myrtaceae）桉属（Eucalyptus）植物的统称，常绿高大乔木，有600余种，原产地主要在澳大利亚大陆。

树袋熊，又称无尾熊、考拉③，是澳大利亚的国宝，也是澳大利亚奇特的珍贵原始树栖动物。树袋熊从它们取食的桉树叶中获得所需的90%的水分，因此它们几乎不下地饮水，它们只在生病和干旱的时候喝水，因而当地人称它"克瓦勒"，意思是"不喝水"。树袋熊以桉树叶和嫩枝

---

① 鸡屎藤，为茜草科植物鸡矢藤，别名臭藤、臭狗藤，含鸡屎藤苷、鸡屎藤次苷、车叶草苷等环臭蚁醛类化合物及 γ-谷甾醇。
② 高山白珠树属杜鹃花科，同科的还有马醉木，是一种含有剧毒的植物。沙隆巴斯的味道似牙膏的味道，有说是含药性贴布的味道。
③ 考拉，英文名 Koala Bear 来源于古代土著文字，意思是"No Drink"（不喝水）。

为食，那是它们唯一的食物，且能得到足够的水分。它们的肝脏十分奇特，能分离桉树叶中的有毒物质，因此考拉的睡眠时间很长，以消化有毒物质，每日需睡眠17~20小时，仅剩余4个小时用来采食、活动。

根据考古研究，4500万年以前，在澳大利亚大陆脱离南极板块，逐渐向北漂移的时候，考拉或类似考拉的动物就已经首先开始进化了。化石证明，2500万年前，类似考拉的动物就已经存在于澳大利亚大陆上。在漂移的过程中，气候开始剧烈变化，澳大利亚大陆变得越来越干燥，桉树、橡胶树等植物也开始改变并进化，而考拉则开始变得依赖于这些植物。

另一个与植物毒素共存的例子是昆虫世界里以毒闻名的桦斑蝶，其幼虫取食马利筋后，将毒素贮存于体内，反而成为其躲避鸟类掠食的利器。

有些毒素是累积一定数量后才会有反应。例如，日本人以蕨类腌渍食品作为小菜长期食用，累积在体内的毒素达到一定的程度后引发胃癌；在中国台湾地区也有类似的案例，民众因为误食有毒蕨类——栗蕨而送医急救。

动物界中的鹿科动物，会解除多种植物的毒素以增加食物来源。鹿科动物的身体构造，既无犀利的牙齿，也无尖锐的爪子，却能以草根、树皮为食，不曾饿死。在千万年演化过程中，它们已自行演化出一套人类所不能及的解毒机制，作为它们在这个竞争世界的生存条件。可以说，鹿科动物是动物界中最会解毒的动物之一。

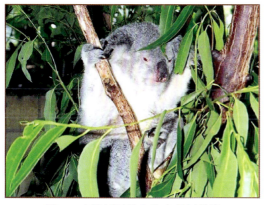

图27 在桉树树枝上休息的树袋熊

2.3 有毒植物与内生菌的协同进化

"聪明"的植物内生菌

自然界有很多奇妙的和谐共生的例子。人们对内生真菌的研究发现，这种内生真菌能与宿主植物进行良好的互利共生，它存在于宿主植物中却不会引起植物病害。而且还可能产生生物碱等物质，促进植物的抗虫、抗病性能。例如，20世纪70年代巴柯（Bacon）等发现美国侵染高羊茅（*Festuca Arundinacea*）的内生真菌（N. Coenophialum）与牛的狐茅中毒症密切相关；20世纪80年代，Fletcher等发现了新西兰绵羊黑麦草蹒跚病与多年生黑麦草（*Lolium Perenne*）中内生真菌（N. Lolii）的存在有关。

植物内生菌是一类次生代谢产物丰富、应用前景广阔的资源微生物[1]。植物内生菌由于能够产生丰富多样的具有农药活性的次生代谢产物，在自然界中具有重

---

[1] 任安芝，高玉葆. 植物内生真菌：一类应用前景广阔的资源微生物. 微生物学通报，2001，2：86.

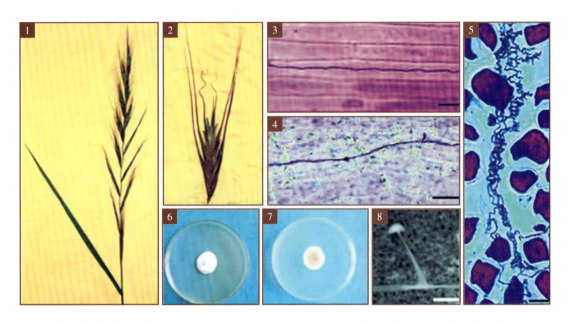

图28 内生真菌的各种特征（1. 宿主的穗；2. 宿主的小穗；3. 叶鞘中的菌丝体；4. 茎秆中的菌丝体；5. 种子中的菌丝体；6. 菌落正面；7. 菌落反面；8. 产孢结构）

要的生态学作用，引起了人们的广泛关注。研究表明，植物内生菌包括内生真菌、内生细菌和内生放线菌。

从牧草中分离得到的内生真菌香柱菌，所产生的波胺碱和黑麦草碱类物质对昆虫具有杀伤作用，对牲畜等脊椎动物无毒。斯罗宾（Strobel）等从雷公藤的茎中分离得到一株内生真菌，能产生一种肽类抗生素 Cryptocandin，它能抑制灰葡萄孢等一些植物病原真菌，分离自同一内生真菌的一种新酰胺生物碱 Cryptocin，对稻瘟病菌及其他多种植物病原真菌有强的抑杀作用。

从辣椒中分离出的一株内生枯草芽孢杆菌，该菌株分泌的抗菌多肽对热稳定，在中性 pH 值范围较稳定，并抗紫外线照射，对植物炭疽病菌和番茄青枯病菌等多种植物病原真菌和细菌有强的抑制作用。

澳大利亚科学家从小麦根部分离的60多株放线菌中筛选到防治小麦全蚀病的菌株，在温室试验中可使小麦全蚀病的危害降低70%。斯罗宾等在蛇藤中分离到一株新的链霉菌，它能产生四种新的广谱抗生素 Munumbicins A、B、C 和 D，这些抗生素对多种人体和植物致病霉菌、细菌及疟原虫具有广泛的抑杀活性。

苦马豆素与内生真菌共生产毒

产苦马豆素的有毒植物（豆科棘豆属的甘肃棘豆、小花棘豆等，黄芪属的变异黄芪等）的产毒机制普遍认为是由于植株内的内生真菌所致，这些内生真菌常存在于植物的叶片、茎、花及种子之中，与植物是互惠互利的共生关系。

2003年，布朗（Braun）[①]等发现从苦马豆素含量更高的植株中分离出来的内生真菌经过培养能产生出更多的苦马豆素。

---

① BRAUN K, ROMERO J, LIDDELL C, et al. Production of swainsonine by fungal endophytes of locoweed. Mycological Research, 2003, 107 (8): 980–988.

麦克莱·罗梅若（McLain Romero）[1]等给试验小鼠喂食疯草内生真菌，结果小鼠表现出疯草的中毒症状。2009年余勇涛[2]通过薄层色谱法、气相色谱法、气相色谱-质谱联用法，筛选出11株含有苦马豆素的真菌，通过扫描电镜观察和鉴定该类真菌均为埃里格孢属内生真菌，分别来自变异黄芪、小花棘豆、毛瓣棘豆、冰川棘豆、甘肃棘豆、黄花棘豆、茎直黄芪等七种有毒植物。

醉马芨芨草与内生真菌共生产毒

醉马芨芨草（*Achnatherum Inebrians*）的有毒成分已经证明是生物碱，也有人认为中毒与氰苷或强心苷有关。1982年，张友杰等从新疆禾本科醉马芨芨草中分离到麦角新碱及其差向异构体，但未能确定其毒性[3]。1994年，美国学者布罗伊尔（Bruehl）等首次在采自中国新疆的醉马芨芨草种子中发现了内生真菌[4]。1996年新西兰学者迈尔斯（Miles）等也从采自新疆的醉马芨芨草种子和幼苗中检测到了内生真菌，并分离得到了纯培养物，在被内生真菌侵染的醉马芨芨草中首次发现了大量的麦角新碱和麦角酰胺，而在无内生真菌的同种植物体内未发现此类生物碱[5]。1998年，李学森等研究表明醉马芨芨草内有许多种生物碱，多为麦角类生物碱，含量最高的是麦角酰胺和麦角新碱[6]。对其他禾草内生真菌的研究表明，麦角新碱和麦角酰胺是引致家畜中毒的主要原因，由此推定醉马芨芨草中的麦角新碱和麦角酰胺等系内生真菌侵染所致，并与家畜中毒有关。

2000年，南志标和李春杰等对中国青海、新疆、内蒙古、甘肃等主要牧区醉马芨芨草内生真菌进行了系统的调查，发现上述省区醉马芨芨草内生真菌带菌率高达90%以上，并且发现和命名了内生真菌一种新种——甘肃内生真菌[7]。李春杰通过动物饲喂试验，证明带有内生真菌的醉马芨芨草引致动物中毒，而采食不带菌醉马芨芨草的动物无中毒症状[8]。至此，初步试验证实了内生真菌对醉马芨芨草的侵染是引致家畜中毒的重要原因，但具体的有毒物质仍待研究假设。

---

[1] MCLAIN B J, CREAMER R., ZEPEDA H, et al. The toxicosis of embellisia fungi from locoweed (oxytropis lambertii) is similar to locoweed toxicosis in rats. Journal of Animal Science, 2004, 82: 2169-2174.
[2] 余永涛. 产苦马豆素疯草内生真菌的分离鉴定及其遗传多态性研究. 杨凌：西北农林科技大学, 2009.
[3] 张友杰, 朱子清. 醉马草化学成分的研究. 高等学校化学学报, 1982, 3 (Spec.): 150-152.
[4] BRUEHL G W, KAISER W J, KLEIN R E. An endophyte of achnatherum inebrians, an intoxicating grass of northwest China. Mycological Society of America, 1994, 86 (6): 773-776.
[5] MILES C O, LNAE G A, MENNA M E, et al. High levels of ergonovine and lysergic acid amide in toxic achnatherum inebrians accompany infection by an acremonium-like endophytic fungus. Journal of Agriculture and Food Chemical, 1996, 44 (5): 1285-1290.
[6] 李学森, 张学洲, 顾祥, 等. 醉马草有毒物质与其内生真菌的关系. 草食家畜, 1998, (4): 44-46.
[7] NAN Z B, LI C J. Neotyphodium in native grasses in China and observations on endophyte host interaction// PAUL V H, DAPPRICH P D, et al. Proceedings of the 4th international neotyphodium grass interactions symposium. Soest, 2000: 41-50.
[8] 李春杰. 醉马草——内生真菌共生体生物学与生态学特性的研究. 兰州：兰州大学, 2005.

3

动物毒素及其进化

3.1 动物内含的毒素

世界上著名的剧毒动物毒素有岩沙海葵毒素（PTX）、石房蛤毒素（STX）、河豚毒素（TTX）、箭毒蛙毒素（BTX）、黑寡妇蜘蛛毒（MTX）及眼镜蛇毒、太攀蛇毒等。

动物毒素绝大多数是蛋白质，毒液里含有多种酶类。根据毒素的生物效应，分为神经毒素、细胞毒素、心脏毒素、出血毒素、溶血毒素、肌肉毒素或坏死毒素等。

蛇毒

蛇毒是从毒蛇的毒腺分泌出的黏液。毒蛇的毒液实际上是蛇的消化液，一些肉食性的蛇的消化液的消化能力极强，溶解了被吞食动物的身体。

蛇毒冻干后呈粉末状，在低温下能长期维持毒性。蛇毒是动物毒素中组成最复杂的，除致死性毒素外，还有十余种无毒或低毒的酶和多肽。人被毒蛇咬伤后中毒症状来势猛烈而十分复杂，表明这些成分有相互加强的效果。蛇毒的组成随种属不同而差别很大，但同种蛇类的蛇毒组成比较近似。眼镜蛇科和海蛇科蛇毒富含神经毒素及心脏毒素，最高含量可达毒液干物质重的40%以上。而蝮亚科和蝰亚科蛇毒则富含出血毒素，只有少数含神经毒素。1919年，阿瑟（Arthur）发现圆斑蝰蛇毒（Russell's Viper Venom，RVV）具有促凝血作用。1947年，萨卡尔（Sarkar）从印度眼镜蛇毒中分离出一种能使离体猫心脏停搏的碱性蛋白，将其命名为心脏毒素（Cardiotoxin）。1967年，布拉甘卡（Braganca）从印度眼镜蛇毒中用过氯酸处理后抽得一个能破坏大鼠吉田肉瘤细胞的碱性蛋白组分，命名为细胞毒素P6（Cytotoxin P6）。1968年，拉森（Larson）和沃尔福（Walff）从印度眼镜蛇毒中分离出两种耐热的碱性蛋白质，命名为眼镜蛇胺（Cobramine）。

蝎毒

蝎毒素是一种碱性蛋白质，含神经毒素、酶等。神经毒素含量占干毒的66.9%，由62至66个氨基酸组成。具有抑制兴奋促使膜钠通道失活和钾通道激活的作用。

蝎毒蛋白质中除毒素之外，还含有一些酶类和抑制剂。如透明质酸酶可以通过水解细胞壁多糖，促进毒素迅速扩散进入有机体。在印度红蝎中还发现一种胰蛋白酶抑制剂，它能抑制高等动物胰脏所分泌的蛋白水解酶活力，因此它使蝎毒素的毒性作用受到保护。

1979年，法国蝎毒专家罗查特（Rochat）按照蝎毒素的氨基酸顺序的差异，将蝎毒素分为七组，前六组为动物毒素，第六组为昆虫毒素[①]。

[①] 周新华. 蝎和蝎毒. 大自然，1983，2：27.

蜂毒

蜂毒是蜜蜂在自然界自卫的武器，储存在毒囊之中，通过毒腺从螫针[①]刺入敌人的体内。人体一次接受200~300只蜜蜂螫针刺入才能出现以亲神经和溶血为主的毒性症状，700~1000只蜜蜂螫针同时刺入可致人死亡，一般会使人死于呼吸中枢麻痹。

蜂毒是蜜蜂、大黄蜂和胡蜂从尾刺分泌的毒液，其中含有神经毒素、溶血毒素和酶。蜜蜂神经毒素是由18种氨基酸组成的神经毒素，能通过血脑屏障而作用于中枢神经系统。蜜蜂溶血毒素能溶血，类似蛇毒的细胞毒素，是由26种氨基酸组成的多肽。蜂毒是由毒腺和副毒腺分泌的、储存于毒囊中的一种有毒液体。工蜂自卫时，毒液即从尾部螫针排出。

蜘蛛毒

蜘蛛毒含16种以上的蛋白质和坏死毒素及酶等。美洲的黑寡妇蜘蛛毒有突触前神经毒性。

蚂蚁毒素

蚂蚁的毒素是一种特殊的分泌物——蚁酸（Formic Acid，化学名为甲酸），于1670年由蚂蚁蒸馏而得，故名蚁酸。蚁酸是最简单的一种有机酸，具有高度的腐蚀性[②]，当人被蚂蚁蜇咬时，能引起刺激痛，严重的可刺激皮肤引起水疱。

海洋毒素

目前在鱼类产品中发现的某些毒素是地球上毒害最严重的物质。有些是耐高温的，普通的烹饪不能使其灭活，而且不易被探测，只能通过一些分析手段才能发现。这些海洋毒素通常不会影响到鱼的外观、气味及口感。由于海洋毒素的影响会使某些海产品产生一些独特的食品毒素，因此受到高度重视，特别是软体贝类（包括牡蛎、贻贝和蛤蜊）等海产品应当特别注意。

海葵毒素（Phyllodiscus Semoni Toxin，PsTX）属环外含氮类，其中岩沙海葵毒素（Palytoxin，PTX）最早是从腔肠动物皮沙海葵科沙群海葵属毒沙群海葵（Palythoa Toxica）中分离出来的毒性极强的化合物，其卵的毒性最大，1克卵所含毒素足以杀死10万只20克体重的小白鼠，所以它是迄今为止在非蛋白毒素中毒性最强的化合物。

3.2 有毒动物排毒器官的进化

在漫长的进化历程中，遍布于自然界的各个领域，包括天空、海洋、沙漠、沼泽、山崖、岩穴、森林、田野、农舍，甚至人和其他动物的身上的有毒动物，尤其是大量分布在热带、亚热带地区那些阴暗、潮湿、偏僻地带的有毒动物，通过严

[①] 螫（shì）针，蜜蜂、胡蜂等尾部的毒刺，尖端有倒钩。
[②] 蚂蚁分泌的蚁酸具有强烈的腐蚀性。家白蚁巢穴较大，如遇到钢筋水泥混凝土阻挡，会分泌蚁酸，逐渐腐蚀、瓦解钢筋水泥，破坏力惊人。是几种常见白蚁中最难应付的。此外，蚁酸也存在于松叶及荨麻中。

酷的生存竞争，有毒动物在各种不同的环境中也发生了相适应的变化和发展。

动物毒素在生物毒素中是种类最多、分布最广、结构与功能关系最复杂的生物活性物质。在自然界激烈的生存斗争中，动物毒素是有毒动物自卫和摄食的自益素，已成为有毒动物自卫和捕食的主要武器，主要用于制服猎物的挣扎，使其麻木不动，并有协助消化的作用。与此同时，多数有毒动物无论是直接还是间接给人类带来的好处远大于它们对人类的损伤。许多有毒动物每天都大量消灭农业害虫或病原原虫，抑制着这些害虫数量的增长。两栖类动物中的蛙和蟾蜍，节肢动物中的蜈蚣、蝎子、马陆、蜘蛛，鞘翅目昆虫中的七星瓢虫，膜翅目昆虫中的蚂蚁、黄蜂、胡蜂、蜾蠃①、寄生蜂、赤眼蜂等都是消灭害虫的能手。

排毒器官在进化中的分离

有毒动物在进化过程中设计了不同的各具特色的排毒器官，按照有毒动物排毒器官的结构和机能，又可分为显毒动物和隐毒动物。

显毒动物

显毒动物具有分泌毒液的高度特化的细胞集团和器官：毒腺，毒导管和排出毒液的武器——螯针（黄蜂）、毒颚（蜈蚣）、尾刺（蝎子）、弓舌（芋螺）、刺丝胞（水母）、棘刺（刺毒鱼）、毒刺毛和针毛（鳞翅目）、颌牙（毒蛇）。

隐毒动物

隐毒动物没有明显的排毒器官，这种动物的整个组织或部分组织是有毒的，中毒形式通常是因吃了这种动物含有毒素的肉、器官，摄入少量就会出现一系列毒理学反应，甚至危及生命。隐毒动物不主动攻击敌人，毒素主要是用于防卫自己以免被其他凶猛的动物吞食。如鞘翅目昆虫、有毒两栖类及毒鱼类（如肉毒鱼类、血毒鱼类、胆毒鱼类及河豚鱼）。

形形色色的毒器

显毒动物的毒腺中制造并以毒液的形式经毒牙或毒刺注入其他动物体内。然而，有毒动物的毒腺、毒牙和毒刺等毒器的结构是五花八门，射毒机制也是十分有趣的。

蛇分无毒蛇和有毒蛇。两者的体征有明显区别，毒蛇的头一般是三角形的；口内有毒牙，牙根部有毒腺，能分泌毒液；一般情况下尾很短，并突然变细。无毒蛇头部是椭圆形的；口内无毒牙；尾部逐渐变细。虽可以这么粗略判别，但也有例

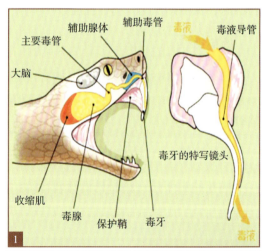

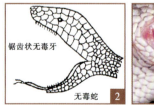

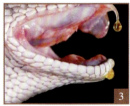

图29 蛇的毒牙（1. 毒牙的结构，据Lacy Perry；2. 无毒蛇；3. 蛇之毒液）

---

① 蜾蠃（guǒ luǒ），一种寄生蜂。

外，不可掉以轻心。

毒蛇的毒牙又分为管牙和沟牙，沟牙又有前沟牙和后沟牙之分。前沟牙类毒蛇的毒牙长在其他牙齿前面，后沟牙类毒蛇的毒牙长在后边，管牙类毒蛇在上颌骨前部有一对长而略弯的管牙。蝰科180余种为管牙类毒蛇，眼镜蛇科180余种、海蛇科约50种为前沟牙类毒蛇，游蛇科中部分属种为后沟牙类毒蛇，有100余种。

据科学家观察，当眼镜蛇遇到危险时，肌肉收缩挤压毒腺，迫使毒液从毒牙流出。毒蛇自卫喷出的毒液可达到60厘米，并能准确地击中目标。如果射到人的面部可致盲。

蝎子体节的末端有尖利的毒沟，称尾刺，内有一对毒腺，储存着蝎毒液，毒腺通过毒导管与中空的尾刺相通，当尾刺扎进人体时毒腺便排出毒液，沿着毒导管顺尾刺注入人体。

蜂的毒针位于尾端，毒针连接于毒囊，毒囊是由产卵管变化而来，所以只有雌性蜂才会刺人、家畜及其他昆虫。

蜘蛛的毒液由位于每一个螯肢（颚）基部的腺体产生。当蜘蛛咬猎物的时候，毒液通过在螯肢中的管，并且在位于锯齿（螯肢的活动部分）顶端的开口处注射出去。

蜈蚣躯干部的第1体节是颚肢节，颚肢节的颚肢（即毒颚）的毒腺呈囊状，埋藏在巨大的第1节内，通过毒导管向末端

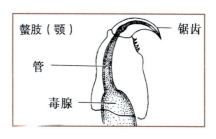

图32 蜘蛛的毒器：螯肢（颚）（据保罗·希雅德《蜘蛛》）

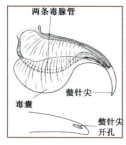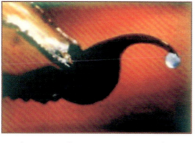

图30 蝎的毒针（左图为东亚钳蝎毒器，右图为蝎之毒液）

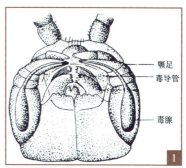

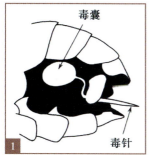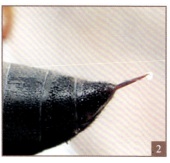

图31 蜜蜂的毒针（1.蜜蜂尾端的毒针，由产卵管变化而来，据杜祖健《中毒学概论》；2.蜂之毒液）

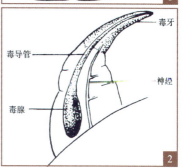

图33 蜈蚣毒器（据Jangi, B. S., 1984）

开口；通过尖端锋利的末爪，刺穿昆虫的甲壳，毒腺分泌毒液沿着导管从尖刺注入昆虫体内。蜈蚣除毒腺分泌毒液外，还从腹腺和基节腺体产生和分泌一些防卫性分泌物以对抗蚂蚁、甲虫等敌害，其中有一些是黏稠的，一些是放光的，另一些具有强烈的气味，这些分泌物组分中有一些含过氧化氢、氰化物，例如苯乙醇和苯甲酰氰。

蚂蚁的有毒武器由两种解剖结构组成，即齿形颚部（虎钳牙）和化学物质分泌腺。这是蚂蚁因战争的需要进化形成的。蚂蚁战争的起源可追溯到地质学演变史，最初可能始于掠夺行为。蚂蚁战争表现为捣毁其他蚂蚁巢穴，掠夺其食物，俘虏其工蚁作为自己的奴隶，一些蚂蚁种类往往实施全面占领式的侵略。①原始蚂蚁的虎钳牙是由口腔中伸出的两个短刀片，其内缘各长有一排尖利的齿可用来抓物和切割。进化的现代蚂蚁的虎钳牙还有挖土、搬运食物、携带战利品的功能。蚂蚁的分泌腺产生各种化学混合物用于化学战。蚂蚁的尾刺能够将致痛致伤的化学毒液注入敌方。另有一些蚂蚁如蚁亚科、切叶蚁亚科和臭蚁亚科，它们的尾刺已经退化，取而代之的方法是，当叮咬敌方后立即对准伤口喷射蚁酸，致伤的不是叮咬而是蚁酸。

昆虫纲很多毛虫的有毒武器是毒刺毛和毒针毛，为多细胞结构，毛端尖刺能穿破人的皮肤，击破毒囊，注入毒液，同时起到刺激人体皮肤发生变态反应的作用。毒刺毛和毒针毛有四种类型：Ⅰ型具有硬尖的简单刺毛，尖端锋利表面有倒钩，通过机械刺激引起炎症，刺毛根部有毒腺；Ⅱ型的刺毛结构类似于Ⅰ型，但有毒液分泌细胞，这种刺毛能引起皮肤的疼痛，如喜斑蛾；Ⅲ型小斑蛾型，刺毛由几个毛原细胞、1个支持细胞、1个毒细胞和1个神经细胞构成，刺毛基部是贮存毒液的气球状结构，当刺毛穿透皮肤时，毛尖破裂，刺毛腔释放毒素进入人的皮肤；Ⅳ型刺毛是背节和下背节长着的圆锥型形短毛，如球须刺蛾、翘须刺蛾及黄刺蛾等。

毒鲉（石鱼）的毒器由13根背刺棘、3根臀刺棘、服刺棘两根，外包皮膜和毒腺组织构成。毒鲉的毒液为无色透明的黏液，蛋白约占13%，有10种毒蛋白组分。

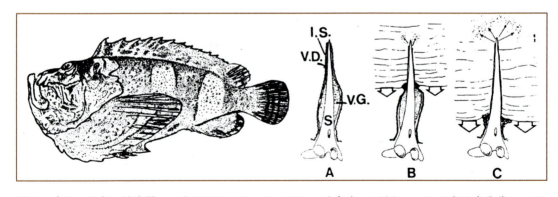

图34 毒鲉（石鱼）的毒器（A.背刺的后面观；V.G.侧边一对毒腺，S.刺尖，V.D.狭窄的毒导管，I.S.坚硬的皮膜上有两个狭窄的开口；B和C人踩到鱼身上，皮肤被刺戳穿（大的箭头），皮肤皱缩挤压毒腺，压力使毒腺排空，毒液和腺组织（小箭头）通过毒导管射入人足组织深部。据Sutherlahd，1983）

---

① 霍依特. 蚂蚁帝国. 李若溪，译. 海口：海南出版社，2002：235.

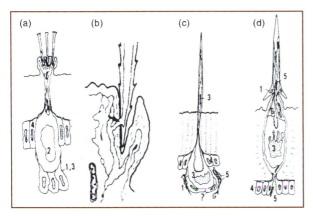

图35 鳞羽目的毒针毛（[a，b] 毒蛾 Euproctis 毒针毛，[c] 松毛虫 Dendrolimus 毒针毛，[d] Latoiatu 毒针毛；1.毛原细胞；2.膜原细胞；3.毒分泌细胞；4.表皮细胞；5.气管细胞；6.支持细胞。据 Fumihiko Kawamoto, 1984)

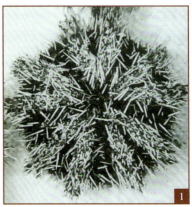

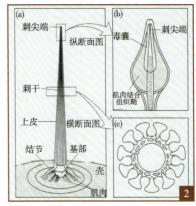

图36 有毒海胆（1. 海胆；2. 海胆的毒器官 [a] 毒刺 [b] 毒刺断面 [c] 毒刺横断面，采自杜祖健《中毒学概论》）

毒海胆毒刺的结构十分奇妙。毒刺的先端在刺到人的皮肤后就会破裂。先端的正下方有毒囊（毒袋），而其周围被肌肉包围着，先端破裂时，刺激会传给肌肉，引起肌肉收缩，压迫毒囊，使其毒液注入人体。

蟾蜍身体背部有许多大大小小皮肤腺形成的疙瘩，能分泌白色的浆液。蟾蜍的典型特征是头侧鼓膜上方有一对最大的皮肤腺——耳后腺，其分泌物可制成蟾酥。蟾蜍的皮肤分泌物中的蟾蜍色胺注射入人体后会引起恶心、胸痛和"墨斯卡灵"① 幻觉效应。

3.3 进化史上毒性最强的动物

科学家对进化史上地球上毒性最强的有毒动物进行了排名。居第一位的是金色箭毒蛙。金色箭毒蛙的毒性半数致死剂量为 0.00001毫克/千克，比一般箭毒蛙强 20 倍（箭毒蛙科的半数致死剂量为 0.00001~0.0002 毫克/千克）。一只金色箭毒蛙所含有的生物碱毒素约 2 毫克，但此剂量可以杀死 2 万只实验用的老鼠。而人类的血液中只要含 0.2 毫克金色箭毒蛙毒素，就足以夺命。因此，早期研究人员在野外捕捉

---

① 墨斯卡灵（Mescaline），是从仙人掌科植物肉质茎中提取的一种生物碱。只要口服少量，就能使人恶心、颤抖、出汗，1~2小时后便进入幻梦状态，往往会做出许多令人捧腹的动作或荒诞无稽的事情。

金色箭毒蛙时，还必须戴橡皮手套。有些狗舔到这些处理过金色箭毒蛙的手套后，也很快一命呜呼。

居第二位的是贝尔彻海蛇。贝尔彻海蛇是世界上最毒的蛇类，半数致死剂量为0.0013毫克/千克。但其性情却颇为温和，除非受到包含强烈敌意的对待才会进行咬击，通常发生于渔民捕鱼收网之时。

居第三位的是澳洲内陆太攀蛇。澳洲内陆太攀蛇比响尾蛇毒性强300倍，半数致死剂量为0.0021毫克/千克，约相当于眼镜王蛇的20倍。它每咬一次受害者，排出的毒液能在24小时内毒死体重为20吨的猎物，这相当于25万只小白鼠、100个成年人或两头非洲大象的重量。目前已有抗毒血清，可及时救治。

居第四位的是鸡心螺（又名芋螺），半数致死剂量为0.004毫克/千克。鸡心螺人们通常称其为"雪茄螺"，意思被它蜇后一般就只剩下抽支雪茄的时间来抢救了，它的尖端部分隐藏着一个很小的开口，可以从这里射出来一支毒针，科学名字叫"鱼叉"，足以使受伤者一命呜呼。

居第五位的是蓝环章鱼。半数致死剂量为0.008~0.01毫克/千克。蓝环章鱼尽管体型相当小，一只蓝环章鱼所携带的毒素却足以在数分钟内一次杀死26名成年人。而目前还无有效的抗毒素来预防它。大多数对人类的攻击发生在蓝环章鱼被从水中提起来或被踩到的时候。

居第六位的是太攀蛇。半数致死剂量为0.009毫克/千克。

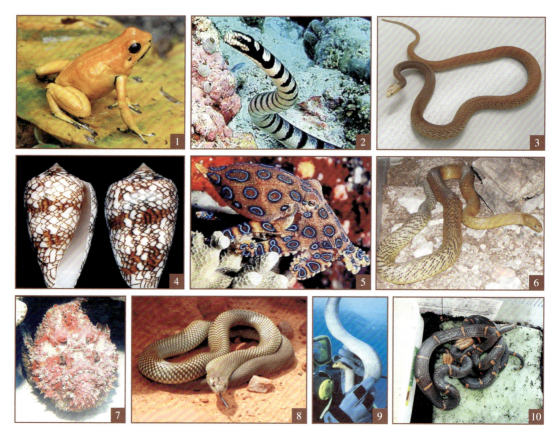

图37 地球上毒性最强的动物（1. 金色箭毒蛙；2. 贝尔彻海蛇；3. 澳洲内陆太攀蛇；4. 鸡心螺；5. 蓝环章鱼；6. 太攀蛇；7. 毒鲉；8. 棕伊澳蛇；9. 杜氏剑尾海蛇；10. 裂颏海蛇）

居第七位的是毒鲉/石头鱼。石头鱼背部有几条毒鳍，鳍下生有毒腺，每条毒腺直通毒囊，囊内藏有剧毒毒液。当被毒鳍刺中，毒囊受挤压，便会射出毒液，沿毒腺及鳍射入人体。半数致死剂量为0.017毫克/千克。

居第八位的是棕伊澳蛇。棕伊澳蛇是澳大利亚分布最广的毒蛇，半数致死剂量为0.02毫克/千克。

居第九位的是杜氏剑尾海蛇。分布于澳大利亚大堡礁，半数致死剂量为0.03毫克/千克。

居第十位的是裂颏海蛇/艾基特林海蛇/钩鼻海蛇，半数致死剂量为0.034毫克/千克。海蛇都是剧毒的且无抗毒血清。

其他剧毒动物分别是：东部拟眼镜蛇（为陆地蛇），半数致死剂量为0.0365毫克/千克；东部虎蛇，半数致死剂量为0.04毫克/千克；澳洲箱形水母（海胡蜂），半数致死剂量为0.04~0.05毫克/千克；南棘蛇半数致死剂量为0.07毫克/千克，环蛇，半数致死剂量为0.08毫克/千克；银环蛇，半数致死剂量为0.09毫克/千克；以色列金蝎（世界第一毒蝎），半数致死剂量为0.16~0.5毫克/千克；黑曼巴，半数致死剂量为0.25毫克/千克；眼镜王蛇，半数致死剂量为0.35毫克/千克；僧帽水母，半数致死剂量为0.8毫克/千克。

以上排名只是对小白鼠的作用效果，因为很多毒液对不同生物的作用是不一样的，比如漏斗网蜘蛛，只对灵长目及狗具有毒性。有些毒液虽强，但是攻击时的注入量不一定多，攻击人类的欲望也不一定强，黑曼巴蛇就是因为会主动攻击人类所以才在蛇族里名声显赫。所以相比之下，澳洲箱形水母、黑曼巴蛇、眼镜王蛇之类的攻击较为疯狂，特别是目前无有效抗毒手段的生物反而更加危险。

3.4 昆虫进化出相同的基因路径对付毒素

生物体通常会产生相同的进化解决方法，以求在小生存环境中成长壮大。马利筋会产生一种毒素，使那些吃这些植物的动物体内中的一种关键蛋白丧失活性。这种蛋白能帮助运输对肌肉收缩、神经功能和其他细胞过程都很重要的离子。

为了应付这种毒素，大多数以马利筋为食的昆虫经历了一组相同的、改变这种蛋白的基因突变，以使得毒素无法黏附在蛋白质上。通过这种方式，原始蛋白能够依旧做着自己的离子运输工作——而额外的复制蛋白可以在很多不同的地方自由地改变自己的氨基酸序列，以使得这些物种能够抵抗毒素。

一项对14种类似的昆虫物种——来自3个昆虫目，在进化上跨越了3亿年——进行的研究表明，这种重复性发生在分子水平上。研究人员在《科学》杂志上在线报道了上述发现，并认为，进化是可以重复的——尽管基因复制也能够带来新的进化机会。[1]

---

[1] 昆虫进化出相同的基因路径对付毒素. 科学网，2012-10-15.

3.5 蛇毒基因的进化：以大班毒蛇为例

据《纽约时报》报道，在澳大利亚内陆，生长着一种2.74米长的眼镜蛇科毒蛇——大班蛇。这是一种谁也惹不起的动物。因为它的毒液的毒性是眼镜蛇的50倍，它的牙很长并一直伸到下颌外边。人和其他动物被这种蛇咬伤之后会在片刻昏迷，很快死亡。大班蛇的毒液为何具有如此大的杀伤力？科学家利用基因解码技术，揭开了这个谜团。[1]

墨尔本大学的生物学家弗兰·弗利博士建立起了毒液基因的进化树，发现了蛇毒进化的秘密。研究表明，开始的时候，蛇类的毒液都不多，就像现在人们所说的无毒蛇一样。后来，一些种类的蛇进化为毒性极强的蛇。"这是蛇类在适应环境方面迈出的最重要的一步。"这将蛇从肌肉发达、动作缓慢、用收缩身体来捕食动物中解放出来，它们变得更轻、更灵活，而且可以控制从海底到树梢的任何空间。

研究也为发现毒液分子的起源带来了希望。过去一些研究人员认为，毒液中的毒素是改进了的唾液蛋白，最初的唾液蛋白能够帮助蛇在口里分解食物。但弗兰博士在2015年3月份的《基因组研究》上发表的报告指出，他在通过对网络上的与其相关的非毒基因数据进行研究之后，建立了24个毒素基因进化树。只有两例毒素基因是从唾液基因进化来的。而其他几乎所有的毒素基因都是从活动在毒素腺外的基因进化来的，比如从血液、大脑或肝脏等，是基因补充发挥了重要作用。

基因补充这一概念科学家已经找到证据，证明基因补充的确在包括眼睛在内的器官进化过程中发挥着作用，在蛇毒的进化过程中，它扮演的角色就更重要了。蛇的家族世系在进化，蛇毒也在进化，新的基因被"借"来产生新毒，现在的基因复制多次后，又产生了大量分子的变种。这样的快速进化使得蛇毒的针对性越来越强。绿色树眼镜蛇与黑色树眼镜蛇是近亲，但前者生活在树上，对鸟类的威胁更大；后者生活在陆地上，对鼠类的威胁更大。

弗兰从内陆大班蛇分离出的毒液分子是从一个名叫促尿钠排泄缩氨酸的蛋白质家族进化而来，在蛇类、人类和其他脊椎动物中，这些缩氨酸的作用是使心脏周围的肌肉松弛。内陆大班蛇祖先在蛇毒中产生这些蛋白质，随时间的推移，这种蛋白质松弛肌肉的能力越来越强。进化到今天，只要接触到大班蛇的毒液，它们的猎物的大动脉的血压就会迅速下降，接着发生血块凝结，最终猎物便因此而死亡。

---

[1] 6000万年进化秘密 科学家解码超级蛇毒. 生物谷，2005-04-14.

4

微生物毒素及其进化

4.1 微生物内含的毒素

细菌毒素

细菌毒素的研究始于19世纪后期。当时,白喉暴发,死亡严重[①]。德国细菌学家罗夫勒[②]在白喉的早期研究中于1883年分离出纯菌,1884年证明了实验动物因注射白喉杆菌而死亡时,细菌仍留在注射点的附近。他认为动物死亡是由细菌的毒素造成的,从而首次提出白喉杆菌产生毒素的假说。1892年,德国细菌学家科赫的学生普菲费尔[③]在研究霍乱弧菌感染的发病机制时,发现该菌可产生两种具有不同性质的毒性物质,一种是由活菌合成并释放出来,对热敏感的蛋白质成分,称为外毒素(Exotoxin);另一种是对热具有抵抗力,并且只有当细菌崩解后才能释放出来的非蛋白质成分,称为内毒素(Endotoxin)。由此可见,细菌毒素属于细菌的代谢产物,按照产生部位和作用分为内毒素和外毒素。

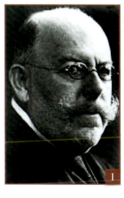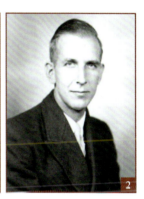

图38 德国细菌学家(1. 罗夫勒,首次提出白喉毒素假说;2. 普菲费尔,首次发现霍乱弧菌产生的内毒素和外毒素)

人类在发现第一个细菌毒素白喉毒素之后的50多年中,随着细菌致病性和传染病病原及对人和动物免疫预防研究工作的深入,又发现了许多种毒素,现在发现的细菌毒素有200多种。第二次世界大战时开始从分子水平研究毒素的生化作用,发现产气荚膜梭菌毒素是一种磷脂酶。20世纪50年代以后,发现炭疽毒素由三个

[①] 白喉是大规模频繁暴发的恐怖疾病。1735—1740年大流行时在新英格兰某些城镇导致10岁以下儿童80%的死亡率。

[②] 弗里德里希·奥古斯特·约翰内斯·罗夫勒(Friedrich August Johannes Loeffler, 1852—1915),德国细菌学家。出生于德国法兰克福,是军队外科医生的儿子。在柏林就读于维尔茨堡大学,1874年获得医学博士学位。曾在军事医学研究所工作。1884—1888年作为科赫的助理。1888—1913年在Griefswald大学担任教授。

[③] 理查德·普菲费尔(Richard Pfeiffer, 1858—1945),德国医生和细菌学家。生于兹杜内。1875—1879年在皇家维尔荷姆斯大学学习,1880年获得医学博士学位,其后在军队担任医师直到1889年。1887—1891年担任科赫的助手研究卫生问题。1891年,成为柏林传染病研究所科研部门的负责人。1897年参加印度鼠疫调查。翌年,到意大利研究疟疾。1925年退休。

不同部分（水肿因子、保护性抗原和致死因子）组成。1959 年证实霍乱的致病因子是不耐热肠毒素，17 年后，分离和提纯出了霍乱肠毒素，证实霍乱毒素的分子组成，从此许多对人畜致病的重要毒素相继分离出来。20 世纪 70 年代以后，生物合成、免疫学、细胞和分子生物学等方面的大量科学家被吸引到毒素研究方面，在微生物毒素研究方面取得了重大成就，对现代生物学做出了重要贡献。

细菌内毒素

内毒素（含在细菌菌体内）多半是脂多糖，是革兰阴性细菌和衣原体、立克次体和螺旋体等胞壁中的组成成分。1892 年，普菲费尔（Pfeiffer）首次提出内毒素的概念。1933 年，博伊维（Boivin）最先从小鼠伤寒杆菌提取出内毒素，进行化学免疫学方面的研究。1940 年，莫根（Morgan）通过志贺氏痢疾菌的研究阐明了细菌内毒素是由多糖、脂质及蛋白质三部分所组成的复合体。20 世纪 50 年代以后，随着生物学、物理化学、免疫学以及遗传学等的进步发展，细菌内毒素的化学结构及其生物活性之间的关系逐步明确起来。研究证明，最常见的由细菌引起的食物中毒主要是源于葡萄球菌的内毒素，它们导致中毒者出现严重的呕吐和腹泻，但很少继发出现循环衰竭。如果葡萄球菌污染了富有蛋白质或碳水化合物的食物，就会以此为"培养基"而快速生长。当食用这种带葡萄球菌的食物 1~6 小时后，就会出现严重的中毒症状。这些内毒素是分子量为 15~25000 的蛋白质类物质，加热不会受到破坏。沙门菌在 6~48 小时内会引起小肠发炎，部分伴有发热、呕吐和腹泻，在极个别情况下，甚至会导致死亡。但沙门菌毒素加热会被破坏。

细菌外毒素

外毒素（细菌细胞的代谢排泄物）大多是蛋白质，其中有的起着酶的作用，是由革兰阳性菌及少数革兰阴性菌在生长代谢过程中释放至菌体外的蛋白质。白喉杆菌、破伤风杆菌、肉毒杆菌、金黄色葡萄球菌等的毒素均为菌体外毒素。外毒素能引起人的恶心、复视、吞咽和说话障碍、膀胱和大肠麻痹，最后因呼吸麻痹导致死亡。这些外毒素使神经末梢麻痹，以致使到来的神经刺激不能再释放乙酰胆碱（Acetylcholine），这等于是阻滞了神经脉冲。肉毒毒素是目前自然界中已知的作用最强的细菌毒素，对人的致死量大约是 0.1 微克。肉毒梭状芽孢杆菌能生产六种不同的毒素。这些毒素虽毒性有所不同，但在作用机制上没有区别。其中毒性比较小的 A 型肉毒杆菌毒素只要口服 10 微克，就足以致人死亡。毒性最大的 B 型肉毒杆菌毒素，用量为 0.000002 微克/千克时，就能使 50% 的实验老鼠死亡。

霉菌（真菌）毒素

霉菌毒素（Mycotoxin，Mycotoxins）又称真菌毒素（Fungal Toxin），是由霉菌或真菌产生的有毒有害物质。在土壤中，在植物上，包括谷物、饲草和青贮饲料均可发现霉菌毒素，对人和动物具有广泛的毒性作用，能引起人和动物癌症、肝毒性等各种症状。

20 世纪 60 年代初，人类特别重视对霉菌毒素的研究。1960 年，英国东南部一些农场中暴发"火鸡 X 病"，大约 10 万只火鸡不明原因地突然死亡，一时间在社会人群中造成了恐慌和不安。经过食品卫生学、毒理学和细菌学专家的通力合作，从喂养火鸡的玉米粉中分离出一种前所未知的由黄曲霉菌产生的毒素——黄曲霉毒素，找到了引起火鸡大批死亡的原因。从此，科学家对霉菌毒素的研究在全世界开展起来。

目前已知能产生霉菌毒素的霉菌有150余种，霉菌毒素约有300种。其中曲霉菌属主要产黄曲霉毒素（Aflatoxin）、杂色曲霉毒素（Sterigmatocystin）。镰刀菌属主要产脱氧雪腐镰刀菌醇（或呕吐毒素Deoxynivalenol）、玉米赤霉烯酮（Zearalenone）、伏马菌素（Fumonisin）、T-2毒素（T-2 Toxin）和串珠镰刀菌素（Moniliformin）。青霉菌属主要产赭曲霉毒素（Ochratoxi）。

在各种霉菌毒素中，黄曲霉毒素的毒性最强、危害最大，是强致癌物质。同时，能引起动物肝坏死，降低生产效率，减少牛奶的产量，导致胚胎死亡。杂色曲霉毒素可引起肝细胞坏死和肾病。呕吐毒素可引起采食量降低和呕吐。玉米赤霉烯酮可引起雌激素亢进症。T-2毒素能显著降低猪的生产力和生育率，引起动物的兴奋及出血性素质。串珠镰刀菌素可引起脑白质液化性坏死。赭曲霉毒素是一个潜在的肾毒素和致畸因子，造成肾小管间质纤维结构和机能异常而引起肾营养不良及肾小管炎症。

霉菌毒素中毒（Mycotoxicosis）也称为真菌毒素病①，是由于食入被霉菌毒素所污染的食物或饲料引起的一种中毒性疾病。它不仅对人类健康构成严重威胁，而且使畜牧业生产蒙受损失。据估计，全世界每年有25%的粮食作物受到霉菌毒素的污染。联合国粮农组织估算，全世界每年由此造成的经济损失可达数千亿美元。因而，防止饲料霉变和预防霉菌毒素的感染成为粮食企业、饲料工业和畜牧业生产中不可忽视的一人问题。

此外，各种野生蘑菇含有各种各样的真菌毒素，如果不加以正确识别，往往会误食有毒蘑菇引起健康问题，严重的甚至会造成灾难性的毒蕈中毒。

4.2 微生物毒素的进化起源

微生物毒素属于细菌、真菌和微小原生生物的代谢产物，在长期的进化过程中，微生物形成了一整套完善的代谢调节系统，以保证代谢活动经济而高效地进行。代谢调节主要有两种方式：酶合成的调节和酶活性的调节，前者是通过调节酶合成的数量实现代谢调控，后者是通过改变酸碱环境或酶结构来实现对代谢的调控。

大肠杆菌和霍乱弧菌肠毒素的进化起源

产毒性的大肠杆菌（ETEC）产生两种不同类型肠毒素，一种是不耐热毒素（LT），另一种是耐热毒素（ST）。LT具有与霍乱弧菌肠毒素（霍乱毒素，CT）

---

① 真菌毒素病与真菌病不同，真菌病是由活的真菌侵入机体，并在体内生长所致；真菌毒素病是摄入了真菌毒性代谢产物而致。真菌毒素病的特点是：无传染性，抗生素治疗无效暴常由某种食物引起，具有季节性。若检查可疑食物，便可发现真菌毒素。

共同的结构和功能的特征,因抗原决定簇不同又可分为两种类型:LTp,由使小猪致病的肠产毒性大肠杆菌所产生;LTh,由使人致病的大肠杆菌产生。利用基因序列测定同源毒素基因的同义(沉默)置换数量,计算了各同源基因的歧异时间。结果表明,远在1.3亿年前,LT与CL之间发生了歧异,这歧异可能反映了产生毒素细菌寄生的动物宿主的分歧。研究结果还表明,LT基因是大肠杆菌在过去获得的一种外来基因。[1]

毒力岛与细菌毒力的进化

毒力岛(Pathogenicity Island)的发现和研究对了解细菌致病性和毒力因子具有重要的意义。毒力岛最早是用来描述泌尿道致病性大肠杆菌的两个相对分子质量很大的、编码许多毒力相关基因的、不稳定的染色体DNA片段。近年来人们发现在许多病原性细菌中都存在着毒力岛,毒力岛的定义也有了较大的改变。[2]

毒力岛具有以下特点:存在于病原菌染色体上,编码毒力相关基因簇的一个分子量较大的DNA片段(20~100kb[3]);一些毒力岛两侧具有重复序列(RS)和插入元件(IS);毒力岛往往位于细菌染色体的转运RNA(tRNA)位点内或附近,或者位于与质粒、噬菌体整合有关的位点;毒力岛DNA片段的G+C[4]百分比、密码使用与宿主菌染色体具有明显差异;毒力岛具有不稳定性,并含有一些潜在的可移动成分。研究表明,毒力岛的G+C含量与宿主菌染色体的G+C含量有明显差异,说明它并不是先天就有的,而可能是在进化过程中获得的。

目前,已知许多病原性细菌,如大肠杆菌、沙门菌、李氏杆菌、耶尔森菌(Yersinia)、幽门螺杆菌(Helibacter Pylori)、霍乱弧菌、节瘤拟杆菌、金色葡萄球菌等,都存在毒力岛,而且一种病原性细菌往往具有一个或多个毒力岛。

在细菌的进化过程中,点突变、基因重组和基因的水平转移是主要的推动因素。但是,由点突变所导致的进化过程比较缓慢,而大片段基因的获得和缺失则可使细菌基因在短期内发生"量的飞跃"(Quantum Leap),从而产生许多新的突变株。噬菌体、质粒均参与了这种快速的进化过程。毒力岛在不同细菌中的发现也使人们想到了它在细菌毒力获得中的重要作用。

细菌毒力岛的发现,使人们在认识细菌的致病性方面更进了一步,但它在病原细菌中的普遍存在,以及其结构特点和水平转移可能性的存在,使人们认识到细菌在与人及其他生物进行生存竞争的进化过程中形成的毒力具有很复杂的特点。及时深入地研究毒力岛,不仅有利于人们认识复杂的微生物世界,了解新病原微生物出现的机制,而且也终将为人类预防和控制感染性疾病提供可靠的依据。

---

[1] Tatsuo Yamamoto,袁佩娜. 大肠杆菌和霍乱弧菌肠毒素的进化起源. 微生物学免疫学进展,1988,2.
[2] 徐建国. 毒力岛和细菌毒力的进化//中华微生物学和免疫学杂志,1999,19(2).
[3] 1kb=1000bp;bp:碱基对;每个碱基对有两个碱基,所以1kb为2000个碱基。
[4] G为鸟嘌呤,C为胞嘧啶。

5

生物毒素与生存竞争

5.1 植物毒素：植物的生存策略

在亿万年的进化中，使人们感到惊讶的是那些无奈、被动，不能奔跑也不能行走的植物，在众多的以它们为食物的人类和动物面前却生存了下来。19世纪之后，随着科学技术的发展，人们才逐步认识到自然界的大部分植物为了防止昆虫、哺乳动物等生物捕食，而在体内合成生物碱、有机酸、毒蛋白、生长激素等对动物有毒有害的物质，产生自我防御的机制。同时，这些物质也可能影响人类的身体健康，因此，这些植物被称为"有毒植物"，它们所产生的有毒有有害物质被称为"植物毒素"。

在自然的环境下，任何生命体都不会被动地受制于环境的影响。为了生存，植物有自己的一套生存策略。

中国3万多种高等植物中现已知的有毒植物有近1000种，主要集中在毛茛科、大戟科、天南星科、夹竹桃科、茄科、漆树科、罂粟科等。美国生活科学网评选出了十大有毒植物，依次是紫藤、洋地黄、八仙花、山谷百合、花烛、菊花、夹竹桃、小叶橡胶树、杜鹃花、水仙花。它们分布在山野间、城郊外或房前屋后。有些在日常生活中很常见的植物，其外观漂亮，但体内里却暗藏杀机，可能是种子有毒，或许是叶片有毒，甚至于是全株有毒。动物一旦误食即会中毒，人们在日常生活中，常常可能会因接触或误食这些植物而受到伤害。

由此可见，自然界中许多植物是有毒的，吃得多了便会有害，有时还有可能中毒，这是生活常识。即使是最可口的水果，吃得过量也会使人倒胃口。科学家认为，这些植物中的有毒物质并非进化过程中带来的副产品，而是植物对抗昆虫和食草动物的一种防御手段。它们在自然生态环境平衡中起着关键作用。

一些多汁植物，比如马桑，它们本身就是产生毒汁的工厂，它们生产的毒汁，足以抵抗草食动物的袭击。常见的夹竹桃，有毒，人畜误食可致命，它很少遭遇害虫（除夹竹桃蚜外）的攻击，其茎、叶本身就能制出很好的杀虫剂。世界上最毒的植物毒箭木，它分泌的毒汁可以杀死大象。

臭牡丹全身能散发出奇特的气味，使得大多数昆虫不敢或是不愿接近它，动物也从不把它当食物。可是当需要传播花粉时，它又会开出芳香的花朵，引诱多种昆虫来为自己服务。

还有一些植物，比如卷心菜，在它们遭到昆虫攻击时，不能像其他植物那样制造出足够的毒素来阻止昆虫的伤害，可它们能释放一种特殊的挥发性化学物质，引来这种昆虫的天敌，从而达到保护自己的目的。

有毒植物为了生存而进行的长期不懈的斗争中，形成了各种各样的保护自己、防御动物伤害的方法。毒素便是它们最有效的化学防御武器，它们是在长期的进化中，与食草动物、昆虫、真菌、线虫等斗争中形成的自身免疫系统的重要组成部分。当植物受到动物的伤害时，毒素会使动物同样受到致命的伤害。因吃了某种植物而死去的动物，对其他动物来说就是最好的警告，它们会倍加小心，以防中毒。毛茛科的乌头，百合科的藜芦，分别含乌头碱和藜芦碱，牛羊食后易中毒身亡；漆树的漆含有毒性酸类，能刺激皮肤使之红肿难受，因此，漆树也有另一个可怕的名字——"吃人树"。

还有一些植物，它们和人一样也要新陈代谢，然而对排出物的选择却不同。例如有些植物会将有营养的物质排除而把有毒物质留在体内。栎树类的嫩叶和未成熟的果实含单宁，味涩，动物不爱食用；橡胶树的叶子含有鞣质，能与蛋白质形成络合物，降低叶子的营养价值，昆虫不喜欢吃它。有些植物含有丰富的乳汁，但多半有毒。桑科见血封喉属的见血封喉，又名箭毒木，是世界上木本植物中最毒的一种树，乳汁含有强心苷，动物食后呼吸困难，心脏停止收缩而死亡；夹竹桃的叶、花和树皮含多种强心苷，误食能使心脏停搏而死；丝兰和龙舌兰中含有植物类固醇，能使动物红细胞受到破坏；芥子和橄榄等植物，含有芥子油糖苷，对各种细菌、真菌、昆虫及哺乳动物都有毒害。

荨麻科的荨麻和蝎子草"毒毛丛生"，茎叶上均有带毒的刺毛，毛端尖锐，脆弱易折，当人畜或其他动物触及时，毛断入皮肤射毒，疼痛难忍。因此，牲口不敢碰蝎子草，即便人见了也要退避一旁。

种子是植物的繁殖器官，在植物的生存竞争中起着至关重要的作用。它们高效地利用自身的生理特点和周围环境资源，完成"传宗接代"的重任。有些植物的种子（如苦杏仁）毒性很强，因为它们如果被动物消化，也就等于挫败了植物的"繁殖计划"。

5.2 植物之间的化感毒性

植物化感作用

公元1世纪，罗马博物学家普利尼（Pliny）在他编撰的百科全书《自然历史》（*Natural History*）中记载了许多植物（包括作物）的化感作用现象，其中一个最重要的例子是胡桃树下的植物不能生长，"胡桃树下为什么不长草"也就成了千古之谜。直到1世纪后期才有学者推论，可能是胡桃树叶上的毒汁被雨水淋下而致死生长在其下方的植物。真正的谜底直到20世纪30年代才被揭开。原来胡桃树叶和皮能释放出水溶性的葡萄糖苷——胡桃醌（Juglone）[①]。胡桃醌被雨雾淋溶到地上，经土壤微生物作用水解成具有毒性的胡桃酚而杀死树下生长的其他植物。胡桃醌和

[①] 胡桃醌（Juglone，5-羟基-1，4-萘醌）主要由胡桃叶及果实中所有，经下雨冲刷后进入土壤，对其他生物产生化感作用，即化感毒性作用。

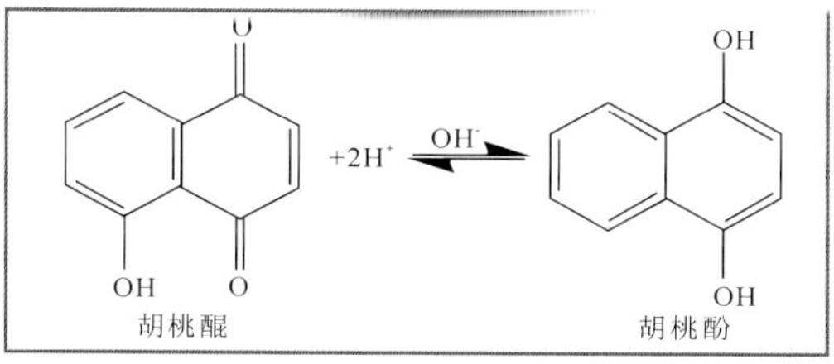

图39 胡桃醌和胡桃酚在土壤中氧化还原作用，二者相互转化

胡桃酚由于在土壤中极易发生氧化还原作用，二者相互转化都具有毒性（图39）。

化感作用（Allelopathy）首次由坎多利（Candolle. D）于1832年提出，他指出农作物连作会减产的原因，可能是由于其根部分泌有毒物质并积于土壤所致。1937年，奥地利科学家莫利希（Molish）提出"植物化感作用"这一术语，又称植物毒素抑制作用。并定义为：植物植株向环境中释放某些化学物质，影响周围其他植株生理生化代谢及生长过程的现象。具有化感作用的物质称作化感物质（Allelochemical）。所有类型植物（含微生物）之间生物化学物质的相互作用包括有害和有益两个方面。1984年，赖斯（Rice）在其专著《化感作用》中将化感作用定义为：一种植物（含微生物）产生的化学物质，释放到环境中，对周围其他植物（含微生物）产生的直接的（或间接的）有害（或有利的）影响，其中也包括植物的自毒作用[1]。这一定义首次阐明植物化感作用的本质是植物通过向体外释放化学物质而影响邻近植物，而且将自毒作用补充到植物化感作用的定义中。随后，植物化感作用的研究不仅发现植物释放的化学物质对植物的有害和有益的作用，而且在农林业生产实践和研究中，发现许多作物的连作障碍和人工林的衰退是因为作物或林木释放的化学物质对自身毒害的结果。这种植物种内的化感作用物质，称为"自毒物质"（Autotoxic Chemical），从而揭示了植物化感作用可在种间进行，也可以在种内进行。从此，赖斯关于植物化感作用的定义被普遍接受。认为"化感物质"是指植物所产生的影响其他生物生长、行为和种群生物学的化学物质，不仅包括植物间的化学作用物质，也包括植物和动物间的化学作用物质，而且这些化学物质并没有被要求必须进入环境，也可以在体内进行。现已发现，许多化感物质不仅对植物，而且对微生物、动物特别是昆虫都有作用。

植物化感作用是植物通过化学媒介在生态系统中的一种自然调控作用，是自然界中植物生存竞争与进化的一种重要手段。因此，植物化感作用这一概念可以理解为植物的"相生相克作用"，有人称之为植物界的"化学战"。如核桃树喜欢独占地盘，核桃树的分泌物能使其他植物无法在核桃树树荫下生长。果园四周不能种核桃树，核桃树分泌的"胡桃醌"，被其他果树和植物吸收后，会引起细胞壁分离，破坏细胞组织，轻则影响生长，重则导致植株枯萎而死。如果核桃树与苹果树种在一起，当它们的根系相接触时苹果树就会中毒，导致枯萎死亡。此外，刺槐分泌的鞣质，能显著地抑制苹果、梨、柑橘、李等果树的生长发育。苹果树与樱桃树相克，共栽一园，互相都受到抑制。榆树的分泌物对葡萄有较强的抑制作用，严重时甚至导致葡萄树死亡。小麦对大麻、

---

[1] RICE E L. Allelopathy. 2nd ed. London：Academic Press, 1984, 1-5; 309-315.

亚麻、芥菜等有明显的抑制作用，所以，不宜种在一起。马铃薯应远离南瓜或向日葵，芥菜与莲花是冤家，番茄和黄瓜种在一起总是萎靡不振。在森林里，接骨木不但会抑制松树的生长，而且会使落在它下面的松子儿不能萌芽。

现代研究证明，植物化感作用在草地植物种间竞争中也具有重要的意义。瑞香科狼毒属多年生草本植物瑞香狼毒（*Stellera Chamaejasme*）之所以能在草地蔓延，危害草原生态，除了其本身具有耐寒性强、结实多、种子生命力强、根系肥大竞争力强等生物学特性外，还与化感作用有关。据报道，瑞香狼毒叶挥发油对虎尾草、翅碱蓬、白菜等具有化感作用；根中含有对小冠花生长具有抑制作用的物质；根的乙酸乙酯和氯仿萃取物对拟南芥幼苗的生长有抑制作用，并呈现良好的量效关系；瑞香狼毒在土壤里腐解对苜蓿生长具有抑制作用。

中国是传统的农业大国，农民在长期的农业生产实践中，自觉不自觉地应用植物化感作用这一自然现象，十分注意"茬口"，在农作物的倒茬、轮作、间作套种等方面积累了丰富的经验。

化感物质向自然界释放的途径

植物化感物质通过茎叶淋溶、根系分泌、地上挥发和植物残体分解四种方式释放并进入环境[①]。

桉树（*Eucalyptus*）的叶子受雨、雾和露水淋洗下来的化感物质——主要是酚类，对亚麻（*Linum Spp.*）的生长有明显的抑制作用。

黑胡桃树（*Juglans Nigra*）的根系能分泌具有毒性的胡桃醌，当胡桃醌的浓度为20微克/毫升时就能抑制其他植物种子的发芽。

柠檬桉（*Eucalyptus Citriodora Hook*）树的茎叶部位产生的挥发性化学物质——蒎烯等化感物质，能强烈抑制萝卜（*Raphanus Sativus*）种子的发芽。

蕨类（*Pteridium Aquilinum*）植物的化感物质就是其枯死的枝叶经过微生物分解而释放到土壤里的化学物质。

化感物质和植物毒素的区别

在研究植物化感作用的同时，科学家注意到化感物质和植物毒素有所不同，二者不能混为一谈。化感物质特指植物对植物的毒性而言。植物毒素是指植物对人类和动物的毒性而言。如果完全用研究植物毒素的方法来研究化感物质，往往会导致错误的结论。许多化感物质具有不同程度的毒性，但它们必须是植物中有合适途径进入环境的天然产物。而且这些物质仅仅是在很小范围内产生效应，如根际、叶冠范围。在研究方法上主要采用植物次生物质的生态学化学方法。而大部分植物毒素是不可能有合适的途径进入环境的，它们主要是在植物体内运转。研究方法离不开植物化学的方法。

---

① 孙垂华，胡飞. 植物化感作用（相生相克）及其应用. 北京：中国农业出版社，2001：126，227.

5.3 动物之间的生存竞争

在动物之间的生存争斗中,人们可以看到毒素的作用和抵抗毒素的能力。

澳大利亚的"海蟾蜍"是一种有毒蟾蜍。淡水鳄鱼捕食有毒蟾蜍后便会因消化系统不适而死亡。因此,"海蟾蜍"是当地淡水鳄鱼数量减少的罪魁祸首,最终形成有毒生物灾害。

海葵利用毒素来麻痹猎物。海葵,这种食肉性的无脊椎动物,通过带钩的细丝诱惑并捕捉猎物,捉到猎物后再通过释放

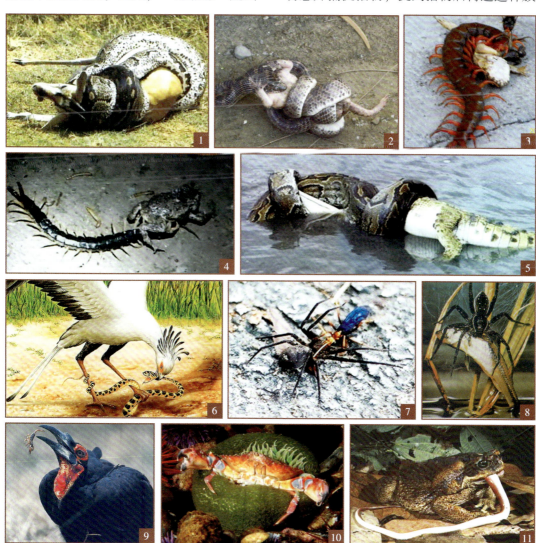

图40 有毒动物的生存竞争 (1. 蟒与麋鹿之战;2. 蛇与蟾蜍之战;3. 蜈蚣与青蛙之战;4. 蜈蚣厮杀蟾蜍;5. 蛇与鳄鱼之争;6. 鹰与蛇之争;7. 蓝翅胡蜂捕杀蜘蛛;8. 北美两栖狡蛛捕鱼之战;9. 犀鸟〔Hornbill〕斗毒蝎;10. 海葵吃螃蟹;11. 蟾蜍吞蛇)

强效的神经毒素致使猎物瘫痪，然后再把不幸的猎物吞没。

许多昆虫和节肢动物用毒素和毒液来保护自己。科学家发现，蝎子会用相对较弱，但更容易产生的初级毒液来麻痹小昆虫，而将最致命的毒液节省下来用于抵挡大型动物的攻击。南非毒蝎——黑粗尾蝎的毒针中含有两种不同的分泌物。第一种分泌物是清澈的毒液，足以麻痹苍蝇的幼虫和飞蛾，并让小鼠感到疼痛而轻舔身体。另一种是浓稠的不透明毒液，用于对付大型猎物或持续的攻击者，比起初级毒液，这种毒液用更小剂量就能对付昆虫和小鼠。

屁弹甲虫①的腹端有一对像"炮口"的小孔，当突然受到强敌袭击时，即放出一种具有毒性和刺激性的臭气——苯醌，射程可达30厘米。苯醌是由氢醌和过氧化氢剧烈反应而生成的，并同时产生能量和轻微的爆破声，使发射毒素的温度达到100℃，螳螂、青蛙和老鼠等劲敌闻之便会望而生畏，退避三舍。

千足虫（马陆，*Spirobolus Bungii*）以植物为食，移动缓慢，是一种能释放毒物的昆虫。它通过其身体上的微小肛门释放氢氰酸气体云雾。当它们被蚂蚁等其他动物攻击或挟持时，即可喷射出氢氰酸气体，以驱散来者。

獴与蛇的战斗

獴是捕蛇能手，是蛇的头号天敌，并能抗蛇毒，抓蛇时即使被眼镜蛇咬伤，也会再醒过来继续把毒蛇吃掉。

獴的身体细长，头小，嘴巴尖，四肢短小。獴与蛇是天生的冤家对头，一旦狭路相逢，总要拼个你死我活。即便是人工饲养长大的，从未见过蛇的獴，见到了塑料做成的假蛇时，也会猛扑过去，一口咬住蛇的脖子。

因为红颊獴有很强的捕蛇和捕鼠的本领，所以在每年约有2万人伤亡在眼镜蛇口下的印度，人们都很喜欢饲养它来对付毒蛇。红颊獴更重要的是能够控制鼠害，维持自然界的生态平衡，是一种十分有益的动物。

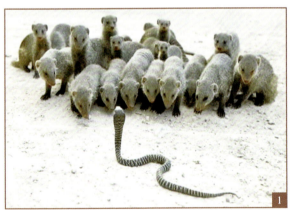 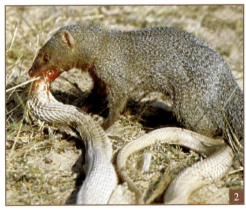

图41 獴蛇相斗（1.獴是蛇的头号天敌，并能抗蛇毒；2.昏死了两个小时，竟然又醒了，獴就继续把那条毒蛇吃掉了）

---

① 屁弹甲虫也叫放屁虫，是能释放烟雾、毒液和臭气的甲虫。它的学名叫"椿象"，也叫"蝽"。椿象是一类翅膀变化异常的昆虫的通称，有3万多种。

6

生态系统中人与生物之间的毒性关系

6.1 植物与脊椎动物之间的毒性方程

在自然界里植物与人类之间、植物与动物之间，为了自身的生存一直在进行着一场既激烈又隐蔽、既互相利用又相互排斥的平衡竞争。植物不能用跑开的办法保护自己，便选择用化学武器——植物毒素来代替。园艺书上列出的那些有毒植物，只是最厉害的几种有毒植物而已。自然界中，大多数植物都是有毒的，吃得多了便会有害，有时还有可能中毒，这是生活常识。科学家研究发现，植物毒素并非进化过程中带来的副产品，而是植物对抗昆虫和草食动物的一种重要防御手段，在自然生态环境平衡中起着关键作用。

有毒植物中毒的生态学研究表明，动物与环境中植物的次生代谢产物——植物毒素之间的关系是一个特殊系统。1977年，金斯伯里（Kingsbury）曾在《中毒的生态学》一文中指出：脊椎动物的有毒植物中毒，代表一种毒性方程（Toxic Equation），其一侧为化合物的特异作用，这些化合物是由生物区系中的植物产生的；另一侧为一种特殊系统，即脊椎动物。

植物首先面对的是昆虫和动物的取食，最直接的方法是产生具有毒性的次生物质来阻止或减少取食。常见的生物碱、非蛋白氨基酸、类黄酮和强心苷等次生物质，就是构成对昆虫的一类主要防御力量，同时也为植物自身提供了某些直接的好处（如授粉、增强抗病力等）。在大多数情况下，植物产生的次生化合物在分子结构的差异、毒性影响的范围及这些影响所造成的结果，并不是针对草食动物的，而是为了其他一些具有选择性的原因。所以引起动物中毒是植物次生化合物的偶然特性。要知道与大脊椎动物相关的微管植物的毒性，就必须研究进入这个生态系统并产生有毒作用的那一部分化合物的中毒机制和解毒机制。以烟草为例，烟草演化产生的尼古丁首先是对抗来自昆虫和草食动物的压力，起防御作用，而不是针对吸烟者。因此，解决吸烟危害问题，首先不是消灭烟草，而是如何控制进入人体的尼古丁的剂量，以减少对人体健康的损害。

近50年来，生物化学的研究出现了惊人的进展。化学家有能力应用最新的技术和精密的仪器去分离、鉴定和研究较为简单或较为复杂化合物的反应，如此一来，便使检定毒性方程任何一侧的特殊作用成为可能。当毒性方程是已知的并且对中毒的性质有了详细深入的了解时，则对毒性方程两侧的任何一方（动物或植物）都有重要价值。一方面可以破解中毒机制和生态毒理系统形成的过程；另一方面可以提出一些解毒的机制和解毒的技术，正确处置生态毒理系统形成所造成的损失，同时，也可采取有效措施，加快生态毒理系统的消亡。

我们可以应用纳什均衡理论来理解有

毒植物毒性方程两侧动物和植物的得益。将纳什均衡理论扩展到生物进化领域，首先应当明确适应于人类博弈方的经济利益、效用和期望效用概念就不再适用生物界。其次，不应当认为动物和植物也追求经济利益，或主观意义的"效用"的观念，因为我们不认为动物和植物有类似于人类的观念和主观意识。虽然起先有不少理论生物学家确实从动植物的福利（Welfare）或利益（Benefits）出发进行过研究，但很快就证明这些都不可行。因此在生物领域构成纳什均衡的动植物"选择"和"行为"，只能是受某种本能或潜意识的需要驱使，这种本能或潜意识的需要就是最大限度地增殖自身的基因。由于增殖的前提是适合环境的能力，因此适合环境程度的最大化是生物的本能追求的目标，这时候最合适的得益概念是"适应度"（Fitness），它的最合理的测度是后代的数量。

植物产生的多种植物毒素是植物最有效的防御武器。当植物在被触摸或被吃掉时，这些毒素便发挥有效的作用。如常春藤分泌生物碱，使人和动物起皮疹。高粱和某些野生植物分泌的氰苷使人和动物在大量吞食后中毒。荞麦、金丝桃等分泌出光敏毒素，使人和动物对光极度敏感。一旦动物误食含有这种毒素的植物后，在遮阴处没有什么反应，但在强烈的阳光下，立即会发生多种症状，甚至会造成死亡。美国东岸的草地上有一种羊茅草，长得很快、很高，又能抵抗害虫。羊茅草的根部有一种霉菌能制造很强烈的毒素。羊茅草保护自己的办法就是把毒素运到叶片的顶端，阻止草食动物来吃它。

蒂莫西·琼斯（Timothy Johns）撰写的《他们要吃的苦草药》一书介绍了植物毒素在人类历史中所起过的作用。一方面植物需要保护自己不被吃掉，另一方面草食动物和人类又必须采食植物。石器时代的中欧某个部落的居民一直处于人与橡树的争夺战之中。橡树芽和橡树籽（橡子）含有丰富的营养，人在春天要采食橡树芽，秋天要采集橡树籽，以备冬季食用，否则人就会饿死；而橡树如果失去了橡树芽和橡树籽，橡树的繁衍就会终止，橡树林就会毁灭。然而，不幸的是橡树芽和橡树籽中含有单宁、生物碱和其他防御性毒素。吃了没有经过加工的橡树籽的人很快就会死亡。

植物毒素的作用都是为了使草食动物不去吃它。为什么有这么多不同的毒素呢？因为草食动物可以很快找到避免某一种毒素中毒的办法，在生存竞赛中植物产生出许多不同的毒素来应付。植物毒素的种类和数量之多、毒性作用的奇妙都是惊人的。例如苦杏仁、李的种子和木薯的块根里含有氰化物的前体物质——氰苷，人和动物采食了它们，氰苷或者被植物的酶所释放，或者被摄食动物肠道里的细菌所分解而释放氢氰酸，最终便会导致人和动物中毒。热带的大量木本科植物，要不是种子里含有氰化物，90%以上的种子都会被象鼻虫吃光。菜豆也是靠富含有毒的氰化盐，才保住它高蛋白的种子免于动物之口。

任何适应都要付出代价。植物产生的防御性毒素也要付出代价。一种植物要么含有很高浓度的毒素，要么长得快一些，但常常不能够二者兼得。对草食动物来说，长得快的植物组织通常要比长得慢的或者不再生长的植物组织好吃得多。这就是为什么叶子比树皮容易被吃掉，春天的嫩芽特别容易被毛毛虫咬坏的原因。

种子常常特别有剧毒，因为它们一旦被损坏就会挫败植物的生殖繁衍"计划"。

果实之所以鲜艳、芬芳、含丰富的营养和糖分，是专门为吸引动物采食而设计的包装，果实被动物吃掉便能使其帮助植物散布里面的种子。果实中所含的种子或者被设计成能够被完整抛弃的形式，如桃核；或者是能够安全地通过消化道而被抛到远处的形式，如木莓果种子，动物的粪便此时的作用是充当肥料。

如果在种子还没有准备好之前，也就是尚未成熟之前就被吃掉，整个"计划"就落空了。所以许多植物会制造毒素防止未成熟的果实被吃掉。例如，没有成熟的果实酸涩难吃，未成熟的绿苹果吃了会引起胃痛。

花蜜也同样是设计给动物吃的，特别为有益的传粉昆虫制造的。花蜜是一种精心调制的"鸡尾酒"，由糖和稀释的毒素调成，配方是利害权衡适于拒绝错误的来访者又不阻挡正确的来访者之间的最佳方案。

坚果反映了另一种方案，它们的硬壳保护它们免受侵害。如橡树籽含有高浓度的单宁和其他毒物来保护自己。虽然许多橡树籽被吃掉，有一些还是被踏到地里去了，还有一些被松鼠埋藏在地下而有机会发芽长成新的橡树。人们怀疑对松鼠说来单宁也是有毒的。也许，橡树籽被松鼠埋在地下是为了去掉一部分单宁。如果真是这样，那么松鼠既收藏又加工它们的食物，这也是它们与橡树籽的生存竞争中的一种简洁手法。

植物生存竞争的升级方式很多而且变化很大。有些植物在受到机械损伤之前只有很少的防御性毒素，受伤之后毒素立即聚集在受伤的部位。番茄和马铃薯叶片受伤之后立即产生蛋白酶抑制剂，不仅在伤处而且遍布全身。有好多植物都有一种应急自身防卫的"武器"。如：南瓜植株在遭受昆虫伤害时，会立即分泌一种毒素，使昆虫难以忍受而避开。龙舌兰属植物含有能使动物红细胞破裂的植物类胆固醇。有些树被舞毒蛾吃光了叶子，第二年长出新叶时就再也见不到舞毒蛾了，这是因为新长出的叶子中含有抑制舞毒蛾幼虫生长的化学物质。当柳树上出现毛毛虫时，柳树也会分泌某些化学物质，给周围约 6 米内的同伴"报警"。附近柳树也分泌出相似物质，使毛毛虫无从下口。植物没有神经系统，但是它有电信号和激素系统能够使它的各个部分都知道某个局部发生的事故。有些白杨树有着更加惊人的信息交流系统，它们甚至可以通知附近的树。一片叶子受伤之后，一种挥发性化合物"甲基茉莉酸"（Methyl Jasmonate）从伤处挥发便能使附近的叶片进入蛋白酶抑制剂反应，旁边别的树上的叶片也会发生这种反应。这类防御通常都能使昆虫吃后不舒服。某些特别"内行"的昆虫，会在进食之前首先切断供应叶片的主脉，使植物不能释放出更多的毒素。于是，这场生存竞争便继续下去。

值得指出的是，植物在长期与自然环境的斗争中，形成了保证自身物种生存的各种各样的防御办法。除了利用植物毒素外，还分泌难闻的气味、利用植物的钉、刺和荆棘等特殊结构以及巨大的数量进行防御。

6.2 生态系统中生物之间的毒性关系

生态系统中，植物、动物与微生物之间的毒性关系的典型事例是，感染内生真菌的一些禾本科植物如高羊茅、黑麦草等会引起牛、羊等动物中毒。内生真菌和植物是互惠共生关系，内生真菌的侵染可以大大增加宿主植物的抗旱性，其作用的主要原因是通过植物的根系发育、渗透调节、气孔开闭、叶片生长等而诱发植物，使其表现出避旱、耐旱及受旱后的恢复。当20世纪末首次在豆科疯草（Locoweed）中分离出内生菌后，人们发现疯草对动物所产生的毒性是由于疯草中的内生菌的毒性所引起的。在此之前，人们一直认为豆科植物中有毒生物碱是由植物体本身所产生。将疯草种子做去掉种衣处理，让不含内生真菌的种子发芽生长，在长出的植株中不但没有分离出内生真菌，而且也没有检测出有毒生物碱。

农民都知道，高粱的"茬口"不好，除了水肥因素外，重要的原因是由于高粱根系分泌出对其他植物产生有毒的化合物——酚酸和含氰糖苷。用高粱根浸出液进行小麦发芽实验，小麦种子的胚芽和初生根受到严重的抑制，幼苗株高只是正常的50%，初生根生长缓慢、畸形。不仅如此，高粱在幼苗期含氰苷较高，动物一旦采食，氰苷在胃肠道会分解产生剧毒的氢氰酸，引起动物中毒。高粱种子裸露在植株的顶部，灌浆期最容易受到鸟类的侵害。许多高粱的种皮中含有一类多酚化合物——单宁。单宁具有收敛性和苦涩味，可降低蛋白质的消化率，引起动物消化道便秘。研究发现，当高粱的籽粒中单宁含量超过0.5%时，鸟类对高粱的啄食就会明显减少。

有机体对各种毒的敏感程度是不同的。以蛇毒为例，人及许多动物被蛇咬伤后都会有生命危险，而刺猬被几种毒蛇咬后不仅没有生命危险，反而会依靠一身粗糙的毛刺捕杀蛇类，因此便作为蛇的天敌被人类用来消灭蛇类[①]。又比如，鸟可以吃掉对人有剧毒的颠茄而无危险；反过来，许多鸟是一系列有毒气体如一氧化碳、氢氰酸的理想的生物指示物，即天然证明物。当这些气体浓度达到一定量的时候，鸟就会做出反应，而这个量对别的动物或人却不会有任何损害。

动物和植物并不是天生的敌对物种，在多数情况下，它们之间是一种互利互惠的关系。有时，它们之间还存在一种亲密无间的共生关系。在非洲，金合欢用刺来保护自己，虽然有的动物被挡住，但长颈鹿不理会它们。于是，金合欢就"征集"了大批的蚂蚁"卫兵"，只要长颈鹿来咬金合欢，"卫兵"们就会马上倾巢而出，向长颈鹿的舌、鼻以至颈部发起进攻。长

---

① 第二次世界大战后，人们在保加利亚的黑海海岸以及前南斯拉夫的亚得里亚海海岸投放了大量的刺猬，彻底灭绝了定居在这些地区的蛇，使之成了度假者的乐园。

颈鹿被折腾得异常烦恼，只好离去。金合欢在隆起的刺根部，为蚂蚁提供免费住处的同时，还在叶片的顶端为蚂蚁提供蛋白质小颗粒，作为蚂蚁幼虫的食物。作为回报，任何胆敢落脚金合欢的昆虫，也都同样会遭到蚂蚁无情地驱赶。

科学家发现虎蛾毛虫受到体内寄生虫的威胁时，毛虫也会果断地吃"药"，即食用一些有毒植物，以抵御寄生虫的侵害，而其身体也表现出非同寻常的适应性，能够分泌激素自行解毒。当虎蛾毛虫体内的植物碱、苷积累到一定浓度时，脆弱的寄生虫就因环境毒化而被迅速杀死。虎蛾毛虫通过食用树叶的小毒而除去了寄生虫这个大碍，成功地实现了自救。

由此可见，在自然的环境下，生命体是不会被动地受制于环境的。为了生存，各种生物都有自己的一套生存策略。

6.3 人和动物的二次中毒

人的二次中毒

蜜蜂不会辨别香花与毒草，蜜蜂如果采食了藜芦、乌头、毛茛、飞燕草、钩吻、雷公藤、山海棠、羊踯躅、白头翁、杜鹃等有毒植物开花期分泌的有毒花蜜会引起花蜜中毒。病蜂多见于箱内幼蜂，最初由兴奋转入抑制状态。然而，后翅、足、触角和腹部麻痹，蜜囊充满花蜜，病蜂在蜂箱内和蜂场上慌乱爬行。多数蜂可以自愈，病重的死于箱内外，有的死于回巢途中。蜜蜂如果吸了雷公藤和山海棠、狗胡椒花的花粉，蜜中就含有剧毒。蜜蜂采集了有毒植物的花蜜，蜂蜜中含有某种有毒物质，如果用有毒的花蜜、花粉饲喂幼虫，蜜蜂幼虫会因二次中毒而死亡，人和动物食用了含毒的蜂蜜也会引起二次中毒。

据记载，李时珍说的"七月勿食生蜜"就是要人们警惕有毒蜜源。周秩炎等（1979）曾报道了人食用毒蜜引起两起钩吻中毒的事件。中毒当日取蜜，化学检出钩吻碱。现场调查，毒蜜味苦、麻、涩，蜂群曾采过八种植物的花，其中有钩吻。《南方科技报》2007年12月报道，2007年11月21日至12月2日，广西环江、罗城两地接连发生三起食用野生蜂蜜引起钩吻中毒事件，造成13人中毒，3人死亡。[①]

动物的二次中毒

在生态系统中，毒死的动物尸体如果未被处理，被天敌捕食，就容易引发二次中毒。中毒而死的动物将有可能对环境及周围的生物链产生长期影响。

据报道，草原大面积灭鼠之后，到处都能看见老鼠尸体的同时，老鼠的天敌动物如黄鼬、黄鼠狼等也有死伤的情况。有的地方可以看到胡兀鹫捕食毒死的啮齿类动物引发二次中毒而死亡。利用化学药物防治鼠害以控制鼢鼠的数量是一个有效的措施，但是中毒死亡的鼢鼠被天敌吃掉以后，会导致其天敌二次中毒。天敌数量减

---

① 薛超雄. 钩吻蜂蜜引起中毒. 中国蜂业，2008，59（2）：30.

少了，抑制鼠害的能力就更差了，反而进入下一轮的恶性循环，引起鼢鼠数量的激增。

鼠药也对其他鸟类，尤其是老鼠的天敌猛禽造成危害。在未投放鼠药的春夏时节，猛禽的遇见率比较高，但由于捕捉吃了鼠药毒死的老鼠导致二次中毒，反而丧命。

狸猫（又叫豹猫、山猫、野猫）主要以鼠类、松鼠、飞鼠、兔类、蛙类、蜥蜴、蛇类、小型鸟类、昆虫等为食，也吃浆果、榕树果和部分嫩叶、嫩草，有时潜入村寨盗食鸡、鸭等家禽。在农区灭鼠后引起狸猫发生二次中毒死亡的现象也比较多见。

6.4 捕食与拒食者的各种招数

黑色甲壳虫与马利筋的生死博弈

在漫长的进化过程中生物为了抵御捕食者发明了各种招数。科学家发现墨西哥有一种开花植物具有在一定的压力下储存有毒树脂的本领。当甲虫咀嚼叶子时，植物中的有毒树脂将会喷溅而出，使甲虫中毒甚至死亡。例如：马利筋植物的叶子，为防御素食动物生成了许多的像乳液的毒液，而聪明的黑色甲壳虫则专门选择马利筋的叶子上毒液最多的地方——主叶脉的管道上刺出一个个小孔让毒液流出，然后又到叶边吞噬已流完毒液的叶子。作为马利筋植物已是个胜利者，因为含有毒液，仅有此一种黑色甲壳虫能吞噬它的叶子，而它的叶子生长量已远远大于黑色甲壳虫的吞噬量，所以能存活下来；如果马利筋植物没有毒液，有许多的素食动物都能吞噬它的叶子，它的存活就受到了威胁。作为黑色甲壳虫，因为只有它能研究出先放出叶子主管道中的毒液，再吃流完毒液的叶子，同时，也没有其他素食动物与它争抢食物，所以黑色甲壳虫也存活了下来。

利用植物毒素保护自己的哺乳动物

一些哺乳动物像鸭嘴兽、鼩鼱等是有毒的，它们会自己产生毒素，然后通过咬、刺或者其他"巧妙"的方式把毒素抹到别的动物或人的身上。如，非洲黄冠鼠首先咀嚼夹竹桃科箭毒木属（*Acokanthera*）①树

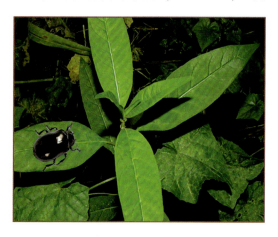

图42 黑色甲壳虫刺咬马利筋叶子的主叶脉的管道使乳白色的毒液渗漏出来

---

① 《中国生物物种名录》（2011版）中将 *Acokanthera* 译为：夹竹桃科长药花属，主要的种是长药花。但《英语语言词典》中将 *Acokanthera* 译为：夹竹桃科箭毒木属。《英拉汉植物名称》（科学出版社，1979）中查有一个种，即毒光药木（*Acokanthera Oppositifolia*）。另有记载，产于非洲的哇巴因木中含有哇巴因（Ouabain），它是一种白色有毒糖原质，系由哇巴因木的种子中提取出来的，用作心脏兴奋剂，某些部族用以制毒箭。

的树皮，然后将大量的有毒唾液涂抹在自己的毛上，以此抵御进攻，保护自己。

为了观察非洲黄冠鼠怎么处理毒物，研究人员把捉到的一只非洲黄冠鼠放到笼子里并放了一些箭毒木属（Acokanthera）树的树枝。非洲黄冠鼠首先开始咀嚼树枝和树根，然后将嘴里的黏黏的东西涂在了自己的身体两侧。非洲黄冠鼠身体两侧的管状毛发有很多小孔，这些小孔会吸附这些有毒的唾液并把它们保留在那里。

科学家发现非洲黄冠鼠自己虽然不会产生毒素，却会利用植物毒素来保护自己，这是目前知道的除了人类使用箭毒制造毒箭以外的唯一的一种会利用其他生物毒素的哺乳动物[1]。这种使用来自植物毒素的行为非常特殊，它展示了一个物种如何进化出一系列的抵御策略来应对捕食者带来的压力。这种获得毒素的形式在胎盘类哺乳动物里是独一无二的。

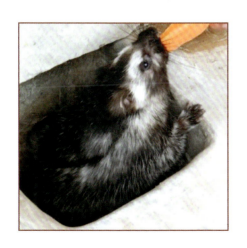

图43 非洲黄冠鼠（图片来源：Susan Rouse）

植物对付昆虫的绝招

大多数植物没有对付昆虫和其他动物的特殊办法。它们求得生存的唯一办法是迅速生长，不断繁殖。但有的植物的叶子里含一种蜕皮激素，使贪吃的昆虫早早蜕皮，或者永远成为一条幼虫，不能繁殖后代。有的植物的叶面长有锋利的钩状短毛，能将昆虫钩住，让它活活饿死。有些植物的叶子，看起来碧绿可爱，但昆虫吃了无法消化，会使昆虫厌食。

在美国，如果玉米地遭到螟蛾的侵害，玉米会发出求救信号，这是一种气味，它会引来姬蜂，而姬蜂则会杀死螟蛾。

植物的自卫手段，有时还有很大的杀伤力。中美洲有一种博尔塞拉树，不仅动物怕它，连人都怕它。若是羊、牛或人捋它的叶子，周围15厘米范围内的叶子就会向它（他）们劈头盖脸地浇下一种具有腐蚀性的液体，简直是一种"液体大炮"，令动物们心惊胆战。

甲虫、蚜虫、蝴蝶和蛾的生存技巧

科学家们惊讶地发现不同种类的甲虫、蚜虫、蝴蝶和蛾各自平行独立地获得了相同的遗传改变，这些改变使得它们能够食用剧毒植物，同时利用这些毒素来保护自己抵御捕食者。

研究中的毒素称之为强心甾，包括帝王蝶（Monarch Butterfly）幼虫的主食马利筋在内的几种植物都可生成这种毒素。

---

[1]《探索发现：老鼠会在身上涂抹毒素抵御天敌》是Tim O'Brien博士的论文，这一研究发表在《英国皇家学会报B》2011。

第 3 卷

农耕文明时代

本卷主编 史志诚

卷首语

　　农耕、饲养家畜、发明文字和定居生活的实现，是农耕文明时代的主要特征，也是人类进入文明时代的重要标志。

　　从原始农耕到现代农业，农业始终是国民经济的基础，是人民衣食的可靠保障。然而，农业的发展是一个随着社会经济的繁荣和科学技术的进步而缓慢渐进的过程，农业文明包含图腾文化和原始医巫的合流与分离过程，并随着意识形态的变化和生产力不断提高而逐步形成。

　　本卷记述了人类在农耕文明时代的原始狩猎与畜牧生活，特别引人注目的是人类早期用于狩猎的各种箭毒与毒箭的制造技艺，以及从狩猎进入畜牧农耕时代；记述了有毒植物胁迫与农耕的兴起，包括农耕兴起的种种原因、植物化感毒性与农耕的稳定、栽培驯化与脱毒加工如何成为早期农业的伟大创举；在农耕文明时代人类食品安全方面，记述了"刀耕火种"的原始农业、有毒植物与人类生存、土豆从有毒植物到食用作物、食品药品与毒物同源之说；在古代毒物与中毒的文字表达方面，介绍了文字表达的五个时期、中国古代毒物与中毒的文字表达、中国古代"毒"字的形体演变、"毒"字的字谱与音韵和"毒"字在中国古代社会话语系统中的意义；在图腾文化与人类对有毒动植物的崇拜方面，记述了图腾文化的历史、有毒动物崇拜和橡树图腾与崇拜槲树的凯尔特人；在原始巫术中毒物的现代分析方面，分析了原始巫术与毒物的关系、巫术中有毒植物的现代分析，以及中国古代神秘巫术——蛊术。以此，让人们重温人类的先人是如何与毒物做斗争所走过的那漫长的农耕之路！

1

毒物与原始狩猎畜牧生活

1.1 原始狩猎时代与毒箭的出现

原始狩猎生活与弓箭的发明

原始社会是一个漫长的历史发展阶段，经历从旧石器到新石器时代、从母系到父系氏族公社的过渡，经历了从蒙昧混沌到文明初开的形成阶段。原始人在恶劣的自然环境和生活条件下，只有集体群居才能求得生存，这种特定条件下，早期人类主要靠采集树叶、野果为生。石器的发明开始了他们狩猎的生活方式。

原始人的狩猎一方面是抗击野兽侵袭，另一方面是获取必要食物的一种手段。之后，人类从狩猎到原始畜牧的发展，原始人的生活逐渐安定下来，又从原始狩猎生活逐步进入农耕时代。

人类从狩猎时代开始在与野兽做斗争和狩猎的过程中，发明了弓箭。弓箭的使用，是人类历史上的一次重大进步，它在帮助人类征服世界的过程中发挥了作用。远在 3 万年以前，在中国境内的人类就开始使用弓箭了。最先出土的商周时期的青铜镞①，主要式样是有脊双翼式。春秋战国时，三棱式镞已经盛行。公元前 200 年中国人又发明了用于打仗和狩猎的弩弓，它可卧射、立射、骑射，威力甚大。欧洲的意大利在公元 10 世纪才使用弓箭，比

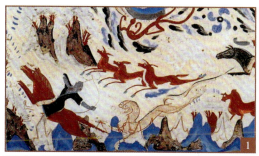
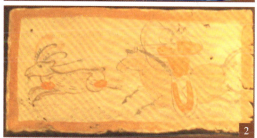
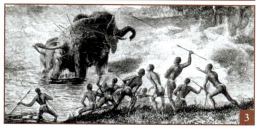

图 44　射猎图（1.《狩猎图》，中国敦煌莫高窟 429 窟，西魏；2. 狩猎图《画砖》，中国魏晋时期，220—240，甘肃省嘉峪关新城出土，存于甘肃省博物馆；3. 非洲土著的狩猎生活）

中国晚了大约 1200 年。

狩猎时代与毒箭的出现

箭镞②敷上毒药的箭，称为毒箭。大

---

① 镞（音 zú），箭头。
② 箭又名矢。由箭镞、箭杆、箭羽组成。箭镞用于射击目标，箭杆用于撑弦承力，箭羽使箭在飞行中保持稳定。

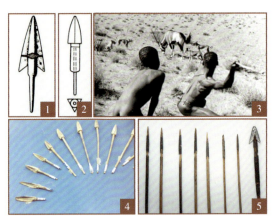

图45 青铜镞与矛（1. 商周时期的脊双翼式青铜镞；2. 春秋战国时期的三棱式青铜镞；3. 一名布须曼人奋力向大羚羊抛射他的矛；4—5. 古代毒箭头，中国商洛博物馆）

约从原始社会起，人类就会制造毒箭了，中国古代人民使用毒箭进行狩猎是为了增强杀伤力，商周和春秋战国时期出土的毒箭足以说明那个时代使用毒箭的情形。南美洲的印第安人和非洲人使用涂有箭毒的弓弩射杀野兽已有数千年的历史。印第安人使用的"箭毒"一词由"鸟"和"杀死"两个字组成。箭毒（Curare）也称狩猎毒，是指南美洲和非洲各种箭毒的总称，源自南美洲的印第安部落。

关于箭毒，有这样一段传说：南美洲有一个印第安男子在野外狩猎，他用棍子去捕洞中的一头野猪，无意间将洞口的一些植物的根弄断了，其植物根流出的汁液触及野猪和人的腿部，很快他就死了。后来人们发现这种植物具有剧毒，可以使人致命。以后，人们学会利用这样一些植物制作箭毒，用于防御敌人的侵袭和射杀野兽。南美洲亚马孙河流域的印第安人部落中使用的箭毒是很毒的，人畜一旦中毒，往往无法解救。

植物毒曾被不同的部族以不同的方式利用，以提高他们狩猎的效力。许多植物毒被用来涂在吹筒箭和弓箭的箭头上使其成为毒箭。例如，在亚洲的马来亚（Malaya）半岛，人们使用的就是从马钱属植物（*Strychnos*）中制取的士的宁（Strychnin）。在马来亚群岛，含鱼藤酮（Rotenone）的毛鱼藤（*Derris Elliptica*）的根，被用作鱼毒和箭毒。毒毛旋子花苷在非洲及马来亚群岛被用作箭毒。用旋花羊角拗的浸提物可以杀死大象。巴布亚新几内亚东部山区的土著居民善于毒鱼，他们使用毒箭或者毒矛狩猎。许多狩猎民族都有自己的毒药，并把毒药涂在箭头或者矛头尖，用来射杀凶猛的动物，甚至也用来毒鱼。在亚马孙盆地的印第安人，用吹管发射尖端蘸了毒液的飞镖，只要擦破皮肤，数分钟内就能致命。管内的毒液是箭毒。

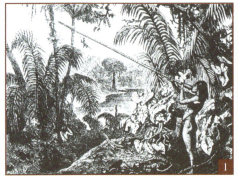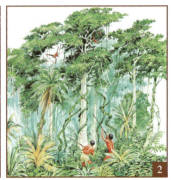

图46 吹管发射蘸有植物毒液的飞镖（1. 亚马孙盆地的印第安人用吹管发射蘸有毒液〔从植物中提取的麻醉剂〕的飞镖，猎取动物，采自《读者文摘》奇闻怪事录，1989；2. 亚马孙热带雨林的猎人将涂有毒药的飞镖放在吹风管里，再把吹风管放到嘴边，飞镖会在瞬间被射出，就像子弹出膛一样，猎杀动物，采自 Sarah Woolard 著的《危险的植物》，外语教学与研究出版社，2002：34）

1.2 用于狩猎的箭毒

箭毒：网罟之药

数千年来，人们一直认为箭毒是强烈的毒药，因此引起许多博物学家和探险家的兴趣。1536 年，一位意大利学者安东尼奥·比加费塔（Antonio Pigafetta）在威尼斯出版的一本书中写道，一名战士在毕达哥地区（Pitagoman Land）步行时，被当地土人射来的毒箭所杀。

但对箭毒的研究，大约始于 16 世纪中叶。法国学者康德米尼（Charles Marie de La Condamine）第一个对箭毒进行了科学研究，他在 1743 年访问了南美洲的亚马孙地区，了解 Yameos 和 Ticunas 印第安人部落的生活，在他的著述中记录了自己的远征。他指出箭毒是由植物特别是一些藤本植物的 30 种不同的成分混合组成的。他首次开始进行箭毒的毒性学试验，观察被箭毒刺伤的鸡和箭毒的毒性效果。然而，真正意义上对箭毒的科学研究始于著名学者方塔纳（Abbe Felice Fontana）的工作。他在法国巴黎、英国伦敦分别做了实验，发现在配置箭毒的过程中放出的气体是热的，但对人体并没有什么危害，但这些物质是有毒的，某些箭毒口服也无妨。

1800 年美国探险家胡伯尔脱（Alexander von Humboldt）沿着奥里诺科河航行时，留心观察了箭毒的制造过程。他发现在那里有一种植物是箭毒制剂的主要原始材料，为马钱科木鳖子属的一种植物，由于没有看到它的花和果实，他不能鉴定其为哪一个种。他发现这种植物是作为箭毒的黏着剂而进入到混合物中，借以保证有毒的物质可以黏附在箭头上。

1809 年，迪莱里（R. Delille）和弗兰科伊斯（Magendie Francois，1783—1855）著的《箭毒对动物的作用》一书出版，这是一部研究箭毒对动物作用的专著。1805 年，谢尔图（Fried Wilhelm Adam Serturner）分离提取了吗啡，首先有了生物碱的概念。1819 年，在他的著作中阐述了构成箭毒的毒素是一种生物碱的观点。1844 年，法国著名的生物学家和药学家贝尔那特（Claude Bernard）进行了有关箭毒的试验，他指出，箭毒对动物的肌肉具有较强的渗透能力，有些野兽中了毒箭以后，肌肉会变得软嫩起来，这是因为箭毒能使肌肉松弛。1857 年，伏尔皮安（Vulpian）宣布箭毒是一种马钱子碱。箭毒生物碱作为神经肌肉阻断剂使肌肉瘫痪。直到 1935 年至 1939 年，科学家才确认箭毒的主要成分是防己属（*Chondodendson*）的筒箭毒碱与马钱子属的拉锡弗林箭毒碱，并提取了其有效的活性成分。

第二次世界大战以后，科学家借助于纸上层析法发现了 70 多种箭毒生物碱，并取得了不少纯结晶。前苏联学者沃罗宁（V. G Voronin）等在莫斯科首次合成竹筒箭毒。1957 年丹尼尔·波维特（Daniel Bovet）研究箭毒获诺贝尔奖。

南美洲的印第安人原始部落和非洲黑人原始部落中箭毒的应用也有非常悠久的历史，但都没有文字记载。拉丁美洲和非洲的箭毒植物大约有 360 种，其中大多数属于马钱科、防己科、桑科的有毒植物。

中国傈僳族的弩箭由竹块削制而成，头尖可套铁镞。尾部安有用竹皮折成的、可增加飞行稳定性的三角形尾翼。分无毒的普通箭和毒箭两种。普通箭一般用来射杀飞鸟、松鼠、野鸡、野兔等小动物。对付凶猛体壮的虎、熊、野猪等大动物，就必须使用毒箭了。

中国台湾学者杨再义认为，在温带地区的箭毒植物只有1科1属的200多种，隶属于毛茛科乌头属的多种植物。在热带地区的箭毒植物，约有6科9属的多种植物。

箭毒长期被用于猎杀动物，直到今天在偏远的非洲和南美一些部落仍保留有这一传统。

值得指出的是，箭毒的最大特征是不管多大程度的剧毒，也不能被消化器官吸收。所以，吃被毒箭射杀的动物的肉，对人类无害。同样，即使喝了箭毒，人也不会中毒。

按照箭毒的来源不同，分为植物毒、动物毒和混合毒三种。

箭毒植物

作为狩猎的箭毒植物主要有乌头（*A. Carmichaelii*）、见血封喉（箭毒木 *A. Toxicaria*）、箭毒藤（*Chondodendron Tomentosum*）、相思子（*A. Precatorius*，鸡母珠）和马钱子（*S. Nuxuomica*，番木鳖）。加勒比的印第安人用毒番石榴（*Hippomane Mancinella*）的树液浸制毒箭。非洲、拉丁美洲人用几种大戟属有毒植物似乳汁的浆液制成箭毒。印度至马六甲海峡诸岛的土著采集马蹄花属（*Tabernaemontana*）有毒植物红色种子制作箭毒。菲律宾的土著人用卫矛科的有毒植物制作箭毒。居住在雅鲁藏布大峡谷地区中国西藏的珞巴族，毒箭是珞巴族先民的创造，他们采集生长在海拔5000米以上高山上的"阿母"（一枝蒿），用它的茎来制毒，可以长时间存放而毒效不减[1]。此外，夹竹桃科羊角拗属（*Strophanthus*）和毒毛旋花（*Strophanthus Kombe*），主要分布于非洲东部，茎木部提取液制作箭毒。

箭毒动物

动物毒在许多原始民族中用作箭毒。希腊神话中的大力神海格立斯（Hercules，主神宙斯之子）用蛇的毒浸泡箭头。

非洲的布须曼人[2]，猎人狩猎主要依靠致命的毒箭。他们利用一些食草的西姆普利箭毒甲虫的蛹体液，涂在箭的近顶端处制成毒箭，捕猎大型动物。羚羊和长颈鹿一旦被射中，不到一天就中毒而死。射中猎物后，往往不急于抓到它。如果头天傍晚射中了，就回家睡觉，第二天叫来家人一起追踪，这时中毒的野兽已经死掉或者接近死掉了。

印第安人用一种叫"Kokoi"的棘树蛙科（Dendrobatidae）的蛙制作箭毒。棘树蛙具有剧毒性，后人称作箭毒蛙。哥伦比亚西北部丛林中的黑色印第安人使用的吹筒箭，是效力很高的猎器和战器。印第安人非常害怕这些蛙的毒，以至于从不裸着手去动它们。他们会模仿蛙叫来捕捉它

---

[1] 高登义. 雅鲁藏布大峡谷. 北京：中国三峡出版社，2000.
[2] 布须曼人（Bushmen）又称桑人（San）或巴萨尔瓦人（Basarwa），是生活在非洲南部地区的一个原始狩猎采集民族，主要分布在纳米比亚、博茨瓦纳、安哥拉、津巴布韦、南非和坦桑尼亚。

们,然后小心地用树叶去抓,再把蛙穿到树条上。按照古老的仪式,把蛙放在明火上"烤",这样一来蛙就会流出一种乳白色的液体。各种毒镖蛙(箭毒蛙的一种)的分泌物用于编制毒药飞镖。用一只蛙的分泌物,可以制造出 50 只吹筒箭的剧毒箭头,每只箭头仅带 200 微克的毒素。被这样一支箭射中的动物,瞬间就会麻醉,几分钟之内便会死去。尽管如此,印第安人还是会立刻把中箭部位割掉。

在南太平洋,土著人利用海参纲(Holothuriodea)的提取物捕鱼,把麻醉了的鱼从水面上收集起来。这种有趣的 3~30 厘米长的海洋动物通过皮肤释放毒物,其毒性类似可卡因的神经毒,并具有强烈的溶血作用。

夏威夷的土人用有毒的"海花"(珊瑚)制造箭毒。"海花"是一种腔肠动物的骨骼,其形似干树枝,表面附满了珊瑚虫,形成美丽的红润色,故称为"海花"。这些土人将箭头用海底有毒的"海花"(珊瑚)浸泡,射杀飞禽走兽,只要中箭倒地即毙。

此外,也有的非洲民族把红蚂蚁踏碎用作箭毒。中国彝族采用牛角蜂和七里蜂的蜂毒作箭毒。

混合箭毒

1533 年,西班牙果马拉(Gomara)首次对箭毒的性质加以说明。他认为箭毒中存在着不止一种毒素,并认为它们的效果取决于含在混合物中各种成分的不同比例,对此,他又加以想象和自由发挥,认为这种混合物中含有蛇血、蚂蚁头的和蛇头等。他所叙述的箭毒理论流传了 200 年,按照他的说法,箭毒的制备是由一些老妇人承担的,她们会在配制箭毒过程中吸入所产生的毒气而死,这就标志着箭毒的优质。如果她们并没有死亡,说明她们工作草率,以这种方法来检验箭毒的质量,真使人感到残忍和震惊。在南美洲俄里那可(Orinooce)生活过四年的古米那(Joseph Gumilla)神父在其著作里又重复描述了关于老夫人因毒气致死的可怕故事。他还介绍了另一种检验箭毒质量的方法:将箭毒的制品放在人们的伤口附近,当流血与箭毒相遇,便立刻停止流动,这样的箭毒被认为是上乘的。

1601 年,有位神父亨雷拉(Chantre Herrera)指出印第安人的箭毒中含有 420 种以上的不同成分,其中包括蜘蛛、蝙蝠、毒蛇和蟾蜍。同时他还指出箭毒之毒有致命的危险。

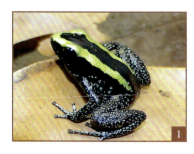
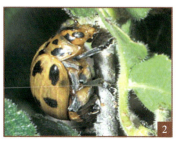
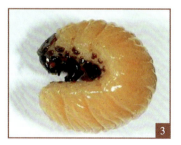

图 47 箭毒动物(1. 箭毒蛙;2. 尼格罗箭毒甲虫〔*Diamphidia Nigro-ornata*〕的成虫;3. 箭毒甲虫的幼虫)

1.3 箭毒与毒箭的制造技艺

制作箭毒的方法

世界各地制作箭毒的方法各有不同。在亚洲，古代中国人用草乌头制箭毒，即将乌头捣烂，泸汁澄清，煎成膏，名叫"射罔"，涂在箭上制成毒箭。宋代南丹州的原始部落会以毒虫制毒药，涂在箭头上。明代《本草纲目》记载，用此箭"射杀禽兽，十步即倒，中人亦死"。毒箭在制作上也有不同。比如：

第一，傈僳族毒箭制作方法：毒箭外形与普通箭一样，只是离箭头 1 厘米左右的地方，用小刀均匀地向四周剥去 4~5 厘米一段，使其径小于杆，在此处敷上一层捣细的乌头类药物。也有使用铁簇毒箭，即在毒箭上套加一个铁簇，以增强其穿透力，强弩发出之后可穿过四层牛皮，是专为射杀大型兽类的。此种毒箭射中动物时，剧毒的乌头碱渗入动物体内，即刻毒发身亡。

第二，拉祜族毒箭制作方法：箭身为竹制，箭头削成锐尖，使用"箭毒树"的毒汁。敷毒的方法，一是将竹箭钉入"箭毒树"，使其箭头沾上毒汁；二是砍开"箭毒树"，用魔芋茎的汁液做粘连剂粘上"箭毒树"的毒汁，再涂于箭头。

第三，黎族蛇毒毒箭的制作方法：用眼镜蛇等毒蛇的毒汁加蟾蜍胆汁及两种毒草煎炼成丹剂。再把箭头和丹剂放在石板或沙锅中炒炼，让药浸入箭头。

第四，彝族蜂毒毒箭的制作方法：用羊膀胱或者是用盛有酒的酒杯（外盖红布）挂在蜂房附近，刺激蜂群来蜇羊膀胱和酒杯，使蜂毒留溶在尿或酒里，最后再把收集的毒汁熬成蜂毒膏。有的还掺入草乌，变成蜂毒草乌膏，涂抹于箭头上。用于射杀虎、豹、熊和野猪等凶猛动物。

第五，毒箭的箭筒：由于毒箭的箭头有毒，所以盛箭必须有专门的用具，一般都是以竹筒盛之，加上一个细心编织的竹盖。除安全美观外，还起警示作用，要大家知道，这不是一般的箭筒。傈僳族使用的熊皮箭袋，呈长方体，内置两三个竹筒置箭，可以放一种，也可以将有毒、无毒的箭头分开装。

中国西藏的珞巴族先用石块将一枝蒿等两种毒物研碎成细粉，加水调制均匀后涂在箭头上。制毒时人要特别小心，手上不能有伤口，要用衣服蒙住嘴坐在上风口处进行制作。为证明毒效，一般将一只鸡刺伤然后在伤口上撒点粉末，将鸡抛向天空，鸡坠地而亡即为毒效强。

在越南和中国南部，出猎时猎人在箭毒木上取箭，回来时，将剩下的在箭盒中的毒箭再射在箭毒木的树干上，不带回村，以免误伤人畜。

南美洲的印第安人把毒马钱子的树皮剥下捣烂，用冷水浸渗，再把渗出来的液体煮沸浓缩，加入基拉加古罗树的汁液，制成焦油状的浓浆，涂在镖头上。吹管是用芦苇管套在竹筒内制成，长约 305 厘米。飞镖的一端锐如针尖，一端缠上野棉，以便紧塞在吹管内。高明的吹镖手可以在百码之外射杀猎物。[1] 小而轻的弓、箭和矛及花样繁多的袋子和工具构成基本的狩猎套。在村庄里，毒箭往往装在箭袋中，放在安全、孩子够不着的地方。为了保证安全，毒药甚至只涂在箭杆上，而不是锋利的箭头上，以防备意外的划伤。箭还得定期检查，并不断涂上新的毒药。

印第安人从奥里诺科河两岸生长的南美箭毒树（Strychnos Toxifera）及其他马钱属植物（Strychnos-Arten）的皮中，用水浸提法获得有效的箭毒。箭毒含有许多吲哚生物碱，比乌头碱（Aconitin）的毒性高5~10倍。

1800年，在南美委内瑞拉的奥里诺科河上游探险的德国博物学家博尔特第一个阐明箭毒的配制过程和部分特性。他记载道："将某种蔓生的树木用水煮熟后，剥下树皮后再把水逐步熬干，并加上其他的植物。留下的液体渐渐地出现黏性，变成像沥青的性状，最后变成固体。把箭毒分割成团块贮藏起来，即使经过多年，其功效不变。需要时把它加温变软，涂在箭头上。"

此外，加勒比印第安人则用毒番石榴的树液浸制毒箭。[2] 非洲、拉丁美洲人用几种大戟属似乳汁的浆液制成箭毒。[3]

2005年，英国出版了一本科普书——《箭毒：从丛林致命的毒飞镖演化为麻醉剂的神奇故事》（Poison Arrows: The Amazing Story of How Prozac and Anaesthetics Were Developed from Deadly Jungle Poison Darts），作者费尔德曼[4]详细介绍了南美洲箭头上麻痹性毒药——箭毒（Curare）及其同属植物的衍生物，描述了箭毒对靶器官（如肌肉、腺体和心脏）的作用及分子化学反应，其中有许多令人惊喜的历史故事。

箭毒制品的存放

箭毒制品按照存放容器不同，分为三类。用葫芦装的叫葫芦箭毒，在委内瑞拉奥里诺科河（Orinoco）和内格罗河（Rio Negro）流域的印第安人中多用；用竹筒装的叫竹筒箭毒（亦称筒箭毒），主要是安第斯（Andes）山下的各印第安人部落所持有；用黏土制成的陶瓶装的叫陶罐箭毒（亦称壶箭毒），主要是在亚马孙的西部地区。

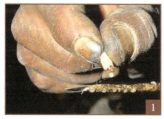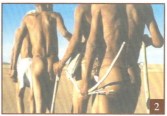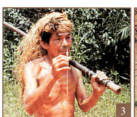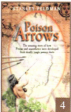

图48 毒箭的制作与使用（1. 将一滴韦塔箭毒甲虫幼虫的胞浆挤出并溶入箭杆；2. 佩带箭毒和弓箭的布须曼人；3. 一位秘鲁的印第安猎人携带着吹筒和剧毒的毒镖箭头，Scott A.Mori 摄；4.《箭毒：从丛林致命的毒飞镖演化为麻醉剂的神奇故事》一书的封面）

---

① 李勉民. 奇闻怪事录. 香港：读者文摘远东有限公司，1989：136-137.
② 简明不列颠百科全书. 北京：中国大百科全书出版社，1985.
③ 庄之模. 生命世界漫笔. 北京：科学技术文献出版社，1982.
④ 斯坦利·费尔德曼（Stanley A. Feldman），是英国伦敦帝国学院麻醉学名誉教授。

1.4 从狩猎进入畜牧农耕时代

旧石器时代是人类文化的童年，是人类历史上最长的一个时期。中国的旧石器时代文化出现于180万年前到距今1万~2万年。旧石器时代的劳动工具在早期主要是打制石器和加工石器。到旧石器时代晚期，人类掌握了捕鱼的技术，鱼类成为当时人的重要食物之一。这一时期，早期人类掌握了人工取火的技术，并有了管理和控制火的技能。石器的发明使早期人类主要靠采集树叶、野果为生，逐步开始了狩猎的生活方式。与此同时，早期人类从依赖自然环境，始终处于漂泊不定、迁徙无常的生存状态下，逐步有一部分人群有了相对稳定的住所，尤其是一些天然洞穴既能为人类遮风挡雨，也能御寒保暖，成为原始人类最理想的住所，即人类最早的"家"。

到了新石器时代，人类不再单纯地依赖大自然，而是开始能够开发大自然了。中国的新石器时代指的是公元前8000年至公元前3500年，是各种文化因素的发生和发展时期。这一时期，人们从事农业、家畜饲养业，以及陶器和磨制石器成为时代的特征。从这时开始，大多数地区的人群不再漂泊不定，而是有了相对稳定的定居场所。

新石器时代后期，即公元前3500年—公元前2300年之间的一段时期，是中国文明起源的关键时刻。这时农业、畜牧业生产都较以前有了很大的发展，为社会生产的分工和一系列文明因素和现象的萌发、涌现提供了前提和基础。

在西南亚和北非的一些半游牧群体，在季节性迁移期间，也种植谷物。畜牧民族的迁移往往依据牲畜种类、地势和气候的不同而异。有的游牧群体虽然成了大社会，却保持其迁移的生活方式。其中包括小手工业者和小商贩，他们也可以制作和出卖简单的产品，打猎或出卖劳动力。吉普赛人是这种游牧生活的最著名的典型。一些游牧民族从事种类有限的农业，为了寻找种植谷物的新地域，从一个地方迁移到另一个地方。他们经常将农业和狩猎、采集结合起来。人类学家把他们划归园艺民族，以此特征与定居的农业民族相区别。

总之，原始农业产生的时间大约是在1万年前的旧石器时代末期或新石器时代初期。原始畜牧业是从狩猎中发展起来的。早在旧石器时代的后期，原始人已经驯养了狗。他们用狗来帮助打猎，同时也作为肉食的储备。种植业和畜牧业的发生，是从驯化野生动植物开始的。人类在长期的采集渔猎生活中，积累了相当丰富的有关植物和动物的知识。这些知识正是原始人类得以驯化植物和动物的先决条件。一旦由于环境变化引起开辟新的食物来源的需要，原始种植业和畜牧业就开始发展起来。

2

有毒植物胁迫与农耕兴起

2.1 农耕兴起的原因

近半个世纪，关于农耕兴起的原因的研究提出了 30 多种互不相同的观点，比较多的研究有以下几种：其一，"绿洲假设"。这种观点认为随着气温的回升，冰层的消融，气候环境更加干燥，这就迫使动植物及人类都前往有水源的绿洲地区生活，导致彼此之间的生活地域更加接近，也更加相互依赖，于是农耕兴起。其二，认为农耕是"边缘地区"的发明。生活在"边缘地区"的普通居民很难找到野生的食物资源，急需新的食物来源，农耕起源是日益加剧的文化差异及人类专业分工发展到极致的产物。其三，农耕是自发产生的。在人类居住过的遗址废墟中，发现大量新的植物物种，以此证明。其四，农耕是迫于人口压力而实施的一项战略。人口的剧增和资源的锐减，迫使人类必须找到可食用的新物种，来栽培仅存的可食用植物。其五，人类需要新的资源。在农耕文化发达的地区，人口的增长只是事情的结果而不是原因。农业最终只是在资源丰富地区发展起来的，资源的极大丰富是农业发展的先决条件。其六，宗教文化行为。人类选择农耕方式是一种宗教上的回应。犁耕、播种及灌溉等活动都是宗教行为，都是生的庆典，对神的供养，也是人类与上天的交换——用祭祀品和劳动来换取营养。其七，农业是一种进化中的适应过程。认为农业是自然而然出现的，而不是独立出现的，是由食物采集向农业活动的一个转化过程。这样农业耕作与食物采集又得到了统一，它们都是人类获取食物的方式，这两种方式很难彻底分开。

以上无论是人类的发明还是自然进化的观点，对于农耕起源的解释都缺乏说服力，难以达成共识。因此，我们有必要运用现代生态学和毒理学研究的新成果、新观点，从脊椎动物与植物之间存在的毒性方程；从有毒植物到食用作物的进化；从植物化感毒性对农耕稳定的作用等方面进一步探讨。可以认为：农耕兴起的原因是多方面的，是许多内在的和外在的因素促使人类做出的选择，但有毒植物胁迫是农耕兴起的重要原因。

2.2 有毒植物胁迫与农耕兴起

地球上有8万多种植物可供人类利用。但目前人类能够利用的仅有3000多种，在3000多种植物中，人类需要植物蛋白的95%来自其中的30种，一半以上的植物蛋白又来自其中的三种，即小麦、水稻和玉米。为什么大千世界中的绿色植物人类不能直接采食，而要选择农耕之路？中国古籍中记述的"神农尝百草，一日而遇七十毒"的传说，形象地说明了原始人类在寻找食物的过程中，不可避免地误食了许多有毒植物，导致中毒现象发生；同时也概括了在有毒植物的胁迫之下，人类不得不去探寻新的食物来源和新的生产食物的方式和途径，于是在有了初步的实践知识的基础上开始萌发了农耕思想。

最新的研究表明：大部分植物的次生代谢产物都是有毒的，这些植物毒素与人类和脊椎动物之间有着一种特殊而微妙的关系。正如我们在上一节中提到的，有毒植物与人类和脊椎动物之间有一个"毒性方程"。植物首先面对的是昆虫、动物和人类的取食，因此植物体内的植物毒素就会直接阻止或减少昆虫、动物和人类无限制地取食。也就是说，植物不会行动，它要生存就得依靠自己的防御武器——植物毒素。反之，人类为了避免有毒植物带来的不必要的麻烦，就得适应所处的生态环境。然而，任何适应都要付出代价，这就是人类为什么选择了不是直接采食自然界生长的含有毒素的绿色植物为生，而是走一条自己栽培植物，丰衣足食的农耕之路的原因。

农业起源于没有文字记载的远古时代，当人类做出划时代的选择——不仅靠采集食物，而且通过栽培植物也可养活自己时，一个崭新的世界展现在人类面前，使人类的眼界大为开阔。农耕的兴起标志着人类告别了旧石器时代，跨入新石器时代。

新石器时代文化的四个要素（定居、磨光石器、陶器、原始农耕和原始的家畜驯养）在一些遗址里均已基本具备。现代的研究证实，大部分植物之所以不能被人类直接作为食物的主要原因是这些植物对人类有毒。是人类的农耕活动与加工措施逐渐改良或消除了某些不利因素，具有化毒为利的神奇功效。

在漫长的生产与生活实践中，人类逐步熟悉了植物的毒性及它们的特性，开始并逐步总结去除植物性食物中所含毒素的方法。事实上，在掌握深奥的科学知识方面，世界上一些非常原始的人类中不乏行家里手。伯克和维尔斯于1861年在跨奥大利亚大陆的探险活动中，当携带的粮食吃完后，他们食用了大柄苹①的种子，由于大柄苹的种子含有剧毒而不幸身亡。而当地的土著人却可以用大柄苹的种子做出极富营养的糕点，因为他们知道怎

---

① 大柄苹，一种苹属植物，产于澳大利亚。

样进行适当的加工才能去除大柄苹种子的毒性。

由于受到有毒植物的胁迫，人类作为食物采集者不断观察、了解并掌握了主要食用植物的生长周期，通晓一年四季的气候变化，明白在一年中的什么时候、在什么地方可以凭借最少的劳力，采集到最多的天然生长的食物，开始对主要食用植物进行模拟栽培。

农业为开始进行耕作的人带来了重大的收获，庄稼能够在易于耕作的环境中存活，产量也得到了提高。农耕也加强了人们的肌肉力量，能够养活更多的劳动力，这样也就有了足够多的人口。不仅如此，农耕还为人们提供了剩余粮食和农作物秸秆来饲养大型的草食家畜，使其能够帮助人类完成一些人力不能完成的工作。牛可以犁地，马匹及骆驼可以帮助人们驮运物品，完成食物的储藏、运输等一系列耗费大量劳力的工作，于是，农耕逐步兴起，并且愈加发达。

作为农业生产力重要标志的牛耕，在中国、埃及有着悠久的历史。牛耕在中国春秋战国时代已获得了初步的推广，汉代牛耕得到了大规模的推广，牛耕技术不但在中原地区盛行，而且逐渐向长江和珠江流域推广。这个时期的牛耕普遍采用的是二牛抬杠一人扶犁的耕作方式。牛耕图是当时牛耕的形象反映。

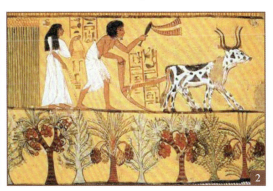

图49 古代的农耕图（1.中国东汉牛耕画像石，1971年陕西米脂出土；2.尼罗河流域下游从事农耕的古埃及人）

2.3 植物化感毒性与农耕的稳定

在植物界激烈的竞争中，农作物为什么能够长期稳定的生产？这是农耕持续兴旺发达的关键所在。现代研究表明，植物化感作用对稳定农耕起到了决定性的作用。

植物化感作用（Allelopathy）表现在两个方面。一方面植物植株能够向环境中释放某些化学物质，影响周围其他植株生理生化代谢及其生长过程，这种"相克"作用称为植物毒素的抑制作用。另一方面植物植株向环境中释放的某些化学物质，也影响植物植株自身的生长发育，这种"自控"作用被称为自毒作用。

在生态系统中，植物毒素的抑制作用有利于农作物保持种群的优势，限制其他植物种群和入侵生物的生长；自毒作用有利于同种植物之间保持适当的距离，对取食者和病原微生物产生有效的隔离，从而有利于种群自身的发展。例如，收获后的大麦、燕麦、小麦的残体对第二年杂草的生长都有抑制作用。黑麦覆盖物可以有效地控制杂草的生长，起化感作用的是一种叫作香草酸的化感物质。高粱残株具有显著的控制杂草的能力。水稻残茬与秸秆混合物的水提取物能抑制杂草发芽和苗期生长。向日葵能有效地抑制马齿苋、曼陀罗和牵牛花等杂草的生长。燕麦的一些品种则能抑制芥属杂草的顶端生长。冬小麦释放的化感作用物能够抑制白茅生长。

人们对于古代农作物轮作产生效应的原因一直未能有深刻的认识。如十字花科作物的轮作系统中，油菜根分泌出的烷基异硫氰酸酯化合物的浓度很低，而且在土壤中迅速降解，不会产生具有抑制作用的化感作用。而油菜植株中含有的促进作物生长的物质油菜素内酯被淋溶到土壤中，对邻近或下一轮作物产生有益生长的促进作用。因此，油菜可以促进水稻和小麦的生长，使其产量增加。

中国自古以来积累了丰富的农作物倒茬、轮作、间作套种经验。南北朝后魏贾思勰所著的《齐民要术》中载有，"慎勿于大豆地中杂种芝麻，扇地两损，而收菲薄"；清代祁寯藻在撰写的《马首农言》中指出，"不怕重种谷，只怕谷重谷"；清代郭云升所著《救荒简易书》中记载，"红薯怕姜茬，姜茬种薯，薯皆带姜气，红姜怕重辣椒花，辣椒花种薯，薯皆带辣气"。这些记载明确地说明芝麻、辣椒等与其他作物的化感作用及谷子和甘薯连作的自毒作用。

植物的化感作用，尤其是自毒作用，广泛地存在于不同地域的种植系统中，无论是粮食作物、经济作物，还是蔬菜都不同程度地存在着连作障碍和"茬口"问题。中国北方的主要粮食作物小麦和谷子，若连作则产量显著下降。南方的水稻和旱稻，"茬口"问题一直困扰着产量。云南水稻只要连种，第二年产量就会下降，第三年则颗粒无收。黑龙江大豆的连作障碍可使大豆产量下降50%。面对连作障碍和"茬口"问题，当地农民采用了相应的轮间作方法予以克服。云南农民决不连种旱稻，实行旱稻—争芋—荞麦—燕麦—撂荒的耕作制度。四川和湖南采用水稻—仙菜轮作，广东采用水稻—花生轮作，黑龙江采用麦—豆轮作克服大豆的连作障碍。由此可见，植物化感毒性对稳定农耕长期发展起到重要作用。

2.4 栽培驯化与脱毒加工：早期农业的伟大创举

从有毒植物到食用作物经历了相当漫长的栽培驯化和脱毒加工食用技术的过程。在上万年的人类历史中，人类的祖先恰恰选择了能产生剧毒的生氰物质的植物作为自己的主要食物进行栽培。其原因，一是可能处在采猎与耕作时代的过渡期间；二是这些生氰植物的茎叶对昆虫取食有防御作用，能够普遍种植和旺盛生长，使得人类主要取食它们的果实；三是通过摄入大量肉类蛋白来解除生氰物质的毒性。

起源于能合成生氰物质的植物主要是小麦、水稻、玉米、大豆、木薯、马铃薯、高粱、燕麦、谷子、油菜和花生等。这些含有生氰物质的植物经数千年的栽培、选育和驯化，毒性会逐步减弱或消失，再加上烹调方法的不断改进，许多有毒成分被浸洗溶去或在烹调中破坏。例如小麦、玉米等粮食作物在幼苗期含有有毒的氰苷，但成熟时均无毒或只有含量极低的微毒，可安全食用。再如，大豆中的胰蛋白酶抑制剂的受热变性而变为无毒，这一点正是大豆和豆浆必须加热煮沸才能食用的原因。

木薯有4000年的栽培历史，是南美印第安人的主粮之一。人们食用的是其块根，木薯块根主要含有淀粉、蛋白质、脂肪和维生素。但木薯全株含有氰苷，新鲜块根毒性较大，然而，南美印第安人很早就摸索出木薯去毒的方法。妇女们先把含毒量最高又没有食用价值的块根皮剥除，放入水中浸泡1~2天后，再煮熟或加工成木薯粉，这样处理后的木薯就可以放心食用了。

在18世纪的欧洲人，抵制种植土豆、芋头、木薯的原因之一是它们都有一种奇怪的特性：如果不进行加工，都对人体有毒。在那些经过人工培植的芋头及木薯中甚至也发现了有毒晶体，只有经过仔细的加工才能够去掉这些毒素。例如，要去掉木薯中的有毒成分，人们需要将去皮的木薯磨碎，然后进行挤压过滤，最后将挤出来的汁用来烹煮，或者将木薯粉加水调和成面团后进行烘烤。据18世纪早期一位研究美洲土著生活习性的法国观察家称，"木薯的汁液是有毒的，能够置人于死地，但烹煮后，却成了甘甜美味的饮料，非常适于饮用"。发现这些天然有毒植物的人工栽培价值，并将其转化为人类可吃的食品，这是原始农艺学创造的又一个奇迹，也是早期农业的另一个未解之谜。

3

农耕文明时代与人类食品安全

3.1 "刀耕火种"的原始农业

古代中国的农业与畜牧业

中国古代有神农氏教民播种五谷的传说。传说神农氏看到小鸟把衔来的谷籽丢在地上,便长出了禾苗,于是就试着采来谷籽埋在土中,果然长出了谷苗。他十分欣喜,于是就用木、石、骨制成耒耜等农具,教人们翻松土地,采来穗大实多的谷籽埋入土中,待长成结穗后收割,供人食用。他还用同样的办法,种植其他作物。后来,神农氏播种五谷的办法,传遍各个部落,人们尊称他为神农氏。

神农氏的传说反映了中国原始农耕的起源和发展过程。早期人类在长期的采集生活中,观察到植物的生长规律,并有意识地种植可以食用的植物,这就是原始农耕的起源。

在原始社会里,由于生产工具简陋,人们抵御自然灾害能力低下,农业对自然环境的依赖程度较高。尽管如此,长江流域的河姆渡人和黄河流域的半坡人都开始了原始农耕生产活动。从河姆渡遗址的干栏式房屋和半坡遗址的半地穴式房屋的复原模型图,可以看到原始农耕时期的房屋结构与差异。同时,也出现了标志原始农耕时期的农业耕作工具、畜牧和陶瓷用品(图51和图52)。

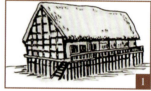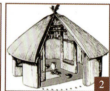

图51 中国原始农耕时期的房屋(1.干栏式房屋,河姆渡遗址;2.半地穴式房屋,半坡遗址)

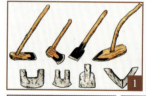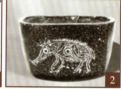

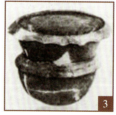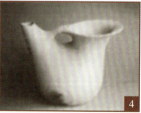

图52 中国原始农耕时期的用具(1.战国时期的铁制农具;2.用于盛物的陶瓷用品,猪纹陶器;3.用于炊煮的陶釜;4.陶制酒器)

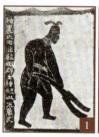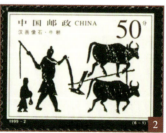

图50 神农氏(1)与《汉代画像石·牛耕图》(2)耕的起源。

《史记·周本纪》记载了一个后稷教民稼穑的故事,说周代的先民后稷,名字叫弃,他的母亲叫姜原。弃长大成人后,就立志于农业技术的研究推广,教人们耕田稼穑①。当时人们主要靠狩猎和采集为生，经常因为食物不足而忍饥挨饿，他们看到弃的农业成果，都很恭敬地向他学习。后来帝尧听到他的名声，还专聘他做农师，指导部落的农艺，所以人们尊称他为"后稷"。

古埃及的农业与畜牧业

古埃及人很早就知道农业是与季节变化密切相关的工作。据历史记载，埃及因其耕作与尼罗河的紧密联系而闻名。尼罗河是世界上最长的河流，滚滚洪流为埃及众生带来了生命的希望。尼罗河的外形看似莲花，而象形文字中，埃及人就是将莲花代表了再生的意思。埃及几乎常年不降雨，因此，尼罗河水成了所有植物和动物的生命之源。

古埃及人用于农业的工具有犁、镰刀、锄头、叉子、铲子、篮子和筛子。农民也会使用牛、驴、羊等动物来帮助他们耕作。

古埃及人将谷物的耕作分为八个步骤：即用木制的斧头来犁地；用手来播种；谷物成熟后用镰刀来收割；收割下来的谷物会被捆扎起来，然后放在驴背上，驮到一个安全又干燥的地方存放以防损坏；接下来就是打谷，目的是使谷物与谷壳分离；妇女们用木叉将重量较轻的谷壳和稻草从谷粒中挑除；接着，她们会用由芦苇和棕榈叶制成筛子滤出较长的谷壳和杂草；最后，埃及人把收割的谷物储藏起来食用（图53）。

此外，古埃及有种类繁多的花卉，因此，蜜蜂有能力传播花粉。埃及的妇女们养蜂并采集蜂蜜，并且用这些蜂蜜制作

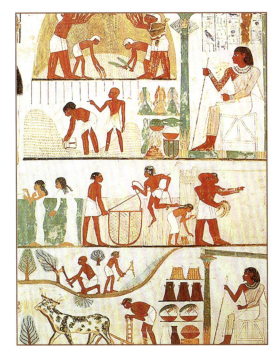

图53 在北非尼罗河下游流域农耕的古埃及人（在公元前6000年左右）

甜点。

埃及人饲养动物，有的是将其作为食物，有的是为了得到它们的皮革，有的是用来取奶，而且动物的粪便可以用来烧火。公牛被用来增加农业生产，其他动物被埃及人驯化和饲养。埃及人饲养的动物有：牛、山羊、猪和鸭子。大约在公元前1600年，马和驴被从亚洲引进到埃及。

西亚各地的原始农耕

公元前7000至公元前6000年，西亚各地先后进入有陶新石器或发达的新石器时期。最早的陶器可称为土器，火候极低；稍后有厚胎的素面灰褐陶；最后出现彩陶。这时农业已有进一步的发展，有的地方已有灌溉农业。房子一般为多间式、平顶，有的房内有牛头形塑像。

---

① 稼穑（音 jià sè），是指播种和收割庄稼。

中亚、南亚和东南亚的原始农耕

中亚在公元前6000—公元前5000年进入新石器时代,其代表有哲通文化。该文化分布于土库曼斯坦境内。石器大多继承当地的中石器时代传统而多细石器,同时也新出现磨制石斧和磨谷器。已种植小麦和大麦,饲养山羊。陶器均为手制,胎中多掺草末,除素面外还有一些彩陶。从总体文化面貌来看明显受到西亚新石器文化的影响。中亚北部的新石器文化年代较晚,其代表为克尔捷米纳尔文化,年代为公元前4000—公元前2000年,经济以渔猎和采集为主,陶器多饰刻画或戳印纹。

南亚次大陆较早的新石器文化大约开始于公元前6000年,分布在俾路支和印度河流域一带。居民种植小麦、大麦,饲养绵羊、山羊和牛。大约到公元前4500年才出现陶器,并且很快出现彩陶。

在东南亚,印度尼西亚等地有种植薯芋为主的新石器文化,没有发展起真正的农业经济。

北亚和东北亚的原始农耕

日本是世界上陶器出现最早的地区,陶器多绳纹,故日本的新石器时代又称绳纹时代。日本的农业只是在公元前1000年以后,才急速发展起来的。西伯利亚则一直以渔猎和采集经济为主。蒙古和西伯利亚也有个别遗址的陶器年代接近1万年。但这个地区的磨制石器一直不太发达,农业出现的年代也很晚。蒙古东部地区在公元前3000年至公元前2000年也已种黍,并饲养牛羊等家畜。朝鲜的新石器文化因受中国东北新石器文化的影响,在公元前4000多年就已发展起旱地农业,种植粟和黍。

美洲、大洋洲与非洲中南部的原始农耕

美洲在欧洲殖民者到达以前基本上处于新石器时代,即使已创立高度文明社会的玛雅王国,也基本上不使用金属器皿。美洲是农业起源的重要地区,那里最先培植玉米,还有豆类和南瓜,家畜仅有骆马一种。大洋洲在殖民者进入以前基本上仍处于狩猎、采集经济阶段。非洲中南部的新石器时代仍多打制石器,种植薯芋,同东南亚的情况有些类似。

总之,在原始社会,妇女们长年累月地从事采集,通过不断地观察、摸索,她们发现种子落地后能够生根、发芽、开花、结果,生产出更多的植物。经过千百次试种,人们逐渐学会了栽培作物,这样,就出现了"刀耕火种"的原始农业。后来,农业逐渐成为人们较为稳定的衣食之源。

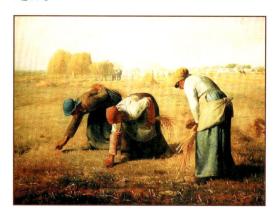

图54 《拾麦穗者》(油画:一幅人与土地、农业与生存息息相关的伟大作品。作者:〔法国〕让·弗朗索瓦·米勒,1857年。藏于巴黎奥赛博物馆)

3.2 有毒植物与人类生存

历史经验告诉我们，有毒植物与人类生存息息相关。有毒植物不仅为人类提供了食物，而且是保障人类健康取之不尽用之不竭的医药源泉。

农业活动比人类其他的变革更深刻地改变着这个世界。现在人们所消耗的所有碳水化合物中，近 3/4 的蛋白质来自植物，植物为世界提供了 90% 的食物，在人类食物链中，农作物依靠太阳光的光合作用进行生产，为人类提供主食；大多数畜禽都是用饲草饲料喂养出来的，为人类提供动物性营养食品；现代科技不断取得去毒解毒的成果，为人类食品安全提供支撑。农业生产仍然是世界经济的基础，食品制造业仍然保持着它的经济霸主地位。

俞为洁[1]著的《有毒植物的食用历史》[2]一文，记述了有毒植物的食用历史。她指出，有毒植物是自然界客观存在的一部分，最初它只是人类的"敌人"，但一代代的生命代价，终于使人类在人、毒关系中逐渐由被动转为主动，不仅积累了大量辨别有毒植物的知识，而且开始在食用、渔猎（用于箭毒和毒鱼料）、医药和宗教（用作迷幻剂，主要集中在大麻和毒蕈类）等领域利用有毒植物。例如，荞麦是中国古代重要的粮食作物之一，谷实无毒，但开花时有毒，历史上曾因春荒饥食荞麦花而屡酿惨祸。

以橡树籽为例，史前时期加利福尼亚居民的主要粮食是橡树籽。橡树籽里的大量单宁，既涩口又与蛋白质牢固地结合在一起，这些性质使得橡树籽适合鞣制皮革而不适合食用。特别是橡树籽刚从树上落下来的时候，毒性是很强的。单宁是为了对付大动物、昆虫和霉菌而演化的。食物中如果单宁超过 8%，就可以使大鼠致命。而橡树籽中的单宁为 9%，所以，人们不能食用未经加工的橡树籽。加利福尼亚的印第安人把橡树籽肉和一种红土混合起来制作面包。红土与单宁有足够强的结合力，还使面包变得味美。另外，一些部落会煮橡树籽以除去单宁。我们的酶系统颇能配合单宁，而且有些人喜欢茶和红酒中的单宁味。小量的单宁因为刺激胰蛋白酶的分泌而有助于消化。[3]

现代的研究证实，大部分植物之所以不能直接作为人类食物的主要原因是它们对人有毒。是人类的农耕活动与加工措施逐渐改良或消除了某些不利因素，具有化毒为利的神奇功效。

---

[1] 俞为洁（1963— ），研究员，浙江杭州人。1985 年毕业于杭州大学（现浙江大学）历史系文物、博物馆专业，获历史学学士学位。同年考入浙江农业大学（现浙江大学），1988 年获农学硕士学位。1988 年在浙江省博物馆工作，从事史前文化的研究。兼任浙江省国际良渚学中心副主任，浙江省越国文化研究会副秘书长。发表论文 60 余篇，著有《中国史前植物考古》《中国食料史》等。

[2] 俞为洁. 有毒植物的食用历史. 农业考古，2007（4）：194-198.

[3] 尼斯，威廉斯. 我们为什么生病——达尔文医学的新科学. 易凡，禹宽平，译. 长沙：湖南科学技术出版社，1998.

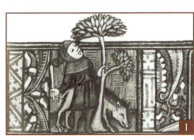 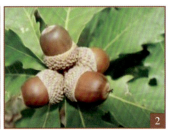

图55 橡树籽（1. 猪寻食橡树果，1365年，法国；2. 橡树的果实，橡子）

在漫长的生产与生活实践中人类逐步熟悉了植物的毒性及它们的特性，开始并逐步总结去除食物中毒素的方法，甚至还能将这些毒素提取出来用于捕鱼或者捕杀野兽。在新几内亚的弗雷德里克·亨德里克岛上，居住在湿地上的居民知道如何在鱼类资源丰富的海域投毒，而他们在食用这些被毒死的鱼后，自身却不会受到任何影响。1861年，探险家伯克和维尔斯在跨澳大利亚大陆的探险活动中不幸身亡。他们在携带的粮食吃完后，食用了大柄苹的种子，此植物的种子如果没有经过适当加工则有剧毒[1]。

可以肯定的是，农业为开始进行耕作的人带来了重大的收获，庄稼能够在易于耕作的环境中存活，产量也得到了提高。农耕也加强了人们的肌肉力量，养活了更多劳动力，这样也就有了足够多的人口。农耕也为人们提供了剩余粮食和农作物秸秆来饲养大型的草食家畜，使其能够帮助人类完成一些人力不能完成的工作。牛可以犁地，马匹及骆驼可以帮助人们驮运物品，完成食物的储藏及运输等一系列耗费大量劳力的工作，于是，农耕逐步兴起，并且愈加发达。

3.3 土豆：从有毒植物到食用作物

土豆（亦称马铃薯、洋芋）[2]是人类首先得到栽培种植的有毒植物。人类是在首次发现野生土豆的地方——安第斯山脉高海拔地区开始对其进行培植的。土豆的一些野生品种甚至要吃昆虫，而且所有的土豆品种作为食用作物都或多或少具有毒性。[3]

土豆的栽培种植和利用有一段不寻常的发展历史。人类是在秘鲁和玻利维亚交界的安第斯山脉高海拔地区首次发现野生马铃薯并开始培植的。秘鲁的国际马铃薯中心已经鉴定出种植在安第斯山地区的大约4300个不同的马铃薯品种。科学家研究证实：野生的马铃薯是有毒的，经过几

---

[1] 据后来科学家们的分析，大柄苹种子的外皮含有一种维生素B_1酶的毒素，能破坏人体中的维生素B_1，使人停止消化食物。伯克和维尔斯以大柄苹的种子充饥，身体摄取不到任何营养，只能越来越饿。因此，人们都认为伯克和维尔斯是饿死的。

[2] 1532年，以弗朗西斯科·皮萨罗为首的首批西班牙殖民者抵达安第斯山地区，他们发现了当地印第安人吃的这种奇异的圆形块茎。很快，发现新食物的消息就传播开来。30年之内，甚至远至加那利群岛的西班牙农夫也开始向法国和荷兰（荷兰当时是西班牙帝国的一部分）出口土豆了。对土豆最早的科学描述，则是在1596年由一位瑞士自然学家给出的，他把它命名为"马铃薯"。

[3] 阿莫斯图. 食物的历史. 何舒平，译. 北京：中信出版社，2005.

百年的驯化改良，栽培的马铃薯仍然是全株各部都含有植物毒素——龙葵碱，只是不同部位和不同生长时期含量不同。成熟的马铃薯块根内只含 0.004%，不会引起人的中毒。但发芽的马铃薯块中龙葵碱的含量可增加到 0.08%，芽内更是高达 4.76%。马铃薯含有的龙葵碱，加热后即被破坏。因此，食用马铃薯必须削皮，再煮熟吃。

土豆的传播也有很长的历史。16世纪中叶，西班牙人征服了秘鲁，于1537年在安第斯山脉的村庄里发现了马铃薯，1565年将土豆从秘鲁带回西班牙的加那利群岛栽培并引种到欧洲，之后，又将它当作奇花异草引种到英国爱尔兰。1663年，爱尔兰政府鼓励栽培土豆，从此土豆由供人观赏而跻身餐桌。法国有位药剂师，把土豆从美国带回法国。法国国王路易十六亲自提倡种植，从而使其在法国获得落脚生根繁衍后代的权利。17世纪初，土豆先后传入印度、中国和日本等国家。

食品的历史告诉人们，在小麦成为粮食之王以前，人们吃的不是面包，而是以植物的根茎、块茎为基本的主食。土豆在世界的粮食消耗排名中，排在小麦、水稻及玉米之后，名列第四。因此，联合国把2008年宣布为"国际土豆年"，以此提醒发展中国家种植土豆的重要性。据联合国粮农组织统计，2009年全球土豆产量为3.3亿吨，其中2/3多一点由人类直接食用，其余的喂给了动物或用来生产淀粉。①

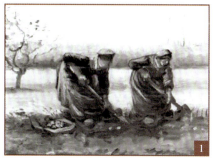 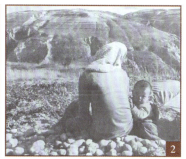

图56 栽培的土豆作为食用作物（1.《挖土豆的农妇》，凡·高画；2.《土豆收获的季节，大山里的童年》，李迪摄影）

3.4 食品、药品、毒物同源之说

远古人类探寻食物与药物的历程

远古时候，我们的祖先过着采摘和狩猎的生活，辽阔的大地上生长的茂盛植物就是上苍赐予的天然食物。很多现代作为药用的植物在远古时候同样是用来充饥果腹的。在寻找食物的过程中，也有人不幸挖到川乌、草乌的根，吃了会感到麻木、昏迷，还有的摘到雪上一枝蒿，吃了便一命呜呼。慢慢地，人们知道了这些有毒植物，当然不会再随便吃它。但古人也发现，这些有毒植物拿来敷疮外用，可以起到以毒攻毒的作用。昆虫也是人类的天然食物，人类的祖先在难以猎捉到飞鸟走兽

---

① 梁宏军. 土豆这样改变世界. 大自然探索，2012，3.

时，就捕食昆虫。数量繁多的昆虫是良好的动物蛋白来源，同时也能治疗疾病。相当长一段时间内，人类的祖先就是这样不分药食地以草根、树皮、昆虫维生，过着自然的生活。

现代研究认为，早期人类因为对自然界的极端无知和饥不择食，常会误食有毒植物而产生呕吐、腹泻、昏迷等中毒反应，甚至引起死亡。经过无数次的尝试和经验积累，逐步获得了辨别食物、药物和毒物的知识，于是产生了"食药同源说"和"中毒识药说"。当人类进入农耕时代以后，对植物的知识有了进一步的增长，便有意识地利用植物治疗疾病。继植物药之后，人类通过渔猎活动获得动物药的知识。进入畜牧时代以后，又获得动物药的知识。到原始社会末期，人类通过采矿和冶炼获得了矿物药的知识。

植物是食品、饲料、医药的重要来源之一

植物是人类粮食、蔬菜和一些副食品的来源，是动物赖以生存的饲草、饲料，又是医药、兽药的重要药源之一。植物种类数以万计，然而，用作人类食品的不过数百种，用作畜禽饲料的不过数千种，用作医药的只有2000多种。形成这种状况的重要原因之一，是植物内存在的植物毒素限制了一些植物资源的利用。现代研究已经确认的有毒植物分布在98科321属中，已确定的植物毒素1000余种。20世纪70年代以来，国际上的植物学家、毒物学家营养学家和药学家，为了开发利用植物资源，以层析与光谱技术等分析方法对植物中含有的植物毒素进行提取分离与鉴定，一门崭新的学科——植物毒素学也已逐渐形成并得到发展。

4

中国古代毒物与中毒的文字表达

4.1 文字表达的五个时期

文字是人类进入文明时代的一个重要标志。在人类社会的发展史上，手写文明、印刷文化、无纸工业文明在不断延伸发展着人的精神和文化[①]。

手写文明时期产生了文字。中国 5000 年前甲骨文的出现结束了结绳记事的历史，使人类第一次能够用文字来记载历史和思想。中国汉代造纸术的发明，使书写载体产生了重大变化。印刷时代使文化世俗化，知识分子成为传播历史文本的精英集团。当人类进入计算机与网络时代，即无纸工业文明时代，人们的阅读和交流可以通过网络进行。

当我们跨进人类生活、生命、精神中的文化深层，文字和文化就会不断地传承和再体验下去。科学的历程为人类的产生、保存、收藏文化做出了很大的贡献，反过来，人类对这些文化的传播保存又推进了科学的进一步发展。

威廉·麦戈伊以五个文明划分世界历史，即任何使用表意文字和前拼音文字的社会都属于第一次文明时期；使用手写拼音字母而不是用印刷书稿的社会属于第二次文明时期；拥有印刷的文学作品而没有电子通讯的社会属于第三文明时期；拥有电子娱乐而没有计算机文化的社会属于第四文明时期；当计算机文化得到全面发展，社会就步入了第五文明时期[②]。

我们研究原始农耕文明时代关于毒物与中毒的文字表达，还需要从象形文字的表意，即原始书写方式，表意文字体系的建立说开去！

4.2 中国古代毒物与中毒的文字表达

汉字是世界上历史最悠久的文字之一。考古学的研究表明，中国古汉字中具有"毒"字含义的义字最早在甲骨文中有"蠱""酖"字。到了汉代才有"毒"字的字形。之后历代"毒"字随着社会经济的发展和古代文明的进步不断的演变，在字形、字意、字谱等多方面都在不断地扩展，特别是"毒"字的字意愈加明确。

中国古代"毒"字及其相关词汇的出现，表明中国人的祖先对毒物和中毒的认

---

① 王岳川. 书本文明的变迁. 人民法院报，2002-01-19.
② 麦戈伊. 文明的五个纪元. 贾磊，等译. 济南：山东画报出版社，2004.

识是逐步深化的。从目前收集到的古代"毒"字及其相关词汇的历史资料可以看出，中国古代甲骨文中尚未发现"毒"字，但有描述有毒动物的"蛊"（同蛊，音gǔ，毒虫）字、"酖"字。"毒"字自战国末期出现，是古人发现了有毒植物，在射猎活动中使用了箭毒与毒箭，从而创造了"毒"字。"毒"字，从"屮"，"毐"声，在字形上有其独特之处。如"崶""崶""崶"，为害人之草。

"毒"字从古文、金文、籀文、隶书到南北朝楷书、草书、行书的流行，几经演变才基本定形，之后，随着社会经济的发展和古代文明的进步，与"毒"字相关的有毒植物、有毒动物、有毒矿物及中毒的词汇逐渐出现，如：荼（音tú，有害之草，毒草）、亭（音tíng，毒鱼的一种毒草）、酖（音zhèn，同鸩，毒酒或加入毒物的酒）、殙（音hūn，中毒致死）、莨（音dàng，毒草莨菪子，有毒，误食令人狂乱）、堇（音jǐn，药名，乌头）、瘌（音là，药物中毒）、蠚（音hē，同蜇，音，毒物咬伤）、螫（音shì，毒虫叮咬中毒）等。[①]

以上不同文字的表达，似从蛊（毒虫与有毒动物）→疾病→毒（毒草与有毒植物中毒）→瘌（药毒与药物中毒）→中酒（饮酒中毒与食物中毒），这样一个不断实践、不断认识的过程。

4.3 中国古代"毒"字的形体演变

辨析古代的"毒"字及其相关词汇是研究古代毒物史的切入点之一。

就目前考古学的研究表明，中国古汉字中具有"毒"字含义的文字最早出现在甲骨文中，如"蛊"（▥铁一二、三 ▥乙一九二六 ▥燕五 ▥佚七二三▥前六、四二、六 ▥甲骨文编1573）、"酖"字。到了战国末期才出现"毒"字的古文和"毒"字的字形（表3-4-1）。

表 3-4-1 "毒"字形体的演变

形 体	字形与构造
甲骨文	▥佚七二三 ▥甲骨文编1573
古文	▥四体书法大辞典 ▥汉简 ▥老古字 ▥说文古文 ▥老子 ▥玉篇·虫部
金文	▥反字篆刻字典

[①] 冯涛. 康熙字典：现代版. 北京：九州出版社，1998.

续表

形 体	字形与构造
陶文	古陶文字徵　古陶字彙
籀文（大篆）	说文解字　古文字诂林　五十二病方·目录
缪篆	君孟印　反字篆刻字典　唐·高正臣　清·金农
隶书	孙膑一二六　苍颉篇七　武威汉代医简八七乙　睡虎地简九八　睡虎地简一〇·五　睡虎地简一〇·五〇　汉·石门颂　熹·诗邶风·谷凤　清·隶辩
草书	晋·王羲之　清·王铎
楷书	说文通训定声　唐·欧阳通　清·金石大辞典
行书	晋·王羲之　唐·高正臣　欧阳通　宋·苏轼

"毒"字的基本构造与字形演变

《说文解字·一篇下·中部》中对"毒"字的构造和字义有一个明确的解释："毒（dú），厚也。害人之草。往往而生。从中。毒声。"可见"毒"字是以形声手法创造而成，"毒"字特指有毒植物。《康熙字典·寅集（上）·中部》："《广韵》《集韵》並徒沃切。'毒'本字。若茶蕵治葛'作者注：应为冶葛'之属。"茶、蕵、治葛都属于有毒植物。可见"毒"字的构造与字形是以形声手法创造而成，"毒"字特指有毒植物（图57、第112页图58、图59）。

"毒"字的字形结构上，还可以用形象的"东巴文"来说明。中国东巴象形文是纳西族特有的文字。纳西象形文字是古纳西人的伟大创造，共有1400个字，主要用于撰写东巴经书，故称为"东巴文"。东巴象形文是依托自然物而生发而传承下来的。东巴文中的毒箭，正是毒草与弓箭二字的组合（第112页图60）。

《康熙字典·中部》　《康熙字典·中部》　《康熙字典·毋部》　《古文字诂林》

图57 中国古代"毒"字的构造

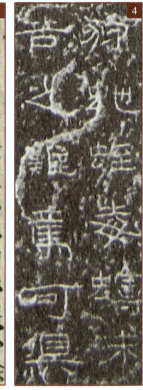

图 58 "毒"字的构造和字形演变（1. 采自《尔雅翼》；2. 采自《说文解字》；3. 采自王筠《文字蒙求》；4. 采自汉《石门颂》摩崖，局部）

  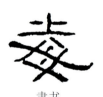

古文　　陶文　　小篆　　隶书　　草书　　楷书　　行书

图 59 "毒"字的构造和字形演变

686　　dʋ˩　毒

591　　　ɭɯ˧mɤ˩　弓

592　　　ɭɯ˧ʂɿ˧　箭

593　　　dʋ˩ɭɯ˧ʂɿ˧　毒箭

646　　　bɑ˩　花、花开叫"bɑ˧bɑ˧bɑ˩"

图 60 东巴象形文中的"毒"字与相关字

4.4 中国古代"毒"字的字谱与音韵

中国古代"毒"字的字谱排序

按照古代出版的字（辞）典中"毒"字的部首和字形构造及释义，"毒"字字谱可排列为：

屮+毒——菷；屮+毒——菷——毒；

圭——生+母——毐——毒；

圭+母——毒；圭+毋——毒。

据《中文字谱》①研究，"毒"字的字谱从"圭""母""毋"，其文字树（System of Characters Tree）如下：

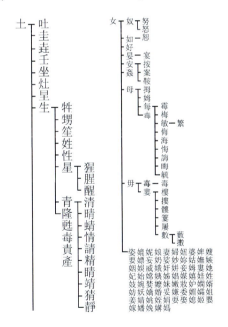

中国古代"毒"字音韵

汉字：毒，声母：d，主元音：u，韵尾：k，声调：6，音节：duk6。

同音字：读（讀）、椟（櫝）、犊。

"毒"字的音韵随着汉字发音的标准化和地方方言的影响，有所不同。1067年司马光发表的对陆法言的《切韵》做了解释，并在"韵表"中将文字按照宋代的发音重新排列。在司马光之后，公元1150年郑樵《通志略》的语音表，把字置于坐标系统中。从右至左的横轴以字首辅音"分度"，从上至下的纵轴以元音及尾音"分度"，也可用来按乐符分类（从上算起第三排），而上列各字的位置按四声排列。②其中有"毒"字的音韵定位（从上算起第十六排）（图61）。

图61 《通志略》的语音表

---

① HARBAUGH R. Chinese characters: a genealogy and dictionary. New Haven: Yale Press, 1996.
② 李约瑟. 中国科学技术史：第一卷总论，第一分册. 北京：科学出版社，1990：76-79.

4.5 "毒"字在中国古代社会话语系统中的意义

在中国古代,"毒"字的音韵因地区、民族和方言的不同也有差异。根据收集的"毒"字的上古音与现代音的某些资料,以及一部分方言,并做如下比较。①

"毒"字的上古音与现代音:

上古音:duok;中古音:duk;近代音:tu;现代音:du。

"毒"字的汉语方言:

吴语:doh;湘语:tɐu;赣语:thuk;客家话:thuk,thɛu;粤语:tuk;闽东语:tuk,tyh;闽南语:tək,tak;thau。

此外,对中国少数民族和许多地方方言"毒"字的音韵,还有待进一步挖掘整理。

从目前已经知道的人类学和考古学的材料来看,"毒"在中国古代社会的话语系统中就有三方面的意义:

首先它是宇宙论(Cosmology)方面的,是指一种特定的自然状态(一般指的是超越常态的情况)。因此在先秦两汉的文献里面,人们对"毒"的名词性的用法,一般作"灾难""苦难"解。如《诗·小雅·小明》:"心之忧矣,其毒太苦。"② 王充的观点在这里可以作为典型代表。王充认为:"夫毒,太阳之热气也。中人人毒,人食凑懑者,其不堪任也。不堪任则谓之毒矣。"③

其次是由宇宙论而形成的一种修辞学上的表达,以形容"过度""伤害"等义。《书·盘庚》云:"(盘庚迁于殷)……乃不畏,戎毒于远迩。"④《易·噬嗑》:"六三。噬腊肉遇毒,小吝无咎。"孙星衍《集解》引马融的话说:"晞于阳而炀于火曰腊肉。"⑤ 炀有火猛之义。朱骏声也说,"《国语》:'厚味实腊毒。'凡腊肉多毒。"⑥ 这是说腊(祭)肉晒太阳过度使味道变质,但是无大的影响。由此义又引申出好恶义,"毒"用作形容词。例如,《左传·僖公二十八年》云:"(晋楚城濮之战,楚成得臣自杀,晋侯闻之曰:)莫余毒也已。"⑦《礼记·缁衣》云:"唯君子能好其正,小人

---

① 珍华,周作楫.汉字古今音表.修订本.北京:中华书局,1999:26.
② 郑玄笺:"忧之甚,心中如有毒药。"(毛诗正义//十三经注疏.北京:中华书局,1981:464.)这其实是汉儒以当时的说法解《诗》。高亨《诗经今注》释"毒"为"灾难"(上海古籍出版社,1980:319.)。
③ 论衡·言毒篇//诸子集成:第7卷.上海:上海书店,1986:223.很有意思的是,日本从中国引入"毒"的概念之后,也沿袭了同样的表达方法。
④ 孙星衍疏曰:"毒者,《广雅·释诂》云:'恶也',言其不畏虚言,取相恶于远近。"尚书今古文注疏.北京:中华书局,1986:227.伪古文《尚书·泰誓》:"作威杀戮,毒痡四海。"孔传释"痡"为病,"毒"有过分、祸害之义。(尚书正义//十三经注疏.北京:中华书局,1981:182.)
⑤ 孙星衍.周易·集解:第4卷.上海:上海书店,1988:196.
⑥ 朱骏声.六十四卦经解·噬嗑:第3卷.北京:中华书局,1958:94.
⑦ 左传·僖公二十八年//十三经注疏.北京:中华书局,1981:1826.

毒其正。"①

其三是毒理学上的，意义与现代相当，是"有毒的""毒性的"。《周礼·天官·医师》："医师掌医之政令，聚毒药以供医事。"郑玄注："毒药，药之辛苦者。药之物恒多毒。"②"毒"因此也作动词用，《左传·僖公四年》载晋献公所宠骊姬欲诬公子申生毒杀献公，即为一例。③

这三种看法在古代时有交叉。据目前出土的文献，"毒"的宇宙论方面的含义要早于毒理，而在当时日常生活中它更接近于现代"药"（Drug）的词义，"毒"字的毒理学之词义占上风的时间应该是在战国秦汉之际。

"毒"字含义纷杂的情况说明先秦时期，"毒"字在多数情况下是作为一个比较抽象的、表达"不好的""过分的"概念在使用，它在毒理方面的含义没有今天这样明确、单纯，这说明"毒"的现代词义有一个从宽泛的抽象概念到指向具体的毒理意义的过程。根据语言学的研究，任何一个抽象词汇（符号）的出现，必须要经过一个具体的概念阶段然后才能和声音形象建立起联系构成一个语言符号。语言符号的建立有任意性的原则，单词出现了多义性，这是符号的"所指"和"能指"关系发生转移的结果。④"毒"字表义的多样性，正是它在先秦两汉时期作为抽象概念使用的标志，其最初的用法和来源已很难考索。如果按照许慎的"毒"字从草（屮）的解释，我们仅仅从植物的毒理方面追索它的来源，那么我们追寻到战国，这条线索可能就断掉了。从目前商周时期的文献材料中来看，"毒"字表达的内容非常广泛，可见它的词源不限于某种具体的草本"毒物"。但这是否说明上古时期没有具体的"毒"的概念呢？显然不是。因此，商周时期表达具体的"毒"之概念必然另外有一个词，这个词有很大可能就是"蛊"字。

---

① 礼记·缁衣//十三经注疏.北京：中华书局，1981：1650.《广雅》搜罗先秦两汉"毒"的同义词有"畏、仇、诽、赢、咎、患、恶……"等29个，王念孙说："凡相憎恶，亦谓之毒。"（王念孙.广雅疏证·释诂：第3卷.北京：中华书局，1983：106.）
② 周礼·医师//十三经注疏.北京：中华书局，1981：666.
③ "（晋）太子祭于曲沃，归胙于公。公田，姬置诸宫六日。公至，毒而献之。"左传·僖公四年//十三经注疏.北京：中华书局，1981：1793.
④ 索绪尔.普通语言学教程.北京：商务印书馆，1982：112.

5

图腾文化与人类对有毒动植物的崇拜

5.1 图腾文化的历史

图腾是印第安语"Totem"的音译，源自北美阿耳贡金人奥季布瓦族方言"o-toteman"，意为"他的亲属""他的氏族""他的标记"。氏族社会的原始人相信某种动物、植物或自然力是本氏族的祖先，或者与自己的祖先有过血的交流，可以保护自己，即以其氏族图腾加以爱护。有的图腾成为崇拜的对象。因此，图腾是群体的标志，是原始人迷信某种动物或自然物同氏族有血缘关系，因而用来做本氏族的号，旨在区分群体。

图腾文化有着悠久的历史，广泛存在于世界各地。在图腾文化中，图腾观念是核心，由此产生出图腾名称、图腾标识、图腾圣物、图腾圣地、图腾禁忌、图腾仪式、图腾神话和图腾艺术等独具一格的图腾文化内容。值得注意的是人们将一些有毒动物和有毒植物作为图腾文化的内容。

在一切动物的图腾崇拜里面，对蛇的崇拜是最广泛的，在大多数原始氏族的宗教信仰中，蛇图腾占据一个突出的地位，最为引人注目。

在中国原始社会中也同样存在图腾崇拜。在马家窑文化的彩陶上发现有蛙、鸟的图像；在仰韶文化的陶器上还有蛇的图像；从半坡村出土的陶器上，也看到有人头、鸟兽的图像，这些图像有些可能就是当时的氏族图腾。

世界上有的民族认为橡树是一种神圣的树。在希腊神话中，橡树是宇宙之神宙斯的象征。有的国家的国徽图案中设计有橡树枝叶，象征力量、忠诚与和平。

在澳大利亚黑人部落的图腾中，有许多植物和动物崇拜，在动物图腾中有袋鼠作图腾的最多，其次有负鼠、狼、犬、蛇类和蜥蜴类。

5.2 有毒动物崇拜

最为广泛的是对蛇的崇拜

在人类文化历史上，蛇是很有诱惑力的有毒动物，人类对它有着很强的好奇心。同时，它又对人类有很大的威胁，毒蛇咬伤并将人置于死地的攻击行为使人产生恐惧心理。翻开生物进化的历史，蛇在地球上的出现时间，比人要早得多。原始人类与各种动物斗争，蛇也是其中一个重要的对手。他们捕捉蛇作为食物，或者被蛇咬而发生伤亡。这种生活和生产斗争的实践，势必会在原始人类的头脑中留下深刻的印象，很可能由此产生对蛇的畏惧和崇敬。

上古时期，先民们既畏蛇又崇拜蛇，由此产生了一些氏族、部落以蛇为图腾，从而敬蛇、拜蛇。国家出现之后，神蛇、灵蛇的传说开始广泛流传，民间的崇拜蛇的风俗在许多民族延续至今。马达加斯加岛上的土著萨克拉瓦族，把蛇看作是具有神秘力量的动物，认为人是蛇的化身，对蛇非常崇敬。墨西哥的先民们非常崇拜蛇，如今墨西哥的国旗和国徽上都有蛇的标识。在中国上古神话传说中，半人半蛇的伏羲、女娲被认为是人的始祖。这不仅反映了人蛇之争中出现的畏蛇、敬蛇心理和由原始人对蛇的认识而产生的崇蛇风习，导致了人蛇合一神话的出现。

在古代埃及，蛇成为塞特统治下的下埃及图腾，由于塞特（他杀死了哥哥——埃及最早的国王奥西里斯）本身是邪恶的，所以蛇也被认为是邪恶的象征。但是在埃及统一之后，蛇摇身一变，成为权力的象征，并且成为埃及法老的保护神。在国王的王冠的额头上就有一个眼镜蛇的形象，埃及人相信眼镜蛇能保护国王。

巴比伦文明中的蛇扮演着造人与繁殖的重要角色。它们的蛇身缠绕的方式看起来就像是 DNA 的双股螺旋，勾动我们更多复制人的联想。

世界上崇拜蛇图腾的观念，也通过各种各样的故事反映出来。《圣经》创世纪中关于亚当、夏娃和蛇的故事，就是纪元前 5 世纪左右的记载。比这稍晚的是《伊索寓言》中农夫和冻僵的蛇的故事。在中国有关蛇的故事中，流传得最广的是以白蛇（白娘子）和许仙为主角的《白蛇传》，它在宋代已经口头传述，到了明代嘉靖年间被用文字记录下来。还有中国苗族中有蛇郎和阿宜的故事等。

此外，比较动人的还有北美印第安人中战士变蛇的故事，蛇创造岛屿的故事。在西班牙有蛇精的故事；在前苏联有巨蛇波洛兹的故事。这些故事不仅反映了人类和蛇的密切关系，而且通过这些故事，可以看到蛇图腾崇拜对人类社会发展的深刻影响。

羽蛇神：印第安人文明的图腾

近代史上丧失领土最多的民族是印第安人。印第安人曾经占据几乎整个西半球，是拥有最辽阔土地的民族，现在已经变成一个小民族居住在中美洲和南美洲西北部的山区。印第安文明的图腾是羽蛇神，羽蛇神的名字叫库库尔坎（Kukulcan），是玛雅人、阿兹特克人心目中能够带来雨季，并与播种、收获、五谷丰登有关的神祇。羽蛇神一般被描绘为长羽毛的蛇的形象。按照传说，羽蛇神主宰着星辰，发明了书籍、立法，而且给人类带来了玉米。羽蛇神还代表着死亡和重生，是祭司们的保护神。

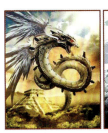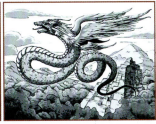

图 62 印第安人的图腾：羽蛇神

中国纳西族的蜘蛛崇拜

纳西族神话《都支格孔》是一个除妖故事，讲述九头十八臂的天神都支格孔战胜了九头妖魔呆打古工，为人类除了祸害。故事中的小可认为都支格孔可能外形类似蜘蛛，所以最后成为纳西族崇拜蜘蛛的源头。

纳西族女性的传统服装（披星戴月）有蜘蛛状交叉的白布带，因为蜘蛛是他们的圣物，传说救过他们一族，因此族人家里的蜘蛛网是不能扫的。纳西族情歌："西山丫口刮大风，哥妹相交不留缝，燕子衔泥嘴要稳，蜘蛛结网在心中。"

蝎子：藏族崇拜的灶神

藏族神话里，部分藏区的灶房画有白色的蝎子，藏族称之为"第巴林亚"，它是龙女的化身，有时也作为灶神崇拜。

搬家、节日敬灶神。藏族搬家专门举行灶神搬家仪式，往烧着牛粪的陶罐里洒些茶叶和酥油，顿时一缕缕青烟升起，主人就端着陶罐对厨房的灶神讲说搬迁的理由并请求一起去新房。当然新居的厨房这时早已打扫得干干净净，锅台墙壁上已画好了象征灶神的蝎子像，有些人还镶上红白石子，画上海螺，写上吉祥祝福语。节日里专门有敬灶神的仪式。望果节的第一天，人们要将田间的五谷备采一穗抽扎起来敬献灶神，保佑来年丰收。藏历十二月三十日，人们要用白色糌粑或白土重新粉绘灶壁上的蝎子图。

5.3 橡树图腾与崇拜槲树的凯尔特人

橡树（Oak）和槲树（*Quercus Dentata*）同属山毛榉科栎属植物（*Quercus*），叶子和果实（橡子）中含有丰富的蛋白质和栎单宁。栎单宁对动物有毒，特别是反刍动物连续大量采食其叶子和橡子会引起中毒。栎属植物在全世界有400余种，广泛分布于北美洲、亚热带高山地区。栎属植物高大挺拔，木质坚硬，用途广泛，人们很喜欢它并将某种信仰寄托于橡树。历史上有许多赞美橡树的诗。

橡树图腾

橡树在印欧民族信仰中是一种神圣的树。在希腊神话中，橡树是宇宙之神宙斯的象征。在德国，橡树是日耳曼民族的图腾崇拜。由于受希腊神话和祖先图腾崇拜的影响，德国人把它看作是一种神圣的树。在德国的军队和政府中，很多勋章的设计非常精美，其内容大多都和橡树有着直接的联系，都带有橡树叶和橡树果的图案。

希腊人把最威严的橡树同他们最高的神（天神、雨神和雷神）——宙斯（Zeus）联系在一起。宙斯的圣所常常是在高山深处、云气迷漫、橡树生长的地方。希腊最有名最古老的圣地之一或许就是多多那[①]，据说宙斯在多多那的一棵神圣橡树下聆听人们的声音，橡树叶的飒飒作响就好像是他对信徒的回应，人们认为他就住在那玄妙深邃的橡树林中。多德纳的雷雨比欧洲任何地方都要多，雷电的隆隆轰鸣，听起来也像是神的声音，所以这块地方对古代希腊人而言，最适宜作为宙斯的家园。

---

① 多多那（Dodona）位于希腊西北的伊庇鲁斯。

在彼奥茜亚，橡树之神宙斯和橡树女神赫拉的神圣婚姻受到几个邦的联合盛大庆祝。在阿卡迪亚的莱西埃斯山，作为橡树之神和雨神的宙斯特性，在他的祭司施行求雨巫术时，清楚地表现出来——祭司手持橡树枝在圣泉中蘸水。由于宙斯具有降雨的能力，所以希腊人经常向他求雨。

而在古代的意大利，每棵橡树都是奉献给朱皮特（Jupiter，意大利的宙斯）的。在罗马的朱皮特神殿里，朱皮特不仅作为橡树之神，而且也是作为雷雨之神受崇拜的。根据1922年弗雷泽（J. G. Frazer）的分析，古代欧洲多利安人（Dorians）的主要支系都崇奉一位橡树与雷、雨之神，这神就是他们所信奉的众神中的主神。

选橡树为国树

橡树是一种力量和耐力共同的象征，在英国、爱沙尼亚、法国、德国、摩尔多瓦、拉脱维亚、立陶宛、波兰都可以看到橡树的图腾。

爱沙尼亚国徽的中心图案是金地上的三头蓝色雄狮。基部是翠绿的北欧橡树枝叶。墨西哥国徽为一只展翅的雄鹰嘴里叼着一条蛇，一只爪抓着蛇身，另一只爪踩在从湖中的岩石上生长出的仙人掌上。相传在很久以前，太阳神为了拯救四处流浪的墨西哥人祖先阿兹台克人，托梦给他们，只要见到鹰叼着蛇站在仙人掌上，就在那地方定居下来。仙人掌是墨西哥的国花，图案中下方为橡树和月桂树枝叶，象征力量、忠诚与和平。保加利亚国徽是一只金狮直立在深红色背景的盾牌上，另两只金狮分立于盾牌两侧，盾牌上是一顶画有五个十字架的皇冠。雄狮象征主权，底部是橡树叶装饰，饰带上的文字为"团结就是力量"。圣马力诺国徽中央是一颗蓝色心形纹徽，周围被橡树和月桂树枝所环绕，下端的白色饰带上有表示自由女神的文字"自由"。

古代中欧崇拜槲树的凯尔特人

凯尔特人（Celt，拉丁文称Celtae或Galli，希腊文Keltoi）是公元前2000年活动在中欧的一些有着共同的文化和语言特质的有亲缘关系的民族的统称，主要分布在当时的高卢（今天的法国）、北意大利、西班牙、不列颠与爱尔兰。

凯尔特人的古代宗教以德鲁伊德教而著称于世。其名得自在凯尔特社会里享有特殊地位的祭司阶层"德鲁伊德"（Druid）。"德鲁伊德"一名源于Dru，意即"槲树"。高大的槲树是凯尔特人天神的神像，被尊为圣树。

英国早期的巫师被称为德鲁伊德。这

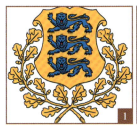 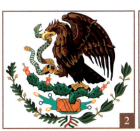 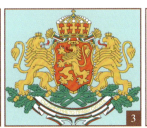 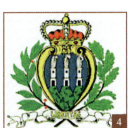

图63 国徽中的橡树叶（1. 爱沙尼亚国徽；2. 墨西哥国徽；3. 保加利亚国徽；4. 圣马力诺国徽）

个名字便来自凯尔特语,意思是"知道橡树"者。而橡树在印欧民族信仰中是一种神圣的树。古时候的巫师,异教的斯堪的纳维亚人和凯尔特人都非常崇拜橡树。他们认为借助于橡树的威力,可以保护人不受魔法黑巫术的攻击。古代的这些"知道橡树"者,是英国和高卢(今天的法国)的一批有学识的人。德鲁伊德一般担任当地的祭司、教师和法官。

6

原始巫术中毒物的现代分析

6.1 原始巫术与毒物的关系

中国古代社会人们对"毒"的系统认识和利用是与巫觋①分不开的。夏商时代就是典型的"巫医交合"。②有关"毒"的知识最先是由巫师或者萨满③来整理，人们对"毒"的认识就自然而然地和数术、方技联系在了一起。同时原始社会盛行万物有灵的认识论（Animism），"毒"也就很容易和宇宙论发生关联。在古代文献里面，巫医也是不分的。《说文解字》："医，治病工也……医之性然，得酒而使。"古文"医"为"醫、毉"。《广雅·释诂》："醫、觋，巫也。"王念孙云："醫即巫也。巫与醫皆所以除疾。故醫字或从巫，作毉。"④"殹"字从"酉"、从"巫"，在文字学上反映了历史的真实。基于此，学术界一般认为古代巫医（Shaman Physician）拥有的知识体系与其宇宙论和原始宗教（Magico-religion）浑然一体。因此也可以说，巫（或萨满）、毒之关系就是一种"天人关系"，社会对"毒"认识的理性化过程也就是巫医的合流与分离的过程。与中华历史类似的，在英语中"Medicine"一词既指医学、医术、药物，又指巫术。"巫医"（Medicine Man）一词也由同一词根合成。这就证明了西医发展史上医与巫的同源关系。

巫术中的有毒植物

巫术植物主要有荆豆、枸骨叶冬青、黑莓、栗子、黑麦麦角、芦竹、菟丝子、橡子、野蔷薇，以及有毒植物罂粟、芹叶钩吻、天仙子、颠茄、曼德拉草（风茄）、曼陀罗、洋地黄、曼珠沙华等。

11世纪前后，茄科有毒植物作为巫医的法宝，其应用范围逐渐扩大，另外人们迷信和纵容巫术对此也起到了推波助澜的作用。用这类植物进行巫术的作用之一是使人致幻、激发性欲。传说一个巫医想在空中骑行，并获得和性魔一样的性欲，于是脱去衣装，用绿色药膏涂布全身，包括肛门和生殖器，然后登上水槽，把扫帚或烧火棍放在两腿之间，不久产生幻觉，梦中骑行就开始了。对无钱支付更多娱乐费用的穷人来说，巫医的药膏是使人沉醉和

---

① 巫师是男巫和女巫的通称，或专指以装神弄鬼替人祈祷为职业的人。古代施术者女称巫，男称觋（音xí）
② 宋镇豪. 夏商社会生活史. 北京：中国社会科学出版社，1994：423-451.
③ 萨满是跳神作法的巫师.
④ 王念孙. 广雅疏证·释诂：第4卷. 钟宇讯，整理. 北京：中华书局，2004：126.

愉悦的法宝。

毒参茄①是邪恶的象征，中毒后使人手舞足蹈，像鹅一样摆动臂膀，像牛一样横冲直撞。由于毒参茄的根酷似人形，所以德国人将毒参茄称为"小绞刑犯"。人们利用这类有毒植物以达到各种目的，巫医和神职人员以人形毒参茄的根茎为道具，用来施法术和举行宗教仪式。

莨菪也是巫医的法宝，人们把莨菪制成的催情饮剂赋予魔力。但自13世纪以来，这种饮剂的应用受到了强烈的抨击，甚至皇帝都要签署禁用公文。1507年，德国巴伐利亚州的爱希施泰特（Eichstatt）市规定对往啤酒中加入莨菪子和其他致幻植物的酿酒者罚款。中世纪欧洲某些地方对应用毒参茄搞巫术者予以严惩，1630年在德国洪堡曾有过一起烧死三位妇女的案例，其罪名是私藏毒参茄。

据考古资料，最早的毒品发现于瑞士湖边桩屋村的遗址，当地出土了人工种植的鸦片罂粟。在公元前3400苏美尔人的泥版文书里面发现了用表意符号"hul"和"gil"代表罂粟，意思是"快乐植物"。巴比伦图书馆发现的医书中，115种药品里面有42种与鸦片有关，当时的医生认为鸦片可以治疗所有的疾病。②希腊对丰产女神得墨忒尔（Demeter）的崇拜中也以鸦片为象征；③在希腊爱留西斯（Eleusis）与酒神狄奥尼索斯（Dionysus）有关的神秘仪式中，圣物就有毒蛇和罂粟。④色雷斯人（Thracians）和塞西亚人（Scythians）则被发现有抽吸大麻以获得昏迷的情况。⑤萨满教在利用抽吸鸦片、大麻或者是烟草进入昏迷的状态的事例就更为普遍。阿巴坎（Aabkan，今俄罗斯叶尼塞河上游阿巴坎市一带）鞑靼人进行昏迷之旅便是要点燃一管烟斗。在南美，所有的萨满仪式都要使用烟草，人类学家梅特奥克斯（Métraux）认为"烟草有助于获得昏迷状态"。

印度、希腊还有大量饮用曼陀罗和曼德拉草（Mandrake，毒参茄）等药物汁液进入昏迷状态同神灵沟通的事例。古希腊的克莱门曾谴责那些喝麻醉剂的人说："你们这些不明事理的人和喝了曼德拉草汁或别的什么麻醉药的人是一样的，上帝允诺，终有一天，你们会从昏睡中醒过来，认识到上帝。"⑥

在中国古代，巫师常用具有麻醉性的乌头类（Aconitum Carmichaleli，又称乌喙，堇、附子）有毒植物获得昏迷体验。乌头的主要成分是次乌头碱、乌头碱、新乌头碱等生物碱，对心脏和中枢神经系统有强烈的毒效作用⑦。李零认为，服食乌头与

---

① 中国将毒参茄译为曼德拉草。曼德拉草是茄参属（Mandragora）植物，英文名"Mandrake"。是一种双子叶植物，生长在南欧，尤其是地中海和喜马拉雅山地区。毒参茄是有强烈麻醉效果的一种药草，少量使用有促进人的情欲或麻醉作用，如果服用量大就会引起恶心呕吐、全身乏力、颤抖、嗜睡、幻视幻觉、呼吸衰竭等中毒症状。
② 布思. 鸦片史. 任华梨, 译. 海口：海南出版社, 1999：19.
③ 布思. 鸦片史. 任华梨, 译. 海口：海南出版社, 1999：21.
④ 克莱门. 劝勉希腊人. 王来法, 译. 北京：生活·读书·新知三联书店, 2002：27.
⑤ ELIADE M. Shamanism. 2nd ed. Princeton: Princeton University Press, 2004：390.
⑥ 克莱门. 劝勉希腊人. 王来法, 译. 北京：生活·读书·新知三联书店, 2002：118.
⑦ 江苏新医学院. 中药大辞典. 上海：上海科技出版社, 1986：229, 1577.

当时社会的神仙观念有关，①其实这类草毒的利用更早应该是从巫师、萨满昏迷的麻醉剂发展而来，利用麻醉性的药物是巫师与神灵沟通的必要手段，它在世界各地都是十分普遍的现象。直到今天，西伯利亚和中国北方的萨满还在使用乌头一类的毒草作为致幻剂。

巫术中的有毒动物

巫术动物主要有蜘蛛、蜥蜴、黑马、乌贼、虾、黑猫、黄狗、老鼠、乌鸦、蝙蝠、跳蚤、蟾蜍和蛇等。据说使用这些动物会使法术更强大。

6.2 巫术中有毒植物的现代分析

从现代科学分析，在17世纪以前，巫师利用植物或动物的某些特殊致幻作用来蒙骗人们，聚敛钱财。然而，大部分被认为有魔力的植物实际上是给人类提供了宝贵的药物。

天仙子

天仙子是茄科的一种剧毒植物，它所含的毒素能强烈刺激人的中枢神经，使人的瞳孔放大，神志昏迷，产生幻觉，最后死亡。中世纪，女巫把天仙子植物熬成糊状，擦满全身，在药物的作用下她们的头脑开始恍惚，出现不可思议的幻觉。清醒之后，她们把幻觉里的经历讲给普通人听，让人们相信这些经历肯定是真实的。这样女巫就会受到不知情的人们的敬畏。在西方的圣·约翰节②里，人们在牲口棚里燃烧天仙子，来避免牲畜受到"鬼神"的伤害。天仙子还被人们用来祈雨，挑选一个女孩赤身裸体地用右手摘下天仙子的花放进河里，以祈求来年风调雨顺。

在巫术时代，天仙子被用来当作通灵的魔药，后来也被医生用作镇静剂。武侠小说里出现的蒙汗药、迷魂剂就是以这种植物为原料的。

古代的印度人、亚述人③、巴比伦人、埃及人、希腊人和罗马人都用这种植物治疗各种疾病。埃及人把天仙子的种子点燃，用冒出来的烟治牙痛，阿拉伯人则用它来止痛和手术麻醉。

颠茄

颠茄是茄科的一种多年生有毒植物，能长到1~2米高。它含有剧毒物质，能危害人的神经系统，使人晕眩、易怒、产生幻觉和昏睡，严重者甚至会死亡。颠茄的毒性很大，0.1克的毒素就会置人于死地。

在中世纪女巫的魔药里，颠茄是重要的成分。颠茄最有用的部分是根部，但按迷信的说法要取得它是相当危险的，不管是谁都得在半夜去挖，还要在周围画一个圈，以免受到保护这种植物的鬼怪的伤

---

① 李零. 中国方术考. 修订本. 北京：东方出版社，2001：327-328.
② 每年6月23日为圣约翰节，是献给圣约翰——情侣的守护神的节日。
③ 亚述人，是居住在两河流域北部（今伊拉克的摩苏尔地区）的一支闪米特族人，在美索不达米亚历史上活动时间为1000余年。

害。在离开时，为了转移鬼怪的注意力，必须扔下一只鸡装在口袋里，并用 99 个结把口袋系好。这样鬼怪就会以为袋里的鸡是来犯者的灵魂，当它把 99 个结都解开时，挖根的人早已经跑远了。这种做法沿袭至今，现在的人们仍然用同样的方法在圣诞前夜去挖取颠茄根。

迷信的人们把颠茄根贴身挂在身上，相信这样会在打牌时有好运气。如果一个女孩带着颠茄根，就可以迷住任何一个她喜欢的男子。但是她首先必须由母亲陪同在忏悔节①或圣乔治节②里的星期日去挖颠茄根，然后在挖根的地方放上一些面包、盐和甜露酒，最后再用头把根顶回家。在路上如果有人问她头上顶的是什么，她不能回答，也不能和母亲争吵。

其实，颠茄还常常被用来治疗病犬的咬伤，颠茄粉被用来打扮马匹。在东欧的一些国家，古代爱美的意大利仕女们把颠茄的果汁滴进双眼里，她们认为这样可以使双眸更明亮有神。

曼德拉草

曼德拉草的根像人的躯干，这种外部特征暗示了它的药品性。事实上曼德拉草有致幻作用，因此它成为巫师制作药剂的主要成分，并相信它有着神秘的力量。在希伯来人的传统文化中曼德拉草象征生育繁衍，食用它有助于怀孕。

曼德拉草只是分布于欧洲、北非和阿拉伯地区，因此中国人对它知之甚少。曼德拉草会尖叫的传说在欧洲流传甚广，为什么曼德拉草从土中被拔出时有尖叫声呢？植物学家告诉人们，曼德拉草拔出的时候并没有什么声音，而是挖掘曼德拉草的人会因为手上沾了毒液导致中毒，并因此而产生了幻觉。于是传说拔出曼德拉草的人会被诅咒致死，之后越传越奇，演变出"尖叫"的说法，这似乎也暗合了中国人所谓的"非礼勿动"。③

曼陀罗

曼陀罗曾被认为是曼德拉草的中文译名，其实它们是茄科的两种植物，曼德拉草只分布于欧洲，而曼陀罗各大洲都有分布。曼陀罗又叫"天使的号角"，传说巫师用血液灌溉，培育出具有邪恶力量的黑色曼陀罗。实际上曼陀罗有白色和紫色的，并没有黑色的品种。它的传说也是缘于毒性——曼陀罗全株有毒，有致幻作用。

曼陀罗全株有毒，花呈大型紫色或白色喇叭状，叶子散发难闻的气味。曼陀罗花是名副其实的致幻药，人吃了它会立即昏迷，甚至"加以刀斧也不知"。16 世纪，曼陀罗从美洲移植到欧洲，被女巫制成魔药。曼陀罗含有莨菪碱及少量阿托品，具有麻醉作用。中国南宋时期，人们就开始

---

① 忏悔节，是狂欢节的一种，大部分国家都在 2 月中下旬至 3 月上旬举行庆祝活动。
② 圣乔治节，是以加泰罗尼亚的守护神圣乔治命名的，起源于伯爵和贵族的生活圈，传统是于每年 4 月 23 日向女性献玫瑰花。主要在一些将圣乔治作为主保圣人的国家和地区间举行，包括格鲁吉亚、保加利亚、葡萄牙、英国。1923 年，这天又成了展出加泰罗尼亚出版的新书的书展日。内战时期，圣乔治节遭到禁止，在 20 世纪 50 年代得以重新恢复。现在，情人们在这天会互换礼物表达爱情，男孩子送给女孩子鲜花，女孩子送男孩子书籍作为回报，因此也被称为"玫瑰花与图书日"。1995 年，联合国教科文组织将这一天命名为"世界图书日"。
③ 王辰. 魔法植物. 博物，2006，12.

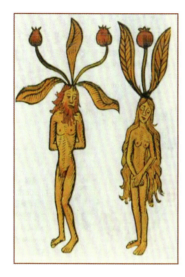
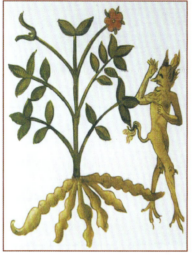
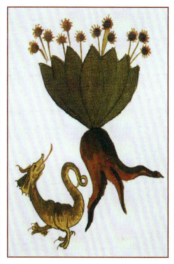

图 64 曼德拉草

用曼陀罗做麻醉剂。现今医学界也用曼陀罗制成麻醉药，成功地用于临床。

洋地黄

洋地黄是可用作强心剂的毒草。传说的洋地黄有狐狸手套、巫婆手套、仙女手套和死人之钟等名。相传坏妖精将洋地黄的花朵送给狐狸，让狐狸将花套在脚上，降低它在洋地黄间觅食发出的足音。当药用的洋地黄数花齐绽时，钟形大花朵低低垂首，远望仿佛一串铃铛，十分美观。不知谁说的：美丽的事物通常带毒，洋地黄便应了这句老话。然而，有毒的洋地黄在现代被医学界被拿来制成治疗心脏疾病的良药。

彼岸花

彼岸花是石蒜科石蒜属的植物——石蒜，有毒。彼岸花有两种，即红花石蒜（Lycoris radiata），又称红色彼岸花——曼珠沙华（Manjusaka）；白色石蒜，又称白色彼岸花——曼陀罗华（Mandarava）。每种石蒜的花色、花期并不相同。一类春天长叶，秋天开花，传播种子；另一类春天开花，传播种子。花与叶的交替，只是植物适应环境的生理现象，与彼岸相隔的悲伤情怀无涉。春天开花的石蒜在清明左右开放，又被叫作春彼岸花，而秋天开花的则被称为秋彼岸花。两种彼岸花的花期都在祭祀先人的时节，所以人们把这种花与亡灵联系到一起。

彼岸花的神奇之处在于它春夏绿叶葱茏，初秋茎叶凋尽，于是从土中抽出花葶，孤零零地开放。叶子和花，分属于不同的季节——花开时看不到叶子，有叶子时看不到花，因而花叶两不相见，生生相错，"花叶永不相见"，仿佛面对彼岸的人，凭水相望，却是永诀，寓意人生死相隔。

在东方的传说中，关于冥界的魔法植物，那就是彼岸花，生长在黄泉路上的接引之花，花香拥有魔力，能唤起死者生前的记忆，亦是黄泉路上唯一的风景。那花开得凄美绝伦，不失优雅，却带一些东方人特有的幽怨，花的颜色血红，花瓣的皱褶百转千回，丝丝缕缕的，似说不尽生死

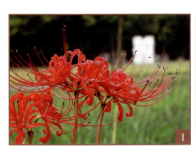
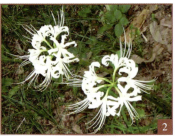

图 65 彼岸花（1.红色彼岸花——曼珠沙华；2.白色彼岸花——曼陀罗华）

永隔的哀叹。

巫师和魔鬼的聚会——巫魔会

15 世纪至 16 世纪的西欧巫师和魔鬼的聚会——巫魔会上有应用飞行油膏的魔法进行的表演。对于飞行油膏有着不同记载。在阿图瓦，飞行油膏的制作是将献祭过的面包和葡萄酒放入装满蛤蟆的罐子里，当蛤蟆吃了这些"圣餐"后，便将它们烧死，然后将蛤蟆的灰和故世基督徒的骨粉、儿童的血及药草混合。人们还相信，猪蓟草液和蛤蟆的唾液混合可以使女巫隐形。

法国著名插图画家古斯塔夫·多雷（Gustave Doré，1832—1883）创作的金属雕版画《安息日巫士们的舞会》，反映了茄科植物对医学和文化的重要影响。

现代的研究表明，这些"飞行油膏"含有致幻剂的成分，通过全身的涂抹能渗透到机体。从遗留下来的配方可知，飞行油膏主要由乌头、颠茄、钩吻叶芹及天仙子等植物制成。乌头的种子、叶子和根都有毒，在中世纪，它是配制毒药的一种材料。它所含有的乌头碱可减缓心率、降低血压、致心律不齐。古希腊人相信乌头是地域之犬的唾液。颠茄的主要成分是阿托品，阿托品碱渗透进皮肤会导致极度兴奋，并产生幻觉和梦境，可致谵妄。小剂量的阿托品可使瞳孔放大，减轻疼痛，减少分泌物，减缓痉挛；而大剂量则可致人死亡。钩吻叶芹也是很多飞行油膏的成分之一。德国民间的传说认为钩吻叶芹是蟾蜍之家，蟾蜍居于其下，并吸吮其毒汁为生。古日耳曼女占卜师常使用钩吻叶芹来调制毒药。天仙子是茄科植物，有毒、其叶有恶臭味并有黏性。它不仅被用于制作飞行油膏，焚烧后产生的烟还可以用来召唤魔鬼。

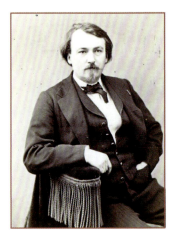

图 66 法国插图画家古斯塔夫·多雷

回魂尸的秘密

回魂尸是用一种巫术唤起死者的信仰，伏都教①中回魂尸就由此产生。在伏都教中，只要尸体还未开始腐烂，术士或魔术师就能叫他起死回生。对于回魂尸也许有药理学方面的依据。魔术师也许应用了药物而不是魔力来制造回魂尸，并以此提高他们的声誉。一位人类生物学家认

---

① 伏都教，又译"巫毒教"。源于非洲西部，是贝宁的国教，也盛行于海地和加勒比海及南美洲等地区和国家。

为，从河豚和一种特殊的蟾蜍中取出的毒物能够制造一种如同死亡的昏迷现象。人们认为亲人已死去，将他下葬，一段时间之后，魔术师将对其用解毒药，于是似乎是令死者复生了。

6.3 中国古代神秘巫术：蛊[①]术

蛊及其种类

中国古代南方各地和一些少数民族中，曾经流行放蛊巫术。蛊是一种以毒虫作祟害人的巫术。是一种较古老的神秘、恐怖的巫术。蛊，从字形上看，就是将许多虫子放在一个容器里。孔颖达《十三经注疏》中曰："以毒药药人，令人不自知者，今律谓之蛊毒。"《本草纲目·虫部四》中解为由人喂养的一种毒虫，"取百虫入瓮中，经年开之，必有一虫尽食诸虫，此即名曰蛊"。

蛊的种类有 11 种：蛇蛊、金蚕蛊、篾片蛊、石头蛊、泥鳅蛊、中害神、疳蛊、肿蛊、癫蛊、阴蛇蛊、生蛇蛊。

中国古代有些人专以制蛊来谋财害命。制蛊多于端午日制之，乘其阳气极盛时以制药，是以致人于病、死。又多用蛇、蛊、蜈蚣之属来制，一触便可杀生，常以假乱真、迷惑民众。

中国旧律对施蛊者的处罚

汉律对于巫蛊的查禁，规定很严，如：放蛊人及教令者，弃市。坐妻为巫蛊，族[②]；后坐巫蛊，族。

《唐律·贼盗律》有"造畜蛊毒"的条文："造畜蛊毒（谓造合成蛊，堪以害人者）及教令者，绞。""造蛊者虽会赦，并同居家口，及教令人亦流三千里。即以蛊毒同居者，被毒之人父母妻妾子孙，不知造蛊情者，不坐。"《唐律》第 262 条规定："诸造畜蛊及教令者，绞；造畜者同居家口虽不知情，若里正知而不纠者，皆流三千里。造畜者虽会赦，并同居家口及教令人，亦流三千里。"

明朝律法中也有限制蛊毒杀人的律文："置造、藏畜蛊毒，堪以杀人及教令造畜者，斩。""若以蛊毒，毒同居人，其被毒之人父母、妻妾、子孙，不知造蛊者，不在流远之限。"《大明律》中"十恶"第五规定："不道，谓杀一家非死罪三

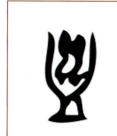 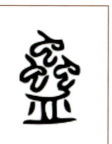

图 67 中国古代"蠱"字的字形

---

① 蛊，中国古代繁体字为"蠱"，音gǔ。
② 族，中国古代的一种残酷刑法，杀死犯罪者的整个家族，甚至他的母亲、妻子等的家族。

人及支解人，若采生、造畜蛊毒、厌魅。"①

《大清律例》289条明确规定，造畜蛊毒杀人：凡（置）造（藏）财蛊毒堪以杀人及教令（人造毒）者（并坐）斩。

以上各代律例都是国家法律，对施蛊者的处罚可见一斑。

现代医学对蛊毒的认识

中国古代医学对蛊毒也有很深的研究，各家方书或称水蛊，或蛊胀。于发病之由，或以为感染水毒（即血吸虫感染），或以为情志抑郁、饮食不节、饮酒过度，或以为黄疸、积聚等病转变等。

蛊毒的症候多复杂而严重，但总以身痛、腹胀、呕吐或下痢脓血、神志异常等为主要表现，症状与血吸虫病、寄生虫病、食物中毒、肠胃疾病、肺结核者症状符合者多。现代医学急、慢性血吸虫病，重症肝炎，肝硬化等疾病的进程中，都可能见到这类症状，则可按蛊疾论治②。

现代民族学民间调查也能印证这一点，邓启耀曾著文说："（该医生）从医期间，先后有四十八例自称'蛊病'的患者求治。结果发现分别有：肺结核、风湿性心脏病、晚期胃癌、肝硬化、重症肝炎、胃及十二指肠溃疡、慢性胃炎、肾炎、肠胀气、胃功能紊乱，都是现代医学可以确诊的病例，而且多数经西药治疗，已经痊愈或好转。"③

通过文献分析认为："蛊"分为广义的蛊与狭义的蛊。广义的"蛊"包括蛊毒、厌魅以及其他类似黑巫术。狭义的"蛊"则仅指"蛊"毒。作为"蛊"，"史有其载""民有其事"。应从现代医学、药理学、卫生学、病理学、药物学、社会学、心理学等方面，对蛊进行具体、广泛而深入的研究。④

---

① 田东奎. 明清律典中的巫术犯罪. 唐都学刊, 2005, 21（1）：89-92.
② 王建新. 论古代文献中的蛊. 中医文献杂志, 2004（4）：13-16.
③ 邓启耀. 中国巫蛊考察. 上海：上海文艺出版社, 1999：340-340.
④ 冯丽荣. 论古代文献中的蛊毒及治蛊之术——以西南地区云南省为例. 西安社会科学, 2009, 27（3）：195-197.

第 4 卷

工业文明兴起初期

本卷主编 史志诚 卜风贤 康兴军

卷首语

工业文明兴起初期是人类历史上的一个重要时期。这一时期，正是从农耕文明时代向近代工业文明转变、古代自然科学向近代实验自然科学转变的关键时期。特别是实验科学的兴起，使自然科学有了独立的实践基础，科学进入采用实验研究的方法探索事物真相的时代。

在工业文明兴起初期，有三件重大成就被载入世界毒物史的史册。一是历史学家和毒理学家证实铅中毒导致了公元5世纪强大的古罗马帝国突然消亡；二是传承2500多年的人们寻找长生不老药的炼金术和炼丹术被科学证明是不可行的；三是文艺复兴提供了一个良好的文化条件并促使自然科学从哲学中分化出来，由于多学科的渗透和"毒物"定义的确立，为自然科学的发展乃至启蒙毒理学创造了条件。

本卷记述了从农业文明到工业文明初期农业社会的两次转变、农业文明的衰落与环境恶化、铅与古罗马的衰亡、工业革命前的环境问题；记述了从炼金术到炼丹术，中世纪神秘的炼金术、中国的炼丹术及其医药用途和毒物利用中的失误；记述了两次工业革命以来的环境污染及其危害、恩格斯名著《英国工人阶级状况》、环境损害与职业病；在化学与人工合成的毒物及其危害方面，就化学与人类文明、对付害虫的天然农药时代、化学农药与强力杀虫剂诞生和人工合成的毒物与危害进行了评价；最后，就近代政治与经济发展如何推动了毒理学，记述了鸦片战争的后果与影响、近代实验自然科学的影响、中世纪文艺复兴对毒理学的影响、近代西方医药学对毒理学的影响，以及毒理学的扩展与分支学科的出现。所有这些都为20世纪毒理学获得更大的发展奠定了基础，为人类进一步认识我们生活的世界做出了新的贡献。

1

从农业文明到工业文明初期

1.1 农业社会的两次转变

英国历史学家克莱夫·庞迁在《绿色世界史：环境与伟大文明的衰落》[1]中，用绿色视角审视人类社会发展的历史，从人口和资源的角度阐明了人类社会向前推进的内在原因及动力，同时也说明了人口和资源对形成当今世界格局的决定性作用。

"人口—资源—扩张"这一矛盾循环的滚动发展写就了人类的历史。人类要依赖资源才可生存，当人口增长到一定程度时，资源相对匮乏，人类就会进行改革，寻找新的资源，从而引起历史的变迁；此后，因为卫生条件改善、科学技术进步等因素，人口再次扩张，资源再次相对短缺，又开始新的循环。数千年的人类历史正是这一循环的往复表现。这期间曾经发生过两次对人类社会具有重大意义的转变。

第一次大转变发生在距今 10000 到 5000 年，农业社会开始成型，人类学会种植农作物、圈养家畜，定居逐渐成为人类生活的主要方式。由于部族人口过多，部族所占领的有限土地已经无法产出足够食物，这迫使人类使用强度更大、技术更高和时间花费更多的方式来开发自然资源，这就是如今被称作农业的生产方式。最终，农业技术和定居社会的发展促进了城市的诞生和国家的出现。可见，人口增长是人类社会发展最原始的推动力。

随着人口的迅速增加，世界各地的人都在拼命寻求新的资源，如砍林造田、排水造田等。当在一定技术条件下，本地资源已经无法满足人口增长和社会发展需求时，对外扩张便成为唯一的途径。从此，欧洲国家将人类社会带入了殖民时代。欧洲人移居海外的扩展，给全球的植物区系、动物区系、经济联系和文化观念都带来了巨大的冲击。可见，人口与资源的矛盾也决定了近代世界的格局。

第二次大转变发生的背景是，人口进一步膨胀，人类开始向自然索取资源并着手开发新能源。这时，农业发展，定居社会兴起，人类开采地球大量而有限的贮藏在地下的矿物燃料，近百年来人类开采能源的行为，造成自然资源的减少、环境的污染，乃至生态系统的破坏。

---

[1] 庞迁. 绿色世界史：环境与伟大文明的衰落. 王毅, 张学广, 译. 上海：上海人民出版社, 2002.

1.2 农业文明的衰落与环境恶化

据 1998 年美国《科学》杂志发表的文章介绍，人类活动对地球影响的六个结论：有 1/3~1/2 的陆地面积已经被人类活动所改变；从工业革命以来，大气中二氧化碳的体积分数（含量）提高了 30%；工业固氮的总量已经超过天然固氮总量；被人类利用的地表淡水，已经超过可利用总量的 50%；近 2000 年来，地球上大概有 1/4 的鸟类物种已经灭绝；接近 2/3 的海洋渔业资源，已经过度捕捞或耗尽。

人类活动还生产了大量不易分解的新化合物，并释放到大自然中。特别是那些与生长、发育和遗传相关的化学物品，都与人类健康休戚相关。这些化学的、物理的和生物的变化，正在改变地球生态系统和生态系统的功能，如全球气候的变化、臭氧层的破坏、生物多样性的丧失、生态系统的结构和功能的改变、土地利用的变化、环境质量的退化、自然资源的减少和退化等。

农业时代文明的兴衰、工业时代环境灾害及引发的环境变化，见表 4-1-1。

表 4-1-1 农业时代与工业时代环境灾害的比较

时代	文明衰落和环境灾害	环境变化
农业时代文明衰落	苏美尔文明的衰落 （前 7000—前 1800）	美索不达米亚（今伊拉克的两河流域），灌溉农业，土地盐碱化和水涝，导致苏美尔农业文明的瓦解
	玛雅文明的衰落 （前 2500—900）	中美洲（今墨西哥等地）玛雅人采用集约农业，索取过多，水土流失，粮食减少，资源竞争等，是文明消亡的原因
	古罗马文明的衰落 （前 50—450）	利用北非生产粮食，集约耕作导致荒漠化和沙漠化。国内砍伐森林，环境退化，粮食不足，加速帝国崩溃
工业时代环境灾害	德国的化学污染（生物减少） （1800—1900）	19 世纪的德国化学工业，严重地污染了莱茵河，1765 年产量丰富的鲑鱼，到 1914 年变得十分稀少
	美国中部的沙尘暴（土地退化） （1886—1940）	中部大草原的农田开垦，干旱和风暴，导致沙尘暴的频率和规模扩大，1935 至 1939 年约有 30 万难民逃离家园
	英国伦敦的烟雾（空气污染） （1800—1962）	伦敦的煤烟污染可追溯到 13 世纪，至 19 世纪严重恶化，1952 年 12 月连续 5 天的烟雾，导致约 4000 人死亡

1.3 铅与古罗马的衰亡

古罗马的衰亡

古罗马起源于意大利拉提乌姆平原台伯河左岸，距海约 20 千米处。公元前 2 世纪，繁荣的希腊，被强盛的罗马帝国征服，并于公元前 146 年并入罗马版图。公元 2 世纪下半叶，古罗马已经扩张成为地跨欧、亚、非三大洲的庞大帝国。到公元 4 世纪，除建筑、土木工程和艺术之外，古罗马的文明和精神已全面衰退。公元 395 年，罗马君主狄奥尔西一世死后，罗马帝国分裂为东、西两部分，即以黑海沿岸君士坦丁堡为首都的东罗马帝国，和以意大利本土拉文那为首都的西罗马帝国。公元410 年，哥特人①首领阿拉里克率领日耳曼族大军攻占了有"永恒之城"之称的罗马城，西罗马帝国逐步走向灭亡。公元 5 世纪初，统治西罗马帝国的皇帝萎靡不振，在他当政期间，800 年没有任何外族入侵过的罗马城终被西哥特人②攻破，60 多年后西罗马帝国正式灭亡，从而结束了西欧奴隶制的社会历史。

铅中毒导致了古罗马的衰亡

强大的古罗马帝国为什么在公元 5 世纪会突然消亡？菲里普·李·拉尔夫在《世界文明史》中认为，西罗马帝国的衰亡主要是由于内部问题。

第一，政治上，元首制下缺乏明确的继承法，一旦元首去世，紧接着就是内战。

第二，经济上，罗马最严重的经济问题是由奴隶制度和劳动力短缺所引起的。

第三，缺乏公民理想。

但是，英国历史学家爱德华·吉本③在其所著的《罗马帝国衰亡史》中首次指出：罗马帝国的衰亡源于一种重金属元素——铅。

许多考古学、毒理学、环境化学、古尸分析法检的科学家经过大量调查研究，描述了铅性食品和用具给古罗马带来的灾难。理由是：

第一，古罗马人在攻占古希腊后，发

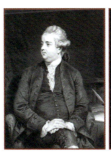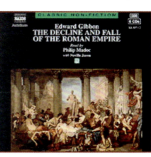

图 68 爱德华·吉本与《罗马帝国衰亡史》（封面）

---

① 哥特人（Goths），是德国东部的日耳曼民族的一支部族，从公元 2 世纪开始定居在斯基泰、达其亚和潘若尼亚。公元 5 至 6 世纪时，分裂为东哥特人和西哥特人。

② 西哥特人（Visigoth），是哥特人的一支。原居罗马帝国东北部，4 世纪下半叶，受到来自中亚的匈奴人的威胁，开始向西迁徙。公元 378 年，西哥特人打败了罗马帝国的军队，410 年西哥特人又洗劫了罗马城，随后占领了高卢南部阿基坦地区，以图卢兹为首都，建立了西哥特王国。

③ 爱德华·吉本（Edward Gibbon，1737—1794），英国历史学家。1770 年开始撰写《罗马帝国衰亡史》，1781 年出版第二、三卷，1787 年 6 月 27 日夜，写完了最后一章。前后整整花了 20 年时间。1788 年所有手稿全部出版。全书 6 卷 71 章，120 多万字。

现涂铅的器皿不再像铜器那样会随时间的推移而生出令人厌恶的绿锈。于是，使用铅制器皿盛行起来，并最终取代了容易生锈的铜器。

第二，古罗马时代是全球铅生产的第一个高峰期，仅古罗马每年便能平均生产80万吨以上的铅。随着铅的大规模开采，罗马人对铅的应用也达到了顶峰。罗马人用铅盖屋顶，还用铅保护船的龙骨，随着对基督教信仰的扩大，铅被用来制造棺材。特别是妇女饮酒禁令的取消、贵族生活的腐败，都促使铅毒在古罗马广泛流行。

第三，古罗马人以拥有并可以使用铅为荣，用铅制管道输送饮水，用铅杯喝水，用铅锅煮食，在铅制容器里长期存放食品、果酒，甚至用氧化铅代替糖调酒。用铅制作各种玩具、铸像、纪念品、戒指、钱币、筛子、焊剂、盒子、标记油漆、化妆品、药品和颜料。这些都成为古罗马人，特别是贵族铅暴露的重要来源。据考察估计，古罗马时期贵族、平民和奴隶铅暴露的状况有所不同，平均每人每日所吸收的铅分别为250微克、35微克和15微克。贵族铅暴露远高于世界卫生组织1977年规定的成年人铅摄入量：45微克/日的标准（表4-1-2）。

表4-1-2表明，古罗马的贫苦人没有遭受到严重的铅污染，他们既没有食用太多的酒、葡萄糖浆、蜜饯或蜂蜜制品，也

表4-1-2 罗马帝国时期铅暴露估计

人群/铅来源	铅含量	每日摄入量	吸收因子	前吸收量（微克/天）
贵族				
空气	0.05微克/立方米	20立方米	0.4	0.4
水	50(50~200)微克/升	1.0升	0.1	5(5~20)
酒	300(200~1500)微克/升	2.0升	0.3	180(120~900)
食物	0.2(0.1~2.0)微克/克	3000克	0.1	60(30~600)
其他				5.0
合计平均250(160~1520)				
平民				
空气	0.05微克/立方米	20立方米	0.4	0.4
水	0.5(0.5~5.0)微克/升	2.0升	0.1	0.1(1~1.0)
酒	50(50~400)微克/升	1.0升	0.3	15(15~120)
食物	0.1(0.1~1.0)微克/克	2000克	0.1	20(20~200)
合计平均35(35~320)				
奴隶				
空气	0.05微克/立方米	20立方米	0.4	0.4
水	50(50~200)微克/升	2.0升	0.1	5(5~20)
酒	5(1~10)微克/升	0.75升	0.3	1.1(0.2~2.0)
食物	0.05(0.05~0.5)微克/克	1000克	0.1	5(5.0~50)
其他				5.0
合计平均15(15~77)				

没有使用奢侈的化妆品和含铅的油漆或颜料。他们饮用的水也与城里贵族或富人不同,因为农村很少使用铅制水管。贫民的饮食主要是大麦和其他谷类,烹调比富人少,而且使用的饮具和容器不是昂贵的铅器或青铜器,而是土制的便宜陶瓷。

考古学家发现,古罗马人的遗骸中含有大量的铅,其体内铅的含量远高于同时期其他民族,也高于现代人。古罗马人墓穴中的尸骨上的点点黑斑,经过化验分析,证实是硫化铅的痕迹。通过检验罗马人的食谱、饮料、厨具、水管等实物也提供了罗马人铅中毒的确实证据。

第四,古罗马宫廷贵族阶层中发生过铅灾难。古罗马贵族阶层很富有,他们用的是很贵重的铅壶装酒、饮酒,盛行在葡萄汁中添加铅丹(四氧化三铅),以增色降酸;他们将蜂蜜加到铅容器中加热,认为可以止泻治病。现代研究表明,葡萄酒降酸,是由于生成了带甜味的醋酸铅;加热蜂蜜止泻是因为溶出的铅抑制消化道的运动,是一种毒性反应。

罗马上层贵族和有钱人的妻子或主妇大量饮用混合酒、葡萄糖浆、水果蜜汁和各种饮料,这些妇女所摄入的铅足以导致她们不育、流产、死产和早产。早产儿往往精神发育迟缓,其他婴儿也极易在出生后不久死亡。铅暴露对幸存的幼儿会造成永久性的生理或精神损伤。

在古罗马,女性由于生物自然属性的进化和文化的渲染与强化,"白色为美"成为时尚。人们使用各种手段来使自己的肤色变白,以凸显其美。当时化妆品中的面霜都是以铅为制作原料,从而产生一种具有美白效果的醋酸铅,能使女性的皮肤变得白皙细嫩,更为漂亮。于是,古罗马女性乐此不疲,长期使用铅来美白皮肤。妇女化妆使用的铅蓄积在骨骼和软组织特别是脑中,造成慢性铅中毒。结果不仅不美,而且还远离了健康,造成了悲剧,最终致使妇女不怀孕、流产、死胎和畸胎,即使生下来的孩子也是傻子。据记载,古罗马特洛伊贵族35名结婚的王公有半数不育。其余人虽能生育,但所生的孩子几乎个个都是低能儿或痴呆儿。

罗马帝国中贵族们的生活方式本质上决定了他们必然会铅中毒。据记载,罗马帝国的开国皇帝奥古斯都(Augustus,前63—14)也只有一个女儿。加拿大学者Nriagu的研究表明,在公元前30年至220年期间30位统治罗马帝国的皇帝和皇位篡夺者中,有19位皇帝嗜好严重铅污染的菜肴和酒的混合物。如:克劳迪厄斯(Claudius,41—54在位)是一位智力愚钝、精神失常的贪食者,他说话口吃,四肢无力,步态蹒跚,会突然狂笑,动辄发怒,整个儿童和青少年时代都头脑愚蠢、体质虚弱,成年时仍对公共和个人事务缺乏思考能力,曾因身体不适而想自杀。卡利古拉(Caligula,37—41在位)成年时是慢性酒精中毒患者,过度放纵和铅中毒使他身心衰竭、智能衰退,罗马帝国的统治急速恶化。加尔巴(Galba,68—69在位)是一位贪食者,他的四肢因痛风而扭曲,以致不能穿鞋和拿书。

因为古罗马皇室几乎没有嫡生的可以传位的子女。为此,安东宁斯皇帝提出了一项补救措施,选拔贵族中健康又聪明的人为皇位继承人。这本是一项明智的决策,可惜当皇位传到马康斯奥里尼斯时,皇后生了一个白痴康美大斯,而昏庸的皇上让他继承了王位。从此破坏了选拔制度,罗马统治集团日益衰落,最终使罗马帝国灭亡。

根据文学和医学的记载，在古罗马时代，铅中毒性痛风成了许多文学家讽刺和嘲笑的话题。许多医生留下了关于诊断和治疗痛风病的珍贵资料和秘方。痛风病的并发症状为：关节麻木、运动困难、沉闷、忽热忽冷、失眠、腹绞痛、便秘。这说明痛风在那段时期已成为一种很普遍的疾病。

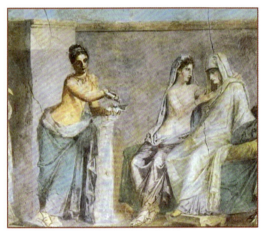

图 69 古罗马女性为了皮肤美白喜爱使用铅制的面霜

从第 134 页表 4-1-2 中可以看出，罗马贵族每人每日所吸收的铅，要比平民和奴隶高出 7~17 倍，这样的量势必使大多数贵族处于铅中毒危险之中。铅中毒会使人失眠、头痛、全身无力、体质变差，导致整个民族体质与智力的下降。

第五，铅中毒使古罗马人口出生率下降、死亡率上升，素质越来越差。大约从公元前 2 世纪或公元前 1 世纪起，罗马上层阶级的人数开始迅速减少，每一代人也许只有前一代人的四分之一，大部分上层家庭只养育极少的孩子，有钱人几乎没有亲生的子女。

根据古罗马特洛伊贵族区的资料，除寡居者外，在 19 岁的 101 名男子中，已婚 35 人，其中 18 人无后嗣，10 人仅有 1 个子女，7 人有 2~3 个子女，总计仅有子女 27 人。这一事实说明，在古罗马时代，孩子的出生率或存活率是极低的，而且独身者很多。根据对罗马贵族墓碑碑文资料所做的统计表明，当时罗马人出生的期望寿命仅为 22~25 年。可见古罗马时代的死亡率是极高的。

现代的研究表明，铅可直接作用于男性生殖系统的核心器官睾丸。睾丸的正常生理功能主要是制造精子并合成雄性激素，这两个功能中任何一个受到损伤，都会影响男性的生殖功能，其结果是精子的质和量发生改变，主要表现为精子数量减少、精子畸形率增加和活动能力减弱。因此，罗马帝国的衰亡可能与罗马上层人物铅中毒导致生育能力低下、人口质量明显下降有关。

以上这些事实表明，古罗马的衰亡，固然有内部矛盾和外族入侵等多种因素，但据科学家们和历史学家推测，铅中毒是古罗马迅速衰亡的根本因素，生育能力与智力的下降，最终导致了罗马帝国因抵挡不住日耳曼的进攻而亡国。

历史意义

历史的教训是深刻的。古罗马人很早就掌握了铅的冶炼技术。2000 多年前的古罗马时代，由于盛行使用铅制器皿，从而取代了容易生锈的铜器。古罗马人用铅制造各种用具、器皿、化妆品等，在铅制容器里长期存放食品、果酒，应用铅管道输送饮用水。尤其封建贵族家庭与铅的接触更多。他们在葡萄酱里加入铅丹，以增色降酸。妇女化妆使用的是铅白，结果造成慢性铅中毒，致使妇女不怀孕、流产、死胎和畸胎，即使生下来的孩子也存在智力问题。历史学家的推测，由于铅中毒而导致了古罗马的衰亡是有科学道理的。

科学家们认为铅中毒是古罗马衰亡重要原因的结论，是近代铅中毒研究中具有里程碑意义的一个重要事件。

1.4 工业革命前的环境问题

农业革命[1]前后的环境问题

在农业革命以前，世界人口增长很少，人类活动的范围也只占地球表面的极小部分，人类对自然的影响力还很低，只能依赖自然环境，以采集和猎取天然动植物为生。此时，虽然已经出现了环境问题，但地球生态系统还有足够的能力自行恢复平衡。

农业革命以后，情况有了很大变化。一是人口出现了历史上第一次暴发性增长，由距今 1 万年前的旧石器时代末期的532 万人增加到距今 2000 年前后的 1.33 亿人。人口数量大大增加，对地球环境的影响范围和程度也随之增大。二是人们学会了驯化野生动植物，有目的的耕种和驯养成为人们获取食物的主要手段，使人类的食物来源有了保障。三是由于生产力水平低，人们主要是通过大面积砍伐森林、开垦草原来扩大耕种面积，增加粮食收成，加上刀耕火种等落后的生产方式，导致大量已开垦的土地生产力下降，水土流失加剧，大片肥沃的土地逐渐变成不毛之地。四是为了农业灌溉的需要，水利事业得到了发展，但又往往引起土壤盐渍化和沼泽化等问题。历史上，由于农业文明发展不当带来生态环境恶化，从而使文明衰落的例子屡见不鲜。

尼罗河流域，每到夏季，来自上游地区富含无机物矿物质和有机质的淤泥随着河水的漫溢，都要给埃及留下一层薄薄的沉积层，其数量不至于堵塞灌渠、影响灌溉和泄洪，但却足以补充从田地中收获的作物所吸收的无机矿物质养分，近乎完美地满足了农田对于有机质的需要，从而使这块土地能够生产大量的粮食来养育生活于其上的众多人口。然而由于尼罗河上游地区的森林不断地遭到砍伐，以及过度放牧、垦荒等，使水土流失日益加剧，尼罗河中的泥沙逐年增加，埃及再也得不到那宝贵的沃土，昔日的"地中海粮仓"从此失去了往日的辉煌，现已成为地球上的贫困地区之一。

美索不达米亚平原位于幼发拉底河和底格里斯河之间（现伊拉克境内），是著名的巴比伦文明的发源地。公元前，这里林木葱郁、沃野千里，富饶的自然环境孕育了辉煌的巴比伦文化。然而，巴比伦人在创造灿烂的文化、发展农业的同时，却由于无休止地垦耕、过度放牧、肆意砍伐森林等，破坏了生态环境的良性循环，使这片沃土最终沦为风沙肆虐的贫瘠之地，2000 年前漫漫黄沙使巴比伦王国在地球上销声匿迹。

---

[1] 农业革命是指历史上农业的四次革新变化及其对经济社会的重大影响。划分为第一次（新石器时代）、第二次（青铜器时代）、第三次（铁器时代）和近代农业革命（16—18 世纪发生在英国英格兰地区）。

发祥于印度河流域的古印度文明与美索不达米亚相似。四五千年前，这里的农业就很发达，人们利用印度河四季充沛的河水与一年两季的洪水种出了丰盛的庄稼，盛产小麦、芝麻、甜瓜和棉花，是名副其实的粮仓。然而，毫无顾忌地开垦，无休止地砍伐森林，使温德亚山和喜马拉雅山南麓的水土大量流失淤塞了河道，破坏了生态结构和生态平衡，土地沙化出现了，昔日的沃野良田逐渐变成了茫茫沙漠。

公元250年，玛雅文化、建筑、人口均达到鼎盛时期，人口密度为每平方千米200~500人。但是，由于生态破坏及人口的增长超过了土地的承载能力，至公元800年，玛雅文明开始衰落，不到100年，这块昔日繁华的土地几乎人烟绝迹。

黄河流域是中国古老文明的发祥地，4000多年前，这里森林茂盛、水草丰富、气候温和、土地肥沃。但是，自秦汉开始，黄河流域的森林不断遭到大面积砍伐，使水土流失日益加剧，黄河泥沙含量不断增加。宋代时黄河泥沙含量就已达到50%，明代增加到60%，清代时更是进一步达到70%，这就使黄河的河床日趋增高，有些河段竟高出地面很多，形成"悬河"，遇到暴雨时节，河水便冲决堤坝，泛滥成灾。与此同时，这一带的沙漠面积日复一日地扩大，生态环境急剧恶化。

此外，在农业社会，特别是农业社会末期，还出现过污染问题。有人认为，这是人类社会大气污染历史的开端。

农业文明和工业文明时期环境问题的异同

在农业文明时期，人们试图改造自然，造成的环境问题主要是生态被破坏。同时，出现了局部的环境问题。局部环境问题是人在其活动范围内对周边环境进行的干扰带来的问题，如毁坏森林和草地造成土壤质地发生变化（比如沙化）；在人口集中的城市，居民丢弃生活垃圾带来周围环境污染等。由此可见，农业文明时期的环境问题是由于人类生活、农耕等活动所产生的一次污染物及煤烟型污染等。

工业文明时期的环境问题是随着蒸汽机等里程碑式的发明而出现的，一次污染物排放加剧，同时产生了更多的二次污染物，污染物的种类和组成愈发复杂。地球是有环境容量的，污染物达到一定浓度和数量，生态系统将受到严重的破坏，无法完成自我恢复。由此可见，工业文明时期出现的环境污染和生态破坏问题，特征是跨地域、跨国家、易转移、范围大和影响深远。

2 从炼金术到炼丹术

2.1 中世纪神秘的炼金术

中世纪炼金术的目标

炼金术是中世纪的一种化学哲学的思想和始祖,是当代化学的雏形。其目标是通过化学方法将一些基本金属转变为黄金、制造万灵药及制备长生不老药。

炼金术在一个复杂网络之下跨越至少2500年,曾存在于多种古老的文明中,并在多个国家有所发展,然后在欧洲存在直至19世纪。

狭义的炼金术所采用的一个相当普遍的方法,即把四种金属——铜、锡、铅、铁熔合,获得一种类似合金的物质。然后使这种合金表面变白,这样就赋予它一种银的灵气或者形式。接着再给它加进一点金子作为种子或发酵剂使全部合金变为黄金。最后再加一道手续,或者把表面一层的金属蚀刻掉,留下一个黄金的表面,或者用硫黄水把合金泡过,使它看上去有点像青铜那样,这样转变就完成了。

广义的炼金术更多地关注于转换其他的物质,通过溶解、分解、重构,炼成所有的物质,甚至包括人的灵魂和肉体。"水 60 升,碳 20 千克,氨 8 升,石灰 1.5 千克,磷 800 克,盐 250 克,硝石 100 克,硫黄 80 克,氟 7.5 克,铁 5 克,硅 3 克,以及其余 15 种元素少许",就可以炼成人体(矮人,Homunculus),看似可笑的数据却饱含着最原始的欲望。

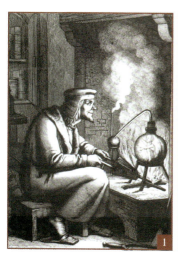 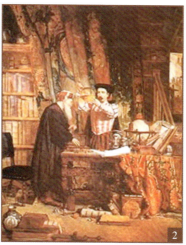 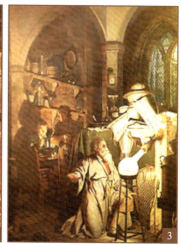

图 70 炼金术师(1. 中世纪正在制造矮人的炼金术师;2. 中世纪的炼金术师;3.《锻炼贤者之石的炼金术师》,画作,作者 Joseph Wright of Derby,1771)

西方的炼金术

公元 1 世纪到 5 世纪是早期炼金术者的生活时代。西方最早的炼金术著作是约公元 100 年以德谟克利特（Democritus）的名字写成的。西方炼金术认为金属都是活的有机体，逐渐会发展成为十全十美的黄金。金属的灵魂或形式被看作是一种灵气，主要表现在金属的颜色上。因此常见金属的表面镀上金银就被当作是炼金术者所促成的转化。

另一种早期炼金术者广泛传播一种更原始的观念，即金属是两性生殖的产物，金属本身就有雌雄之分。希腊炼金术对欧洲的影响远不及经过了系统化的阿拉伯炼金术所产生的影响。炼制黄金是欧洲炼金术的主要目标。欧洲学者根据伊斯兰炼金术的理论，做了大量实验。

被科学证据否定的炼金术

现代科学表明，中世纪炼金术这种方法是行不通的。但是 19 世纪之前，炼金术尚未被科学证据所否定。包括牛顿在内的一些著名科学家都曾进行过炼金术尝试。炼金术士用汞金属来炼金，结果大多数都是用来"吃"的。牛顿死后体内也存积了大量的汞。现代化学的出现才使人们对炼金术的可能性产生了怀疑。

炼金术虽然不可能成功，但为化学这一学科的发展与出现积累了大量知识。炼金术所创造的金属元素的符号对今天了解有毒元素的历史，以及毒物文化的深刻含义很有帮助。

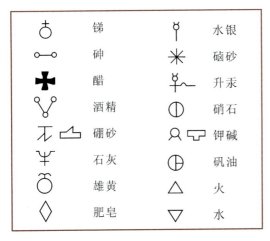

图 71 炼金术者创造的符号

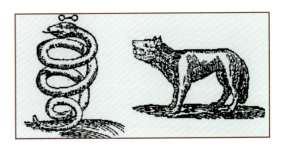

图 72 炼金术者创造的代表砷（左）和锑（右）的符号

2.2 中国的炼丹术及其医药用途

中国炼丹术的起源

中国炼丹术的发明源自古代神话传说中的长生不老的观念。如后羿从西王母处得到不死之药，嫦娥偷吃后便飞奔到月宫，成为月中仙子。根据晋人编纂的《列仙传》记载，他们所服食的包括丹砂、云母、玉、代赭石、石、松子、桂等未经制炼的矿物和植物。

中国的炼丹术有两种信仰：一是相信金属会化为黄金；二是相信这种服食丹药可以成仙。公元前 4 世纪的中国文献里，就明确提到这两种信仰。公元前2世纪，西汉皇族淮南王刘安及其门客集体编写的《淮南子》记载："为神丹既成，不但长生，又可以作黄金。"提到金丹和长生不死的关系。由此可见，中国古代的"炼丹术"与中世纪欧洲的炼金术相比，多了一般医药用的用途。

在秦始皇统一六国之后，他曾派人到海上求仙人不死之药。汉武帝本人就热衷于神仙和长生不死之药。到了东汉（25—220）炼丹术得到发展，出现了著名的炼丹术家魏伯阳，他著书《周易参同契》以阐明长生不死之说。之后，晋代炼丹家陶弘景著《真诰》。到了唐代（618—907），炼丹术跟道教结合起来而进入全盛时期，这时出现了炼丹术家孙思邈的著作《丹房诀要》。这些炼丹术著作都有不少化学知识，据统计共有化学药物60多种，还有许多关于化学反应的记载。

葛洪[①]对炼丹术和早期的化学贡献保留在他所著的《抱朴子·内篇》内，记录了许多长生不老药（如太清丹、金液）及它们的炼制方法。

葛洪字稚川，东晋丹阳句容（今江苏省句容县）人，为东晋道教学者、著名炼丹家、医药学家。他在青年时代师从郑隐[②]学炼丹秘术，颇受器重。东晋开国，曾赐爵关内侯，食句容二百邑。后来退出仕途，隐居罗浮山炼丹，在山积年，优游闲养，从事医药与著作。葛洪继承并改造了早期道教的神仙理论，系统地总结了晋以前的炼丹成就，具体地介绍了一些炼丹方法，记载了大量的古代丹经和丹法，勾画了中国古代炼丹的历史梗概，提供了原始实验化学的珍贵资料，对隋唐炼丹术的发展产生重大影响，成为炼丹史上一位承前启后的著名炼丹家。

葛洪炼丹不仅对古代化学而且对古代医药与毒物的研究做出了贡献。他的火法炼丹的一个重大成就是单质砷的制备。葛洪在《抱朴子·仙药》中记载了六种处理雄黄的方法，最后一法是用硝石、玄胴肠（猪大肠）和松脂"三物炼之"，雄黄（五硫化二砷，As_2S_5）和硝石（硝酸钾，KNO_3）同炼，可收集到三氧化二砷（As_2O_3），再先后用含碳的猪大肠和松脂炼两次，就被还原成为纯净的单质砷。这是世界上最早制备单质砷的方法，比公元13世纪日耳曼的炼金家大阿尔伯图斯（约1200—1280）制取砷的方法要早900年。当时，葛洪炼制出来的药物有密陀僧（氧

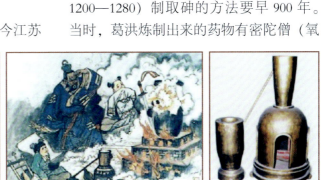

图73 葛洪与炼丹（1. 葛洪，画像；2.《葛洪炼丹图》；3. 炼丹炉）

[①] 葛洪的生卒时间文献记载不一，有（281—342）、（283—363）和（284—364）。本文按"葛洪卒于东晋兴宁元年（363），享年81岁"推算，取（282—363）。

[②] 郑隐（？—302），字思远，西晋方士。早年为儒生，精通《礼记》《尚书》，对九宫、三奇、河洛、谶记亦有涉猎。

化铅)、三仙丹(氧化汞)等,这些都是外用药物的原料。葛洪在炼制水银的过程中,发现了化学反应的可逆性,他指出,对丹砂(硫化汞)加热,可以炼出水银,而水银和硫黄化合,又能变成丹砂。用四氧化三铅可以炼得铅,铅也能炼成四氧化三铅。在葛洪的著作中,还记载了雌黄(三硫化二砷,As_2S_3)和雄黄(As_2S_5)加热后升华,直接成为结晶的现象。葛洪提出松节油治疗关节炎,铜青(碳酸铜)治疗皮肤病,雄黄、艾叶可以消毒,密陀僧可以防腐。现代科学已证实其中一些方药是特效药。如,铜青能抑制细菌的生长繁殖,所以能治皮肤病。密陀僧有消毒杀菌作用,所以用来做防腐剂。雄黄中所含的砷,有较强的杀菌作用。艾叶中含有挥发性的芳香油,毒虫很怕它。所以中国民间在五月节前后烧燃艾叶驱虫。作为一个道士,葛洪早在1500多年前就发现了这些药物的效用,在医学上做出了很大贡献。

2.3 毒物利用中的失误:服食

中国的炼丹术

炼丹术是中国古代的一种特殊方术,其目的是通过炼制某些自然矿石或金属,得到"神丹"或人工金银等长生不老药,因而又有"金丹术""炼金术"和"黄白术"之称。

中国古代盛行过多种长生不老术,服食、行气、房中是其中最重要的三端。炼丹术就是在服食活动中发明出来的,是古人追求长生不老的最初手段之一。

所谓"服食",并非选择食物治疗疾病,而是指通过内服药物,以求延年益寿,乃至长生不老。动物、植物、矿物中,都有被选中的长生不老药,然而在服食家看来,作用最强、效果最可靠的长生药则是自然金石和人工炼制的"金丹大药",因而尤其重视服石和炼丹。服石和

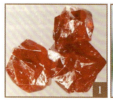 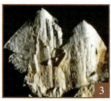 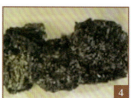 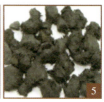

图74 炼丹用的"五石" (1.朱砂;2.雄黄;3.白礜;4.曾青;5.慈石)

 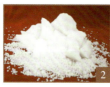 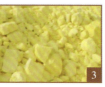 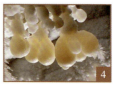 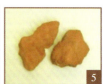

图75 "五石散"的组成 (1.紫石英;2.白石英;3.石硫黄;4.石钟乳;5.赤石脂)

炼丹的显著区别，在于所服的药物一是自然矿物，一是矿物的人工炼制品，在观念上二者虽不等同，但又存在着密切的联系。这不仅在于二者的手段、目的和兴衰过程具有基本的一致性，更重要的是炼丹术正是在服石基础上产生的，"炼丹"的最初含义是炼丹砂，而丹砂正是服石的首选药品。

"五石散"杀人如麻

中国的丹药是以朱砂（主要成分是硫化汞）炼制的汞制剂，是有毒之物；而炼丹的石材，最重要的是五石，也是有毒之物。

炼丹用的"五石"是丹砂、雄黄、白礜、曾青、慈石（葛洪《抱朴子·金丹》），对照《周礼·天官·疡医》可知，实与治外伤的"五毒"大同小异，不同之处，只是把曾青换成了石胆（二者都是绿色铜矿）。这五种矿石，朱砂是赤色，雄黄是黄色，白礜是白色，曾青（或石胆）是青色，慈石是黑色，故称之为"五色石"。"五石"中除慈石，皆有大毒。

"五石散"也叫"寒石散"，是由紫石英、白石英、石硫黄、石钟乳、赤石脂五种药物组成。"五石散"服用后需要一整套程序，将药物中的毒性和热力散发掉。如果散发得当，体内疾病会随着毒热一起发出。如果散发不当，则五毒攻心，后果不堪设想。

中国魏晋时期上流名士有服食"五石散"的风潮。魏晋200多年间，政权频繁更迭，战祸连连，几无宁岁。当时的氏族们在遭遇生命危险和心灵的苦闷下，便在精神层面寻找慰藉和解脱的方式。因此，人们以逍遥、养生、纵欲三种不同的生活态度为目的，在生活中服食"五石散"。

从魏晋到隋唐，"五石散"也是著名毒药。前人，如清郝懿行《晋宋书故》、俞正燮《癸巳存稿》，近人，如鲁迅《魏晋风度及文章与药及酒之关系》、余嘉锡《寒食散考》等均有考证。俞正燮曾以此药比鸦片，而余嘉锡"以为其杀人之烈，较鸦片尤为过之"，根据历史上有关史传服散故事的考察，推测这500年间死于此的人数达"数十百万"。

现代研究认为大部分所谓的"仙丹""五石散"是用重金属铅、汞等炼制而成，吃了不仅不能长生不老，还可能死得更快。

3

工业化初期的环境污染与职业病

3.1 两次工业革命与近代工业文明

人类自从原始社会开始，就进入了以农业为主、以小农经济为主体的农业文明，到了18世纪，英国的工业革命将人类带入了工业文明的时代。

第一次工业革命发生在18世纪60年代到19世纪40年代，起源于英国，珍妮纺织机和蒸汽机车的发明，开创了以机器代替手工劳动的时代。

机器代替手工劳动不仅是一次技术改革，更是一场深刻的与之相关的社会关系的变革。以工厂制代替了手工工场，用机器代替了手工劳动，产业革命引发了社会关系的变革，其后果是使依附于落后生产方式的自耕农阶级消失了，工业资产阶级和工业无产阶级形成并壮大起来，率先完成了工业革命的英国，很快成为世界霸主。

第二次工业革命发生在19世纪70年代。19世纪，随着资本主义经济的发展，自然科学研究取得重大进展，1866年，德国人西门子制成了发电机；1870年以后，实际可用的发电机问世，电器开始代替机器，成为补充和取代以蒸汽机为动力的新能源；随后，电灯、电车、电影放映机相继问世，电器广泛应用于各种工业生产领域，促进经济的进一步发展，使人类进入了电气时代。

19世纪70年代，以煤气和汽油为燃料的内燃机相继诞生，19世纪80年代德国人卡尔·弗里特立奇·本茨等人成功地制造出由内燃机驱动的汽车。之后内燃汽车、远洋轮船、飞机得到迅速发展。内燃机的发明，推动了石油开采业的发展和石油化工工业的生产。与此同时，19世纪70年代，美国人贝尔发明了电话，19世纪90年代意大利人可尼试验无线电报取得了成功，都为迅速传递信息提供了方便。世界各国的经济、政治和文化联系进一步加强。

工业革命不仅造成后来更加严重的难以治理的环境污染与"公害"事件，而且催生了第二次世界大战的爆发，并最终导致一些国家在战争中使用了反人类的细菌战和毒气战的武器。

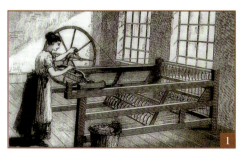
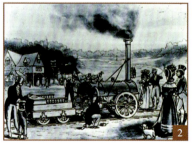

图76 第一次工业革命的标志（1. 珍妮纺织机；2. 蒸汽机车）

3.2 工业革命以来的环境污染及其危害[①]

环境污染由来已久。早在 14 世纪初，英国就注意到了煤烟污染；17 世纪伦敦煤烟污染加重时，有人著文提出过改善大气品质的方案。而环境污染演变成一种威胁人类生存与发展的全球性危机，则始于 18 世纪末兴起的工业革命。

现代经济史和社会史学家把工业革命视为人类历史的一个分水岭，同样科技史、环境史和毒理学史学家把工业革命视为人类环境污染史的分水岭。

环境污染的严重发生期

从 18 世纪下半叶起到 20 世纪 20 年代，首先是英国，然后是欧洲其他国家、美国和日本相继经历和实现了工业革命，最终建立以煤炭、冶金、化工等为基础的工业生产体系。这是一场技术与经济的革命，它以蒸汽机的改良和广泛应用为基本动力。而蒸汽机的使用需要以煤炭作为燃料，因此，随着工业革命的推进，地下蕴藏的煤炭资源成为工业化初期的主要能源。1900 年时，新的煤矿到处开办，煤炭产量大幅度上升，英国、美国、德国、法国和日本五个先进工业国家煤炭产量总和达 6.6 亿吨。煤的大规模开采和燃用，在提供动力以推动工厂的开办和蒸汽机的运转，并方便人们日常生活的同时，释放大量的烟尘、二氧化硫、二氧化碳、一氧化碳和其他有害的污染物质。与此同时，在一些工业先进国家，矿冶工业的发展既排出大量的二氧化硫，又释放铅、锌、镉、铜、砷等许多重金属，污染了大气、土壤和水域。此外，这一时期化学工业的迅速发展，构成了环境污染的又一重要来源。水泥工业的粉尘与造纸工业的废液，也对大气和水体造成污染。所有这些污染源严重污染了人们生存的周围环境。

在工业先进国家，伴随煤炭、冶金、化学等重工业的建立、发展和城市化的推进，出现了环境污染的景象，烟雾中毒事件频繁发生，而河流等水体也严重受害。

英国作为最早实现工业革命的国家，其煤烟污染最为严重，水体污染亦十分普遍。在 19 世纪末期和 20 世纪初期，美国的芝加哥、匹兹堡、圣·路易斯和辛辛那提等工业中心城市，煤烟污染也相当严重。19、20 世纪之交，德国工业中心的上空长期为灰黄色的烟幕所笼罩，严重的煤烟造成植物枯死，晾晒的衣服变黑，即使白天也需要有人工照明。在空气中弥漫着有害烟雾的同时，德国工业区的河流也变成了污水沟。如德累斯顿附近穆格利兹（Muglitz）河，因玻璃制造厂所排放污水的污染而变成了"红河"；哈茨（Harz）地区的另一条河流则因铅氧化物的污染毒死了所有的鱼类，饮用该河河水的陆上动物出现中毒死亡。1892 年，汉堡还因水污染导致霍乱流行，使 7500 多人丧生。在明治时期的日本，曾发生过因开采铜矿所排出的毒屑、毒水，危害了农田、森林，

[①] 梅雪芹. 工业革命以来西方主要国家环境污染与治理的历史考察. 世界历史，2000 (6)：20-28.

酿成田园荒芜、几十万人流离失所的足尾铜矿矿毒事件①。尽管如此，这一时期的环境污染尚处于初发阶段，污染源相对较少，污染范围不广，污染事件呈局部性，只发生在某些工业先进的国家。

环境污染进入公害发展期

20世纪20年代到40年代，随着工业化的扩展和科学技术的进步，工业先进国家煤的产量和消耗量逐年上升。据估算，在20世纪40年代初期，世界范围内工业生产和家庭燃烧所释放的二氧化硫每年高达几千万吨，其中2/3是由燃煤产生的，因而煤烟和二氧化硫的污染程度和范围较之前一时期有了进一步的扩大，由此酿成多起严重的燃煤大气污染公害事件。如比利时的马斯河谷事件和美国的多诺拉事件。

1930年12月4日至5日，在比利时的重工业区马斯河谷（Meuse Valley），由于气候反常，工厂排出的二氧化硫等有害气体凝聚在靠近地表的浓雾中，经久不散而酿成大祸，致使大批家禽死亡，几千人中毒，60人丧命。

1948年10月27日晨，在美国宾夕法尼亚州西部山区工业小镇多诺拉（Donora）的上空，烟雾凝聚，犹如一条肮脏的被单。这里的钢铁厂、硫酸厂和炼锌厂等大厂一个挨着一个，日夜不停地排放二氧化硫等有害气体。这一次的情景因逆温层的封锁，污染物久久无法扩散，整个城镇被烟雾所笼罩。直到第6天，一场降雨才将烟雾驱散。这次事件造成20人死亡，6000人患病，患病者差不多占全镇居民人数的43%。

这一时期，经过改进发展成为比较完善的动力机械内燃机，在工业生产中广泛替代了蒸汽机。因而，在20世纪30年代前后，以内燃机为动力机的汽车、拖拉机和机车在世界先进国家普遍发展起来。1929年，美国汽车的年产量为500万辆，英、法、德等国的年产量也都接近20万~30万辆。由于内燃机的燃料已由煤气过渡到石油制成品——汽油和柴油，石油便在人类所用能源构成中的比重大幅度上升。开采和加工石油不仅刺激了石油炼制工业的发展，而且导致石油化工的兴起。然而，石油的应用却给环境带来了新的污染。

这一阶段，美国后来者居上，成为头号资本主义工业强国，1930年原油产量达12311万吨；汽车拥有量在1938年时达到2944.3万辆。汽车排放的尾气中含有大量的一氧化碳、碳氢化合物、氮氧化物及铅尘、烟尘等颗粒物和二氧化硫、醛类、3,4-苯并芘等有毒气体；一定数量的碳氢化合物、氮氧化物在静风、逆温等特定条件下，经强烈的阳光照射会产生二次污染物——光化学氧化剂，形成具有很强氧化能力的浅蓝色光化学烟雾。1943年，洛杉矶首次发生光化学烟雾事件，造成人眼痛、头疼、呼吸困难甚至死亡，家畜犯病，植物枯萎坏死，橡胶制品老化龟裂，以及建筑物被腐蚀损坏。这一事件第一次显示了汽车内燃机所排放气体造成的污染与危害的严重性。

---

① 1885年始，足尾河里的香鱼大量被污染毒死，鲤鱼捕获量剧减，河流两岸的农地与农作物都受到矿毒严重污染。特别是1890年的一场特大洪水，使得矿毒污染现象更加明显化，使得周围受害农民结为团体，群体反抗，促使矛盾激化。引自刘立善.日本公害的原点——足尾铜矿矿毒事件.环境保护科学，1993（2）.

不仅如此，自20世纪20年代以来，随着以石油和天然气为主要原料的有机化学工业的发展，工业强国不仅合成了橡胶、塑料和纤维三大高分子合成材料，还生产了多种多样的有机化学制品，如合成洗涤剂、合成油脂、有机农药、食品与饲料添加剂等。就在有机化学工业为人类带来琳琅满目和方便耐用的产品同时，它对环境的破坏也渐渐地发生，久而久之便构成对环境的有机毒害和污染。

显然，到这一阶段，在旧有污染范围扩大、危害程度加重的情况下，随着汽车工业和石油与有机化工的发展，污染源增加，新的更为复杂的污染形式出现，因而公害事故增多，公害病患者和死亡人数扩大，人们称之为"公害发展期"。这体现出工业强国环境污染危机愈加明显和深重。

3.3 恩格斯①名著《英国工人阶级状况》

弗里德里希·恩格斯是科学社会主义的奠基者，是最早揭示环境问题、工业污染和产业公害的政治家之一。

恩格斯著《英国工人阶级状况》②一书是他在1842年11月到曼彻斯特后，经常深入工人住宅区访问，考察工人阶级的生活条件，并研究有关官方文件和前人的著作，从1844年9月到1845年3月于巴门写成的，1845年出版。书中第一次指出工人居住和工作场所的环境卫生十分恶劣，由于经济增长所造成的河流与空气污染问题，较早揭示了工业污染和产业公害。恩格斯揭示了由于经济增长所造成的河流与空气污染问题，用今天的术语来说就是产业公害③，敲响了环境问题的警钟。

从环境史角度重读《英国工人阶级的状况》④，使我们认识到，恩格斯在书中充分揭示了工业革命时期英国城市的主要环境问题，即工人住所与工作场地的恶劣状况、河流污染和空气污染等，它们是伴随工业化、城市化而产生的。在恩格斯看来，与此有关的灾难之所以集中在工人身上，与工厂主的唯利是图密不可分，也与爱尔兰人的生活习惯有关。恩格斯的这一著作提供了有关英国环境问题的珍贵史料和启发性观点，因而是英国环境史上的一部经典文献。

---

① 弗里德里希·恩格斯（Friedrich Engels，1820—1895），1820年11月28日生于德国莱茵省巴门市（今伍珀塔尔市）。1837年中学未毕业，就被迫经商。1838年7月至1841年3月，恩格斯在不莱梅一家贸易公司实习经商，业余刻苦自学。1841年在柏林服兵役，1842年9月服役期满后到曼彻斯特他父亲同别人合营的企业里工作。1883年，马克思逝世后，他整理和出版了马克思未完成的著作《资本论》第二、三卷。1844年在《德法年鉴》上发表《国民经济学批判大纲》，1845年，恩格斯写出《英国工人阶级状况》。1848年恩格斯和马克思一起发表了具有划时代意义的《共产党宣言》。1895年8月5日逝世，享年75岁。

② 《英国工人阶级状况》，全称《英国工人阶级状况：根据亲身观察和可靠材料》，德文第一版于1845年在莱比锡出版，第二版于1892年出版。英译本已出过两版（1887年纽约版和1892年伦敦版）。

③ 岩佐茂.环境的思想.韩立新，张桂权，刘荣华，译.北京：中央编译出版社，1997：126-127.

④ 梅雪芹.《英国工人阶级的状况》——关于英国环境问题的经典文献.明道论坛，2006-07-02.

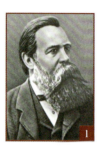 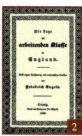 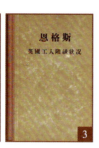

图77 弗里德里希·恩格斯和他的《英国工人阶级状况》（1. 恩格斯；2. 第一版的扉页；3. 中译本封面，人民出版社，1956）

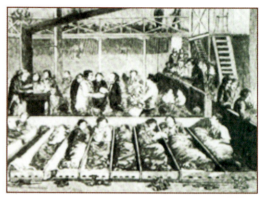

图78 19世纪50年代伦敦工人的工作房和宿舍

工人住所与工作场地的环境状况

在"大城市"一节中，恩格斯集中描述了除伦敦的某些地区以外的全英国的"普通的工人住宅"——贫民窟的环境："这里的街道通常是没有铺砌过的，肮脏的，坑坑洼洼的，到处是垃圾，没有排水沟，也没有污水沟，有的只是臭气熏天的死水洼。城市中这些地区的不合理的杂乱无章的建筑形式妨碍了空气的流通，由于很多人住在这一个不大的空间里，所以这些工人区的空气如何，是容易想象的。"如此这般地挤满了工人阶级的贫民窟，每一个大城市都有一个或几个，恩格斯从中找出一些进行了专门的研究，因而使我们了解到，从伦敦到联合王国的其他大城市，"工人住宅到处都规划得不好，建筑得不好，保养得不好，通风也不好，潮湿而对健康有害"。在"个别的劳动部门"一节中，恩格斯对工人的劳动环境做了这样的记述："工厂里的空气通常都是又潮湿，又暖和，而且多半是过分地暖和；只要通风的情形不很好，空气就很恶劣，令人窒息，没有足够的氧气，充满尘埃和机器油蒸发的臭气，而机器油几乎总是弄得满地都是。"

关于河流污染

关于河流污染状况，恩格斯书中的描述颇为详尽。例如，流经利兹的艾尔河，"这条河像一切流经工业城市的河流一样，流入城市的时候是清澈见底的，而在城市另一端流出的时候却又黑又臭，被各色各样的脏东西弄得污浊不堪了"；离利兹仅约11.27千米的布莱得弗德，"该城位于几个河谷的交叉点上，靠近一条黑得像柏油似的发臭的小河"。流经曼彻斯特的两条小河——艾尔克河与梅德洛克河的污染状况亦十分严重。艾尔克河是"一条狭窄的、黝黑的、发臭的小河，里面充满污泥和废弃物，河水把这些东西冲积在右边的较平坦的河岸上。天气干燥的时候，这个岸上就留下一长串龌龊透顶的暗绿色的淤泥坑，臭气泡经常不断地从坑底冒上来，散布着臭气，甚至在高出水面12~15米的桥上也使人感到受不了。此外，河本身每隔几步就被高高的堤堰所隔断，堤堰近旁，淤泥和垃圾积成厚厚的一层并且在腐烂着"。至于梅德洛克河，"河水也是漆黑的，停滞的，而且发出臭味"。

关于空气污染

关于空气污染状况，恩格斯是这样描述的："伦敦的空气永远不会像乡间那样清新而充满氧气……呼吸和燃烧所产生的碳酸气，由于本身比重大，都滞留在房屋之间，而大气的主流只从屋顶掠过。住在这些房子里面的人得不到足够的氧气，结果身体和精神都萎靡不振，生活力减弱。因此，大城市的居民患急病的，特别是患各种炎症的，虽然比生活在清新的空气里的农村居民少得多，但是患慢性病的却多得多。"曼彻斯特周围一些工业城市，"到处都弥漫着煤烟，由于它们的建筑物是用鲜红的，但时间一久就会变黑的砖（这里普遍使用的建筑材料）修成的，就给人一种特别阴暗的印象"；其中像位于曼彻斯特西北约17.7千米的波尔顿，"即使在天气最好的时候，这个城市也是一个阴森森的讨厌的大窟窿"；而斯托克波尔特，"在全区是以最阴暗和被煤烟熏得最厉害的地方之一出名的"；即使在埃士顿——安得——莱因，一个按照新的比较有规则的体系建筑起来的新工厂城市，仍有一些被煤灰弄得又脏又黑的街道，其面貌"无论从哪一点来说，都不比该区其他城市的街道好一些"；至于斯泰里布雷芝，在走近它的时候，"看到的第一批小屋就是拥挤的，被煤烟熏得黑黑的，破旧的，而全城的情况也就和这第一批房子一样"。

恩格斯围绕工人阶级的状况而揭示的上述三方面的问题，也就是工业革命期间英国城市的主要环境问题。而城市环境的恶化是工业革命最具灾难性的后果之一。

《英国工人阶级的状况》一书既充分肯定了工业革命对英国所产生的巨大意义，"又真实地描述了英国工人阶级的状况、苦难和斗争、希望和欲求，由此揭示了工业化初期英国城市的环境问题。因而，从环境史角度看，《英国工人阶级的状况》既为考察世界历史上的环境问题留下了弥足珍贵的史料，又阐发了富于启发性的观点，是一部关于英国环境问题的经典文献。经典的作用恰恰在于它为后人提供了认识现实问题的历史参照。

3.4 环境损害与职业病：工业文明的代价

工业文明的代价，一是工业化对生态环境的损害；二是工业化出现的职业病。

工业化对生态环境的损害

工业化对生态环境的损害显而易见。工业的载体是企业，工业之所以会损害环境，经济学认为根源在于企业私人成本与社会成本的分离。例如，一家造纸的工厂，其私人成本是企业的直接成本（原材料、工资及管理费），而排放废水废气对环境的损害企业不补偿，故称社会成本。问题就在于社会成本企业不承担，企业自然是不会去顾及环境的。①

在工业化初期，由于人们对环保的需求不强，企业承担有困难，因此，企业损害了环境，社会成本未能让企业承担。当环境的压力增大时，企业有所发展，才推动工业转型，设法将社会成本内化为企业（私人）成本。而社会成本的分担又涉及界定产权（排污权）；而产权的界定则以

---

① 王东京. 工业文明的代价. 学习时报，2013-11-04.

交易费用为依据。

工业化与职业病

人类自开始生产活动以来，就出现了因接触生产环境和劳动过程中有害因素而发生的疾病。追溯历史，最早发现的职业病都与采石开矿和冶炼生产有关。随着工业的兴起和发展，生产环境中使人类产生疾病的有害因素的种类和数量也不断增加。因此，职业性病伤的发生，常与社会经济生产的发展密切相关。

从埃及木乃伊中发现硅肺，可以推测古代给法老王修建金字塔的石工因接触硅尘而罹患硅肺病。但"硅肺"这个名词直到1870年方才出现。欧洲人于公元前即开始铅、汞金属矿的开采。据记载，希波克拉底（Hippocrates，前460—前337）似乎是第一个认识到铅是腹绞痛的原因的人。矿工和冶炼工的职业病，包括冶炼金、银、铅、铜、锌、汞等引起的职业病，曾在德国的阿格里科拉（Agricola）16世纪所著的《论金属》（Deremetallica）中述及。同一时期，意大利居里拉马齐尼（Ramazzini，1633—1714）出版了《手工业者疾病》一书，描述了50多种职业病，包括矿工、陶工、制玻璃工、油漆工、磨面粉工、石工等的疾病和金属中毒，成为职业病的经典著作，而拉马齐尼也因此被誉为"欧洲职业医学之父"。

18世纪，英国纺织机械的革新和蒸汽机的出现引发了第一次工业革命，工业上传统的手工业生产转变为以机器为主的大工业生产。当时劳动条件恶劣，职业病及传染病流行，经常发生意外工伤事故，工人的工时过长，并出现雇佣童工等问题。

19世纪，德国因电力的广泛应用又产生第二次工业革命，推动了大规模的采矿和冶炼，开始煤化学工业的生产，还发明了合成染料等。这一时期，出现了工人的急性苯胺染料中毒、煤焦油引起阴囊癌等问题。

中国早在夏末和商初时即有关于职业病学的论述。当时青铜冶炼和铸造业已达到较高水平，开始使用了锡、铅、汞的化合物。汉代王充（27—100）在《论衡》中提到，冶炼时可产生灼伤和火烟侵害眼鼻；公元4世纪葛洪著的《抱朴子》开始记载用汞与硫炼丹；11—12世纪北宋孔平仲在《谈苑》中述及，"后苑银作镀金，为水银所熏，头手俱颤"，分别反映了冶炼作业中的烧伤、刺激性气体中毒和汞中毒等职业病。《谈苑》并述及"贾谷山采石人，石末伤肺，肺焦多死"等句，反映了当时石工所得的硅肺病。公元7世纪，隋代巢元方的《诸病源候论》中记载古井和深坑多有毒气，则是对窒息性气体中毒的描述。此后，明代李时珍在所著的《本草纲目》（1593）中，明确提到铅矿工人的铅中毒。公元17—18世纪，宋应星在《天工开物》（1637）中述及煤矿井下简易通风方法，并指出烧砒（三氧化二砷）工人应站在上风向操作，并应保持十余丈的距离，以免发生中毒。

生态环境损害与职业病是人类历史上发展工业所付出的惨痛代价。

4

化学与人工合成毒物及其危害

4.1 化学与人类文明

化学推动了人类的文明与进步

从人类学会使用火之时，就有了最早的化学实践活动。人类的祖先钻木取火、利用火烘烤食物、寒夜取暖、驱赶猛兽，充分利用了燃烧时的发光发热现象。这种经验的积累逐步形成了化学的知识。化学的发展伴随着人类社会的进步而发展，化学的发展促进生产力的发展，推动了人类的文明与进步。

从远古到公元前1500年，人类学会在熊熊的烈火中用黏土制出陶器、用矿石烧出金属，学会用谷物酿造出酒、给丝麻等织物染上颜色，这些实践经验成为最早的化学工艺，即化学的萌芽时期。

从公元前1500年到公元1650年，化学被炼金术、炼丹术所控制。为求得长生不老的仙丹或象征富贵的黄金，炼丹家和炼金术士们开始了最早的化学实验。虽然炼丹家、炼金术士们都以失败而告终，但他们记载、总结的炼丹术的书籍，积累了许多物质发生化学变化的条件和现象，为化学的发展积累了丰富的实践经验。当时出现的"化学"一词，其含义便是"炼金术"。但随着炼金术、炼丹术的衰落，人们更多地看到它荒唐的一面，化学方法转而在医药和冶金方面得到正当发挥，药物学和冶金学的发展为化学成为一门科学准备了丰富的素材。

从1650年到1775年，是近代化学的孕育时期。英国化学家波义耳为化学元素指明科学的概念。继之，化学又借燃素说从炼金术中解放出来。在燃素说流行的100多年间，化学家为解释各种现象，做了大量的实验，发现多种气体的存在，积累了更多关于物质转化的新知识。为近代化学的发展做了准备。

从1775年到1900年，是近代化学发展的时期。1775年前后，拉瓦锡用定量化学实验阐述了燃烧的氧化学说，开创了定量化学时期，使化学开始沿着正确的轨道发展。19世纪初，英国化学家道尔顿提出近代原子学说，接着意大利科学家阿伏伽德罗提出分子概念。自从用原子-分子论来研究化学，化学才真正被确立为一门科学。这一时期，建立了不少化学基本定律。俄国化学家门捷列夫发现元素周期律，德国化学家李比希和维勒发展了有机结构理论，这些都使化学成为一门系统的科学，也为现代化学的发展奠定了基础。

记述毒物化学的一部专著

2001年，浙江大学出版社出版的"科学与人类文明"丛书中，由王彦广编著的《化学与人类文明》全书共10章，介绍了化学学科的发展历史、化学与粮食生产、化学与饮食、化学与健康、化学与生命科学、化学与婚育和人口控制、化学与环境保护、化学与能源开发、化学与材料科学、化学与国防和公共安全等内容。

特别是在该书的第二章"化学与粮食生产"中，记述了农作物保护化学品和植物生长调节剂的发明；第三章"化学与饮食"中记述了食品中的化学添加剂、食品防腐剂、抗氧化剂、添加剂，以及茶叶、咖啡和酒的化学，烟草的化学和吸烟的危害，农药残留的检测、食品中非法添加剂的检测和食品加工过程中产生的有毒有害物质的鉴定以及形成机制研究；在第七章"化学与环境保护"中，介绍了大气圈的化学组成与大气污染、光化学烟雾、酸雨形成；在第十章"化学与国防和公共安全"中记述了化学武器、化学与反恐、化学在缉毒方面的作用，以及化学在法医取证方面的作用，全面展示化学文化和化学学科对人类文明的巨大贡献。同时，也是一部难得的记述毒物化学的专著。

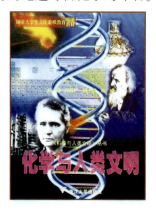

图79 王彦广编著的《化学与人类文明》（封面，2001）

4.2 对付害虫的天然农药时代

低效杀虫剂年代

世界上有3000多种有害的昆虫，它们吃掉大量谷物、水果和纤维品，还传染疾病，所以，早期人类渴望杀死这些有害的昆虫，于是把烟草、松脂、除虫菊、鱼藤等杀虫植物加工成制剂作为农药使用。

早在3000多年以前，荷马在《奥德赛》中就提到过"硫黄避害"，这是最早使用农药的记载。公元前9世纪，古希腊人燃烧硫黄作为熏蒸剂。古罗马学者普利尼（Pliny）长老用砷作为杀虫剂，并言及用苏打和橄榄油处理豆科植物种子防虫。

16世纪，中国人已开始使用砷化合物作为杀虫剂。日本人将发酵的鲸油与醋混合，喷洒水稻和田地，使昆虫幼虫的外壳变软而影响其发育。

1690年，烟草叶中的水溶性提取液就被用作农药喷洒植物，马钱子和马钱子属士的宁的种子被用作杀鼠剂。

1761年，硫酸铜被用来防治谷物腥黑穗病。最早的叶面杀菌剂也是硫黄和铜的悬浮液。1763年法国新闻报道推荐烟草和石灰粉防治蚜虫，这是世界上首次报道的杀虫剂，其主要有效成分是尼古丁，第一代杀虫剂尼古丁是最早使用的杀虫剂。

1867年，巴黎绿，一种不纯的亚砷酸铜，在美国科罗拉多州防治甲虫的蔓延。

19世纪末，三价砷被用作除草剂来去除蒲公英。20世纪初，人们应用10%（体积化）的硫酸去除一些可吸收硫酸的双子叶杂草，而谷物和其他植物因其单子叶表面光滑呈蜡状，不会吸收硫酸，因而受保护。

20世纪初，人类对付害虫的方法主要

是使用天然植物农药和矿物农药，如除虫菊、鱼藤酮、无机砷化剂。砷化物对人畜有剧毒，而除虫菊、鱼藤酮的杀虫效果和供应量又都很有限，难以满足农业生产的需要。

20世纪30年代后半叶，杀虫剂仍然限于无机化合物及植物性产品的应用，历史学家称之为低效杀虫剂年代。

来源于植物的杀虫剂

来源于植物的较老的杀虫剂有除虫菊酯（Pyrethrins）和鱼藤酮（Rotenone）。它们对温血动物是无毒的（烟碱例外）。

除虫菊是至今常用的所有杀虫剂中毒性最小的。虽然静脉注射或腹腔内注射能引起中毒，但动物吸入极大的量没有致病作用。

各种鱼藤（Derris）的根茎和根的干燥粉末的有效成分是鱼藤酮。在醉鱼豆属（Lanchocar）的其他豆科植物的干根中也含有鱼藤酮，同时还含有其他杀虫物质毛鱼藤酮（Elliptone）、鱼藤素（Deguelin）、苏门答腊酚（Sumatrol）、马来鱼藤（Malaccol）和灰毛豆酚（Toxicarol）。

早在1925年，南美洲就有了关于含鱼藤酮的植物对鱼类有毒的记载。事实上，有许多土著早在古代就已把它用作鱼毒。中国人在很多年以前就已认识到鱼藤根的杀虫性能，长期以来沿海岛屿居民就由它来毒鱼。1895年，杰弗莱里（E. Geoffrey）首次从鱼藤根中分离出鱼藤酮。用提取物作为杀虫剂，并于1912年在英国首次取得专利权。拉佛杰（E. B. LaForge）于1932年确定了鱼藤酮的结构式[1]。

新鲜鱼藤的根对哺乳动物是十分有毒的，但在大多数杀虫制剂中应用时，鱼藤酮是相对无害的。根据一些报道，鱼藤酮对猪有很强的毒性。中毒是由于鱼藤酮污染了猪饲料而引起的。

波尔多液的故事

硫酸铜和石灰水的混合物，化学上称为"波尔多液"，它是一种有名的杀菌剂，能防治果树、水稻、棉花、马铃薯、烟草、白菜、黄瓜等不同植物的病菌。1882年秋天，法国人米拉德氏在法国波尔多城附近发现各处葡萄树都受到病菌的侵害，只有公路两旁的几行葡萄树依然果实累累，没有遭到什么危害。他感到很奇怪，就去请教管理这些葡萄树的园工。原来园工把白色的石灰水和蓝色的硫酸铜溶液分别撒到路旁的葡萄树上，让它们在葡萄叶上留下白色的蓝色的痕迹，使过路人看了以为是喷撒过了毒药，从而打消可能偷食葡萄的念头。经过园工的启发，米拉德氏进行反复试验与研究，终于发明了这种几乎对所有植物病菌均有效力的杀菌剂。为了纪念在波尔多城所得到的启发，米拉德氏就把由硫酸铜、生石灰和水按比例1∶1∶100制成的溶液叫作"波尔多液"[2]。

---

[1] 小海斯. 农药毒理学各论. 陈炎磐，夏世钧，等译. 北京：化学工业出版社，1990：77-78.
[2] 张保国. 波尔多液的故事. 南京科普之窗，2003-01-09.

4.3 化学农药与强力杀虫剂诞生

高效杀虫剂时代

20世纪30年代,强力杀虫剂滴滴涕诞生于瑞士,同时有机磷农药在德国开发,此后,氨基甲酸酯类和杂原子类杀虫剂的问世和使用,使杀虫剂的发展进入高效杀虫剂时代。

20世纪40年代,出现了一大批各种不同结构类型的新农药。如六六六、毒杀芬、氯丹、艾氏剂、七氯等有机氯杀虫剂,还有毒死蜱、对硫磷、特丁磷等有机磷杀虫剂,代森钠、代森锰、代森锌等杀菌剂。滴滴涕是其中最著名的品种。化学农药的出现,标志着近代杂草的化学防治技术已经开始。此后,滴滴涕被广泛地用于防治农业害虫和卫生害虫,尤其在第二次世界大战期间,用于防治疟疾、斑疹伤寒、鼠疫等媒介昆虫引起的传染病,在挽救人类生命方面起了重大作用。

威力超群的滴滴涕

1925年,瑞士化学家保尔·赫尔曼·米勒开始了合成杀虫剂的研究。有一天,米勒接到他的妹妹从奥尔坦家乡寄来的信,从信中得知,家乡又闹起了严重的虫灾。米勒想起小时候听老人说起的中国人的名言"以毒攻毒",决心要发明一种威力超群的杀虫剂,帮助乡亲们消除虫灾。他认为,理想的杀虫剂应具备七个条件:一是对昆虫有剧毒;二是中毒迅速;三是对哺乳动物和植物无毒或只有微毒;四是无刺激性,没有气味或仅有微弱的气味,在任何情况下都不使人产生不愉快的感觉;五是毒杀范围应当尽可能广泛,包括尽可能多的节肢动物;六是具有长效,即有很好的化学稳定性;七是价格便宜,经济实惠。

按照这些要求,米勒为寻找一种触杀剂进行了三年多的试验研究。米勒在查阅大量资料过程中,发现了双苯基三氯乙烷的制备方法,于是从氯代甲基的毒性出发,进而研究三氯代甲基的触杀效果。

1939年9月,米勒正式公开了他的研究成果:新型的杀虫剂对家蝇有惊人的触杀作用。随后,他又制备了这一药物的各种衍生物,终于合成了双对氯苯基三氯乙烷,即威力超群的滴滴涕。滴滴涕的化学结构是由苯环和三氯乙烷基构成的,其中苯环是致毒部分,三氯乙烷基是脂溶性部分,它对害虫几丁质层的高度亲和力,能使滴滴涕透过体壁进入虫体,起到触杀作用。滴滴涕发明后,瑞士政府将这种新型杀虫剂用于防治马铃薯甲虫,结果非常成功。滴滴涕的触杀效力被承认了,但由于制造工艺复杂、成本高、价格贵,它还不能被普遍推广。后来,经过多次改进,1942年才正式投放市场。1943年,美国农业部进行了试验,也证实了滴滴涕具有较好的杀虫效果。

1943年10月,正值第二次世界大战时期,斑疹伤寒在意大利南部港口那不勒斯流行起来,这种病是由虱子作媒介的急性传染病,死亡率较高。在当时战争条件下,让人们全部脱掉所穿的衣服,将其焚毁，再换上新衣服是难以做到的。于是，有人想到了滴滴涕，想用它来毒死虱子。1944年1月，在那不勒斯开始大面积使用滴滴涕，无论军人还是老百姓，都要排起队来喷洒滴滴涕溶液。三周之后，虱子被彻底消灭了，人类历史上第一次制止了斑疹伤寒病的流行，从而有力地显示了滴滴涕在防治斑疹伤寒及由其他节肢动物传播的疾病方面的重大功效，从此，滴滴涕名扬世界。因此，米勒于1948年获诺贝尔奖。

4.4 人工合成的毒物与危害

人类社会的每个时代都有自己的特殊性，或者说是符合这个时代的特点，并按照吃一堑长一智的古训总结经验。这一点也涉及重大发明、重大技术革新所制造和使用的各种人工合成的毒物。

在工业化以前的时期，就有各种手工制造的化学产品，如药物、颜料、鞣剂、肥皂、润滑物、胶及其他物品，但是"吨位化学"只有同现代技术及与此相连的能源经济一起才成为可能。例如，20世纪40年代瑞士化学家米勒发明第一个有机氯农药滴滴涕之后，又开发一系列具有胃杀、触杀、内吸等特殊作用的有机氯、有机磷杀虫剂。

合成毒：传统的毒药

在过去的近百年间，毒物以不断扩大的趋势进入了几乎人类活动的所有领域。许多家用物品都应归功于现代化学，还有报纸、地毯涂面，甚至包括电池驱动的手提收音机及所有用以护理花木、消灭杂草、收获无虫水果的辅助工具。对"日用化学"的这个名单，人们能够举出好几百种产品来。越来越多的化学产品用在花园以保护植物，用在厨房进行烤炸调味、防腐存放。下面介绍几种常用的合成化学用品。

第一，阳离子清洁剂（氯化苄乙氧铵、氯苄烷铵、甲基氯化苄乙氧铵、西吡氯铵）。各种医疗、家用等清洁剂中含有。毒性：4级[①]。溶液状，可以由口或皮肤吸收。一般被稀释成不致命的剂量，但对老人、孩子及体弱者有害。中毒症状：破坏组织，损坏黏膜，头晕，恶心，呕吐，低血压，痉挛，昏迷，死亡。发作时间10分钟至1小时，死亡出现时间在1~4小时。解毒：空气流通，洗胃，催吐，被组织吸收前可用牛奶、活性碳或普通肥皂中和。

第二，异丙醇。化妆水中都含有，含酒精的饮料过量也会发生中毒。毒性：5级。室温下液态，但容易挥发为气体，可以被吞食或由皮肤吸收。中毒症状：抑制中枢神经导致昏迷，严重的会呕吐，呼吸减弱，吐血，过度出汗，水肿，内出血。发作时间10~30分钟，食物会延缓发作时间。解毒：人工呼吸，洗胃，静脉补液。

第三，甲醇。工业中大量使用，假酒案的元凶。毒性：5级。室温下液态，易挥发，可口服或由皮肤吸收。中毒症状：

---

① 毒性4级为甚毒，大鼠口服 LD_{50} 为 50~500 毫克/千克。

损害肝脏、肾脏、心脏，大脑膨胀，失明，头疼，呕吐，反胃，瞳孔放大，胸闷，昏迷，血压快速下降，呼吸停止而死亡。发作潜伏期12~48小时。解毒：2小时内使用催吐剂，洗胃，然后对症治疗。

第四，萘（樟脑丸）。广泛的工业用料。毒性：4级。白色晶体。口服中毒症状：破坏红细胞，肾脏受损，恶心，呕吐，头痛，贫血，发热，昏迷，痉挛。发作时间5~20分钟（地中海血统中有人有遗传缺陷，对萘特别敏感，容易发生萘中毒死亡）。解毒：洗胃，服用碳酸钠，输血。

第五，石油蒸馏物。煤油、油漆稀释剂、汽油、石油精和溶媒蒸馏物。毒性：4级。中毒症状：昏迷，痉挛，吐血，水肿，畸形儿出现。发作时间5~20分钟。解毒：洗胃，输氧。

第六，高锰酸钾。大量用于水族馆及医院中，学校实验室中也存有。毒性：5级。紫色晶体，可溶解。中毒症状：腐蚀破坏黏膜，严重烧伤，水肿，内脏衰竭，出血，穿孔，皮肤出现紫色斑点，容易导致流产。发作时间5~10分钟。解毒：清洗，外科修补。

第七，重度清洁剂（哥罗仿）。手工制品原材料，发动机除油剂。毒性：5级。无色，易挥发，与阳光接触后较危险，吞食或吸入。中毒症状：破坏中枢神经，头痛，恶心，呕吐，无知觉，呼吸减弱，血压降低。发作时间为5分钟内，吞食后要20~30分钟。解毒：洗胃，人工呼吸。

第八，松节油。任何工厂都会使用，天然产品，由于吞食困难很少导致丧命。毒性：5级。易挥发，有特殊味道，可吞食或吸入。中毒症状：皮肤发红，咳嗽，呼吸困难，恶心，呕吐，腹泻，无知觉，痉挛，昏迷，水肿，幸存者很难痊愈。发作时间几分钟。解毒：止吐，人工呼吸，洗胃，皮肤由水或肥皂清洗。

"吨位化学"与有毒化学品

工业化初期和后来的发展，"吨位化学"同现代技术及与此相连的能源经济一起成长，形成对人类健康的一种威胁。例如：

——刺激性气体。对眼和呼吸道黏膜有刺激作用的气体是化学工业常制成的有毒气体。常见的有氯、氨、氮氧化物、碳酰氯、氟化氢、二氧化硫、三氧化硫和硫酸二甲酯等。

——窒息性气体。能造成机体缺氧的有毒气体，可分为单纯窒息性气体、血液窒息性气体和细胞窒息性气体。如氮气、甲烷、乙烷、乙烯、一氧化碳、硝基苯的蒸气、氰化氢、硫化氢等。

——农药。包括杀虫剂、杀菌剂、杀螨剂、除草剂等。农药的使用对保证农作物的增产起着重要作用，但如生产、运输、使用和贮存过程中未采取有效的防护措施，可引起中毒。

——杀鼠剂。磷化锌、敌鼠强、安妥、敌鼠钠、杀鼠灵等。

——有机化合物。大多数属有毒有害物质，例如二甲苯、二硫化碳、汽油、甲醇、丙酮等，以及苯的氨基和硝基化合物（如苯胺、硝基苯等）。

——高分子化合物。高分子化合物本身无毒或毒性很小，但在加工和使用过程中，可释放出游离单体对人体产生危害，如酚醛树脂遇热释放出苯酚和甲醛。某些高分子化合物由于受热、氧化而产生毒性更为强烈的物质，如聚四氟乙烯塑料受高热分解出四氟乙烯、六氟丙烯、八氟异丁烯，吸入后引起化学性肺炎或肺水肿。

——食品添加剂。包括酸味剂、抗氧化剂、香精香料、营养强化剂、面粉增筋剂、甜味剂、增白剂、酶制剂、着色剂、保鲜剂、防腐剂等等。所涉及的化学物质成千上万，同时，市场上还会不断出现新型添加剂。

此外，19—20世纪之交，发明的高效有机磷酯类杀虫剂是一个富有成果并导致开发一类新化合物的重大成果，通常用作说明杀虫剂领域的毒理学研究和毒理科学的发展史。但遗憾的是，它也推动了化学战剂的发展。

人工合成毒产生的严重后果

环境中人工合成的化学品的绝大多数，对几乎所有的生态系统都是外来物质，尽管这些环境化学品的结构、数量、浓度，以及作用方式和时间有所不同，但这些外来物质将会变成对人、动物或植物有害的物质，其有害作用可能是急性的，或者证明是慢性中毒，并且常常以继发损害表现出来。

例如，在欧洲的工业国家，劳动卫生状况的实际情形是，在职业病方面，化学工业占第5位。而法律承认的职业病，在欧洲化学工业中平均只有12%~15%是中毒。国际中毒统计数据表明，在工业国家的重度急性中毒事故中，药物引起的中毒以60%~65%绝对占据首位。化学技术产品（包括家庭化学品和农业化学产品）占重度急性中毒的13%~14%。世界卫生组织（WHO）调查，癌症的70%~80%归因于环境中的化学品污染等有害因素。

人工合成毒产生的后果如此之大，不仅为许多统计数字所证明，而且在20世纪70年代生物学家卡逊发表的《寂静的春天》中对第一种合成毒——滴滴涕对环境产生的各种各样后果所证实。人对安全、少危险地利用化学产品负有完全责任。人们今天把千万种无所不在的工业化学品看成是每个人环境中的外来物质，是一个已经证实的事实。如果我们准备为后代承担责任的话，那么，就不能再允许快速发展人工合成的化学品进一步毒化我们的环境。

值得指出的是，工业文明初期化学工业形成的环境污染给后来的现代工业文明时期的"公害"及其治理造成隐患。

5

近代政治与经济发展推动了毒理学

5.1 鸦片战争的后果与影响

中国近代史上的两次鸦片战争使中国被迫卷入资本主义市场，独立发展的道路被迫中断。战后中国的主权和领土完整遭到巨大破坏。中国的司法、关税、海关等主权也遭到巨大破坏。《南京条约》成为中国近代史上第一个不平等条约，开创了通过不平等条约侵略中国的先例。

在中国禁烟的同时，1868 年英国制定《毒品药店法案》。就是这个专门管理毒品的法案，也只不过对英国本土的鸦片贸易给予一般性限制而已。英国真正的禁止鸦片法令颁布，一直拖到了 1914 年。美国虽然于 1885 年，立法禁止了美国本土的鸦片贸易，但禁令并不严密。

鸦片战争后，中国吸食鸦片危害健康的问题引起医学家、法医学家的关注。20 世纪 20 年代，在上海任司法部法医研究所所长的林几[1]教授，以尿验方法对烟贩进行检验。1929 年，担任中国台湾总督府鸦片专卖局"嘱托"[2]的医学教授杜聪明[3]，研究慢性吗啡中毒治疗法。之后，发明了减量戒毒疗法及尿液检查法，矫正了数万名鸦片瘾君子，为解决当时非常严重的社会问题做出了贡献。

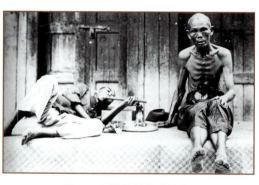

图 80 中国的吸食鸦片者

---

[1] 林几（1897—1951），是中国法医毒理学家。1897 年 12 月 20 日生于中国福建省福州市怀德坊，1916 年赴日本学习法律。1918 年考入国立北平医学专门学校，1924 年到德国维尔茨堡大学医学院专攻法医学，获博士学位。1928 年回国后被北平大学医学院聘为教授。1949 年被聘为中央大学法医科主任教授。1951 年 11 月 20 日与世长辞。

[2] 嘱托为临时编制人员，职位可高可低，弹性很大。

[3] 杜聪明（1893—1986），1893 年 8 月 25 日生于中国台湾淡水百六戛贫寒农家。1914 年毕业于台湾总督府医学校。1915 年考进日本京都帝国大学医学部，研究内科学。1921 年任教台北医专。1937 年任当时的台北帝国大学医学部教授，第二次世界大战后受聘为台湾大学医学院院长。1954 年创办高雄医学院，担任院长，直至 1966 年才退休。1986 年 2 月 25 日去世，享年 93 岁。著有《药理学概要》等。

5.2 近代实验自然科学的影响

15世纪中叶，资本主义政权陆续在欧洲各国建立，资产阶级革命为近代自然科学的诞生提供了社会条件。在此期间，科学本身为争得自己的独立地位，摆脱宗教的桎梏，也进行了不屈不挠的斗争。许多科学家为坚持真理而献身的精神，在科学史上写下了壮丽的篇章，实验科学的兴起，使自然科学有了独立的实践基础。从此，近代自然科学开始了它的相对独立发展的新时代。

16—19世纪，近代自然科学在古代自然科学①的基础上产生。近代自然科学又称为近代实验自然科学。从古代自然科学发展到近代自然科学，这是人类对自然界认识的一次大飞跃，标志着人类认识和改造自然的能力的提高。

科学实验是一种以认识自然为首要目的的实践活动。它作为认识自然的研究方法，在很多方面优于一般的观察和生产实践活动。虽然在古代就已经出现了科学实验的萌芽和雏形，但始终没有成为科学家们普遍应用的科学方法。伴随着自然科学同宗教神学、经院哲学的激烈斗争，一批哲学家、科学家极力提倡科学实验，并把科学实验作为科学战胜对手、壮大自己力量的有力武器。由于科学实验日益成为独立的社会实践方式，不仅使近代自然知识有了特有的实践基础，也促进了科学形态的变化，出现了与古代实用科学、自然哲学不同的崭新的科学形态——实验科学。

近代自然科学是建立在科学实验基础之上的实验科学。实验科学的出现为人们进一步了解在古代已经认知的各种毒物的特性及其作用机制提供了科学手段和科学方法，进而推动了近代毒理科学的形成。

5.3 中世纪文艺复兴对毒理学的影响

文艺复兴时期的毒物

中世纪时期，毒物更多地用于凶恶的用途并成为一种时尚。14—15世纪人们研究毒物及其作用并以产生毒性更强的作用为主要目标。意大利炼金术家认识到已知毒物的混合可产生更强的作用。他们描述了附子、铜和蟾蜍的毒液混合后如何对受害者产生比预期更强的作用。这个时期意大利最臭名昭著的波吉亚家族，用磷和砷以下毒的方法凶残地毒杀自己的亲属，掠夺财产。

---

① 古代的自然科学更专注于知识在生产生活中的实际效果，而很少从实践经验上升为抽象的理论体系，其最重要的技术发明有石器、畜牧和农业、文字、船、火、陶器、语言、轮子、青铜和钢铁的冶炼、纺织和玻璃。

16世纪威尼斯"十人委员会"的成员是以炼金术家为主体形成的。他们为了金钱计划选举，执行杀害任意一个选举中有争议的人物。

这个时期妇女出于犯罪的目的对毒物产生兴趣。一些女性社团秘密成立，定期在有名的女巫的屋中聚会。这些妇女通常已婚，社团成员发放所需毒物并指导使用。虽然最终被抓并取缔社团，但这个时期类似组织不在少数。

文艺复兴为启蒙毒物学创造了条件

14世纪，发源于意大利的文艺复兴运动为近代自然科学的产生提供了一个良好的文化条件。近代自然科学的产生不仅需要有社会的政治条件和经济基础，而且要有文化条件。文艺复兴运动打着复兴古希腊文化的旗帜，倡导以人文主义为新中心思想，赞颂人的智慧和才能，提倡人性、个性解放和个性自由，批判宗教宣扬的来世思想和禁欲主义，肯定人是现实生活的创造者。长期以来受到宗教神学、经院哲学禁锢的欧洲人，在这场运动中获得了思想上的大解放，经历了观念上的一次大革命。文艺复兴运动破除了人们对神圣不可侵犯的信条的迷信，培育了自由研究的精神，引导人们去观察和研究自然和现实世界，培育了一批富有新鲜活力并有所建树的自然科学家，开辟了科学史上的一个新时代。称为近代科学史上的第一次科学革命——天文学革命和人体结构的解释，使生理学、解剖学、医学从神学中解放出来。

15世纪下半叶，自然科学从哲学中分化出来，开始"系统的和全面的发展"①。自然科学把自然界分为不同领域和侧面分门别类加以研究，诸多以研究某一特定物质和现象为对象的学科迅速崛起。这与古代把自然界作为一个整体加以研究的方法不同，不只是关心古代科学所讨论的那些带根本性、总体性的问题，比如毒物是物质的，还是"上帝"创造的，而是探索毒物和中毒的特殊规律。在这样一个大环境下，出现了十分令人鼓舞的情况，一是出现从古代描述毒物学到毒理学的衍化过程；二是法医学对毒理学形成的推动作用；三是毒药的研究为毒理学逐步形成一门独立的学科做了科学准备。由此可见，文艺复兴时期自然科学从哲学中分化出来，为启蒙毒理学创造了外部条件。

文艺复兴后期，西欧逐渐步入资本主义，科学技术和生产力得以迅猛发展。一批科学家通过长期实践和反复总结，开始摆脱直观和经验的研究模式，尝试用实验方法、分析对比和逻辑推理方法，来观察事物的本质和规律，取得了前所未有的成就。这一时期，随着毒物与解毒药研究的兴起，许多中世纪的医生、药理学家、炼金士和哲学家在致力于药物、毒物与解毒药的研究过程中取得了许多科学成就，蕴含了众多关于毒物的学问。与此同时，他们十分注重整理和总结古代科学家在描述毒物学方面取得的重要成就，他们采取批判与继承相结合的方法，吸收欧洲早期盖伦（Galen）、迪奥斯克里德斯（Dioscorides）、尼坎德（Nicander），以及来自阿拉伯传统医学等经典著作中关于医学与毒药的研究成果，结合自己的新的研究方法和研究进展，精心著书立说，撰写了不少关于毒物与解毒、防毒与利用的毒

---

① 马克思恩格斯选集：第3卷.北京：人民出版社，1995：444.

理学著作，这些药理学向毒理学衍化的过程和多学科的渗透与集中，为启蒙毒理学奠定了科学基础。

总之，文艺复兴提供了一个良好的文化条件。文艺复兴又促使自然科学从哲学中分化出来，加之多学科的渗透，为自然科学的发展乃至启蒙毒理学创造了条件。

毒物研究的兴起为毒理学的诞生准备了条件

在文艺复兴时期，一方面毒药成为暗杀和谋杀的必要工具，另一方面非法使用毒药受到社会的谴责程度也达到顶峰。于是，毒物与中毒的研究开始兴起，特别是14世纪炼金术领域出现了研究化学的医学学派，后来成为医药化学家。其中最有代表性的就是帕拉塞尔苏斯①，他摆脱了传统思想和宗教的束缚，确立了"毒物"定义，意味着以"毒物"为研究对象的毒理科学开始萌芽，从而为毒理学的启蒙准备了条件。

5.4 近代西方医药学对毒理学的影响

文艺复兴以后，西方医学开始了由经验医学向实验医学的转变。1543年，安德烈·维萨里（Andreas Vesaliua）发表《人体构造论》，建立了人体解剖学。这既表明一门古老的学科在新的水平上复活，又标志着医学新征途的开始。17世纪实验、量度的应用，使生命科学开始步入科学轨道，其标志是哈维发现血液循环。随着实验的兴起，出现了许多科学仪器，显微镜就是其中之一，显微镜把人们带到一个新的认识水平。18世纪莫干尼把对疾病的认识由症状推到了器官，建立病理解剖学，为研究疾病的生物学原因开辟了道路。

到了19世纪中叶，德国病理学家微尔啸（Virchow）倡导细胞病理学，将疾病的原因解释为细胞形式和构造的改变。细胞病理学确认了疾病的微细物质基础，充实和发展了形态病理学，开辟了病理学的新阶段。

19世纪下半叶巴斯德证明发酵及传染病都是微生物引起的，德国人科赫（Koch R.）发现霍乱弧菌、结核杆菌及炭疽杆菌等，并改进了培养细菌的方法和细菌染色方法。巴斯德还用减弱微生物毒力的方法首先进行疫苗的研究，从而创立了经典免疫学。

在临床医学上，19世纪诊断学有了很

---

① 帕拉塞尔苏斯（Paracelsus，1493—1541），瑞士科学家、医生和炼金术士。1493年12月10日出生于瑞士的恩赛德恩，1517—1526年周游了欧洲、英伦三岛、埃及和圣地耶路撒冷，并利用旅游间隙在维也纳、科隆、巴黎和蒙彼利埃学习。在此期间他于1524年返回到维里查，担任市政医生之职。他还去过康沃尔和瑞典的锡矿，并在荷兰和威尼斯担任过军医。1541年9月24日逝世，年仅48岁。鉴于他对药理学、毒理学、治疗学等诸多领域都做出了前所未有的重要贡献，因此他被学术界誉为"毒理学之父"。

大的进步，叩诊法在临床上推广应用；雷奈克（Laennec R.）发明听诊器；许多临床诊断辅助手段，如血压测量、体温测量、体腔镜检查都是在 19 世纪开始应用的。19 世纪中叶以后，解剖学的发展及麻醉法、防腐法和无菌法的应用，对外科学的发展，起了决定性的作用，从此外科学开始迅速发展。

药物学方面，19 世纪初期，一些植物药的有效成分先后被提取出来。到 19 世纪末合成阿司匹林，其后各种药物的合成精制不断得到发展。19 世纪，预防医学和保障健康的医学对策已逐渐成为立法和行政的问题。劳动卫生学、营养和食品卫生学、学校卫生学相继产生。19 世纪末至 20 世纪初，卫生学中又划分出社会卫生学，它的目的是研究人民的健康情况、患病率和死亡率的原因及与它们斗争的方法。

鸦片战争后，西方教会医院由中国沿海进入整个内地，几十年间教会医院在各地比比皆是，成为和教堂一样引人注目的教会标志。1842 年 11 月伯驾①从美国回到广州于旧址重开医院。在 1845 年以前，教会医院的外科切割手术都是在无麻醉下进行。1846 年伯驾引入乙醚麻醉法在他的医院第一次试用，使医院在实施外科手术上有重大进步。同年 10 月，伯驾又从波士顿买到杰克逊（Jackson）医师研制的麻醉仪和一批乙醚。时隔两年伯驾很快又引进氯仿麻药，1849 年 11 月 24 日，他首次对一例膀胱结石患者采用氯仿麻醉，结果十分成功。

随着西方医学的传播与应用，近代西方医学的成就相继引入毒理学，从而为毒理学的发展奠定了基础。

5.5 毒理学的扩展与分支学科的出现

随着工业社会和近代文明的出现，很大一笔支出是保持安全的工作环境。与此同时，新的、有效的、复杂的化学药品和方法不断更新，产生新的环境问题和药害问题。更为令人担心的是对植物的危害，以及污水对普通老百姓具有的潜在危害。在这一方面，毒理学适应社会需求开始扩展，并与相关科学交叉形成了一些新的分支学科。毒理学家开始发挥着卓越的作用。

首先是法医毒理学的诞生。11—19 世纪，社会经济得到进一步的发展，法制趋向健全，案件的鉴定出现专业医生的参与，比较系统的法医学著作开始面世。这一时期最有代表性的著作是中国南宋理宗淳祐七年（1247）湖南提点刑狱宋慈编著的《洗冤集录》，书中内容包括检验总说、疑难杂说、初检、复检、验尸、服毒及其他各种死亡共 53 项。16 世纪，罗马帝国皇帝查理五世颁布的刑法（1532）中，规定杀婴、中毒等必须经医师检查。1562 年法国外科医师帕雷对升汞中毒做了第一例解剖，1598 年意大利医师菲德利斯发表《医生关系论》一书，这是欧洲第一部法

---

① 伯驾（Peter Parker，1804—1888），亦译作巴驾或派克。医生兼外交官，首位来华医疗的美国传教士。

医学著作。由法医毒理学家发明的分析技术变得越来越复杂精密，同时其可靠性也在不断提升。许多新的分析工具被用来解决毒理学的某些难题。随着这些毒物分析技术的不断创新，法医毒理学家开始关注对有毒物质进行明确鉴定的方式，以使其检验结果能够经受得住法律的挑战。面临着这些挑战，分析毒理学家为推动毒理学的学科发展发挥了重要作用。

其次，工业与职业毒理学集职业卫生、流行病学、职业医学等学科于一体形成一门综合性学科。11—12世纪，中国北宋朝孔平仲在《谈苑》中表述，"后苑银作镀金，为水银所熏，手头俱颤"，反映了在冶炼作业中的烧伤、刺激性气体中毒和汞中毒的现象。而"贾古山采石人，石末伤肺，肺焦多死"等句，则反映了当时石工所患肺病。15世纪，人们注意到与金属制造加工有关的职业存在危害。大约在1480年，埃伦博杰（Ellenbogjiu）就发表过文章，提醒人们注意金饰加工过程接触的汞和铅的毒性。1556年，德国医生阿格里科拉①发表了一篇关于矿工病的短篇论文。他花了20年时间用拉丁文写成《论冶金》②，成为一部既叙述金属的性质，又论述矿工肺病和职业病的著作。1567年，帕拉塞尔苏斯发表《采矿病与矿工的其他疾患》的论文，阐述了矿工病的病因、治疗和预防策略。此后，中国明代李时珍在《本草纲目》（1593）中，明确提到铅矿工人的铅中毒。明朝宋应星所著《天工开物》（1637）中，提到煤矿井下简易通风方法，指出烧砒（三氧化二砷）工人应当站在上风向操作，并保持十余丈距离，以免发生中毒。

第三，食品毒理学之所以能成为独立的学科在很大程度上是由于食品的独特性及其化学的复杂性所决定的。食品中除了对生命非常重要的大分子和微量营养物质之外，还含有成千上万的化学物质，并且许多物质是在烹调或制作的过程中形成的。其中有许多影响了食品的营养学和美学质量，包括外观、感官性质（风味、质地、气味），这些特征甚至将决定我们是否愿意品尝。更为重要的是，在有些情况下，食品中那些不是天然存在的，而是污染物或添加成分的安全性成为人们关注的焦点。因此，食品中有毒、有害物质及其对人体造成损害的程度等问题，成为食品毒理学研究的特定对象。

---

① 阿格里科拉（Georgius Agricola，1494—1555），德国人，1494年3月24日出生于萨克森的格劳豪（Glauchau）。1526年在意大利取得医学博士学位，成为一位执业医生。1555年11月21日逝世。
② 《论冶金》（On the Nature of Metals）成为一部既叙述金属的性质，又论述矿工肺病和职业病的著作，由于制版印刷花了五年时间，使他未及亲眼见到它的发行。1561年出版后立即引起了人们极大的兴趣。次年被译成德文，1563年又被译成意大利文。1621、1657年再版。在明代天启元年（1621）传入中国，1640年被译为中文。1919年和1950年出版英译本，1968年出版日译本。

第 5 卷

现代工业文明时代

本卷主编 史志诚

卷首语

20世纪40—50年代以来，以原子能技术、航天技术、电子计算机技术的应用为代表的第三次工业革命，标志着人类进入现代工业文明时代。

在现代工业文明时代，工业化和城市化的进程加快，经济高速持续增长，人们在享受现代生活的同时，直接或间接地向环境排放的工业"三废"和生活垃圾超过了环境自净能力，从而使环境的质量降低，劳动者的职业病频繁发生，在经济快速增长的背后，却隐藏着破坏和污染环境的巨大危机。鉴于环境污染日益呈现国际化趋势，一些政治家、科学家、文学家纷纷参与其中发表各自的见解。于是保护环境的运动逐渐兴起，但同时反核的呼声出现政治化倾向。现代工业文明时代的环境污染问题成为世界各国共同面临的重大课题。

本卷记述了第三次工业革命以来的环境问题，现代农药的发展与污染和环境污染转嫁与贸易纠纷，在现代工业与职业病的防治方面；分述了20世纪的职业卫生问题和职业病的防治与管理；记述了公害事件与发展清洁生产的历程，包括世界八大公害事件、世界十大重大污染事件、环境保护思潮的形成、清洁生产的发展及其历史意义；记述了环境保护运动的形成与影响，绿党的产生及其政治主张，在现代工业化与安全文化的发展方面，回顾了世界劳动安全的历史、安全科学的形成与发展、现代安全文化观的兴起、核安全文化与管理原则、介入放射学的放射卫生防护与管理和企业安全文化的管理机制；最后特别介绍文学作品中从荒野描写到毒物描写的变化，以及环境文学与毒性文学的兴起过程。

1

工业现代化与环境污染

1.1 第三次工业革命与现代工业文明

从20世纪40—50年代开始的第三次工业革命，以原子能技术、航天技术、电子计算机技术的应用为代表，还包括人工合成材料、分子生物学和遗传工程等高新技术。因此，这次工业革命也称为"第三次科技革命"。

第三次工业革命的出现，既是由于科学理论出现重大突破，一定的物质、技术基础的形成，也是由于社会发展的需要，特别是第二次世界大战期间和第二次世界大战后，各国对高科技迫切需要的结果。

第三次工业革命是人类文明史上继蒸汽技术革命和电力技术革命之后科技领域里的又一次重大飞跃。空间技术的利用和发展是这次技术革命的一大成果。1957年，前苏联发射了世界上第一颗人造地球卫星，开创了空间技术发展的新纪元。1958年，美国发射了人造地球卫星。1959年前苏联就取得了一项新成就：前苏联发射的"月球"2号卫星成为最先把物体送上月球的卫星。1969年美国实现了人类登月的梦想。1970年，中国宇航空间技术迅速发展，跻身世界宇航大国之列。20世纪70年代以来，空间活动由近地空间为主转向飞出太阳系。

第三次工业革命以原子能、电子计算机、空间技术和生物工程的发明和应用为主要标志，涉及信息技术、新能源技术、新材料技术、生物技术、空间技术和海洋技术等诸多领域的一场信息控制技术革命。1954年6月，前苏联建成第一个原子能电站。1957年，前苏联第一艘核动力破冰船下水。1977年，世界上有22个国家和地区拥有核电站反应堆229座。从20世纪40年代后期的第一代电子管计算机到20世纪90年代出现光子计算机、生物计算机，使电子计算机技术的利用和发展成为另一重大突破。

第三次工业革命，造成第一产业、第二产业在国民经济中的比重下降，使得第三产业的比重上升，促进了社会经济结构和社会生活结构的重大变化，随着科技的不断进步，人类的衣、食、住、行、用等日常生活的各个方面也发生了重大的变革。

第三次工业革命，对国际关系产生了深刻的影响。它一方面加剧了资本主义各国发展的不平衡，使资本主义各国的国际地位发生了新变化；另一方面使社会主义国家在与西方资本主义国家抗衡的斗争中具有强大的动力。同时，第三次科技革命促进了世界范围内社会生产关系的变化。

在人类历史上，以第三次工业革命为标志，确立了新的文明社会形态，其深远意义在于人类从此进入了现代工业文明时代。

1.2 现代工业革命以来的环境问题

世界环境污染进入巨大危机期

20世纪50年代到70年代,世界经济由战后恢复转入发展时期。工业强国竞相发展经济,工业化和城市化进程加快,经济高速持续增长。在这种增长的背后,却隐藏着破坏和污染环境的巨大危机。因为工业化与城市化的推进,一方面带来了资源和原料的大量需求和消耗,另一方面使得工业生产和城市生活的大量废弃物排向土壤、河流和大气之中,最终造成环境污染的大暴发,使世界环境污染危机进一步加重。世界环境污染进入巨大危机期。①

公害事件频繁发生

公害事件的类型,一是水体污染事件,最典型的是1953—1965年日本水俣病事件。1953年,水俣湾附近渔村流行一种原因不明的中枢神经系统疾病,称为"水俣病"。日本政府于1968年9月确认,水俣病是人们长期食用受富含甲基汞的工业废水毒害的水产品造成的。二是因煤和石油燃烧排放的污染物而造成的大气污染事件,最典型的是1952年12月5日至8日的伦敦烟雾事件,导致4000多人死亡;1952年的洛杉矶光化学烟雾事件也造成近400名老人死亡;1961年日本东海岸的四日市也发生了严重的空气污染事件。三是因工业废水、废渣排入土壤而造成的土壤污染事件,最典型的是1955—1972年日本富山县神通川流域的"痛痛病"事件。

海洋污染和海洋生态被破坏

在靠近工业发达地区的海域,尤其是波罗的海、地中海北部、美国东北部沿岸海域和日本的濑户内海等地受污染最为严重。

海洋污染的原因很多,有通过远洋运输和海底石油开采等途径进入海洋的石油和石油产品及其废弃物,有沿海和内陆地区的城市和工矿企业排放的、直接流入或通过河流间接进入海洋的污染物,有通过气流运行到海洋上空随雨水降入海洋的大气污染物,还有因人类活动产生而进入海洋的放射性物质。海洋污染引起浅海或半封闭海域中氮、磷等营养物聚集,促使浮游生物过量繁殖,以致发生赤潮。最典型的是日本濑户内海频繁发生的赤潮,在1955年以前的几十年间发生过5次,1965年一年中就发生44次,1970年发生79次,而1976年一年中竟发生326次。赤潮的频繁发生,成为海洋污染加重、海洋环境质量退化的一个重要标志。

放射性污染

放射性污染作为一种新污染源的出现,不仅加重了已有的环境污染危机的程度,而且使环境污染危机向着更加复杂而多样化的方向转化。

放射性污染因利用原子能和发展核电厂而产生。1945年8月6日和9日,美国在日本广岛和长崎投下两颗原子弹,爆炸之后的幸存者中出现了所谓的"原子病",

---

① 梅雪芹. 工业革命以来西方主要国家环境污染与治理的历史考察. 世界历史,2000(6).

主要表现为白细胞异常增多的血癌。战后，和平利用核能的发电厂则广泛发展。1956年，英国克得霍尔反应堆（Calder Hall Reactor）开始发电；翌年，美国宾西法尼亚州船运港（Shipping-Port）核电厂开始运转，由此揭开西方国家核能发电的序幕。1960年至1970年，核电工业迅速成长。核能在为人类提供巨大的动力和能量的同时，也产生了核废料和由这种放射性物质带来的环境污染。更为严重的是，核电厂在运转中发生的核事件和核事故所造成的放射物质泄漏和放射性污染，对人类造成严重而持久的威胁。最典型的是美国的"三哩岛事件"，这是人类发展核电以来第一次引起世人瞩目的核电厂事故，对社会生活、舆论和世界核能利用的发展都曾带来重大影响。

有机氯化合物污染

20世纪40年代发明的滴滴涕，到20世纪50年代被投入生产施用。大量生产和使用滴滴涕、六六六等有机氯农药，通过各种渠道在环境中广泛传播和沉积下来，对植物、动物和人类产生了持久的毒害。

多氯联苯污染

20世纪60年代，多氯联苯作为变压器、电容器、蓄电池的绝缘油和热载体及油漆和墨水等的添加剂。因其用途广泛，需求量极大，损耗量也大，加之多氯联苯不易被细菌吸收，从而在环境中大量积存起来。它一旦在人体中累积，即可引起皮肤和肝脏障碍；进入孕妇体内则会使胎儿畸变甚至造成死胎。

土壤的污染

土壤是构成生态系统的基本要素之一，是一个国家最重要的自然资源之一，也是很多污染物质的最后归属地。土壤污染（也称"土壤中毒"）问题日益严重。人类赖以生存的土地"中毒"越深，生态环境、食品安全和农业可持续发展就越令人担忧。土壤污染加重会导致地方病高发、农产品污染严重等诸多问题。特别是土壤中重金属含量、有机污染物和农药残留严重超标，造成有害物质在农作物中积累，并通过食物链进入人体，危害人体健康。

由此可见，20世纪60—70年代，当工业强国经济和物质文化空前繁荣之时，对大自然的污染和破坏却不断加深，人们生活在一个缺乏安全、危机四伏的环境之中。

世界的生态系统严重失调

现代工业化所带来的环境污染严重影响了世界生态系统中人和植物、动物的生存与生活环境，以及生态系统中的物质交换与物质循环。

进入现代工业文明时代，整个世界的生态系统已受到各种类型污染的不同程度的影响，活生生的植物、动物和人类面临着威胁。然而，人类所采取的行为仍很少顾及后果，在定居社会1万年和实质性的工业化仅仅200年后，人类活动及其所造成的污染已无可挽回地以前所未有的规模威胁着世界气候系统的变化。1930年至1970年，震惊世界的"八大污染事件"和1972年至1992年，发生的"十大污染事件"，都是大自然对人类敲响的声声警钟。

工业化不仅造成大气和水体的污染，而且带来的另一个突出问题就是酸雨。起先，大多数工厂和发电站的烟囱都比较低，酸雨在工业中心周围出现，呈现出地方性的特点。后来随着矿物燃料的更多使用，工业产出的扩大，连同修建很高烟囱的误导政策，使酸雨变成了世界性问题，横行于世界工业中心的周围和下风地区。酸雨现象最早的识别归于英国最早的污染

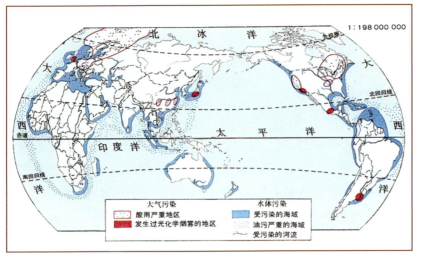

图 81 世界大气与水体污染图

调查员史密斯①，他在 1872 年著的《空气和降雨》一书中详细论述了 19 世纪 50 年代英国工业化的中心之一曼彻斯特酸雨的成因。

1980 年 9 月 22 日，埃德·马格努森（Ed Magnuson）在《时代周刊》撰写的《美利坚的中毒》专文指出，在过去的 200 年，电力和工业的发展预示着人类历史上一个新时代的开始。但是，近 5 万个化学品进入市场，既是人类的福音，也是人类的痛苦和疾病的根源。在美国，化学污染、水污染和有毒废料污染事件频繁发生。工业社会已经到了如此严重依赖于化学品和以危害人体健康为代价的时代。当日《时代周刊》封面配以"有毒化学废物"的图片，提醒人们关注工业污染、化学致癌剂、饮水安全和人类自己的健康。

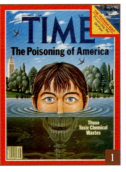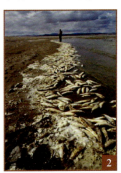

图 82 水体污染的后果（1. 1980 年 9 月 22 日《时代周刊》封面；2. 工业污染导致水养鱼类的大量死亡）

1.3 现代农药的发展与污染

现代农药工业的发展

以第二次世界大战为分界线，农药工业从 20 世纪 40 年代开始，进入了飞跃发展时期，很快形成一个新的现代精细化工行业。

农药行业的形成

1938 年瑞士嘉基公司的米勒（Parl Müller，1899—1965）发现滴滴涕的杀虫作用，并于 1942 年开始生产。滴滴涕是

---

① 罗伯特·安格斯·史密斯（Robert Angus Smith，1817—1884），是英国化学家、首任碱业检察员，因治理英国工业污染而著称。他著有《空气和降雨：化学气候学的开端》（*Air and Rain: the Beginnings of a Chemical Climatology*）一书于 1872 年出版。

第一个重要的有机氯杀虫剂,在战后一段时间大量应用于农业和卫生保健,起过很大作用,米勒因此获得诺贝尔奖。1942年,英国的斯莱德和法国的迪皮尔同时发现六六六的杀虫作用,1945年由英国卜内门化学工业公司首先投产。1942年美国的齐默尔曼和希契科克发现2,4-滴的除草性能,1943年英国的坦普尔曼和塞克斯顿发现二甲四氯的除草性能,这两种除草剂分别在美国和英国投产。1943年有机硫杀菌剂第二个系列的品种代森锌问世。从1938年起,德国法本公司的施拉德尔等在研究军用神经毒气中,系统地研究了有机磷化合物,发现许多有机磷酸酯具有强烈杀虫作用,于1944年合成了对硫磷和甲基对硫磷。战后,此项技术被美国取得,对硫磷1946年首先在美国氰氨公司投产。在短短几年中,同时有如此多的重要品种开发投产,使农药工业出现前所未有的进步,奠定了形成行业的基础。与此同时,也使化学防治方法成为植物保护的主要手段。

系列品种的发展

20世纪50—60年代是有机农药的迅速发展时期,新的系列化品种大量涌现。在杀虫剂方面,有机氯杀虫剂继滴滴涕、六六六之后又出现了氯代环二烯和氯代茨烯系列。有机磷杀虫剂的品种增加最多,其中有对人畜毒性较低的马拉硫磷(1950)、美曲膦酯(1952)、杀螟硫磷(1960),等等。1956年,氨基甲酸酯类的第一个重要品种甲萘威投产,其后不断有新品种问世。在杀菌剂方面,1952年出现了第三个系列有机硫杀菌剂克菌丹。其后,有机砷杀菌剂系列相继问世。1961年日本开发了第一个农用抗生素杀稻瘟素S。在20世纪60年代后半期,内吸性杀菌剂的出现标志农药的研发取得新的重大进展,重要品种有萎锈灵(1966)、苯菌灵(1967)、硫菌灵(1969)等。在除草剂方面,开发的品种系列更多,重要的有苯氧羧酸、氨基甲酸酯、酰胺、取代脲、二硝基苯胺、二苯醚、三嗪、吡啶衍生物等系列。

农药按用途形成各个类别,除杀虫、杀菌、除草三大类外,杀螨、杀线虫、杀鼠、植物生长调节剂中都有重要品种开发应用。众多农药品种的生产和广泛应用,日益扩大了农药工业在国民经济中的作用,农药工业出现繁荣发展的局面,产量(表5-1-1)和销售额(表5-1-2)均有较大增长。

品种不断更新

农药广泛应用以后,由于滥用引起的人畜中毒事故增多,环境污染和生态失调加重,有害生物的抗药性问题也严重起来。在此背景下,农药工业从20世纪70

表5-1-1 世界农药产量的增长

年 份	1945	1955	1965	1975	1985
产量(千吨,有效成分)	100	400	1000	1800	2000以上

表5-1-2 世界农药销售额的增长

年 份	1950	1960	1970	1980	1985	1990
销售额(亿美元)	5	10	45	115	137.8	160(预计)

年代起加快了品种更新，新农药开发的重点转向以高效、安全为目标。一些药效较低或安全性差的品种如有机氯杀虫剂（包括滴滴涕、六六六）、某些毒性高的有机磷杀虫剂、有机汞和有机砷杀菌剂都逐渐被淘汰，而代之以相对高效、安全的新品种，如拟除虫菊酯杀虫剂、高效内吸性杀菌剂、农用抗生素和新的除草剂。农药工业的生产技术相应提高，质量有明显改进，剂型和施药技术多样化，品种增多，产量提高，朝着精细化工方向发展。与此同时，各国政府加强了对农药的法规管理，实行严格的审查登记制度，提倡科学合理地施药，到了20世纪80年代，世界农药工业正走向健全发展的道路。

农药对环境的污染

20世纪中期之前，农民依赖于天然产品（如除虫菊）或没有长远损害后果的化学品（如"波尔多液"）来控制害虫。1945年以来，杀虫剂使用增加了33倍，并以每年大约12.5%的速度在增加。首先使用的剧毒杀虫剂是滴滴涕等有机氯农药，接着使用有机磷农药。几十年来，由于对这些杀虫剂的使用很少控制，每年大约有2万人中毒死亡，75万人的健康受到严重影响。这些剧毒农药影响着周围地区的野生动物和植物，影响使用这些化学品的农业工人。由于杀虫剂会扩散或进入溪流或通过渗透土层进入地下水，因此，最终会影响到使用喷洒辐射范围水源的当地居民。

20世纪50年代以来，由于农药的大量、大面积使用和不当滥用，以及农药的不可降解性，已对地球造成严重的污染，并威胁着人类的安全。农药污染主要是有机氯农药污染、有机磷农药污染和有机氮农药污染。农药及其在自然环境中的降解产物，污染大气、水体和土壤，会破坏生态系统，引起人和动、植物的急性或慢性中毒。

20世纪80年代禁止生产和使用有机氯农药后，代之以有机磷、氨基甲酸酯类农药，但其中一些品种比有机氯的毒性大10倍甚至100倍，农药对环境的排毒系数比1983年还高，而且，这些农药虽然低残留，但有一部分与土壤形成结合残留物，虽然可暂时避免分解或矿化，但一旦由于微生物或土壤动物活动而释放，将产生难以估计的祸害。

农药对生态的破坏更为严重。农药的不当滥用，导致害虫、病菌产生抗药性。据统计，世界上产生抗药性的害虫从1991年的15种增加到目前的800多种，抗药性的产生造成用药量的增加。大量和高浓度使用杀虫剂、杀菌剂的同时，也杀伤了许多害虫天敌，破坏了自然界的生态平衡，使过去未构成严重危害的病虫害大量发生，如红蜘蛛、介壳虫、叶蝉及各种土传病害。这种使用农药的恶性循环，不仅使防治成本增高、效益降低，而且更严重的是造成人畜中毒事故增加。如果对杀虫剂敏感的蜜蜂出现灾难性锐减的情况，那么，就会影响人类的粮食安全。因为人类所有食物中的1/3都要依赖蜜蜂授粉。农药的危害一旦造成生物多样性的减少，破坏了生态平衡，最终将威胁到人类在地球上的生存。

此外，农药的面源污染要比工业的点源污染严重得多。工业污染是局部污染，可以通过清洁生产和末端处理防治；而农药产生的污染是大面积的，是把大量有毒甚至极毒的合成物投到人类赖以生存的环境中，而且由于是面源污染，没法用末端处理的方法整治，而农业生产又不得不用农药去减少病虫害。因此，农药的面源污染控制将更加困难。

POPs 引起国际社会的普遍关注

持久性有机污染物（POPs）的危害引起国际社会的普遍关注。自从1938年发现了滴滴涕惊人的杀虫效果以来，有机氯农药在粮食生产和病害防治方面做出了积极的贡献，但到了1962年《寂静的春天》一书出版，该书阐述了有机氯农药对环境的污染，用生态学的原理分析了这些化学杀虫剂给人类赖以生存的生态系统带来的危害。其时，人们对有机氯农药的危害开始觉醒。

20世纪60—90年代初，POPs危害日益显现。这一时期发生了一些非常重大的环境污染事件，例如1976年7月在意大利发生的二噁英泄漏事件，1968年在日本发生的"米糠油事件"，1979年在中国台湾发生的因食用受多氯联苯污染的米糠油而导致上千人中毒的"台湾油症事件"，在欧洲二噁英引起鸡肉污染事件轩然大波、直接导致比利时内阁集体下台。

针对越来越多的污染事件，国际社会开始建立信息交换和风险评价的方法，从此，POPs引起了国际上的广泛关注。国际社会号召全球都行动起来减少和消除POPs向环境中的排放。1985年，联合国粮农组织制定了《国际农药销售和使用的行为规则》，开始关注农药生产和使用给环境带来的破坏，POPs中很多种类属于农药。1992年联合国环境发展大会上通过了《21世纪议程》，其第19章包括"防止有毒和危险品非法国际贩运的有毒化学品的环境危害无害化管理"，号召成立政府间化学品安全论坛（IFCS），为各国有毒化学品管理及防止环境污染提供了一个政府信息交换平台。作为回应，IFCS成立了一个POPs特别工作组制订相关工作计划，对这12种POPs的化学性质、来源、毒性、环境分布，以及对社会经济的影响来进行研究。这一时期的重要历史意义在于人们认识到POPs具有能在环境中持久地存在、能蓄积在食物链中、能够经过长距离迁移到达偏远的极地地区，并在一定的浓度下会对接触该物质的生物造成有害或有毒影响等四个重要特性。同时，POPs大多具有"三致（致癌、致畸、致突变）"效应，对人类和动物的生殖、遗传、免疫、神经、内分泌等系统等具有强烈的危害作用。

1997年2月，为了推动POPs的淘汰和削减、保护人类健康和环境免受POPs的危害，联合国环境规划署理事会（UNEPGC）通过了19/13C决议，对IFCS的结论和建议表示认可。之后，政府间谈判委员会先后举行多次会议进行谈判。2001年5月22日至23日，经过多次谈判达成一致的情形下，在瑞典的斯德哥尔摩举行全权代表大会，通过了《关于持久性有机污染物的斯德哥尔摩公约》，92个国家签署了该公约，成为开展农药污染和保护环境的第一个里程碑。

1.4 环境污染转嫁与贸易纠纷

环境污染转嫁或转移

环境污染转嫁或转移,是指一定区域内的人类行为(作为或不作为)直接或者间接地对该区域外的环境造成污染损害,或将自己造成的环境污染的治理责任推给他人,从而使自己不承担或少承担污染损害治理责任的社会行为。

按照污染转嫁对象不同,污染转嫁分为大气污染转嫁、水污染转嫁、固体废物污染转嫁等。此外还有显性污染转嫁和隐性污染转嫁、污染本身转嫁和污染治理责任转嫁、扩散性污染转嫁和非扩散性污染转嫁、积极污染转嫁和消极污染转嫁等。

污染转嫁的方式

转移污染严重的设备或技术

在全球范围内普遍存在的一种污染转嫁的方式是,经济相对发达的地区将污染严重的设备或技术转移给没有防治污染能力的地区,或者技术较先进的企业将淘汰落后的污染设备转移给技术落后的企业,使被转移地区的环境受到严重污染。有的则在技术和设备更新以后,将淘汰的设备廉价卖给其他没有治理能力的企业。

进行有毒垃圾交易

20世纪80年代中期,许多有毒工业废料的处置出现非法交易的情况。1987年,尼日利亚军政府在发现8000个化学桶泄漏后,逮捕了涉嫌非法交易和倾倒化学毒素混合物及电器工业高度致癌物副产品聚氯联苯的50多人。有毒垃圾在发达国家处理的费用高达几千美元,而运往非洲国家处置仅花费450~500美元。由此出现了一批有毒垃圾交易的经纪人,他们能从中获得丰厚的利益。

通过合法贸易将环境污染转嫁到国内

以中国珠江三角洲地区为例,在20世纪80—90年代出现严重的环境污染问题,主要是通过贸易途径将境外环境污染转嫁到国内。例如,1992年以前珠江三角洲地区污染企业主要分布在乡镇企业和"三来一补"①企业。据调查,污染型企业主要包括电镀、印染、皮革、造纸等制造行业。这些企业在当时主要来自中国香港、澳门地区。另外,一部分发达国家(地区)淘汰的工艺落后、污染企业(项目)在达到国家或地方污染物排放标准条件下合法进入中国内地,致使发达国家(地区)的环境污染转移到中国境内。②

任意遗弃有毒垃圾

一些不负责任的跨国企业为了避免海关检查或者费用支出太大,可能将有毒垃圾遗弃到加勒比海、非洲、亚洲、太平洋岛国的沙滩上,或者在海中一倒了之,造成严重的污染。

---

① "三来一补"指来料加工、来样加工、来件加工和补偿贸易企业。
② 马小玲. 国际贸易与污染转嫁:对我国环境标准适用WTO规则的建议//适应市场机制的环境法制建设问题研究——2002年中国法学会环境资源法学研究会年会论文集:下册. 武汉:中国法学会环境资源法学研究会,2002.

各国制定防止污染转嫁规定

为防止污染转嫁和转移，保护环境，各国制定了有关规定。防止国家之间的转嫁污染或将本国污染转嫁到公海海域或南极、北极地区。同时各国还规定了防止国内不同行政区域间的转嫁污染，以及防止企业向社会转嫁污染的治理责任。

在世界贸易组织体制中，贸易和环境保护经济政策主要体现在：

第一，商品自身必须符合国际统一或国际公认的环保标准，贸易中的环保标准不能是双重标准。

第二，生产制造产品过程、方法、场地必须符合环保标准，如生产过程危及湿地、污染海洋、破坏臭氧层、危害濒危物种、加剧荒漠化、削减生物多样性、破坏生态环境等，世界贸易组织成员可以拒绝进口这类产品或征收环境税。

第三，禁止以有害于人类健康和生态环境的方式从事贸易和投资活动。这些政策反映出环境保护的目的、内容、措施在国际贸易体系中占据了重要位置。

加拿大－欧盟石棉案：裁决贸易纠纷的典型案例

法国政府于1996年12月发布了禁止石棉的法令，1997年1月1日生效。鉴于石棉被证明具有极强的致癌性，该法令禁止各种石棉纤维和含石棉纤维产品依据任何目的生产、加工、销售、进口、投放于国内市场上和运输。与此同时，该法令还规定临时性的例外，在严格限定的条件下，允许温石棉纤维和含温石棉纤维产品不适用有关禁令。在该法令生效之前，法国每年从加拿大进口温石棉及其产品2万~4万吨，占法国总进口量的2/3。然而，1997年类似的进口全年仅有18吨。

1998年加拿大向贸易争端解决机构起诉法国的该法令违反了《技术性贸易壁垒协议》（简称《TBT协议》）第2条、1994年《关税及贸易总协定》（简称GATT）第3条、第11条和第23条。2000年，争端解决机构专家组提交结论认为，《法令》能够用第20条"为保护人类生命或健康"证明正当，并于2001年得到了上诉机构的全面支持。上诉机构认为，世界贸易组织成员有权决定它们认为合适的健康保护水平，法国选择的保护水平是阻止石棉产生的健康风险扩散，加拿大所提出的"控制使用石棉"的措施不足以实现法国所确定的健康保护水平，并非合理有效的替代措施，因而石棉禁令是达到这一目的的所必需的。

加拿大－欧盟石棉案是自GATT以来第一个援引GATT第20条环境例外条款获得成功的案例，成为世界贸易组织协调环境贸易关系方面一个重要的阶段性标志。它表明多边贸易体制对贸易与环境关系的态度已经发生了一定的变化，环境措施在多边贸易体制中获得了更多的合法空间。

控制污染转嫁的国际公约

为了遏止有毒垃圾交易和危险废料越境转移，1989年3月22日，联合国环境规划署在瑞士巴塞尔召开世界环境保护会议，会上通过了《控制危险废料越境转移及其处置巴塞尔公约》，简称《巴塞尔公约》，并于1992年5月正式生效。

《巴塞尔公约》旨在防止和控制越境转移和处置废弃物的危险行为，将废弃物越境和越境造成的危害降低到最低程度。在全球范围禁止有毒贸易，限制欧洲和美国、日本等经济合作发展组织成员国，把有毒物质输出到其他非工业化国家。特别是遏止越境转移危险废料向发展中国家出口和转移危险废料。

2

现代工业与职业病的防治

2.1 20世纪的职业卫生问题

自19世纪末，职业性危害受到西方社会的广泛关注，开始依靠科学技术的进步，进行职业性病伤的防治。工人为维护自己劳动和健康的权益，也广泛组织起来进行斗争，促使一些国家的政府建立职业安全卫生及劳动保险的法规，开展防治职业病的服务与研究。

20世纪初期，欧美发达国家工业发展迅速，合成生产了许多种有机化合物，包括农药、医药、石油化工产品等，出现了多种急、慢性化学中毒和职业性肿瘤等新问题。20世纪以来，许多发达国家又兴起了以原子能、高分子化合物和电子计算机为标志的第三次工业革命。不仅X射线、原子能、高频、微波、红外线等技术，还有其他新原料、新化学物质和高科技等被应用于生产，随之出现劳动方式的变化，带来了新的职业卫生问题。

20世纪后期，一些发达国家的职业卫生水平得到显著提高，并使不少古老或传统的职业病在大型企业中得到有效的控制。尽管如此，这些发达国家在城乡的小型企业中，在使用新技术和新化学物质的产业中，在医疗卫生服务难以顾及的职业人群中，仍然存在职业有害因素不同程度的危害。慢性肌肉骨关节疾病、职业性外伤、职业性聋和职业性皮肤病，仍然是这些发达国家较多见的需补偿的疾病。

许多发展中国家在工业化的过程中，因未能避免发达国家200年前工业革命早期曾发生过的各种职业危害，正在重复职业病流行的教训。根据史料记载，防治职业病的需求始终与工农业生产的发展相伴随；职业病学的发展与国家或地区的经济建设水平密切相关。

2013年4月27日，国际劳工组织当天发布题为《预防职业病》的报告指出，全球每年有202万人死于职业病，32.1万人死于工作事故。全球半数以上国家和地区还缺乏对职业病情况的统计。该组织还估计，全球每年因职业病和工作事故造成的直接和间接经济损失约占全球各国国内生产总值之和的4%。职业病夺去劳动者的生命，还会使劳动者家庭更加贫困，劳动者所在的社区也会受到影响；职业病不仅威胁企业生产效率，还给各个国家和地区的公共财政造成沉重负担。国际劳工组织呼吁全球重视预防职业病，加大相关投入，保护劳动者的身心健康与生命安全。[1]

---

[1] 王昭，吴陈. 国际劳工组织呼吁全球重视预防职业病. 新华网，2013-04-27.

2.2 职业病的防治与管理

职业病是指劳动者在职业活动中，因接触粉尘、放射性物质或其他有毒、有害物质等而引起的疾病，常见职业病如尘肺、职业中毒等。

职业病的防治是从工业革命开始的。几百年来，以发达的工业化国家为首的一些国家积累了职业病防治经验，建立了相应的职业病防治体系与法律制度。

美国：保险和立法双管齐下

美国是个职业病高发的国家，2005年美国有420万件职业病伤亡事件，每百人中有5人因职业病而致伤。2006年有5703人在工作中失去生命。尽管如此，作为全球最发达的国家美国，在职业病防控上起步早、措施细、监管严，很多地方值得我们借鉴。

在美国，职业病诊断和鉴定的目的在于使患者从雇主或保险公司获得医疗及其他赔偿，因此美国通过立法把职业病的诊断和治疗纳入劳动者医疗保险体系，同时接受政府劳动部门及司法部门的监督和仲裁。

健全的医疗保险和行政司法制度成为确保劳动者权益的关键。早在20世纪70年代，随着美国职业病逐渐高发，尼克松总统亲自签署了美国第一部关注职业健康的法案《职业安全卫生法》，其目的是确保雇主为雇员提供对身体无害的劳动环境。根据该法案，美国相继成立了职业安全与健康监察局（OSHA），在卫生与人类服务部所属的疾病控制与防治中心，成立了国家职业安全与卫生研究所（NIOSH），专门负责职业病的研究、防治和监督，并为政府部门、医疗机构及职业病赔偿机构诊断和判定职业病提供原则性指导。

美国的政府没有专门设立的职业病鉴定机构，在法律上对职业病的诊断可以由任何普通执业医生，甚至家庭医生进行，但由于职业病诊断需要大量专门知识，因此在医疗实践中出现了专门从事职业病诊断及治疗的专业医务人员，许多大学和医学院也有专门的职业病医疗专业培养这方面的专门人才。

医务人员在诊断职业病的过程中可以从卫生部门获得相关信息和指导。如果有义务对职业病患者提供赔偿的雇主或保险公司拒绝承认医生有关职业病的诊断结果，那么可由各州政府劳务部门的调解服务处进行调解仲裁；如果调解无效或仲裁结果不被争议双方接受，则争议可诉诸法庭甚至可逐级上诉。法院在审理与职业病有关的案件时，在很大程度上要听取在相关医疗领域知名专家的证词。

在美国各州的劳工部门都设立有管理劳动者赔偿计划的服务处，专门负责监督劳动者赔偿申请的处理并为解决相关争议提供行政和司法服务。劳动者赔偿服务处通常在全州各地开设许多办事处，以便为工伤或患职业病的劳动者提供服务，例如在加利福尼亚州各地就有大约30个劳动者赔偿办事处。

德国：法定强制保险制度

德国拥有相当完备的社会福利保险制度，职业病的预防、认定和赔偿也被纳入法定强制保险体系管理。

德国意外事故保险法规定，职业病原则上按照工伤赔偿。负责赔偿的是承保单位，即面向私企员工的各家同业工伤事故保险联合会和为公共事业职工设立的意外事故保险。

德国法律规定，医生和雇主有义务向同业工伤事故保险联合会或意外事故保险单位通报疑似为职业病的病例。投保人若认为自己罹患职业病，可直接向承保单位申请索赔。

职业病认定的主要依据为《职业病条例》，具体操作则由保险单位执行。

投保人若对保险单位的决定存在异议，可向法院申请司法复核。

根据德国法律，有些疾病尽管未被《职业病条例》列出或并不满足该条例规定的条件，亦可被意外事故承保单位认定为职业病。前提条件是，新的医学研究表明，这些疾病由某种特殊因素引起，且某一群体因从事法定强制意外事故保险的投保职业，而比其他民众更强烈地受到这种因素的影响。符合这种标准的疾病被称为"类职业病"，患病投保人可获得与职业病相当的赔偿。患病投保人的病症是否可归入"类职业病"则由意外事故保险单位决定。"类职业病"的认定可以避免《职业病条例》不可避免的滞后性，为尽可能保护职业病患者的权益提供了灵活性。

据统计，2005年德国有逾6.2万人向各承保单位申请职业病赔偿，有近1.6万人被认定患有职业病并获得赔偿，还有800多人因患"类职业病"而获得赔偿。申请通过率约为26%。目前德国常见的职业病主要为皮肤病和噪音造成的听力严重下降。另据统计，2005年德国有约2600人死于职业病，其中近1600人死于与石棉有关的职业病。①

德国的法定强制保险制度在很大程度上为职业病的预防和患者获得赔偿扫除了障碍。

巴西：职业病认定程序日趋简化

2007年4月，巴西开始执行的一项法律简化了职业病认定程序。法律规定凡是"重复性劳动损伤"或由有毒物质造成的呼吸道疾病等，都自动被认定为职业病。患上职业病的职工有权要求治疗，如果造成的伤害迫使其在一段时间内不能从事类似工作或者必须减少工作时间和强度，甚至永远丧失某种工作能力，他们可以要求得到金钱补偿。

巴西社会保障部每年要为职业病和工作中造成的事故支付400亿雷亚尔②的费用。

巴西法律规定，在职工刚患上职业病时，企业无权立即废除双方之间签署的劳动合同，职员患病休息的头15天，企业应照发工资，从第16天起，改由社会保障部门发补助金；在接受社会保险金最少6个月后，企业才可以与患病职工解除劳动合同。

---

① 看看国外的职业病防治如何管理. 职业卫生网，2012-06-02.
② 2014年1月13日，1美元=2.4240巴西雷亚尔；1元人民币=0.3200巴西雷亚尔。

英国：政府投入与立法约束

英国安全与健康委员会和安全与健康执行局每年拥有500多项科研项目及大约3400万英镑科研费用，同时鼓励社会上其他科研部门与单位参与。

1974年，英国颁布了《职业安全与健康法》，从雇主的职责和权力、雇员的权利、生产安全与健康的管理体系和制度、科研框架、监督管理等方面叙述职业安全卫生监督管理工作。同时，以经济手段约束企业。主要通过英格兰新的"小企业服务"和苏格兰及威尔士的类似结构以及建立补偿方案，更有效地约束小企业。英国的执法机构有安全与健康委员会和安全与健康执行局，安全与健康委员会负责监督安全与健康执行局。

此外，学校课程加入职业风险教育。2000年修订的苏格兰和威尔士全国学校课程，加入职业风险教育。

中国：职业病防治与立法逐步完善

1949年，中国进入经济恢复初期，广大工人生产积极性高涨，但因缺乏劳动卫生知识，劳动保护措施不力，出现了硅肺、急性及慢性中毒等较多的职业病，引起了政府的重视。从1954年起，中国开始建立职业病防治的专业机构。1980年后，在卫生部领导下，以中国预防医学科学院劳动卫生与职业病研究所为全国中心，建立了七大行政区的劳动卫生与职业病防治中心，各省、市及各工业部门相继成立劳动卫生与职业病防治研究所，很快地，全国职业病防治专业机构便超过200个，并与地（市）、县近2000个卫生防疫站劳动卫生科相结合，形成了全国的职业病防治网络；在各地开展了生产环境中职业有害因素的监测、接触职业有害因素职工的健康检查与职业性健康监护，开展职业病的诊断、治疗及劳动能力鉴定，职业病统计报告，以及工人的健康促进与健康教育等工作。至此，在全国建立起较为完备的职业病防治网络。

在职业病范围的修订和职业病诊断标准的研制方面，中国于1957年公布的职业病名单中，确定了14种法定职业病。1987年进行修订后，新的职业病名单中规定的职业病为9类102种。与此同时，卫生部组织全国卫生标准委员会职业病诊断标准分委员会研制职业病的国家诊断标准（GB），至1997年年底，已制订有74种职业病的国家诊断标准，此外，新颁布的《职工工伤与职业病致残程度鉴定标准》（GB-T16180—1996），为职业性病伤患者提供全国统一的劳动能力鉴定标准和实施劳动保险的医学依据。

在职业病防治的法制建设方面，中国于2002年5月1日实施《中华人民共和国职业病防治法》，国务院、卫生部相继颁发了《职业病名单》《职业病诊断与鉴定管理办法》及《职业病报告办法》等相关的职业卫生法规，进一步为职业病防治工作提供了法律依据和规范。至此，中国的职业病防治工作走上了法制化、规范化的轨道。

3

公害事件与探索生态文明的历程

3.1 世界八大公害①事件

工业革命带来的潜在威胁

18世纪兴起的工业革命，曾经给人类带来希望和欣喜。由于工业化的兴起，城市化的发展，科学技术的进步，人类的生活水平大为提高，人口的死亡率不断下降，平均预期寿命不断提高，更多的人享受到城市生活的便利，更多的儿童能够进入学校接受更多的教育。然而，工业革命给人类带来的不仅仅是欣喜，还有诸多意想不到的后果，甚至埋下了人类生存和发展的潜在威胁。

当人类还陶醉于工业革命的伟大胜利时，生态破坏和环境污染问题已经加速发展。特别是生活环境的污染问题，随着工业化的不断深入而急剧蔓延，终于形成了大面积乃至全球性的公害。那些首先步入工业化进程和最早享受到工业化带来的繁荣的国家，也最早品尝到工业化带来的苦果。

20世纪30年代开始，震惊世界的环境污染事件在工业发达国家频繁发生，使众多人群非正常死亡、残疾、患病的公害事件不断出现，人们称之为"公害"事件。其中最严重的引人注目的八起污染事件，被称为"世界八大公害事件"。人们可以从中窥见工业革命后环境问题的严重性。

八大公害事件：人类承受蒙昧的恶果

比利时马斯河谷烟雾事件

1930年12月1日至5日，比利时的马斯河谷工业区的气温发生逆转，工厂排出的有害气体和煤烟粉尘，在近地大气层中积聚，致使外排的工业有害废气（主要是二氧化硫）和粉尘对人体健康造成了综合影响，三天后，开始有人发病，其中毒症状为咳嗽、流泪、恶心、呕吐。一周内，有几千人发病，60多人死亡，还有许多家畜死亡。

美国洛杉矶烟雾事件

1943年5月至10月，美国洛杉矶市的大量汽车废气产生的光化学烟雾，造成大多数居民患上眼睛红肿、喉炎等疾病，

---

① 公害（Public Nuisance），指由于人类活动污染和破坏环境，对公众的健康、安全、生命、公私财产及生活舒适性等造成的危害。英美法系国家定义为：由于大气污染、水体污染、噪声污染、振动、恶臭等所影响和侵害的是不特定的公害，所以由此产生的危害一般均称为公害。日本的《公害对策基本法》将公害定义为：由于事业活动和人类其他活动产生的相当范围内的大气污染、水质污染（包括水的状态及江河湖海和其他水域的底质情况的恶化）、土壤污染、噪声、振动、地面沉降（采掘矿物所造成的下陷除外），以及恶臭等，对人体健康和生活环境带来的损害。后来，妨碍日照、通风等，也被法律规定为公害。现在，人们通常把环境污染和环境破坏而对公众和社会所造成的危害都叫作公害。在大陆法系国家，公害通常与公益相对应。

65岁以上的老人死亡400多人。其原因是1936年在洛杉矶开采出石油后，刺激了当地汽车业的发展。至20世纪40年代初期，洛杉矶市已有250万辆汽车，每天消耗约1600万升汽油，由于汽油汽化率低，大量碳氢化合物排入大气中，受太阳光的作用，形成了浅蓝色的光化学烟雾，使这座本来风景优美、气候温和的滨海城市，成为"美国的雾城"。这种烟雾刺激人的眼、喉、鼻，引发眼病、喉头炎和头痛等症状，致使当地死亡率增高，同时，又使远在百里之外的柑橘减产，松树枯萎。

美国多诺拉事件

1948年10月26日至31日，美国宾夕法尼亚州多诺拉镇大气中的二氧化硫及其他氧化物与大气烟尘共同作用，生成硫酸烟雾，致使大气严重污染，4天内42%的居民（5911人）患病，17人死亡，其中毒症状为咳嗽、呕吐、腹泻、喉痛。

英国伦敦烟雾事件

1952年12月5日至8日，素有"雾都"之称的英国伦敦由于冬季燃煤引起的煤烟形成烟雾，导致5天内4000多人相继死亡。此后两个月内，又有8000多人死亡。

日本水俣病事件

1953—1968年，日本熊本县水俣湾，人们由于食用了海湾中含汞污水污染的鱼虾、贝类及其他水生动物，近万人中枢神经损伤，其中甲基汞中毒患者283人中有66余人死亡。其原因是日本一家生产氮肥的工厂从1908年起在日本九州南部水俣市建厂，该厂生产流程中产生的甲基汞化合物直接排入水俣湾。从1950年开始，先是发现"自杀猫"，后是有人生怪病，因医生无法确诊而称之为"水俣病"。经过多年调查才发现，此病是由于食用水俣湾的鱼而引起。水俣湾因排入大量甲基汞化合物，在鱼的体内形成高浓度的累积，猫和人食用了这种被污染的鱼而中毒生病。

日本四日市哮喘病事件

1955—1961年，日本的四日市由于多家石油冶炼和工业企业的燃油产生的废气严重污染大气，致使许多居民患上哮喘等呼吸系统疾病而死亡。1967年，有些患者不堪忍受痛苦而自杀，到1970年，患者已达500多人。

日本富山痛痛病事件

1955—1968年，生活在日本富山平原地区的人们，因为饮用了含镉的河水和食用了含镉的大米，以及摄入了其他含镉的食物，引起"痛痛病"。据统计，1963年至1968年5月，共有确诊患者258人，死亡128人。其原因是20世纪50年代日本三井金属矿业公司在富山平原的神通川上游开设炼锌厂，该厂排入神通川的废水中含有金属镉，这种含镉的水又被用来灌溉农田，使稻米含镉。许多人因食用含镉的大米和饮用含镉的水而中毒，全身疼痛，故称之为"痛痛病"。

日本爱知县米糠油事件

1963年3月，在日本九州爱知县一带，由于对生产米糠油业的管理不善，造成多氯联苯污染物混入米糠油内，人和动物因为食用了这种被污染的油之后，13000多人中毒，16人死亡，数十万只鸡死亡，这是一起严重的污染事件。

3.2 世界十大重大污染事件

十大重大污染事件

从 1972 年至 1992 年间，世界范围内的重大污染事件屡屡发生，其中著名的有十起，称为"十大重大污染事件"。

北美死湖事件

美国东北部和加拿大东南部是西半球工业最发达的地区，每年向大气中排放二氧化硫 2500 多万吨。其中约有 380 万吨由美国飘到加拿大，100 多万吨由加拿大飘到美国。20 世纪 70 年代开始，这些地区出现了大面积酸雨。美国受酸雨影响的水域达 3.6 万平方千米，23 个州的 17059 个湖泊有 9400 个酸化变质。最强的酸性雨降在弗吉尼亚州，pH 值 1.4。纽约州阿迪龙达克山区，1975 年近 50% 的湖泊无鱼，其中 200 个是死湖，听不见蛙声，死一般寂静。加拿大受酸雨影响的水域 5.2 万平方千米，5000 多个湖泊明显酸化。多伦多 1979 年平均降水 pH 值 3.5，安大略省萨德伯里周围 1500 多个湖泊池塘漂浮着死鱼，湖滨树木枯萎。

卡迪兹号油轮事件

1978 年 3 月 16 日，美国 22 万吨的超级油轮"亚莫克·卡迪兹号"，满载伊朗原油向荷兰鹿特丹驶去，航行至法国布列塔尼海岸触礁沉没，漏出原油 22.4 万吨，污染了 350 千米长的海岸线。仅牡蛎就死掉 9000 多吨，海鸟死亡 2 万多吨。海事本身损失 1 亿多美元，污染的损失及治理费用却达 5 亿多美元，事件给被污染区域的海洋生态环境造成的损失更是难以估量。

墨西哥湾井喷事件

1979 年 6 月 3 日，墨西哥石油公司在墨西哥湾南坎佩切湾尤卡坦半岛附近海域的伊斯托克 1 号平台钻机打入水下 3625 米深的海底油层时，突然发生严重井喷，平台陷入熊熊火海之中，原油以每天 4080 吨的流量向海面喷射。后来在伊斯托克井 800 米以外海域抢打两眼引油副井，分别于 9 月中、10 月初钻成，减轻了主井压力，喷势才稍减。直到 1980 年 3 月 24 日，井喷才完全停止，历时 296 天，其流失原油 45.36 万吨，以世界海上最大井喷事故载入史册。

这次井喷造成 10 毫米厚的原油顺潮北流，涌向墨西哥和美国海岸。黑油带长 480 千米，宽 40 千米，覆盖 1.9 万平方千米的海面，使这一带的海洋环境受到严重污染。

库巴唐"死亡谷"事件

巴西圣保罗以南 60 千米的库巴唐市位于山谷之中，20 世纪 60 年代引进炼油、石化、炼铁等外资企业 300 多家，人口剧增至 15 万，成为圣保罗的工业卫星城。由于企业主只顾赚钱，随意排放废气废水，致使谷地浓烟弥漫、臭水横流，有 20% 的人得了呼吸道过敏症，医院挤满了接受吸氧治疗的儿童和老人，使 2 万多贫民窟居民严重受害。

1984 年 2 月 25 日，工厂一条输油管破裂，10 万加仑油熊熊燃烧，烧死百余人，烧伤 400 多人。1985 年 1 月 26 日，一家化肥厂泄漏 50 吨氨气，30 人中毒，

8000人撤离。市郊60平方千米森林陆续枯死，山岭光秃，遇雨便滑坡，大片贫民窟被摧毁。因此，该市在20世纪80年代以"死亡之谷"闻名于世。

原西德森林枯死病事件

原西德共有森林7.4万平方千米，到1983年为止有34%染上枯死病，每年枯死的蓄积量占同年森林生长量的21%以上，先后有8000多平方千米森林被毁。这种枯死病来自酸雨之害。在巴伐利亚国家公园，由于受到酸雨的影响，几乎每棵树都得了病，景色全非。黑森州海拔500米以上的枞树相继枯死，全州57%的松树病入膏肓。因枞、松绿的发黑而得名的巴登-符腾堡州的"黑森林"，是欧洲著名的度假胜地，也有一半的树木染上枯死病，树叶黄褐脱落，其中约30平方千米树木完全死亡。汉堡也有3/4的树木面临死亡。当时鲁尔工业区的森林里，到处可见秃树、死鸟、死蜂，该区儿童每年有数万人感染特殊的喉炎症。

印度博帕尔公害事件

1984年12月3日，位于印度博帕尔市郊的美国联合碳化公司的农药厂因管理混乱，操作不当，致使地下储罐内剧毒的甲基异氰酸酯因压力升高而爆炸外泄。45吨毒气形成一股浓密的烟雾，以每小时5000米的速度，袭击了博帕尔市区。死亡近2万人，受害20多万人，5万人失明，孕妇流产或产下死婴，受害面积40平方千米，数千头牲畜被毒死。博帕尔公害事件是有史以来最严重的因事故性污染而造成的惨案。

前苏联切尔诺贝利核泄漏事件

1986年4月26日凌晨1时，前苏联乌克兰切尔诺贝利核电站第4号反应堆突然发生核泄漏事故，一股放射性碎物和气体（包括碘-131，铯-137，锶-90）冲上1000米的高空，引起一系列严重后果。带有放射性物质的云团随风飘到丹麦、挪威、瑞典和芬兰等国，瑞典东部沿海地区的辐射剂量超过正常情况时的100倍。事件发生后，核电站30千米范围内的13万居民不得不紧急疏散。这次核泄漏造成前苏联1万多平方千米的领土受污染，其中乌克兰有1500平方千米的肥沃农田因污染而废弃荒芜。事件中，乌克兰有2000万人受放射性污染的影响。截至1993年年初，大量的婴儿成为畸形或残疾，8000多人死于与放射有关的疾病。

莱茵河污染事件

1986年11月1日的深夜，瑞士巴富尔市桑多斯化学公司仓库起火，装有1250吨剧毒农药的钢罐爆炸，硫、磷、汞等毒物随着百余吨灭火剂进入下水道，排入莱茵河。警报传向下游的瑞士、德国、法国、荷兰四国835千米沿岸城市。剧毒物质构成70千米长的微红色"飘带"，以每小时4千米速度向下游流去，流经地区鱼类死亡，沿河自来水厂全部关闭，改用汽车向居民送水，接近海口的荷兰，全国与莱茵河相通的河闸全部关闭。翌日，化工厂有毒物质继续流入莱茵河，后来人们用塑料塞堵下水道。但八天后，塞子在水的压力下脱落，几十吨含有汞的"毒水"流入莱茵河，造成又一次污染。

紧接着，1986年11月21日，位于德国巴登市的苯胺和苏打化学公司冷却系统故障，又导致2吨农药流入莱茵河，使河水含毒量超标准200倍。这次污染使莱茵河的生态受到了严重破坏。

雅典"紧急状态事件"

1989年11月2日的上午9时，希腊首都雅典市中心大气质量监测站显示，空气中二氧化碳浓度318毫克/立方米，超过国家标准(200毫克/立方米)59%，发出了红色危险讯号。11时浓度升至604毫克/立方米，超过500毫克/立方米紧急危险线。中央政府当即宣布雅典进入"紧急状态"，禁止所有私人汽车在市中心行驶，限制出租汽车和摩托车行驶，并下令熄灭所有燃料锅炉，主要工厂削减燃料消耗量50%，学校一律停课。中午，二氧化碳浓度增至631毫克/立方米，超过历史最高纪录。一氧化碳浓度也突破危险线。许多市民出现头疼、乏力、呕吐、呼吸困难等中毒症状。市区到处响起救护车的呼啸声。下午16时30分，戴着防毒面具的自行车队在大街上示威游行，高呼"要污染，还是要我们！""请为排气管安上过滤嘴！"

海湾战争石油污染事件

据估计，1990年8月2日至1991年2月28日海湾战争期间，先后泄入海湾的石油达150万吨。1991年多国部队对伊拉克空袭后，科威特油田到处起火。1月22日科威特南部的瓦夫腊油田被炸，浓烟蔽日，原油顺海岸流入波斯湾。随后，伊拉克占领的科威特米纳艾哈麦迪开闸放油入海。科威特南部的输油管也到处破裂，原油滔滔入海。1月25日，科威特接近沙特的海面上形成长16千米，宽3000米的油带，每天以24千米的速度向南扩展，部分油膜起火燃烧，黑烟遮没阳光，伊朗南部降下黏糊糊的"黑雨"。截至2月2日，油膜展宽16千米，长90千米，逼近巴林，危及沙特。迫使两国架设浮拦，保护海水淡化厂水源。

这次海湾战争酿成的石油污染事件，在短时间内就使数万只海鸟丧命，并毁灭了波斯湾一带大部分海洋生物。

污染事件形成原因

污染问题之所以在工业社会迅速发展，与工业社会的生产方式、生活方式和社会管理水平有着直接的关系。

首先，工业社会是建立在大量消耗能源、尤其是化石燃料基础上的。在工业革命初期，工业能源主要是煤，当人类社会进入现代工业文明时期，能源依然以不可再生能源为主，特别是煤和石油。随着工业的发展，能源消耗量急剧增加，并很快带来一系列人类始料未及的问题。

其次，环境污染与工业社会的生活方式，尤其是消费方式有直接关系。在工业社会，人们不再仅仅满足于生理上的基本温饱需要，更高层次的享受成为工业社会发展的动力。于是，汽车等高档消费品进入了社会和家庭，由此引起的环境污染问题日益显著。

第三，新能源、新技术的应用缺乏相应的科学管理。20世纪石油和核电等新能源的开发利用与管理不相协调，一些国家的法律法规未能建立健全，加之管理不善，致使重大污染事件频发。一些发达国家的污染转嫁问题严重，尽管有相应的国际公约，但缺乏认真的国际监督，结果导致环境问题越来越严重。当环境污染发展到相当严重并引起人们重视时，也常常由于技术能力不足而无法解决，结果往往会导致一场灾难。

3.3 环境保护思潮的形成

人类对环境问题的认识和环境保护意识，经历了由蒙昧到觉醒、由忽视到重视、由单纯注重环境问题到实施可持续发展的艰难转变。回顾人类环境保护思潮的历史，反思人类发展与保护环境的博弈，将使人们坚定可持续发展的信念，共同缔造可持续的和谐未来。

环境公害是人类自己制造的怪物。它在残害人类的同时，也教育了人类，迫使人类不得不检讨自己的行为。如果说发生在美国的自然资源保护运动（1850—1920）停留在荒野保护阶段，那么20世纪30年代以后，人类就进入了环境保护思潮孕育阶段。人类开始思考在开发和利用自然的过程中如何保护自己。

日本民间环境保护运动兴起

20世纪60年代，日本经济每年平均增长率超过10%，一直持续到1973年石油危机时代。其间农民纷纷外出务工，而全国各大城市沿岸兴起化工热，被称为"四大公害"的"痛痛病""水俣病""第二水俣病""四日市病"相继出现。从地理位置上看，"四大公害"都发生在远离东京的地区。发生水俣病的熊本县水俣市距离东京最远，社会阶层从高到低依次可被划分为最有势力的氮素公司、为公司提供服务的第三产业、氮素公司的业务外包公司、销售公司、农民、渔民，作为受害者的渔民处在社会的最边缘。早在1960年，由于矿山排污影响农业生产，当地就组成了居民联合协会，集体和矿山协商经济赔偿事务。之后"痛痛病"受害者团体成立。从而引发了后来全国性的环境保护运动。

"痛痛病"事件发生后，镉污染受害者自发成立的公民社团——"痛痛病对策协议会"，成员除了受害者之外，还有各地律师、科学家、研究人员等各领域的专家、学者参加。40年来，协议会组织成员，头戴安全帽，小心翼翼探视三井矿业开采现场进行监督。2010年，由高木动宽会长组织的调查团来到神冈矿区行使监督权，调查团有120人，70多人是当地居民，其余是来自各地的律师、科学家、研究人员。经过数十年的监督，神通川河水里的镉含量降低到接近自然水平。此外，由"痛痛病"受害者捐建的清流会馆，成为日本公害事件"活着的纪念碑"，每天都有客人来此参观。

"痛痛病"是日本环境受害者维权取得最彻底胜利的案例，围绕三井矿业开采污染引发的受害者协议团和律师团旷日持久的活动，成为日本社会重视环境保护的转折点。

为了配合环境保护运动的兴起，日本环境厅地球环境经济研究会编著出版了《日本的公害教训——不考虑环境的经济带来的不经济后果》[①]，该书是由当时日

---

① 日本环境厅地球环境经济研究会. 日本的公害教训——不考虑环境的经济带来的不经济后果. 张坤民，王伟，译. 北京：中国环境科学出版社，1993.

本一批年轻有志者组成的"地球环境经济研究会"所作的专题论文,目的在于呼吁日本国民考虑经济发展和环境保护的问题。书中以生动的事实、认真的态度总结了日本水俣地区、四日市、神通川流域等公害事件的教训,从而尖锐地指出,在发展经济的同时千万不要忘记考虑对环境及资源的影响。提示防止公害和破坏生态环境,必须在防患于未然的同时,要及时采取积极的投资对策,消除其负面影响。书中还通过论述有名的日本"公害"事件,分别定量地得出了"公害损失及赔偿费用高于污染防治费用"的结论,从而尖锐地指出"不考虑环境的经济带来的不经济后果",强调指出在开发初期阶段考虑环境总是重要的。①

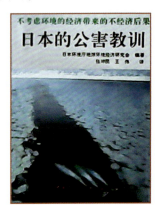

图 83 《日本的公害教训》(封面)

两位女科学家——唤醒现代环境保护意识

从 1962—1972 年的 10 年之内,两位女性科学家写的两本书使人类在环境污染的沉睡中惊醒。

1962 年,美国生物学家蕾切尔·卡逊出版了一部科普书《寂静的春天》。她以生动而严肃的笔触,描写因过度使用化学药品和肥料而导致的环境污染、生态破坏,最终给人类带来不堪重负的灾难。

卡逊指出:"地球上生命的历史一直是生物与其周围环境相互作用的历史……在出现了生命新种——人类之后,生命才具有了改造其周围大自然的异常能力……在人对环境的所有袭击中最令人震惊的是空气、土地、河流及大海受到了危险的、甚至致命物质的污染。这种污染在很大程度上是难以恢复的,它不仅进入了生命赖以生存的世界,而且也进入了生物组织内……"

卡逊向世人呼吁,我们长期以来行驶的道路,容易被人误认为是一条可以高速前进的平坦的、舒适的超级公路,但实际上,这条路的终点却潜伏着灾难,而另外的道路则为我们提供了保护地球最后的唯一机会。这"另外的道路"究竟是什么,卡逊没有能够告诉我们,但作为环境保护的先行者,卡逊的思想在世界范围内,较早地引发了人类对自身的传统行为和观念进行比较系统和深入的反思。

为《寂静的春天》作序的美国前副总统阿尔·戈尔说,此书"犹如旷野中的一声呐喊,用它深切的感受、全面的研究和雄辩的论点改变了历史的进程。如果没有这本书,环境运动也许会被延误很长时间,或者现在还没有开始"。蕾切尔·卡逊被称为"现代环境保护运动之母"。

十年后的 1972 年,麻省理工学院的女科学家丹尼斯·梅多斯(Dennis L. Meadows)受罗马俱乐部的委托,带领一个研究小组,针对长期流行于西方的高

---

① 张维平. 评《日本的公害教训》一书. 中国环境报,1994-01-20.

增长理论进行了深刻反思，提交了俱乐部成立后的第一份研究报告——《增长的极限》。

《增长的极限》中深刻阐明了环境的重要性及资源与人口之间的基本联系。报告认为：由于世界人口增长、粮食生产、工业发展、资源消耗和环境污染这五项基本因素的运行方式是指数增长而非线性增长，全球的增长将会因为粮食短缺和环境破坏在 21 世纪某个时段内达到极限。也就是说，地球的支撑力将会达到极限，经济增长将发生不可控制的衰退。如果按现在的趋势继续下去，全球体系将"超载"，并将于 2000 年崩溃。即使这一现象没有发生，人口和经济增长也将停滞。因此，要避免因超越地球资源极限而导致世界崩溃的最好办法是限制增长，即"零增长"。

尽管《增长的极限》发表之后，引发了一场激烈的、旷日持久的学术之争，但是它首次提出了关于外在极限的概念，即发展受地球资源有限性制约的思想，并阐述了"合理的、持久的均衡发展"的观点。报告所表现出的对人类前途的深刻忧虑，以及对唤起人类自身的觉醒，具有重大的积极意义，为可持续发展思想的产生奠定了基础，成为当时环境保护运动的理论基础，有力地促进了全球保护环境运动的发展。

3.4 清洁生产的发展及其历史意义

人类对自然界天然产生的有毒植物、有毒动物和有毒矿物，只要做好预防和控制，就可以防止中毒的发生。而对人为产生的有毒污染物质，就必须通过清洁生产技术，不生产有毒的产品，同时在生产过程中采取预防污染的策略来减少污染物的产生，从而保护人类自己不受有毒物质危害。这是全社会的责任，也是人类自己的责任。

清洁生产的含义与重点

在清洁生产概念中包含了四层含义：一是清洁生产的目标是节省能源、降低原材料消耗、减少污染物的产生量和排放量；二是清洁生产的基本手段是改进工艺技术、强化企业管理，最大限度地提高资源、能源的利用水平和改变产品体系，更新设计观念，争取废物最少排放及将环境因素纳入服务中去；三是清洁生产的方法是排污审计，即通过审计发现排污部位、排污原因，并筛选消除或减少污染物的措施及产品生命周期分析；四是清洁生产的终极目标是保护人类与环境，提高企业自身的经济效益。

清洁生产的观念主要强调三个重点：一是清洁能源。包括开发节能技术，尽可能地开发利用再生能源及合理利用常规能源。二是清洁生产过程。包括尽可能不用或少用有毒有害原料和中间产品；对原材料和中间产品进行回收，改善管理，提高效率。三是清洁产品。包括以不危害人体健康和生态环境为主导因素来考虑产品的制造过程甚至使用之后的回收利用，减少原材料和能源使用。

清洁生产的发展历程

清洁生产作为工业生产概念，在发达国家已有30多年的发展历史。从20世纪70年代末开始，发达国家逐步认识到防治工业污染不能只依靠末端治理，要从根本上解决工业污染问题，必须"预防为主"和"全程控制"。

经过30多年的发展，一些发达国家和大型跨国公司把推行清洁生产作为经济和环境协调发展的一项战略措施，并纷纷研究开发和采用清洁生产工艺，开辟了污染预防的新途径。

清洁生产包括末端"三废"治理，减少废水排放和实现废水的再利用；也包括在生产过程中的全程监控，并对看似"无用"的资源尽可能再利用。因此，清洁生产又称为"废物最小量化"。现代企业在"三废"最小量化方面做出出色成绩。

经过30多年的发展，清洁生产逐渐趋于成熟，并为各国企业和政府所普遍认可。加拿大、荷兰、法国、美国、丹麦、日本、德国、韩国、泰国等国家纷纷出台有关清洁生产的法规和行动计划，在世界范围内出现了大批清洁生产国家技术支持中心、非官方倡议，以及手册、书籍和期刊等，实施了一大批清洁生产示范项目。不仅如此，清洁生产还建立了全球、区域、国家、地区多层次的组织与交流网络。

联合国环境规划署（UNEP）自1990年起每两年召开一次清洁生产国际高级研讨会，在1998年的第五次会议上推出了《国际清洁生产宣言》。截至2002年3月底，已有300多个国家、地区工商业组织在《国际清洁生产宣言》上签名。

清洁生产的历史意义

实践表明，实施清洁生产，将污染物消除在生产过程中，可以降低污染治理设施的建设和运行费用，有效地解决污染转移问题；可以节约资源，减少污染，降低成本，提高企业综合竞争能力；可以挽救一批因污染严重而濒临关闭的企业，缓解就业压力和社会矛盾。

清洁生产的出现是人类工业生产迅速发展的历史必然，是一项迅速发展中的新生事物，是人类对工业化大生产所制造出有损于自然生态人类自身污染这种负面作用逐渐认识所做出的反应和行动。

清洁生产的实践标志着人类正在摈弃那种产生危机的文明观，朝向生态文明的时代迈进。

4

环境保护运动及其影响

4.1 环保运动的形成与影响

环保运动的形成

20世纪60年代初，美国著名的海洋生物学家蕾切尔·卡逊的《寂静的春天》出版，向人类敲响了生态危机的警钟。人口的不断增长、土地沙化与资源枯竭、能源危机与环境污染使人类陷入了生存危机。1972年，罗马俱乐部①发表了《增长的极限》的研究报告，向全人类宣告了能源与环境问题对人类社会与延续的终极制约，极大地影响了各国的经济增长方式、社会生活模式乃至政治发展内涵。特别是1972年第一次联合国人类环境与发展大会召开，在世界各地引起了巨大的反响。

在上述背景下，绿色政治运动在欧洲逐渐形成。绿色政治运动以环境保护、反核、可持续能源等作为其政治诉求，最先在斯堪的那维亚的挪威、瑞典、芬兰和德国开始发展。与此同时，在体制内与体制外的抗争与改革的活动经常发生，更有相当激进的街头抗争与国际性的干预行动。

1977年4月22日，美国2000万各阶层人士参加了盛大环保游行，在全国各地，人们高呼着保护环境的口号，在街头和校园，游行、集会、演讲和宣传。随后影响日渐扩大并超出美国国界，得到了世界众多国家的积极响应，形成世界性的环境保护运动。这一天因此被称为"地球日"而得到永久性纪念，以后每年的这一天，世界各地都要开展形式多样的群众环保活动。

20世纪60年代后期到70年代，在欧美国家出现了声势浩大的和平运动和环境保护运动。在此基础上，"绿色和平组织"②"布伦特兰委员会"③"自然之友"④

---

① 罗马俱乐部（Club of Rome），是一个主要由科学家组成的非政府组织。成立于1968年4月，总部设在意大利罗马。其宗旨是通过对人口、粮食、工业化、污染、资源、贫困、教育等全球性问题的系统研究，提高公众的全球意识，敦促国际组织和各国有关部门采取必要的社会和政治行动，以改善全球管理，使人类摆脱所面临的困境。由于它的观点和主张带有浓厚的消极和悲观色彩，被称为"未来学悲观派"的代表。

② 绿色和平组织（Greenpeace），是一个国际性的非政府组织，以环保工作为主，总部设在荷兰的阿姆斯特丹。其使命是：保护地球、环境及其各种生物的安全及持续性发展，并以行动做出积极的改变。

③ 布伦特兰委员会（Brundtland Commission），即世界环境与发展委员会（WCED），通称联合国环境特别委员会。1983年的第38届联合国大会通过成立这个独立机构的决议。由联合国秘书长提名挪威工党当时领袖布伦特兰夫人（Brundtland）任委员会主席。1984年5月正式成立。其主要任务是：审查世界环境和发展的关键问题，创造性地提出解决这些问题的现实行动建议，提高个人、团体、企业界、研究机构和各国政府对环境与发展的认识水平。1987年在东京召开的环境特别会议上，提出《我们共同的未来》的报告，颇有影响。

④ 自然之友（Friends of Nature），全称为"中国文化书院·绿色文化分院"，成立于1994年3月，是中国民间环境保护团体，会址设在北京。

等非政府组织陆续出现，推动着作为国际社会一种市民运动的"绿色政治运动"的发展。

与此同时，一些国际非政府组织和非政府间的国际组织（如绿色和平组织），也在推动国内、国际政治的"绿化"，促进建立人与自然和谐相处的发展战略与生产生活方式的改变。绿色运动更是与妇女运动、和平反核运动互相响应，致力推动建立一个平等、和谐、安全的社会。随着环境保护运动影响日益深入，并渗透至社会的各个方面，形成了所谓"绿色政治化"的倾向。

美国环保运动的影响

环境保护运动高涨，也对政府的行为产生了巨大的影响。1969年，美国国会批准了《国家环境政策法案》，随后的20年间，又有数百个环境法规出台。1970年，美国国家环保局重新整编，成为国内最重要的政府管理实体之一；它不仅是国家重大的环境保护工程的制定和实施者，而且负有国家环境法规的执行和监督责任。与此同时，各级地方政府也都健全和完善了环境管理的机构。

到了20世纪90年代，在实施了环境立法的地方，空气和水都比20年前清洁了，环境污染的情况减少了，树木在1995年比1885年多了。而最能体现环境保护运动的政治压力作用的应该是总统选举。

1992年，克林顿在竞选总统时挑选的竞选伙伴是《濒临失衡的地球》的作者阿尔·戈尔，则更呈现了一种人心所向；因为《濒临失衡的地球》是1992年美国的畅销书，它所表达的是一个政治家对全球环境问题的关注和愿为保护地球而付诸努力的决心。克林顿入主白宫后不久就发表了有关"地球日"的演说，则不仅进一步明确地表示了他对保护环境的支持，而且以一种高昂的热情评价了"地球日"。

1992年，美国已有1万多个各种各样的非政府环境保护组织，其中10个最大的组织的成员已从1965年的50万人增至1990年的720万人。更重要的是"环境保护主义"已经成为一个广为接受的社会思潮，而不单单是一个口号。例如，根据1990年的民意测验，有73%的美国人都确信自己是一个"环境保护主义者"，有4/5的人则把环境看作是最重要的社会问题。可见，随着环境保护运动的发展，公众的环境意识也日益浓厚。

4.2 绿党的产生与发展

欧洲政治的时空转变与绿党的产生

20世纪70年代以来，随着欧洲新社会运动的崛起，许多政治力量与社会民主党相互竞争。人们感觉到，现行政党和组织无力适应新的事业，这就促使那些持有同样价值观的人组成了自己的政党，其中就包括绿党。于是，伴随着这场广泛的社会政治运动的绿党出现在欧洲政治舞台，成为绿色政治运动的核心力量，并很快成为世界政党政治舞台上一个引人注目的党派。

1973年，在绿色政治的发源地欧洲出现了第一个绿党——英国的人民党（随后改为生态党和英国绿党）。1979年，第一位绿党国会议员在瑞士产生。1979年，原西德环境保护者组成政党——德国绿党，使德国成为欧洲第一个正式意义上的绿党的诞生地。从1981年起，西欧绿党开始进入各国议会与政治结盟。1984年，绿党代表进入欧洲议会，在欧洲议会选举前通过的《欧洲绿党联合宣言》和《巴黎宣言》中，第一次明确阐述了该党关于欧洲的基本观点与政策主张。在简短的文件中，绿党批评了欧洲的非生态现实和经济社会中的集权结构，探讨了人类与其他自然存在之间的关系及社会贫富阶层之间的关系，并重点强调了和平与发展、妇女权利与人权等主张。

1999年6月，绿党在欧洲议会的626个席位中，占有了47席，在欧洲17个国家的议会中绿党议员达到206名，欧盟15国，有12个国家的政府中有绿党成员。

由于绿色政策的国际性与其符合现代环境问题迫切需要的共通性，由欧洲各国绿党所组成的欧洲议会次级团体"欧洲绿党联盟"也成了欧盟议会中最有跨国联动性的欧洲政党。

2004年，欧洲绿党在欧洲议会选举后形成了一个新的政治权力结构，它与其议会党团和成员党的关系，看起来像一个颇为平衡的"三角权力架构"，即"欧洲绿党—欧洲议会绿党党团—成员党"，这就意味着一个组织更完善的政党联盟机构、一个更加平等的政党联盟及其成员党间的关系和一个强化的对议会党团的政党控制。

绿党在全球的发展

随着欧洲绿党的兴起和日趋活跃，大洋洲、美洲、亚洲、非洲等地也出现绿党。1972年3月第一个绿党在澳大利亚成立。几乎同时，在加拿大成立的小党有类似绿党的章程。1972年5月在新西兰惠灵顿成立的价值党（1972年5月参加国会选举）是世界上第一个全国性的绿党。亚洲正式成立绿党的国家，仅有蒙古和尼泊尔。蒙古绿党早在多政党民主开放后，于1990年成立，党内虽无当选的国会议员，但仍属联合政权的一部分。

全球已有70多个绿党组织，大部分欧洲国家都有绿党组织。在欧洲、非洲和拉丁美洲还有绿党的组织联盟，仅欧洲绿党联盟就有43个成员党。

欧洲绿党联合会于1993年宣告成立，其宗旨是建设一个环境优美、社会公正的欧洲，并同其他大陆的绿色政治组织加强联系，要建立一种真正的力量对比关系和一种新的国际，即"绿党国际"。

绿党的政治主张

绿党的意识形态与传统政党不同，它公开希望超越阶级界线，超越"左"派和右派，把与人民和自然界共存亡看作是自己的最高目的。绿党的主张既不是资本主义的，也非社会民主主义的，更不是社会主义的。它的出发点是全人类的，不分阶级和阶层，它所关心的不是哪一个阶级、阶层或哪一部分人的生存，而是整个人类和星球的生存。

各国绿党在理论纲领、意识形态、政策主张及组织原则等方面都有共同的特点,其四点基本主张是:生态永继(Ecological Sustainability)、草根民主(Grass-Root Democracy)、社会正义(Social Justice)和世界和平(World Peace)。绿党还提出生态优先、非暴力、基层民主和反核原则等政治主张。

"生态优先"原则

绿党以生态学主义哲学为理论基础。强调保护环境,实现生态平衡,这是绿党最根本的政治学原则,它既是绿党区别于其他政党的标志,也是绿党制定其纲领和政策的基础。绿党认为,人是自然界的一部分,而不是在自然界之上;我们赖以进行交流的一切群众性机构以及生命本身,都取决于我们和生物圈之间的相互作用。绿党认为,我们人类以自然界主人的身份自居,以征服自然、改造自然为追求目标而自鸣得意,不断地向自然进行索取,这是非常可怕的。生态环境一旦遭到破坏就不可能恢复,所谓的补救措施也只能是损人利己、嫁祸于人的权宜之计。绿党成员及其支持者的后现代政治社会背景和他们独具特色的生态政治观与社会观,构成了欧洲当代社会与政治中的"绿色风景线"。

在经济领域,绿党明确反对那种只受利益驱动而肆无忌惮地破坏资源、破坏生态平衡、毫无限制地提高生产率的消费性经济,认为这种经济不但会推动经济走向崩溃,而且使人为了获得收益不得不接受劳动的一切悲惨。

为了生态平衡,保护环境,绿党主张将危害生态、消耗能源的行业取缔。强调保护生态系统的平衡高于一般经济增长的需要,主张以"生态经济""生态财政"代替"市场经济""市场财政"。

现代生态学强调事物之间的相互联系、相互影响、互为依存的观念,这些都成为绿党的"科学的基础,行动的准则"。因此,绿党还要求从改变人们的生活方式开始,逐步否定传统的经济增长模式和消费观念,提倡生活简朴和回归自然。

反核原则

绿党一贯主张非核化、非军事化。坚决反对使用核能。在德国绿党的推动下,德国制定了逐步废除核能的政策。2003年,德国总理施罗德答应向国外出口由西门子公司在德国西部的哈瑙建立的一家钚燃料工厂。该工厂的作用是:利用核电站发电过程中残留的铀和核裂变过程中产生的钚生产出钚燃料棒,再用来进行核能发电。德国执政两党,即社会民主党和绿党在是否出售核燃料工厂给国外一事上产生巨大分歧。最终由于绿党的坚决反对而作罢。绿党认为,既然核能要不得,就不能把它出口到其他国家去。

5

现代工业化与安全文化的发展

5.1 劳动安全的立法与管理

劳动安全立法

劳动安全立法起步于20世纪。1915年，日本正式实施《工厂法》。1919年第一届国际劳工大会制定了有关工时、妇女、儿童劳动保护的一系列国际公约。1922年5月1日，中国在广州召开第一次劳动大会，提出了《劳动法大纲》，其主要内容是要求资本家合理地规定工时、工资及劳动保护。

从此，人类社会的劳动安全法规才从个别走向整体，从分散走向体系，特别是20世纪70年代以来，安全立法重在预防，体现出超前性和系统性。

劳动安全立法体系逐步形成

20世纪的近百年间，国际劳动安全立法逐步形成较为完善的立法体系。

立法的目标体系

劳动安全的目标，不但包含防止生产过程的死伤，还包括避免劳动过程的危害(职业病)以及财产的损失。

立法的行业体系

针对不同行业的生产特点，世界各国建立了自己不同行业的安全法规。

立法的层次体系

20世纪，人类的安全立法已建立了最为广泛的国际通用安全法规（国际标准化组织制定的标准、国际劳工组织制定的法规等），各国的国家安全法规，世界范围及本国的行业安全法规（石油、核工业等）、地区安全法规（欧盟、亚太等）等。

立法的功能体系

有建议性法规，如国际标准化组织制定的国际标准；强制性法规，如各国制定的国内安全法规；承担不同法律功能的法规，如法律、技术标准、行政法规、管理规章等。

安全监督管理不断完善

20世纪的不同的历史时期，在不同的生产技术、生产模式、不同的经济体制和劳动安全理论指导下，表现出不同的安全监督管理模式。

一是由近代的事故管理，发展到现代的隐患管理。早期人们把安全管理等同于事故管理，仅仅围绕事故本身采取措施，安全管理的效果是有限的。后来强化了隐患的控制，消除危险因素，对事故的预防有了效果，因此，20世纪60年代发展起来的安全系统工程强调了系统的危险控制，完善了隐患管理的机制。

二是从早期的事故后管理，进展到20世纪60年代强化超前和预防型管理（以安全系统工程为标志）。人们逐步认识到，科学的管理要协调安全系统中的人员、机器、环境诸因素，管理不仅是技术的一种补充，更是对生产人员、生产技术和生产过程的控制与协调。

三是从建立在事故致因理论基础上的管理，发展到现代的科学管理。20世纪30年代美国著名的安全工程师海因里希提出了事故因果连锁理论①，为近代工业安全做出了非凡贡献。到了20世纪后期，现代的安全管理理论有了全面的发展，如安全系统工程、安全人机工程、安全行为科学、安全法学、安全经济学、风险分析与安全评价等，并建立了安全管理科学园地等，这些发展在安全监督管理方面都发挥了专业性的作用。

四是从传统的行政手段、经济手段和常规的监督检查，发展到现代的法治手段、科学手段和文化手段；从基本的标准化、规范化管理，发展到以人为本、科学管理的技巧与方法。

5.2 安全科学的形成与发展

1974年，美国出版了《安全科学文摘》，1979年英国W. J. 哈克顿和G. P. 罗滨斯发表了《技术人员的安全科学》，为安全科学概念的确立提供了理论基础。1985年德国著名工业安全科学学者库赫曼（Kuhlmann）所著的《安全科学导论》（*Introduction to Safety Science*）在欧洲出版德文版，标志着安全科学作为一门独立的学科的诞生。

安全科学的诞生标志着人类对于劳动安全命题的认识发展到了较高的层次，这是人类劳动安全活动推进的结果。1990年，在德国科隆召开的第一届世界安全科学大会，是一次用科学的概念，站在科学的高度来诠释劳动安全的理论和方法的大会。1992年，中国颁布的国标GB/T13745—92《学科分类与代码》中，安全科学技术成为独立的一级学科，被列为交叉科学类。

在安全科学的专业学历教育方面，英国于20世纪20年代在大学设立职业安全专业；美国在20世纪30年代开始培养工业安全专门工程师，1956年在世界上设立第一个消防工程系；日本于1957年在大学开办安全工学专业；中国在20世纪60年代开办劳动保护专业，1985年在本科目录中列出安全工程专业，1999年修订的本科、硕士、博士学科目录中均设有安全技术与工程学学历教育专业。

为了推动安全科学的发展，国际上成立了相关的学术组织。1876年，德国以锅炉安全运行为目标的"锅炉和电气设备所有者协会"成立；1917年，英国成立"安全第一协会"；1923年，美国率先成立"国家安全协会"；1947年，在日内瓦成立"国际劳工组织（ILO）"；1947年，美国

---

① 1936年，美国人海因里希（W. H. Heinrich）提出了事故因果连锁理论。他认为，伤害事故的发生是一连串的事件，是按一定因果关系依次发生的结果。他用五块多米诺骨牌来形象地说明这种因果关系，即第一块牌倒下后会引起后面的牌因产生连锁反应而倒下，最后一块牌即为伤害。因此，该理论也被称为"多米诺骨牌"理论。多米诺骨牌理论建立了事故致因的事件链这一重要概念，并为后来者研究事故机制提供了一种有价值的方法。

成立"国际飞行安全基金会";1957年,日本成立"全国安全协会";1983年9月,中国成立"劳动保护科学技术学会";1991年,德国成立了"世界安全联合会"。

安全生产、安全劳动、安全生存,平安、健康、少灾都是人类社会可持续发展的重要内涵。因此,安全科学研究的重点,将是进一步用完善的风险控制理论、安全自组织理论、大安全科学理论、安全文化理论,丰富和发展安全理论;在安全管理技术方面,进一步加强安全管理系统工程、安全评价、风险管理、预期型管理、目标管理、无隐患管理、行为抽样技术、重大危险源评估与监控等,为人类的安全生产、安全生活和安全生存发挥重要的作用。

5.3 现代安全文化观的兴起

安全文化的来源与内涵

安全文化(Safety Culture)的概念是国际原子能机构(IAEA)在前苏联1986年4月26日切尔诺贝利核事故后,于1991年提交的一份报告中首次使用后,被国际上所采用的概念。自那时以来,许多组织和研究人员发展了这一概念,更广泛地将其应用于非核工业,并与职业安全卫生的预防性方法和对人及其行为方面的有效职业安全卫生管理的需要联系在一起。特别是对一些重大事故进行的调查和报告,在确定事故的原因时亦将安全文化方面的不足作为一个突出问题加以考虑。

国际原子能机构的报告认为,安全文化是"有关组织和个人的特征和态度的集合,作为一个压倒一切的优先事项,核电站的安全问题由于其重要性而值得受到重视"。英国国家安全卫生委员会于1993年给出的安全文化的另外一个定义是:"一个组织的安全文化是个人和群体的价值观、态度、感性认识、能力和行为模式的产物,它决定着一个组织对安全卫生的承诺以及对安全卫生管理的熟练程度。"尽管定义的表述有所区别,但普遍一致的认知是,安全文化有助于领导对职业安全卫生更高标准的公开承诺;有助于体现安全意识或责任的普遍性;有助于在事故发生后,追究个人责任的同时,考虑更广泛的责任问题的意愿。

2003年,第91届国际劳工大会通过了"职业安全卫生全球战略",其核心内容,一是促进建立和保持预防性国家安全卫生文化;二是在国家一级职业安全卫生管理中引入管理体系的理念和方法。该战略从国家层面定义了安全文化,即:"预防性国家安全卫生文化是人们享有安全与健康的工作环境的权利在各级都受到尊重;政府、雇主和工人可通过一种明确各自权利、责任和义务的制度,积极地参与以确保安全和健康的工作环境,并赋予预防原则最高的优先权;建立并保持一种预防性安全卫生文化要求利用所有可能的手段,以提高对危害和危险的总体意识、认知和了解以及如何对它们加以预防或控制。"这种"国家安全卫生文化"理念包含若干要素,而预防原则和职业卫生是其中的关键。

国家安全文化的兴起

澳大利亚、新西兰于1997年提出了

《职业安全卫生管理体系原则、体系和支持技术通用指南》的草案；欧盟在其发展战略中直接提到了加强并巩固风险预防文化；匈牙利将职业安全卫生理解为与整个社会的利益相关的、要求充分地考虑人的因素的发展理念；日本的五年规划的一个基本政策是促进安全文化，使公司和个人重视安全并采取职业安全卫生措施，建立自我保持机制；在韩国的战略规划中，一个优先事项是在雇主和工人中提高安全的意识，建立将学校、家庭和社会联系在一起的终身培训制度；马来西亚在全国开展创建安全文化的各项活动；新西兰将安全文化作为伤害预防战略中的重要内容；南非寻求使职业安全卫生成为国民的一种生活方式；在英国发起的"振兴安全卫生"的举措，旨在给工作场所文化带来一种真正的变化，英国国家安全卫生委员会的一个主要任务是在日益变化的经济中为建立并保持有效的安全文化探求新的方法；英国还于 1996 年颁布了 BS8800《职业安全卫生管理体系指南》；美国工业卫生协议于 1996 年制定了《职业安全卫生管理体系》的指导性文件；中国国家经贸委于 1999 年 10 月颁布了 GB/T28000《职业安全卫生管理体系试行标准》（内容跟 OHSAS18000 基本一致）。上述安全文化实施的状况表明，在国际上，安全文化已不再局限于企业，在国家一级同样发挥着作用。

2003 年 4 月 28 日，国际劳工组织（ILO）倡导的首次"世界安全卫生日"的主题是"促进安全文化"。从此，安全文化的概念不仅在企业而且被应用于整个社会的安全管理当中，并成为许多国际劳工组织成员国国家职业安全卫生战略和规划的显著特征。

安全文化在推广的同时，国际劳工组织发布的 ILO-OSH:2001《职业安全卫生管理体系导则》为实施安全文化提供了指南。

2006 年 6 月在日内瓦召开的第 95 届国际劳工大会，通过了《职业安全卫生促进框架公约》。

为帮助国际劳工组织各成员国建立和保持预防性国家安全文化，大会还通过了《促进职业安全卫生框架建议书》建议：通过国际合作等举措加强国家安全文化促进活动，在工作场所和公众中提高对职业安全卫生的认识；促进并完善职业安全卫生教育和培训机制；在政府、雇主、工人代表之间，促进职业安全与卫生统计和数据的交流；根据国家法律和实践，在工作场所促进制定职业安全卫生政策和建立联合安全卫生委员会，并指派工人安全代表；解决微型、小型和中型企业以及工程承包过程中，在落实职业安全卫生政策和法规方面的制约和困难。

5.4 核安全文化与管理原则

核安全文化的提出

核电站的安全特征是高危险性、低风险率，公众舆论对其安全性期望值高。以往对核电站的安全性主要通过法规和硬件设施来实现，如政府对核电站立项实行严格的审批制度，安全装置采用多重纵深防御系统。但同所有工业企业一样，无论多么先进的系统，由于种种原因引起某些设备失效而产生事故是可能的。世界核电史上两次最大的事故（1979年美国三哩岛核电站事故和1986年前苏联切尔诺贝利核电站事故）表明，核电站事故中绝大部分（约为80%，各国情况不尽相同）不是因设备故障，而是因为人员失误直接或间接导致的。

国际原子能机构（IAEA）国际安全咨询组（International Nuclear Safety Advisory Group，INSAG）于1988年在《核电安全的基本原则》中把安全文化的概念作为一种基本管理原则，表述为：实现安全的目标必须渗透到为核电厂所进行的一切活动中去。1991年，国际安全咨询组（INSAG）出版了《安全文化》一书，对核安全文化做出了如下定义：核安全文化（Nuclear Safety Culture）是存在于单位和个人中的种种特性和态度的总和，它建立一种超出一切之上的观念，即核电厂安全问题由于它的重要性要保证得到应有的重视。至此，核安全文化正式诞生了。

安全文化的产生对核安全的改善起到了极大的推动作用，以至于有不少专家认为：核能界目前的工作在很大程度上都是在安全文化推动下进行的，建立安全文化已成为每个国家利用核电的先决条件。

核安全文化的严格要求

核安全文化对决策层、运行管理部门和个人提出了严格的要求：

第一，对决策层的要求。政府的职责是审管核电厂及其他潜在的有害设施和活动的安全法规，以保护职工、公众和环境；管理部门拥有足够的人力、资金和权力履行其义务，使工作不受任何不必要的干扰，以便在全国范围内形成一种氛围，即安全是每天都要关心的事项。

对管理决策层而言，他们必须通过自己的具体行动为每个工作人员创造有益于核安全的工作环境，培养他们重视核安全的工作态度和责任心。领导层对核安全的参与必须是公开的，而且必须有明确的态度。

第二，对运行管理部门的要求。核安全应以营运机构为重点，因为营运机构人员的行为和核电厂安全之间的联系最为紧密。核电厂发生的任何问题在某种程度上都来源于人为的错误。核电厂营运机构以及所有其他与安全相关的单位都必须提高安全文化，以杜绝人为错误的发生，并从人类活动的积极方面获得好处。

第三，对个体行为的要求。安全文化水平的高低，也直接取决于核电厂的每一个员工，安全文化指的是"从事任何与核电厂核安全相关活动的全体工作人员的献身精神和责任心"。人的才智在查出和消除潜在的问题方面是十分有效的，这一点对安全有着积极的影响。

美国核电运行的原则

关于如何构建一个强大、健康的核安全文化，美国的核电运行研究院给出了如下原则：

第一，每一个人都要为核安全负责。尊重每一个人的能力和经验，也赋予每一个人对应的责任。支持的部门，例如人力资源、劳动关系、销售和财务，也需要理解他们在促进核安全方面的作用和方式。同时，要求核电行业的投资者代表（董事长）也必须为安全负责。

第二，领导者践行对核安全的承诺。

实际上，领导者不仅要为安全负责，也要在实际工作中，亲自示范如何兑现自己的承诺。领导者以身作则的影响是重大的，会使得组织的行为更趋于一致性。

第三，信任充满着整个组织。核电组织鼓励每一个人勇于指出不利于质量或安全的问题。因此，核电组织被要求高度信任每一个人，鼓励有创造性的问题，以公开、诚实的方式回答别人的问题。

第四，决策首先要考虑到核安全。决策通常会影响组织的行事方向，因此如果把核安全放在压倒一切的位置，就必须在决策时首先考虑到核安全，而不是进度、成本、收益。在决策过程中，应当充分接受不同的意见，尤其是一线员工的意见；在执行决策时，一旦遇到新的情况，也应当重新对其进行审视。

第五，承认核技术是独特的。核电技术的独特性在于，无论采取何种方式建造，它必须是最安全的。因此核电本身具有众多特殊和独有的设计特性和要求，所有核电行业单位都必须严格遵守，不得轻易更改。

第六，培养质疑的态度。质疑是改进工作的源泉。而在具有冲突和挑战的情况下，倘若问题遭到了忽视甚至耻笑，势必会破坏核安全文化的传播。任何一个核电企业都被要求鼓励和考虑反对意见，避免集体思维和从众心理。同时，在工作遇到质疑而无法确定其能确保核安全时，应当停止继续，直至问题得到澄清和解决。

第七，推崇有组织的学习。组织对于安全的重视，细分开来，就是每个人都能够在工作中，首先考虑核安全，并且真正理解核安全的意义。考虑了但理解错误，是很可怕的，很可能会导致我们走向另一个方向。因此有组织的学习十分必要，可以帮助人们建立健康的思维，学习成熟的经验，更加得心应手地应对不同的情况。

第八，核安全需要不断检验。核电领域的从业人员被要求通过质疑的态度，透过学习的理解，不断挑战现有的核安全要求。这并不是一个简单的工作，质疑前辈和上级制定的要求，不仅需要态度，也需要勇气。但是，这正是使我们不断改正错误，完善体制的源泉。

当核电行业中的每一个人，都将实现安全目标作为自己的首要职责，而最终也确实实现了这个目标，那么，这个行业就是安全的，这样安全的核电站建设，也可以让民众放心了。

5.5 介入放射学[①]的放射卫生防护与管理

自 20 世纪 60 年代起到 70 年代，介入放射学逐步应用于临床，开辟了诊疗疾病的新途径。随着导管技术的发展，加速了介入放射学的广泛应用。同时由于介入放射诊断和治疗具有创伤小、准确性高和疗效快之优点，使之备受欢迎。但是由于在操作过程中，诊疗人员和患者几乎完全暴露在辐射水平较高的环境中，介入放射

[①] 介入放射学（Interventional Radiology，IR），是在影像医学（X 线片、超声等）的引导下，通过经皮穿刺途径或通过人体原有孔道，将特制的导管或器械插至病变部位进行诊断性造影和治疗的学科。

诊疗工作人员与传统医用诊断 X 线片工作者相比，受照射剂量明显偏高，因此介入放射诊疗中的辐射防护问题引起了普遍关注，加强介入工作者安全防护和监督管理显得十分必要。

欧洲五国的一项调查表明，已开展的 400 多种不同的放射性介入操作，已遍及医学影像的很多专业，如神经放射学、血管放射学及心血管放射学等。德国的一项调查表明，近 60% 的放射性介入操作是血管扩张术，活组织检查占 11%，癌症治疗占 10%，血栓占 7%，泌尿系统占 7%，胆囊占 5%。

介入放射学中的防护措施

介入放射学中的防护主要有四个方面，即设备的固有防护、时间防护、距离防护及屏蔽防护。

介入工作人员要不断提高操作技能，动作迅速、准确，以保证手术过程有条不紊，全程做到心中有数。

使用高压注射器时，应设置准确的注射速率、注射总量、压限及线性上升速率，以避免因设置不当造成重复曝光。

控制原发射线的剂量，缩短照射时间。

第一，在导管到达靶血管前，采用低剂量、脉冲透视、大视野，当导管到达靶血管附近时选择低剂量脉冲透视、小视野。

第二，若采用手动调节曝光条件时，应尽量使用高千伏低毫安。

第三，尽量减少手推造影的次数，减少操作者人数，其余人员均应到屏蔽物后面去。

在介入放射诊疗工作人员和患者辐射防护的监督管理方面，需要尽快制定有关介入放射诊疗的辐射防护法规和技术标准。选择辐射防护性能好的介入诊疗设备，加速研制防护效果好的个人防护用品，使介入诊疗工作人员受照射剂量降低到最低水平。采取有效的措施，加强对患者的防护，减少医疗照射剂量，降低群体受照水平，并加强防护知识宣传。缩短检查时间，合理使用检查参数，注意非投照射部位的防护，严格控制介入检查的适应证。此外，将介入放射诊疗工作人员列入放射卫生管理的对象，并享受有关保健待遇，防止辐射对工作人员和受检者的不必要的照射。

5.6 企业安全文化与管理机制

企业安全文化管理

企业安全管理是企业安全文化的一种表现形式，科学的企业安全管理属于企业安全文化建设的范畴。企业管理是有投入、有产出、有目标、有实践的生产经营活动全过程。而企业安全文化是企业安全管理的基础和背景，是理念和精神支柱。

企业安全文化特指生产及非生产环境，即生产、生活、生存领域，即人能到达并进行活动的地方；企业安全管理则指生产（劳动）环境、作业环境或生产经营过程中的环境。企业安全文化主要通过传播、宣传、科学普及、教育、倡导、法律等手段,从人的思想、意识、观念、人生价值观、道德行为去启发教育人,以人为本,珍惜人生,爱护生命,学会自救互救、逃生应急本领,提倡博爱、伦理、自律,达到人、群体、社会、家庭在生理和心理各方面实现完满、舒适、安全、健康的境地;企业安全管理则采用行政、法制、经济、科技、教育等手段,带有强制性、限制性和惩罚性的形式,是以实现生产经营活动总目标为最终目的,是以保障劳动者的安全与健康为条件,是一种安全生产约束手段。由此可见,企业安全文化与企业安全管理互不取代又相互依存,共同发挥作用。

英国煤矿"零死亡"的管理机制

英国的国家煤炭博物馆资料室珍藏的资料数据显示:19世纪60年代,英国每年每200名煤矿矿工中有1人死亡;20世纪初,每600人中有1人死亡;20世纪50年代,每1000人中有1人死亡。但2002年以来,英国煤矿每年死亡的矿工人数为0。[1]

英国连续多年矿工死亡人数的"零死亡",有赖于一整套严密的管理机制。这套管理体制的核心在于以下几个方面:

第一,实行严格的煤矿经理管理责任制。根据英国的煤矿安全规定,煤矿经理必须有煤矿井下工作经历,必须通过安全和相关知识考试。如果因忽略安全法规而造成人员伤亡,矿长可能被逮捕入狱。

第二,严密的监管制度。英国的全国煤矿委员会制定了完整的"巡视员"制度。每个煤矿都有一名政府安全巡视员对安全法规的落实等进行监管。政府还向矿区派遣环境巡视员,对所在矿区煤矿的粉尘、排水、噪音、矸石以及交通进行管理。一旦巡视员认为某一煤矿有潜在的安全问题,或其会对矿区的环境造成危害,便有权勒令煤矿停业整顿。

第三,充分发挥公众监督。一些民间机构对煤矿的监督也起到了积极的作用。有一个公司每年都会出版一部《英国煤矿指南》,详细描述英国煤矿的现状,还专门把政府负责安全和环境的部门和官员的名字、电话列出,以便公众进行有效的"监管"。

---

[1] 据《新华每日电讯》2006年1月25日报道。

6

环境文学与毒性文学的兴起

6.1 从荒野描写到毒物描写

李玲著的《从荒野描写到毒物描写：美国环境文学的两个维度》[①]（北京理工大学出版社，2013），共四章，分别介绍了美国环境文学的源起与发展、美国环境文学与生态批评；荒野描写：环境文学的出世及其不同内涵、闪烁于荒野中的精神殿堂、构建于荒野中的心灵家园、寄托于荒野中的和谐之美；毒物描写：环境文学的介入与毒物描写的发展；超越荒野描写与毒物描写：环境文学的想象。

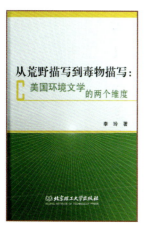

图84 《从荒野描写到毒物描写：美国环境文学的两个维度》（封面）

作者指出，早期的美国荒野描写大都从正面描写荒野、歌颂自然。随着人类文明的发展，人与自然的关系却进一步恶化，毒物污染最终威胁着各阶层、各民族的所有人，毒物成了人的生态学的一部分。污染造成的环境危机给人类带来深重的灾难和危害，使富有强烈责任的生态作家为人类的生存和发展，为人类社会文明的前景感到忐忑不安。他们决心用文字来唤醒人们的环境保护和环境正义意识。

作为关注环境危机的特殊群体，生态作家对日益严重的环境危机有着深刻的洞察和体会，往往用生动而又沉甸甸的文学语言和基于事实之上的构想，真实地展现和揭露环境污染触目惊心的后果、可怕的情势以及潜在的危害。其中最具影响力的是"毒性文学"（The Toxic Discourse），它是最能引人注意、触人心弦、发人深省的生态文学文本。

作者认为，如果说荒野描写表现了生态批评作家一种深入自然、热爱自然的激情写作和生活态度，那么毒性文学则是他们有意识地回归社会、关注社会问题、担当社会和文学责任并产生文学应有的影响力。

美国的毒性文学以卡逊[②]1962年出版的《寂静的春天》（The Silent Spring）为

[①] 作者李玲在注释中指出："毒物描写"英文为"The Toxic Discourse"，意即"与毒物有关的文本"或"毒物污染话语"，可译为"毒性文学"。本文采用"毒物描写"以对应"荒野描写"。

[②] 蕾切尔·卡逊（Rachel Carson，1907—1964），美国的海洋生物学家、科学作家，她的名著《寂静的春天》引发了美国以至于全世界的环境保护事业。

发轫之作。20世纪60年代以前，公众还没有"环境、生态"等概念，而美国正热衷推广滴滴涕等剧毒杀虫剂以提高粮食产量。《寂静的春天》一书用生态学的原理分析了滴滴涕等杀虫剂和化学药品对于人类赖以生存的生态系统的毒害，指出人类应该走"另外的路"。围绕《寂静的春天》引起的广泛争论为民间环保运动的蓬勃兴起孕育了丰厚的土壤。因此，《寂静的春天》被称为"毒性文学"的一个里程碑。

6.2 环境文学与毒性文学的兴起

在环境文学与毒性文学的创作方面，卡逊的《寂静的春天》是较早的作品，也是科学与文学结合的典范之作。在该作品中，卡逊揭露了化学药品污染自然环境和危害人类健康的大量事实。她以科学家敏锐的观察力、深刻的社会责任意识以及客观的科学态度，用优美而理性的语言告诉人们，人类生产的化学药品污染是对环境最危险的袭击，而更危险之处在于人们对此知之甚少或全无意识。

继《寂静的春天》之后，文学的介入进一步催生了更多的环境文学与毒性文学的作品的诞生。例如：1993年里恩·罗颂（Lynn Lawson）著的《好好待在一个有毒的世界里》（Staying Well in a Toxic World），1994年安德鲁·斯札思（Andrew Szasz）著的《生态民粹主义：毒物和生态正义运动》（Ecopopulism：Toxic Waste and the Movememt for Environmemtal Justice），1996年辛思·狄特林（Cynthia Deitering）著的《后自然小说：80年代小说中的毒物意识》（The Postnatural Novel：Toxic Consciousness in Fiction of the 1980s）等。

1996年在洛杉矶召开的第六届莎士比亚研讨会上，斯迈利曾谈到自己创作《一千英亩》①的最初动机。根据她的解释，在移居美国中部艾奥瓦州时，她已对当地发展农业的方式和环境污染问题表现出常常的忧虑。在艾奥瓦州生活一段时间后，关注农业生产和生态环境的关系成了她日常生活的一个重要组成部分。她为周围的环境污染和破坏现象感到担忧，更担心喝了被污染的井水可能对自己的未来生育造成危害。这个作品正是由这种环境忧患和担心意识所催生出的。斯迈利创作小说的初衷，将其与环境问题的敏感紧密地联系了起来。小说中的毒物描写是继卡逊《寂静的春天》之后人类关于环境的深层思考。

进入20世纪后期，环境文学中的毒物描写不仅关注人造毒物给人类带来的危害，也开始将笔触指向废物、垃圾等"白色垃圾"。如果说对环境造成危害的化学药品等人造物是严格意义上的毒物，那么由生产消费衍生的、无法被环境消解吸收的废弃物或"白色垃圾"，也可称为广义的毒物。其对环境的危害已日趋成为人类生活环境的重大隐患。而由此产生的垃圾

---

① 《一千英亩》（A Thousand Acres），是美国当代著名女作家简·斯迈利（Jane Smiley）在1991年发表的奠基作和著名唱片小说之一。

美学则是毒性文学中的一种新形式、新体裁、新方法，也可以说是环境美学中的"审丑"而非"审美"，只是将原本的废弃物垃圾变成艺术品，给人以艺术的美感，便将垃圾由"丑"变成"美"。

当代美国文坛最为重要的作家之一唐·德里罗（Don Delillo, 1936— ）就是一个描写垃圾、毒物，以垃圾、毒物为艺术创作之源的作家。德里罗在1973年发表的第一部小说《美国志》（*Americana*）中，他就借小说人物之口，说垃圾能够成为一种理解人的方式："垃圾比一个活人向你展示的更多。"在其之后的许多作品中，他以不同的方式表现垃圾在现代社会的本体性存在。1985年他发表的长篇小说《白噪音》（*White Noise*）中，对一次毒气泄漏事件所导致的可怕灾难进行了生动的叙述和描写，该小说获得了美国国家图书奖。

在所有的毒性文学中，垃圾不再是生产和消费链条之外的废弃剩余物，而是考察人类历史的重要源泉与依据，垃圾保存了人类与自我最私密的关系。人类在后现代科技高度发展、消费主义盛行的大背景下，面临着各种危机。

不仅如此，世界上与毒性文学有关的作品还延伸到了电影等艺术形式。例如：桑德拉·斯坦格拉伯（Sandra Steingraber）是世纪之交一位享有盛名的女作家和生态学家，毒性文学和毒性学（Toxicology）一直是她创作的一大主题，她因此被称为"新时代的卡逊"。她的自传体作品《生活在下游：一个生态学家对癌症与环境的调查》（*Living Downstream：An Ecologist Looks at Cancer and the Environment*）出版后好评如潮，也是毒性文学之力作，该书于2010年改版。罗尔斯顿（Holmes Rolston）的《哲学走向荒野》（*Philosophy Gone Wild*），就既有早期自然写作的风格，也有毒物描写，既有写实又有分析，是荒野、毒物描写和哲学思考相结合的典范。此外，还有纪录片《水俣病患者及其世界》《抢救切尔诺贝利》、世界环境日电影《家园》，以及描述突发毒性事件和应急处置影片《勇闯夺命岛》《危情时速》《夏日追踪》等。

人类进入21世纪，毒性文学成为环境文学中最具代表性和特色的一个主题，理解与把握好其内涵，就能够真正了解环境文学的源起、发展和现状，进而推动环境文学的进一步发展。2001年，劳伦斯·布伊尔著《为一个濒危世界而写作》（*Writing for an Endangered World*）的第一章就以毒性文学为题，其中写道："尽管人们对毒物的威胁早有感知，这种认识不仅从工业革命开始，且始于更久远，但近年来人们的感受由于一些事件而得到空前扩展……这些现代咒语既列出了真实事实，也展现了后工业想象中与真实事件相似的历史，显示由广岛、长崎事件引发的环境大灾变远比冷战持续的时间更长久。"布伊尔以"毒性文学"指代那些描写环境灾难给人类带来危害的文学文本。布伊尔指出"毒性文学唤起了人们对有毒污染物的极度恐惧"。他还认为卡逊"重启了一个经久不衰的背叛了的伊甸园神话"。

第6卷

毒物与经济

本卷主编 史志诚

卷首语

在经济学领域，毒物的两面性表现得淋漓尽致。酒和烟草经济的税收在国家财政收入中举足轻重，但它们对人类健康造成的伤害以及用于医疗的费用也十分惊人。曾经发明的一些用于治疗疾病的药物由于其成瘾性而变成了毒品。一方面贩毒集团依赖毒品交易牟取暴利；另一方面，毒品问题带来的经济损失包括生产力降低、卫生与治安开支不可低估。环境污染对社会经济发展的影响众所周知，但处置得当，还会产生正效益。垃圾的分类处置，不仅可以从恶性循环转变为良性循环，甚至可以化害为利。

本卷记述了研究毒物与毒性事件的各个经济学学科。在酒的经济学方面，记述了酒在国民经济中的地位和禁酒的反作用。在烟草学方面，记述了烟草经济：利益与健康的博弈、世界烟草税与国家财政、烟草经济学研究进展和烟草经济学专著。在毒品经济与禁毒的经济学方面，记述了毒品的经济问题、毒品问题造成的经济损失、毒品问题屡禁不止的经济学分析，以及铲除毒品犯罪的经济学思考。在环境污染与治理污染的经济学方面，记述了研究污染经济的若干理论、"公害"的法经济学分析、大气污染及防治的经济学分析、瑞典的"垃圾经济学"和治理污染的经济学。最后简要评述了经济学研究对毒物管理与立法的影响。

目前，毒物与经济的研究还比较薄弱，我们之所以将《毒物与经济》列为专卷，其目的是希望吸引更多的经济学家去关注当代酗酒问题、控烟问题、毒品问题、环境污染与垃圾处置问题的经济学解决方案的研究，从而在上述问题的立法管理方面能有更多的经济学家参与其中，并发挥其影响力。

1

毒物与经济毒物的经济学理论

1.1 毒物与经济毒物

毒物

在一定条件下，较小剂量就能够对生物体产生损害作用或使生物体出现异常反应的外源化学物称为毒物（Toxicant）。毒物可以是固体、液体或气体，与机体接触或进入机体后，能与机体相互作用，发生物理化学或生物化学反应，引起机体功能或器质性的损害，严重的甚至危及生命。

经济毒物

经济毒物（Economic Poison）又称实用毒物。指用作控制、抑制或杀灭对人类及环境造成危害的动物、植物和微生物，并具有实际意义的化学品。

这类化学品防治的主要对象是造成危害的微生物（病毒、细菌、真菌、霉菌等）、昆虫、线虫、血吸虫、软体动物、鸟类、杂草，以及大量的啮齿类动物；有些动物在繁殖数量超过限度而造成危害时就要用这些经济毒物降低其密度和数量。

此外，人们日常使用的农药、卫生用药也属于经济毒物的范畴。

1.2 研究毒物和毒性事件的经济学

经济学是研究经济发展规律的科学。从 1776 年亚当·斯密的《国富论》开始奠基，现代经济学经历了 200 多年的发展，已经有宏观经济学、微观经济学、中观经济学、政治经济学等众多专业方向，并应用于各垂直领域，指导人类财富的积累与创造。

20 世纪 50 年代以来，经济学的研究领域不断扩展，特别是随着环境污染事件的频繁发生，化学毒物数量的迅速增加，不仅促使包括毒理学家在内的自然科学家的深入研究，而且引起了经济学家、管理学家在内的许多社会科学家的关注。一些涉及毒物和毒性事件的经济学开始萌发，并逐步发展成为一些独立的学科。对毒物管理与立法产生了积极的影响。

卫生经济学

卫生经济学是 20 世纪 50 至 60 年代形成并发展起来的一门学科。卫生经济学是研究健康投资的最优使用的科学。20 世纪 50 年代，欧洲许多国家的医疗保健费用的支出约占国民生产总值的 4%；20 世纪 70 年代末上升到 8%。从增长率来看，

20世纪50年代，许多国家卫生保健费用在国民生产总值中所占的比重增长了1%；20世纪60年代增长了1.5%；20世纪70年代增长了2%。高额的医疗卫生费用对政府、企业主、劳动者个人和家庭都是沉重的经济负担，客观上要求分析卫生费用迅速增长的原因，寻求抑制卫生费用增长的途径。因此，对卫生部门经济问题的研究成为经济学研究的重要课题。

环境经济学

20世纪50年代，社会生产规模急剧扩大，人口迅速增加，经济密度不断提高，从自然界获取的资源大大超过自然界的再生增殖能力，排入环境的废弃物大大超过环境容量，出现了全球性的资源耗竭和严重的环境污染与破坏问题。许多经济学家和自然科学家一起筹商防治污染和保护环境的对策，估量污染造成的经济损失，比较防治污染的费用和效益，从经济角度选择防治污染的途径和方案，有的还把控制污染纳入投入产出经济分析表中进行研究。这样，在20世纪70年代初出现了环境经济学、污染经济学（也称公害经济学）的著作，阐述防治环境污染的经济问题。

中国环境经济学的研究是从1978年制订环境经济学和环境保护技术经济八年发展规划（1978—1985）时开始的。1980年，中国环境管理、经济与法学学会的成立，推动了环境经济学的研究。

公害的法经济学

公害是环境侵害的一种，它是指由于人类活动引起的环境污染与破坏对不特定的公众的生命、健康、财产的安全和生活环境的舒适性等造成的危害。对此问题目前主要有禁令和损害赔偿两种解决办法。从经济效益的角度看，禁令将有碍社会整体经济效益的提高，而损害赔偿则是能够有效地解决公害问题的措施。但损害赔偿又有暂时性和永久性之分，从对公害制造者改进生产技术减少公害的刺激作用等方面来看，暂时性损害赔偿比永久性损害赔偿更能刺激公害制造者改进生产技术、减少污染，因此暂时性损害赔偿是种种法律赔偿中解决公害问题的最佳选择。[1]

污染经济学

污染经济学（Pollution Economics）也称为公害经济学，主要研究环境污染与经济活动的关系，污染及其防治的技术经济分析、污染控制措施的费用效益分析、最佳污染控制水平的确定、环境污染的投入产出分析。

有害气体和悬浮物质造成的大气污染，放射性污染，工业废气、废水、废渣造成的污染，农药化肥使用不当造成的污染，交通运输工具排出有害气体、居民生活污水和废弃物造成的污染，一方面对作为生产力主要因素的人造成损害，如职业病，使劳动者丧失劳动能力或提前丧失劳动能力，增加医疗费、保健费等支出；另一方面，导致生产条件恶化，以及对资源本身造成破坏。所有这些都直接或间接地给经济带来不利的影响。因此，污染经济不可能像其他经济形式一样带来经济财富的积累，相反，却是对经济财富的一种破坏和削减。

为了保证经济上的更大效益，要采取

---

[1] 袁庆明，杨钦. 公害的法经济学分析. 江西科技师范学院学报，2007（3）．

各种生态经济、技术措施，防治各种污染。例如，安装各种防治装置，综合利用工业的废气、废水、废渣，合理调节人和自然之间的物质变换，自觉控制人类活动对环境的危害程度。此外，还要采取法律手段来防治污染。中国1979年颁布的《中华人民共和国环境保护法（试行）》规定，要合理利用自然环境，防治环境污染和生态破坏，为人民创造清洁适宜的生活和劳动环境，保护人民健康，促进经济发展。

灾害经济学

灾害经济学是从经济学角度来研究灾害问题，也就是在灾害条件下如何配置稀缺性的资源的问题，包括灾害与企业、家庭或个人的经济关系，灾害与各部门经济发展的关系，灾害与整个经济发展的宏观关系等。由此可见，灾害经济学是一门运用现代经济学原理和方法来研究人类社会与灾害之间经济关系的经济学分支学科。

灾害经济学不是研究灾害的自然属性，而是研究灾害的社会属性，即灾前、灾时与灾后的社会经济关系。这方面的代表作有郑功成著的《灾害经济学》（商务印书馆，2010）和唐彦东著的《灾害经济学》（清华大学出版社，2011）。在当今毒性事件频发的年代，人们期待毒性灾害经济学的研究专著早日问世。

犯罪经济学

犯罪经济学是法学与经济学的重要组成部分。在暴力犯罪、侵犯财产罪、非法物品和服务交易罪以及其他类型的犯罪中，毒品交易、污染环境是毒物与经济毒物经济学所关注的重要问题。

犯罪防范经济学还要研究防范犯罪的（社会）预算分配、警察和监狱对犯罪率的影响经济问题。正如斯蒂芬·莱维特指出的那样，如果一个城市的警力增加10%，可能有望使该城市的暴力犯罪下降10%。

毒品经济学

毒品经济学是应用经济学原理分析毒品问题。如毒品犯罪的经济学分析，阐述为什么会犯罪，怎样能最有效地遏制犯罪，还有对毒品交易经济学等。也有按照贝克尔最早提出的上瘾性物品的"消费者—生产者"模型，研究吸毒与欣赏音乐类似的消费习惯，以动态的积累效应模型来分析毒品吸食行为，从而证明毒品供应者相对于毒品吸食者具有越来越大的中间利润。

美国著名经济学家格雷戈里·曼昆（N. Gregory Mankiw，1958— ）曾经举过一个经济学案例。说美国有一个城市，毒品泛滥，警察和缉毒署高压打击仍不见好转。于是，市长请来一位经济学家出谋划策。经济学家分析认为：毒品的运输和贩卖若受到压制，会导致毒品的零售价格上升，但是由于毒品的成瘾性，价格提升并不会减少吸毒者的消耗量。但在价格提升的情况下，一部分贩毒分子的效益也许会提升，转而，会吸引更多的不法分子加入贩毒行业，即使在高压打击下，也抵制不住毒品的泛滥，在供货量加大后，供需会再次达到平衡。毒品虽然属于特别商品，但它仍然受到市场规律的支配。按照上述分析，经济学家的建议是，只需要减少需求量，也就是需要加大对公众的教育，提高公众对毒品有害性的认识，从源头进行遏制，才能起到根本的效果。

2

酒的经济与酒的经济学

2.1 酒在国民经济中的地位

酒的生产与销售：一种经济活动

酒虽然不是人赖以生存的必需品，但它与人的生活却密不可分。俗话说得好：无酒不成席，无酒不成礼，无酒不成欢，无酒少敬意。而且随着社会的发展，其密切程度与日俱增，已成为国家经济活动和商业活动的重要组成部分。

酒的生产和销售，本身就是一种经济活动。古时候，酒最初是用来祭祖敬神的。后来，随着农业生产的发展，酿酒原料增加，酒的酿造数量和饮用数量也在不断增加，逐渐从自产自用的产品发展成为一种商品而出现于市场上。

但酒与商业的关系，还取决于一定时期政治经济、酒业政策、酿造技术、饮酒习俗等诸多方面的因素。

酒税与财政收入：以中国古代为例

中国酿酒历史至今已有四五千年，因酿酒耗费粮食，在农业产量不高的古代，酒的生产受到限制。西汉武帝时，行"榷酒酤"，由国家经营。昭帝时改专卖为征税。以后各代实行征税制，也有朝代禁酒。隋开皇三年至唐肃宗时期（583—761），100多年无酒税；广德二年（764），因财政匮乏，诏令全国卖酒户按月缴纳酒税；贞元二年（786）对地方设店卖酒者，斗酒纳税150钱，税率达50%；宋代在三京之地行麴起专卖，在城市实行官酿官卖，在县镇乡间对民户自酿自用者官府征税，酒课之外又征附加，制度弊坏。元代征税与专卖不定。明初禁酒，后开酒禁，税入留给地方备用。清初除边境及高寒地区外实行禁酒，后改征酒税。北洋政府对酒征税，但各省办法各异，税率也不统一，一般从量计征。国民政府时将烟酒列为公卖，划定地区，招商包征，形成垄断。1933年以后，将洋酒纳入统税，土酒改办定额酒。但不管怎样改变，酒税收入在历代财政收入中，均不占重要位置。

白酒在国民经济中的地位：以中国为例

中国的白酒生产属于劳动密集型的行业，需要的劳动力较多，能为社会提供较多的就业岗位。中国白酒工业具有投资少、回收期短、资金周转快、能耗低等特点，是食品工业一大组成部分，在国民经济中占有重要的地位，对于工业、农业、畜牧业、医药卫生等行业的发展都起着重要作用。同时，白酒与人民生活有着密切的联系。

在中国的酿酒行业中，白酒的产量排在啤酒之后位居第二位。2010年，中国具有一定生产规模的白酒企业有1万多家，其中，年产1万吨白酒以上的企业有60余家，年产5000吨白酒以上的企业100余家。白酒的税率高，是国家的重要财政来源。1949年以来，中国白酒一直是高税率产品，仅次于烟草，在食品工业中居第二位。据中国专业协会不完全统计，1995年全国白酒企业共实现利税约100亿元，其中20多家企业实现利税超过30亿元，占白酒行业完成数的30%左右[1]。许多白酒企业还是地方的财政支柱，为国家和地方财政积累发挥了重要的作用。此外，白酒产品的供应和消费，对繁荣市场，拉动经济消费，满足城乡人民生活需要，有着重要的作用。酒的品种繁多，能适应各种不同消费者的需要，并可调节市场，回笼货币。白酒工业对促进农副牧生产的发展也起着重要作用。白酒生产原料和辅助原料大部分直接来自农业，因而可提高农产品的加工转化效率，增加附加值，促进农业发展，增加农民收入。白酒工业的副产物（酒糟）是畜牧业的好饲料，可促进畜牧业的发展，为国家增加肉、畜产品，同时又提供了大量的有机肥料，有效地支援农业。酒糟还可作为生产单细胞蛋白、食用菌、发酵调味品等的原辅材料等。白酒业还可以促进印刷业、制瓶业、陶瓷业、纸箱业、机械包装业、艺术设计、宣传广告业以及教育科研等的发展。

白酒行业经济发展的因素：以日本为例

白酒产业在宏观经济高速发展带动的消费结构升级驱动下，经历了连续高增长趋势，但人口结构的变化和经济发展状况是影响白酒行业发展最重要的两大因素。

白酒作为一种特殊商品，一个人的饮用量将会随着年龄的变化而变化，25岁至44岁这个年龄阶段是白酒消费的核心群体，这个群体在总人口中占比的升降将在很大程度上影响白酒行业的发展态势。以日本为例，20世纪80年代，随着日本的人口红利[2]达到峰值期，也迎来了烈酒消费的高峰期，人均烈酒年消费量达到10升。而进入20世纪90年代，烈酒发展的最繁荣阶段开始成为历史，人均年消费量先是在8升至9升之间徘徊，之后开始逐年下降，这是因为日本的人口结构中25岁至44岁之间的占比在20世纪80年代是最高的，进入20世纪90年代这个比例持续下降，同时日本经济也一直处于衰退期。由此可见，人口结构因素在经济发展中起到的重要作用。劳动力的数量、质量已经成为经济产出函数中的重要变量。而经济发展和人口结构的变化是影响烈酒发展最重要的两大因素，人口结构不仅仅体现在国民经济的总体快速增长上，而且带来了消费热点的普遍转移和消费结构快速变迁，所以，日本烈酒的发展从高速猛进到平稳缓慢时期。

葡萄酒在国民经济中的地位：以法国为例

法国一向是葡萄酒世界里的"超级大国"，不管是葡萄种植面积、葡萄酒产量，还是葡萄酒消费量，都位居世界前三名。法国虽然不是葡萄酒的诞生地，但在过去的几百年里，它始终是葡萄酒世界里的中坚力量，每年的葡萄酒生产量在70亿瓶左右，常年和意大利角逐世界葡萄酒产量第一的宝座。法国是葡萄酒质量控制制度的先驱，欧洲和其他国家的葡萄酒质量控制制度都多多少少是从法国的葡萄酒质量

---

[1] 张安宁，张建华. 白酒生产与勾兑教程. 北京：科学出版社，2010.
[2] 人口红利，指一个国家的劳动年龄人口占总人口比重较大，可以为经济发展创造有利的人口条件。

控制制度演变而来的。

在葡萄种植方面，法国种植面积最大的葡萄品种是梅洛（Merlot），其次是歌海娜（Grenache）和白玉霓（Ugni Blanc）。法国有十大最重要的葡萄酒产区，分别是波尔多（Bordeaux）、勃艮第（Burgundy）、香槟（Champagne）、罗讷河谷（Rhone Valley）、卢瓦尔河谷（Loire Valley）、阿尔萨斯（Alsace）、普罗旺斯（Provence）、朗格多克-露喜龙（Languedoc-Roussillon）、西南产区（South West）、汝拉/萨瓦（Jura/Savoie）。每个产区在葡萄种植和葡萄酒酿造方面都有自己的特色。如果说波尔多是法国葡萄酒的"国王"，那么勃艮第就是法国葡萄酒的"王后"。从古罗马时代开始，勃艮第就是"美食和美好生活"的同义词。它最著名的葡萄酒产区出产一些世界上最优质最昂贵的葡萄酒。

2.2 禁酒的反作用与酒的经济学

经济学家未能预见的后果

从1920年1月17日凌晨0时起，美国宪法第十八条修正案——《禁酒法案》正式生效。根据这项法律规定，凡是制造、售卖乃至于运输超过0.5%以上酒精含量的饮料皆属违法。自己在家里喝酒不算犯法，但与朋友共饮或举行酒宴则属违法，最高可罚款1000美元及监禁半年。21岁以上的成年人才能买到酒，并需要出示年龄证明，而且只能到限定的地方购买。该法案还禁止"在美国境内生产、销售或运输令人致醉的烈性酒类，或以饮料的名义进口到美国或从美国出口"。

一种昔日合法的商品一夜间成了非法商品，其结果给人留下深刻的印象。但任何一个经济学家本应对此结果有所预见。既然烈性酒和葡萄酒的合法供应实际上降至零，而公众中的许多人继续需要该种商品，于是很快便有了替代品的供应。烈性酒和葡萄酒的非法供应流入市场，偷运的威士忌酒源源不断地从加拿大边境穿越入境。因为在加拿大，威士忌酒的生产是合法的。

当然只有较少的企业家愿意向美国公众提供烈性酒。为什么？主要是因为做此生意的成本突然间提高了。那些潜在的非法酒店不得不考虑被监禁或被罚款的较高的风险。他们还面临着经营酒吧已增加了的成本，因为日常的经营项目是以一种偷偷摸摸（即更高成本）的方式进行的。

再者，非法酒店的经营者不得不面对一个不可避免的事实：他们不得不与有组织的犯罪团伙相勾结。他们除了得贿赂本地警察以外，还得贿赂有组织的犯罪团伙。对前者的支付减少了自己被监禁入狱的可能性，而对后者的支付则减少了自己遭攻击和丧命的可能性。

当某一商品或活动成为非法时，就会有典型的供给方面的反映和需求方面的反映。由于非法性质导致了生产成本的上升，一种非法商品或活动的供给将下降。这意味着较小数量的非法物品将在每一价位得到供给。

从需求方面说，人们可以预测需求有所减少。历史上，在这些情况下，供给的减少都大于需求的减少，因而，违法商品的市场出清价就高于合法商品的市场出清价①。

上述情况，是经济学家未能预见的后果。

私酒贸易带来的暴利

美国的禁酒令从一开始便遇到巨大阻力。因为贪杯者颇多，他们当中的大多数平时只是浅尝辄止，并非酗酒之徒，但若一滴也喝不成，便觉得有过激之嫌。这些人始则悻悻然，后则人前身后做些小手脚，偷饮几盅。如此一而再，再而三，涓滴成河，美国的禁酒大业也就难以维持。

更重要的是，美国禁酒令带来了严重的社会问题，禁酒令根本无法消除人们喝酒的欲望和需求，在正规市场被禁的同时，地下黑市却得到了飞速的发展。非法制造和买卖酒类制品带来的暴利深度挖掘出了酒贩子的潜力。有人把福特汽车的中间掏空，有人用婴儿车来偷运葡萄酒和白兰地，有人在家里藏酒的地方安装假门。尤其严重的是，在禁酒令实施之前，因为没有财政上的大的收入，美国的黑社会波澜不兴，而在实施禁酒令之后，凭着私酒贸易带来的暴利，美国的黑社会开始发展壮大。与此同时，警察也日益腐败，犯罪率不断上升。②

禁酒运动将美国分成了"湿的"和"干的"，甚至差点改变了美国的两党制。民主党在禁酒问题上产生了严重的分歧，因此在全国的影响力及支持度受到大挫。禁酒党脱颖而出，成为当时全国深孚众望、备受拥护的党派。

美国禁酒令的解除

由于出现了上述种种问题，至20世纪20年代末，即美国禁酒令颁布约10年之后，许多美国人开始呼吁弛禁。或许是因为那时正值美国经济大危机，全国上下惶惶不可终日，禁酒之事更显得多此一举。1932年民主党人富兰克林·罗斯福竞选总统，即把开放酒禁作为其政纲之一。1933年2月，美国国会通过第二十一条宪法修正案以取消禁酒之第十八修正案③。次年，随着犹他州作为第36个州签署此弛禁法案，美国的全国性禁酒便寿终正寝了。

虽然禁酒作为国策在美国早已成为历史，但地方性的禁酒及其他有关措施却并未绝迹。直到1966年，美国的一些州仍然禁酒。即使时到今日，美国仍有一些"滴酒不沾"的小城小镇。在美国多样化的国度里，这种状况不足为奇。

---

① 市场出清价（Market-Clearing Price），是指市场中实现供给与需求双方平衡时的价格，即为均衡价格。在此价格下，供给一方的产量恰好等于需求一方的订单，即仓库库存账面刚好为零。
② 诺思，米勒. 我们身边的经济学. 张军，夏业良，译. 北京：学林出版社，1998.
③ 1933年2月，美国国会通过第二十一条宪法修正案，该修正案分三款，第一款规定："美利坚合众国宪法修正案第十八条现予废除。"第二款规定："在合众国任何州、准州或属地内，凡违反当地法律为在当地发货或使用而运送或输入致醉酒类，均予以禁止。"第三款规定："本条除非在国会将其提交各州之日起七年以内，由各州修宪会议依本宪法规定批准为宪法修正案，不得发生效力。"

3

烟草经济与烟草经济学

3.1 烟草经济：利益与健康的博弈[①]

在国民经济和财政收入中，烟草行业的贡献举足轻重，烟草不仅维系着数以百万计烟农的生计，而且在卷烟生产和流通过程中为社会提供了大量的就业机会。

然而，许多数据、理论和案例证明，烟草是有害人类健康的。还有多种数据比较分析了烟草经济对一个国家的经济来说也是得不偿失的。正是从人类身体健康和人类经济健康的双重角度着眼，世界上大多数人质疑烟草经济的发展，于是戒烟运动在全球兴起。

全世界对香烟的政策是"控"而不是"禁"，禁是禁绝，而控则是维持某种有限制的平衡。在国际上，世界控烟组织的行动已经给国际烟草巨头造成了巨大麻烦。《财富》杂志于2011年7月公布了世界500强企业排名，四家跨国烟草巨头排名均下滑。菲利普·莫里斯国际公司从2010年的第331位，下降到2011年的356位；帝国烟草公司从第377位下降到第413位；英美烟草集团从第387位下滑到第424位；日本烟草公司从第416位下滑到第426位。不过四家公司通过扩大在东欧、亚洲、非洲、中东等地的销售，实行提价政策，保持了利润的增长。

2009年6月，美国总统奥巴马签署了《家庭禁烟和烟草控制计划》，其中甚至规定烟草商不能在香烟制造中进行以引诱烟民为目的的配方创新，比如添加甘草、桂皮之类的草药，或者丁香等香料。由于在美国出售的大多数丁香烟是从印尼进口的，还因此引起一场国际贸易诉讼，结果被判定即便有"歧视"，也是出于健康选择，而减少吸烟率是一个"合法目标"。

据统计，中国是全球最大的烟草生产国和消费国：全球约1/3的烟草（243.5万吨烟叶）产生于中国，中国生产并消费了全球1/3的卷烟（1700亿支）。巨大的市场意味着巨大的利润空间，反映到国家财政上，税收是最直接的体现。与此同时，为减少烟草危害，履行中国加入国际控制烟草公约，中国制定烟草专卖法，实行烟草专卖制度。2012年，中国烟草行业实现的利税是7500亿元，上缴财政达6000亿元。

《控烟与中国未来》[②]报告指出，2010年中国总吸烟人数为3.56亿，其中男性吸烟者3.4亿，女性吸烟者总数为1639万；3/4以上的中国人不能全面了解吸烟对健康的危害，2/3以上的中国人不了解二手烟的危害。中国的成年人中，能笼统说出

[①] 齐林. 烟草经济：利益与健康的博弈. 中国新时代杂志，2013-02-07.
[②] 2011年1月6日由中国疾控中心控烟办牵头形成的《控烟与中国未来》正式发布。该报告的主编之一是中国疾控中心副主任、控烟办主任杨功焕教授。

吸烟可以引起严重疾病的知晓率为81.8%，吸烟会引起肺癌的知晓率为77.5%，吸烟会引起中风和冠心病发作的知晓率为27.2%和38.7%。因此，中国很难在短期内减少对烟草经济的依赖，相应的控烟也将经历持久的过程。这个过程中最好的办法只能是加强吸烟危害的宣传，引导人们对烟草的正确理解，强化人们的健康意识，积极维护自身的权益。而烟草公司也应该有危机感，牺牲健康和环境的发展不是长久的发展，自身应该加强社会责任意识。中国控烟之路任重而道远。

3.2 世界烟草税与国家财政

"寓禁于征"的烟草税

由于烟草行业的特殊性，为了限制和减少烟草及其制品的生产与消费、增加政府财政收入，世界各国普遍对烟草及其制品征收体现政府"寓禁于征"调控意图的"烟草消费税"或类似性质的烟草特别税。2003年5月21日世界卫生大会通过的《烟草控制框架公约》（以下简称《公约》）对税收、价格形成了如下规定："各缔约方承认价格和税收措施是减少各阶层人群特别是青少年烟草消费的有效和重要手段。"尽管《公约》的规定比较宽泛，但是烟草税率政策的调整与烟草行业的发展密切相关。

烟草税：世界卫生组织的观点

世界卫生组织认为：向烟草产品增税，能以较小的成本有效地达到控烟的目的，提高卷烟的价格和税收是控制烟草消费上升的有效手段之一，在发展中国家增加烟草制品的税收有充分的余地，它可以成为拯救人民健康和振兴经济的最重要的政策工具。

世界银行公布的研究报告《遏制烟草流行：政府与烟草控制经济学》认为，增加10%的烟草制品税收，对高收入的国家可减少因烟草制品所致损害的4%，而对低收入或中等收入的国家则可降低烟草带来危害的8%。据估计，全球范围内使香烟实际价格增长10%，则会导致4200万烟民戒烟并从而最少能挽救1000万因烟草导致死亡的人。

世界卫生组织建议各国政府应从烟草税所得的政府税收中指定资金的专门用途，一部分可用来推动控烟活动，如实施戒烟规划，进行吸烟有害健康的广告宣传和开展与吸烟有关的癌症研究，加强区域性合作以调整烟草价格和联手打击香烟走私，政府通过增加消费价格指数来调整香烟价格，以维持与通货膨胀一致。

美国

在禁烟呼声的压力下，美国的卷烟消费税保持着一定的增长。在历史上各州每年的消费税增加幅度在0.02到0.05美元/包之间。2002年的平均消费税增长幅度为0.22美元/包，2003年的数据大体与前相同。2007年7月美国参议院就一项增加烟草制品税的提案进行了讨论。最终议会敲定，由2008年1月1日起，20支装和25支装的香烟的税率将分别上涨1美元和

1.25 美元。所有品种的香烟，批发价格上涨 10%~35%。

德国

德国政府从 2004 年 1 月 1 日起计划分三步走提高烟草税。第一步每包卷烟税收将增加 0.4 欧元，然后第二和第三两步分别增加 0.3 欧元。

英国

英国的烟草税，特别是手卷烟税基是世界最高的，因高烟税使其他与欧盟其他成员国间烟价出现大比差，并没有使他们因为巨额税收而增加收入，反而使英国烟民选择到国外购买较便宜的卷烟，这使英国国内走私烟泛滥，没有缴纳英国烟税的卷烟销售占英国消费的所有卷烟的约 28%，使英国财政损失了巨额的税收。据官方数字，每年流失的税收达到 36 亿英镑。

法国

烟草税是法国财政收入的主要来源之一，烟价的 79% 都由政府以税收形式收缴，2002 年法国的烟草税收入为 110 亿欧元。在 2003 年 1 月增税将近 18% 之后，法国从 2003 年 9 月 8 日开始再次增税约 20%。

俄罗斯

俄罗斯财政部决定在 2004 年将烟草消费税从 10% 提高到 14%。从 2007 年 1 月 1 日起，俄罗斯将不再按照批发价计算烟草消费税的税率，而是按照其零售价来进行计算。采用了复合税率计算方法，即烟草消费税中有一部分按照香烟的实际零售价计算，另一部分则按照其最高零售价（必须在香烟盒上标明）计算。2008 年烟草的消费税提高 22% 到 25%。

秘鲁

秘鲁烟税的提高，刺激了走私产品，使政府丧失了本应从提税获得的税收。为此秘鲁国家税务管理总局决定降低烟草的消费选择税税率。2003 年 1 月至 9 月秘鲁全国烟草消费选择税（ISC）的实际税收比上年同期下降了 10.2%。

日本

从 2003 年 7 月 1 日起，日本政府将每盒卷烟的消费税增加 20 日元。

印度尼西亚

1997—1998 年的亚洲金融危机过后，印度尼西亚大幅度提高了卷烟税，以减少预算赤字。2002 年 11 月起印度尼西亚再次提高卷烟的零售价和消费税，结果导致卷烟价格上涨，最终造成卷烟销售量下降。由于印尼 80% 的烟酒税主要来自烟草行业，烟草行业同时还向社会提供了大量的就业机会，因此印尼政府于 2003 年和 2004 年不再提高烟草税和香烟的零售价格。

马来西亚

政府从 2003 年 9 月 12 日开始对烟草产品增加了 20% 的进口税和消费税，此举是为了促进健康的生活方式和抑制饮酒和吸烟成瘾所引起的社会弊病。但据马来西亚烟草制造商联合会调查表明，非法经营者已占当地市场的 20%，2002 年使政府损失了约 12 亿林吉特[1]。

越南

据报道，越南政府从 2004 年 1 月 1 日开始提高卷烟税，各类卷烟除了现有的特种消费税之外还要增加 10% 的增值税，一盒卷烟的税金将占其零售价的 2/3。

中国

中国的烟草税率为 40% 左右。据世界卫生组织 2008 年相关数据，中国的烟草税率为 40% 左右，低于与中国发展水平相近的亚洲国家。中国每包卷烟平均价格也低于国际水平。

2009 年 5 月，财政部、国家税务总局发布了《关于调整烟产品消费税政策的通知》，调整了卷烟生产环节（含进口）消费税的从价税税率。调整后，甲类卷烟税率提高到 56%，乙类卷烟税率提高至 36%。

3.3 烟草经济学及其研究进展

烟草经济学的特殊性

烟草是一种不完全符合经典经济学理论的特殊商品。其主要特点在于，它作为商品能给消费者带来至少是短期内的一定的效用增加，例如吸烟之后的特殊快感，以及某些时候作为炫耀性消费带给消费者的心理效用；然而同时，众所周知，烟草消费不仅需要消费者支出货币，而且对于消费者的身体健康有着明显的负面作用，因而消费烟草最终将给消费者带来效用损失，且理性的消费者都会认为这种效用损失远远超过烟草消费带来的效用增加。鉴于烟草的特殊性，许多国家的政府和非政府组织都对烟草的生产和消费做出了不同于其他商品的管理措施和限制。而一些非政府组织则致力于某些公共活动，来改变烟草生产者和消费者对成本收益的判断，以实现其促进或减少烟草生产和消费的目的。[2]

随着 19 世纪末福利科学在西方社会的兴起，不少学者越来越关注香烟对于消费者福利的影响，以及分析与烟草有关的生产者和消费者行为。烟草经济学因而逐渐成为福利经济学和卫生经济学的一个下属研究分支。

烟草经济学研究的主要内容是：国民经济对于烟草工业的依赖程度，如烟草种植、生产、税收、外贸以及就业；烟草的价格弹性及收入弹性；烟草价格增加后烟草消费量的变化及政府税收的变化；烟草价格变化对于国家宏观经济影响；吸烟所导致的国民患病、残疾及死亡，以及由此带来的经济损失。

烟草经济学的研究进展

多数经济学者主要从生产和消费两个角度研究烟草经济学，并取得了一些

---

[1] 林吉特（马来语：Ringgit），又译令吉，是马来西亚的货币。1 马来西亚林吉特约合 1.7076 元人民币。1 元人民币约合 0.5856 马来西亚林吉特。
[2] 刘苏雨. 烟草经济学研究动态. 经济学动态，2009（4）.

对于烟草生产的相关研究

经济学者对于烟草生产的研究集中在对于烟草产品的物理改进和提高产品质量,以及降低生产成本。由于支持烟草消费和烟草经济发展的社会成本比较高,所有研究烟草生产的学者,主张通过改进生产技术和管理方法,不仅可以实现产量增加和成本减少,而且可以通过减少烟草的危害性,为烟草生产厂商减少社会成本。

针对烟草生产和交易相关税收的研究,在经济学实证分析层面,主要表现在对不同地区、不同消费者在不同条件下,进行需求弹性的计算,从而测定烟草在不同的价格下的销售量,以及税收支付数量,从而测算烟草税收由消费者和生产厂商各自承担的份额。

针对烟草企业,有关税收的研究集中在如何将烟草商品的销售收入划归为其他类产品的收入,或者计入生产成本,从而合理避免缴纳税率较高的烟草税。这方面的研究成果多数是对企业经营实践的局部总结,更多的涉及企业管理学和会计学等学科。

对于烟草消费的相关研究

烟草消费的研究主要涉及烟草消费原因探析、烟草消费与医疗支出的联系,以及烟草消费与贫困之间的关系三个领域,三个领域相互联系又在各自的基础上相互发展,形成了紧密的依存关系。

对于烟草消费原因的研究,部分经济学者通过将商品进行分类,从中划分出一类能够带来效用增加,却也同样能够给消费者无论是从个体还是整体上都带来效用损失的商品(主要包括烟草和酒精类商品)。然后,他们开始探讨为什么作为理性的消费者,在明知消费烟草商品会造成对自己的效用损失,并且在可以预见的期间内,效用损失就将大于效用所得的情况下,仍然还会选择消费烟草商品,或者增加原有的消费数量和金额。1991年,查卢皮卡(Chaloupka)运用数理方法,演绎了一种理智沉迷(Rational Addictive)的消费行为,推论认为消费烟草所带来的短期效用虽不足以弥补总体看来的效用损失,却能够在某种程度上使消费者的效用判断出现改变。但这种"理性沉迷行为"或者理性判断的误差尚无具体完善的计量经济研究。

关于烟草消费与医疗支出的关系的研究,学者们基于不断发展的医理科学,试图找到烟草消费与消费者身体健康尤其是某些疾病之间的物理联系,并将其量化,从而确定哪些疾病在多大程度上是由烟草消费所引起的"吸烟引致性疾病"(Smoking Attributable Diseases,SAD),最后再通过测算治疗相关疾病的平均成本来估计"吸烟引致性医疗费用"(Smoking Attributable Medical Costs,SAMC),从而建立烟草消费与医疗支出之间的联系。由于这一研究领域对计量技术的要求较高,并且对统计资料的误差容忍程度较小,学者之间对各自研究中的方法局限性以及数据可靠性的批判分析成为这一领域研究中的一个难点。

关于烟草消费与贫困之间的关系的研究,实际上是对烟草消费与医疗支出关系研究的进一步深化,因为它更多地讨论到"吸烟引致性医疗费用"对个体消费者和社会的影响,以及在不同的条件下,由谁及如何分担"吸烟引致性医疗费用"。2001年,哈里皮尔(Halpern)从"吸烟引致性疾病"会导致员工工作效率降低,工作时间缩短的角度出发,结合对美国几家航空业企业的实证分析，认为烟草消费将显著带来生产效率下降，从而导致企业利润和员工报酬减少，最终恶化个体和社会的贫困状况。2004年，世界卫生组织的研究显示烟草消费和贫困之间存在着某种恶性循环，即越贫困的地区或社区，其"吸烟引致性医疗支出"占其消费总支出的比例越高。可见，烟草直接恶化了个体消费者和社会的贫困情形。

烟草消费研究的主要政策主张

对于烟草消费，经济学者普遍持反对态度，希望政府管理部门能够对其进行限制，或者运用引导的手段减少个体消费者的烟草消费。不少国外经济学家认为，之所以烟草消费的普及率如此之高，其重要原因是政府出于发展烟草产业和增加烟草税收的考虑，在出台对于烟草消费和生产的限制条令方面，表现得非常犹豫和低效率。

因此，他们通过对烟草消费与医疗卫生支出以及烟草消费与贫困之间关系的研究，提出自己的主张，认为虽然政府限制烟草生产和消费会带来烟草税的减少，但是却可以有效地降低贫困的程度，从而节约用于贫困缓解（Poverty Reduction）的公共开支，并且这项节约将远远超过烟草税减少而带给政府的损失。所以，他们呼吁政府当局和非政府组织采取措施，有效减少烟草生产和消费。

3.4 烟草经济学专著

《专卖、竞争与烟草发展：真实世界的烟草经济学》

李保江[①]著的《专卖、竞争与烟草发展：真实世界的烟草经济学》（上海远东出版社，2009），提示理性认识烟草与健康问题。全书分为三篇，分别论述烟草专卖制度、烟草市场竞争和烟草产业的发展。作者指出：无论是在中国还是在全球其他国家，烟草产业都有非常庞大的消费群体和经济规模，其在社会经济生活中发挥着不可忽视的重要影响。由于对健康具有危害，烟草一直备受争议。但在真实世界中，理性的思考比激情的批判更加重要。从经济学角度看，在已知吸烟有害健康的前提下，如何发挥政府管制的作用，最大限度地降低烟草的危害；如何发挥市场机制的作用，最大限度地提高烟草资源配置效率，是两个值得深入探讨的基本问题。

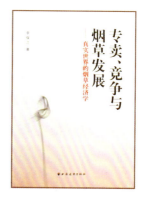

图85 《专卖、竞争与烟草发展：真实世界的烟草经济学》（封面）

---

① 李保江（1972— ），中国云南富源人。1994年毕业于云南农业大学，1999年获中国人民大学硕士学位。1999年在国家烟草专卖局从事烟草经济与政策研究工作。现任国家烟草专卖局烟草经济研究所政策研究室主任。发表论文80多篇。

《控制烟草消费的税收政策研究》

刘虹[①]著的《控制烟草消费的税收政策研究》（中山大学出版社，2009），从经济学的角度，指出烟草消费中存在消费者偏好不当、负外部性、信息不完全、扩大贫富差距等市场缺陷，政府应该对它进行干预。在简要分析和比较各种干预手段之后，作者着重从卷烟消费税的角度进行分析。

运用税收手段控制烟草消费，需要利用经济学原理通过税收—价格—需求量的传导机制，研究烟草的需求价格弹性。卷烟是上瘾物品，其需求缺乏价格弹性，发展中国家比发达国家大，低收入群体比高收入群体大，低档烟比高档烟大，青少年比成年人大。控烟的税收政策目标应主要针对低收入群体和青少年。

研究结果显示，在偏低的税负水平和政府的大力扶持下，中国烟草生产和消费量居于世界首位，吸烟率居高不下。巨大的烟草消费量造成了巨额的经济损失，也加剧了社会收入分配的不公平。为此，作者提出了分步骤提高卷烟消费税率的政策建议，并且从烟草消费量、政府税收收入、就业、国内生产总值、健康损失的变化等几个角度，考察了提高卷烟消费税率之后对经济的影响；也从公平的角度，探讨提高烟草税收负担对收入分配的影响。

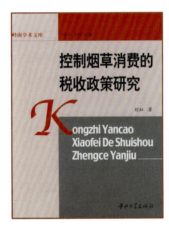

图86 《控制烟草消费的税收政策研究》（封面）

[①] 刘虹（1966— ），中山大学岭南学院财政税务系副教授。1990年毕业于中山大学经济系，获经济学学士学位，在中山大学担任教学工作期间，于2000年在美国马萨诸塞州春田学院（Springfield College）做访问学者，在上海财经大学攻读财政学，2007年获博士学位。主编《政府预算》。

4

毒品经济与禁毒的经济学

4.1 毒品的经济问题[①]

毒品现已成为当今人类社会不良因素中不断扩散的恶性肿瘤。据联合国《2012年禁毒年度报告》统计,全世界药物滥用者总量在1.53亿到3亿之间,其中,吸食大麻者在1.19亿至2.24亿,吸食苯丙胺类兴奋剂和摇头丸者在2500万至8100万,吸食海洛因、鸦片、阿片类者在3900万至5600万,吸食可卡因者在1300万至2000万。药物安全使用知识推广,已成为当今世界普及教育的当务之急。

据联合国毒品和犯罪问题办公室统计,全球有130多个国家和地区存在毒品消费,有170多个国家、地区存在毒品贩运。毒品每年的交易额高达8000亿美元以上,占全球贸易总额的13%,是仅次于军火的第二大贸易。

巨大的产量和销售是以全球2亿吸毒人群的健康和生命为代价的,吸食毒品者正以每年3%～4%的数量增加。

据世界卫生组织和国际刑警组织20世纪90年代初估计,全球每年非法生产鸦片高达5000吨,制造和销售海洛因1000吨,可卡因10万吨。

毒品的种植、生产、加工与贸易虽然为少数农民提供了收入,为极小一部分人群提供了就业机会,但在毒品供应消费链中,种植和加工部分所占比量均微不足道。种植的利润只占整个毒品产业总利润的1%,而96%进入了贩毒集团手中。

在世界范围内,贩毒集团利用毒品利润,直接操纵政治,操纵选举,破坏经济,支持恐怖主义。相关统计数据显示,仅1981年至1990年间,全球就有3位总统候选人、1位司法部长、1位首席检察官、156位法官、108位政治家、1536位警察、3000多位麻醉品官员和19位记者遭到贩毒集团杀害。

此外,毒品问题引发大量违法犯罪活动,并导致艾滋病等多种疾病扩散流行,不仅影响人民群众健康、幸福和安居乐业,而且影响社会稳定和经济建设。

随着世界经济的全球化,国际毒品问题趋于毒品来源多元化,毒品种植多样化,毒品贩运暴力化,合成毒品滥用低龄化,毒品问题已成为严重影响世界的经济秩序、国际社会稳定的重要因素之一。

[①] 曲晓光. 毒品与经济. 投资与理财,2014-01-20.

4.2 毒品问题造成的经济损失

吸毒的成本与经济损失

20世纪80年代以来，毒品泛滥不仅严重危害人的身心健康，毁掉青年人的未来，而且消耗着国家的巨额财富。从社会学、经济学观点来看，吸毒将付出高昂的成本并造成重大的经济损失。①

人力资源的损失

毒品，一旦被人吸食成瘾后，在给人带来短暂的快感的同时，对人体会产生高度的心理和生理破坏。久而久之，毒品会摧毁吸毒者的精神和意志，使其堕落、道德沦丧，出现人格解体、心理变态。有的人甚至会因吸毒过量直接导致死亡。据联合国禁毒署统计，全世界每年因吸食毒品而死亡的人数高达10万人，因此而丧失劳动能力的每年约1000万人。

传播疾病的损失

吸毒者常常采用静脉注射、肌内或皮下注射的方式吸毒。在采取这种方式吸毒的过程中，常常因多人共用未经消毒的注射器和针头而传播各种皮肤病、性病甚至艾滋病等多种疾病。因静脉注射海洛因造成的艾滋病感染率高达68%。

社会安定的损失

吸毒是一种高额消费。据调查，每个成瘾的吸毒者一天需花费100~1000元不等的毒资。如此高额的消费，一般家庭是根本无法承受的。因此，一人吸毒，往往会使全家的积蓄迅速耗光；当吸毒者毒瘾发作而又无钱买毒时，就会不顾一切地变卖甚至偷拿家中的财产，最终使家庭变得一贫如洗；家庭的倾家荡产，必然导致家庭成员的不睦，并造成家庭破裂，妻离子散，父子反目，严重的甚至会残害家庭成员，可谓"一人吸毒，全家遭殃"。为了支付巨额的毒资，吸毒者还不得不采用非法的方法来获得钱财，男吸毒者必然去"男盗"，女吸毒者必然去"女娼"，坑、蒙、拐、骗，无所不为，从而诱发多种违法犯罪，给社会带来极大的危害，成了严重扰乱社会治安的一个罪恶渊薮。

毒品问题还会带来社会犯罪率上升、社会治安恶化、官场腐败、社会原有的正常结构和秩序遭到严重破坏。

巨额财富的损失

吸毒者每天所需毒资100~1000元，可以推算全国那么多吸毒者每天会吸掉多少钱！还有，政府在禁毒、缉毒、戒毒、防毒等方面所付出的精力和财力，几乎是双倍的代价。可见，吸毒不仅不会创造任何财富，而且会消耗巨大的社会财富，是对社会物质文明的巨大破坏。

毒品问题损害国民经济

滥用毒品不仅严重损害个人健康，而且大多数为青壮年的吸毒者可能部分或完全丧失劳动能力，从而导致社会的生产力

---

① 陈贝蒂. 毒女人. 北京：中华工商联合出版社，2004.

降低，直接损害国民经济。与此同时，国家不得不耗费大量人力、财力、物力来应付非法种毒、制毒、贩毒和吸毒等问题。

美国官方曾对本国毒品问题带来的国家经济损失从生产力降低、卫生与治安开支等三个方面做出评估，数据显示，每年需用款项数以千亿美元计（表6-4-1）。①

表6-4-1 20世纪90年代毒品问题给美国带来的经济损失（单位：亿美元）

年份	生产力降低		卫生开支		治安开支		总 数	
	亿美元	占总数百分比	亿美元	占总数百分比	亿美元	占总数百分比	亿美元	年均增长率百分比
1992	604	64.9	108	11.6	219	23.5	931	0
1993	781	70.0	111	9.9	224	20.1	1116	+0.20
1994	827	69.8	113	9.5	244	20.6	1184	+0.27
1995	881	69.6	113	8.9	271	21.4	1265	+0.36
1996	924	70.4	114	8.7	274	20.9	1312	+0.41
1997	945	68.9	121	8.8	305	22.2	1371	+0.47
1998	985	68.6	129	9.0	321	22.4	1435	+0.54
1999	1044	68.4	139	9.1	343	22.5	1526	+0.64
2000	1105	68.8	149	9.3	353	22.0	1607	+0.73
年均	899.5	68.9	121.9	9.3	283.8	21.7	1305.2	+0.40

蔡志基. 近期世界毒品形势及所造成的严重危害. 中国药物依赖性杂志，2004，13（2）：86.

4.3 恐怖主义的营养供应：毒品经济②

彻底铲除恐怖主义是全世界人民的共同愿望，同时我们必须意识到，要达到这个目的，还必须切断恐怖主义的营养供应——毒品经济。

以塔利班和基地组织为例，分析毒品经济的成因，了解毒品经济的来源及其对塔利班和基地组织的作用，可以深刻理解铲除毒品经济与根除恐怖主义的重要性。

阿富汗毒品经济的历史

阿富汗毒品经济主要来源于以鸦片的生产和贸易为主的非法经济活动。早在19世纪阿富汗就已开始种植鸦片，但那时的规模一直不大，作用也很有限。因此，在相当长的一段时间里，在世界范围内，人们并没有把阿富汗看作是一个毒品生产国。1979年12月24日，前苏联大举入侵

---

① 蔡志基. 近期世界毒品形势及所造成的严重危害. 中国药物依赖性杂志，2004，13（2）：81-87.
② 宋海啸. 阿富汗毒品经济：历史、作用与成因. 南亚研究，2010（3）.

阿富汗。阿富汗很快就处于战乱与无政府状态，人民的生产和生活已无法正常进行。战争的巨额消耗和生存都需要资金的支持，于是操作简单、成本又低，但有高额利润的毒品生产便得到了良好的发展机会。在20世纪80年代，由于政府的打击，罂粟种植和海洛因加工向部落地区转移，鸦片的年产量基本上处于200~500吨。

塔利班政权时期，由于政府的鼓励与支持，毒品作物的种植在阿富汗全国扩散，鸦片种植面积从1998年的636.74平方千米增加到1999年的905.83平方千米，产量也从1985年的458吨增加到1999年的4565吨，占世界鸦片总产量的79%，成为世界上最大的鸦片生产国。更为重要的是，除鸦片种植外，阿富汗境内还拥有相当规模的毒品加工生产能力，主要分布在阿巴边境地区的阿方一侧。阿富汗生产的大量毒品以多种方式、沿多个方向迅速流入世界毒品市场。毒品生产与贸易为塔利班政权积累了资金，增强了实力。

"9·11"事件后，阿富汗的毒品经济进一步发展。2001年，以美国为首的西方国家发起阿富汗反恐战争。塔利班政权的迅速垮台，加上美国以及美国扶持下的喀布尔政权销毁罂粟种植的政策，导致鸦片产量急剧下降，从2000年的3278吨下降到2001年的185吨。但是随着美国反恐重心的转移，塔利班很快赢得了喘息机会。塔利班在其控制的地区，尤其是在南部的赫尔曼德省（Helmand）、东部的楠格哈尔省（Nangarhar）和北部的巴达赫尚省（Badakshan），很快组织起鸦片种植与毒品加工，毒品经济迅速恢复。据统计，阿富汗的毒品生产在2002年又恢复到了年产3422吨，甚至高于战前水平，而且呈逐年上升趋势。据联合国披露的统计数据显示，2002—2003年阿富汗的鸦片种植面积增长了8%，从748.67平方千米增加到809.37平方千米，产量达到3600吨。

2004年，阿富汗政府开始实施打击毒品经济计划。经过努力，至2009年，阿富汗全国的鸦片种植面积下降，比上年度（2008）减少了22%，从635.36平方千米回落到497.76平方千米，全球的比重也从2008年的84%下降到2009年的79%。尽管如此，阿富汗全国的鸦片种植面积还是超过404.69平方千米的门槛。据联合国统计数据显示，2005年之后，阿富汗的鸦片产量以极快的速度增长，从4100吨增加到2007年的8200吨，翻了一番。随后虽然有所回落，但是仍然处于近7000吨的高位。

阿富汗毒品资金的流向及其对塔利班的作用

阿富汗的毒品资金，主要通过以下三种方式流向塔利班和基地组织，成为恐怖组织源源不断的经济来源。

一是收取鸦片种植和毒品加工保护费。在鸦片种植地区和毒品加工区，塔利班以武力反对阿富汗政府的禁毒计划。塔利班分子通过向罂粟种植农、海洛因加工商和毒贩提供武装保护，收取高额保护费。塔利班分子制定了严格的"税收"（保护费）管理方法，适用"税率"是：罂粟种植10%、海洛因加工15%、毒品贩运15%、毒贩子18%~20%。为了确保完成任务，塔利班还向每个基层指挥官下达任务指标,没有完成指标的低级指挥官会受到惩罚①。同时,塔利班各级指挥官非常注意对本地区农民鸦片生产收入的信息收集,规定每提供一次信息就给情报人员大概相当于1美元的小费报酬。另外,塔利班还从当地商店经营者和其他小生意者收取10%的税收。2007年,塔利班控制了赫尔曼德省种植罂粟的重镇穆萨卡拉(Musa Qala),塔利班在罂粟收获季节按人头收"税",每个家庭每月缴纳8美元。

二是收取毒品国际走私通道保护费。阿富汗塔利班武装经营走私通道,向取道辖区转向境外的毒贩提供武装押运服务,收取高额保护费。例如,阿富汗南部乌鲁兹甘省的德拉伍德(Deh Rawood)就是塔利班最重要的毒品、武器走私通道。德拉伍德连接伊朗西部和巴基斯坦南部,从巴基斯坦沿着阿拉伯海狭窄的通道到达阿拉伯半岛,在阿曼与阿联酋之间的浅滩登陆。这条走私通道是由臭名昭著的阿富汗巴·拉辉(Brahui)的部落家族经营的,头目名叫哈吉·朱玛·汗(Haji Juma Khan,亦称为HJK),调查显示,哈吉·朱玛·汗经营的这条走私通道,通过甚至高达20%的毒品武装押运费,每年为塔利班收敛了巨额毒品资金。

三是毒品销售资金。阿富汗塔利班不但间接获取毒品资金,而且直接参与制毒和毒品走私,获取高额毒品利润。塔利班在靠近巴基斯坦和伊朗边界的阿富汗南部地区亲自经营毒品提炼加工厂。据联合国反毒品犯罪办公室(UNODC)估计,2008年,阿富汗的7700吨鸦片中的98%来自塔利班控制地区,售价平均每千克70美元,据此推算塔利班当年净赚5000万美元。另外,由于在塔利班控制地区有50座毒品提炼厂,根据每座每月250美元保护费计算,塔利班此项又有15万美元进账。阿富汗毒品实验室生产500多吨海洛因和吗啡,获利1.25亿美元,另外还有2.5亿美元毒品运输保护费收入。总体上,塔利班以及其他极端组织每年通过毒品赚取的美元达到5亿美元之多,塔利班分子用这些搜刮来的毒品资金换取摩托车、汽车等交通工具,购买卫星移动电话,或者补充武器、弹药、油料、食品、帐篷和药品等。利用这些资金,塔利班能够在接近巴基斯坦的边境地区建立新兵训练营和旅馆,在库伊塔地区建立伤兵诊疗所。

上述事例表明,阿富汗毒品经济主要来源于以鸦片生产和贸易为主的非法经济活动。阿富汗的毒品资金主要通过鸦片种植和毒品加工保护费、毒品国际走私通道保护费、毒品销售资金这三种方式流向塔利班以及基地组织手中,成为恐怖组织源源不断的经济来源。阿富汗农民长期贫困与毒品经济巨大利润形成的反差、喀布尔政府权力虚弱与管治无力、塔利班分子苦心经营以及美国阿富汗政策的连续失误,使得阿富汗毒品经济在短时间内难以铲除,成为国际反恐战争的最大障碍。

---

① 宋海啸. 阿富汗毒品经济:历史、作用与成因. 南亚研究,2010(3).

4.4 毒品问题屡禁不止的经济学分析

毒品种植有增无减的经济分析

全球化背景下,以缅甸、阿富汗为例,毒品种植有增无减的原因主要是:

第一,毒源地地区经济技术落后,贫困严重,经济援助苛刻。在农业方面,烟农不懂农作物种植技术。在替代种植初期,缅甸佤邦的水稻产量甚至满足不了基本口粮。近代工业技术缺乏,矿产开采能力弱,电力设施少,用户甚至要自备发电机。道路状况恶劣,通行困难。联合国禁毒署在缅甸猛波县的调查表明:贫困是依赖毒品生产的根源。"每户烟农的收入约56美元/年。替代种植后,每户收入仅为人民币50元/年,缅甸第一特区果敢3/4的烟农没有解决温饱,特区政府甚至无法支付官员、士兵、老师的工资。发达国家和国际金融机构虽然资金雄厚,可是提供的经济援助附加的条件苛刻。"

第二,鸦片销售价格高,市场需求产生的巨额利润。2010年2月,根据联合国反毒品犯罪办公室的一项针对阿富汗鸦片种植地区农民的调查显示,种植鸦片的诸多原因中,鸦片收购价格远远高于其他作物,以39%的比例位列第一。虽然近几年鸦片价格走低,但它仍然是收益最高的。对许多农民来说,种植鸦片显然要比种植其他作物有利可图。

第三,恐怖主义与黑帮势力的影响。如塔利班分子,在鸦片种植地区和毒品加工区,通过向罂粟种植农、海洛因加工商和毒贩提供武装保护,收取高额保护费。塔利班在鸦片种植区农田的周围建立防御工事,或者在喀布尔政府销毁鸦片的地点埋地雷,派遣准军事组织333部队保护各种毒品制造和贩运势力的种类众多的毒品实验室等,武力反对阿富汗政府的禁毒计划。

第四,政府缺乏管控、市场旺盛的需求、贫瘠土地的高收入、种植习惯、地理条件合适、市场对其他作物没有需求等也是毒源地生产种植毒品的原因。如在阿富汗喀布尔政府的权力虚弱与管治无力,如在"金三角"地区得天独厚的自然条件,适宜罂粟快速、优质生长,为毒品的生产提供了大量廉价的原料。

毒品贩运的暴利驱动

据联合国禁毒署的统计,全球毒品贸易额20世纪90年代初期为3000亿~4000亿美元,中期为5000亿~6000亿美元,末期达9000亿~10000亿美元,大大超过全球汽车贸易总额,仅次于全球军火贸易总额。

世界卫生组织药物依赖性与酒精问题专家顾问委员会委员蔡志基[①]指出,苯丙胺类毒品制贩的利润远远高于海洛因等毒

---

① 蔡志基(1930—),1930年出生于中国广东省,后举家移居泰国。医学院毕业。1950年离开泰国返回祖国。主要研究药物依赖性、药物滥用防治。曾担任联合国国际麻醉品管制局委员(1985—1995),世界卫生组织药物依赖性与酒精问题专家顾问委员会委员,卫生部麻醉药品专家委员会主任委员。1999年任北京大学医学部中国药物依赖性研究所名誉所长。

品，这使制毒者更加铤而走险。根据有关资料报道：1991 年每千克 350 元人民币的麻黄碱加工成冰毒在中国台湾地区的批发价为 2500 美元，零售价高达 7 倍以上；如走私到韩国、日本，能达到 5 万~6 万美元，零售价高达 26 万美元，与中国台湾的批发价相比可获得 100 倍以上的利润。1996 年年初，在中国每吨 42 万元人民币的麻黄碱在缅北（金三角）已经卖到 130 万元人民币，8 月份炒到 300 万元人民币。11 月份在佤邦控制区已售到 1100 万元人民币。将冰毒加工成药片（冰毒片）每千克可制成 2.5 万~3 万片，在缅北每片售价 5 元人民币，每吨即可卖到 1.25 亿~1.5 亿元人民币。这是制贩海洛因远远不能达到的利润。①

毒品消费需求的刚性发展

毒品是一种特殊的商品，因此也离不开市场，供给与需求关系是屡禁不止的主要因素。

毒品市场的供求特点在于毒品需求是刚性的。吸毒者对毒品的消费基本不受价格的影响，也不受收入的影响；毒品需求的"棘轮效应"②，使毒品的需求永远是在不断扩大的，市场永远是偏紧的卖方市场。特别是国家打击毒品走私贩运的力度越大，毒品的地下交易市场上风险回报要求就越高，供给减少，价格攀升，膨胀的价格和提高的回报率反过来刺激毒品供给，毒品供给又开始增加。

4.5 铲除毒品犯罪的经济学思考

解决毒品问题必须着力缓解全球经济失衡，解决毒品种植国的贫穷问题，促进毒源地区改善基础条件，发展新产业，改进微观管理，开展知识科技扶贫。与此同时，建立健全打击毒品经济的国际合作机制，解决毒品贩运问题和毒品消费问题。

首先，切断毒品经济的源头：毒品种植。在这方面需要加强双边、多边国际合作。鼓励发达国家支持发展中国家改善社会环境和投资环境，提供劳动力培训等。毒品生产国提出更广泛可行、涉及经济和社会发展的替代发展方案（Alternative Development）。鼓励国际投资机构对替代农业加工的投资，增加其产品附加值。政府给农民提供先进的技术交流和培训方案。毒品生产国定期向联合国做出年度报告，主动接受监督替代经济执行情况。与此同时，加强海关管理和监督（Customs Management and Supervision）。实施进出口许可证制度，授权企业和个人的化学品药物制作。加强对国内药品贸易的监督。对新药物制作的企业实行严格年度审核，限制

---

① 胡展奋. 国际著名禁毒专家蔡志基：更新的毒品已经蔓延. 新民周刊，2006-06-21.
② 棘轮效应，是指人的消费习惯形成之后有不可逆性，即易于向上调整，而难于向下调整。尤其是在短期内消费是不可逆的，其习惯效应较大。这种习惯效应，使消费取决于相对收入，即相对于自己过去的高峰收入。消费者易于随收入的提高增加消费，但不易于收入降低而减少消费，以致产生有正截距的短期消费函数。这种特点被称为棘轮效应。

药品生产设备和生产技术的蔓延。关注近年来出现的室内毒品种植问题（Indoor Cultivation）。毒品泛滥程度较严重的国家加强对室内种植问题的监控和打击力度，实行严格的住宅登记制度。

其次，加强国际合作，严控毒品贩运。诸如：加大力度监察全球毒品贩运路线，并加强边境控制（Border-Control）；加强国际合作打击洗钱活动（Money Laundering）；控制有组织犯罪（Organized Crime），加强打击与毒品有关的腐败（Drug-Related Corruption）问题。

第三，加大宣传教育力度，遏制毒品消费。即加强控制非法毒品消费力度，降低毒品危害。在以家庭、社区为基础的药物使用预防工作中，政府和非政府组织向毒品使用者提供训练和帮助；由国际组织出资，帮助发展中国家建立可持续并可行的医疗卫生保健制度。发达国家向发展中国家提供技术援助，扩大对发展中国家的投资研究能力的比例；加大对毒品危害的宣传教育力度，为包括老师和儿童的群体提供预防吸毒的教育培训课程。

第四，强化毒品经济的全球治理。毒品经济泛滥的深层次问题涉及非传统安全、全球治理和国际合作等话题。从非传统安全（Non-traditional Security）的层面上看，毒品犯罪已成为"全球公害"，没有一个国家能够避开这股"毒潮"所带来的浩劫。据统计，全球目前经常和偶尔性的毒品使用者人数估计达2亿多，毒品走私已变成一个真正的全球性的行业，没有边界、没有明确的国家身份。"毒潮"与国际恐怖主义活动日益加剧不无关系，生产和走私毒品成为恐怖分子获得资金的主要手段之一。

在全球治理（Global Governance）的层面上，必须通过具有约束力的国际规制解决全球性的冲突、生态、人权、移民、毒品、走私、传染病等问题，以维持正常的国际政治经济秩序。与毒品问题相关的全球治理的有效性依赖于多种因素的综合结果，如国家、国际管理与国际组织、区域合作与区域一体化、非国家行为体、跨国行为体、次国家行为体、个人、全球市民社会等，都是治理全球性问题不可或缺的因素。

在国际合作方面，需要建立和完善非传统安全的预警能力、判断力和影响力，未来国际禁毒合作必须坚持广泛参与，责任共同承担；全面实施综合、均衡的国际禁毒战略；重视替代经济发展，保障毒品种植地区人民的生活，促进种植国经济发展，从根本上解决毒品问题。

5

环境污染与治理污染的经济学

5.1 研究污染经济的若干理论

凯恩斯的理论

凯恩斯[①]认为，对封闭经济来说，不考虑国际贸易的影响，经济的总需求由消费需求、投资需求和政府支出三部分组成。消费需求包括居民用于日常生活的支出，投资需求是指企业家用于新建工厂或扩大生产规模的支出，政府支出是指政府部门的日常费用支出和公共事业支出。

企业家的投资与政府支出都假定为常量，只有消费需求分为固定消费需求（自主消费）和可变消费需求两部分，其中固定消费需求不依赖于收入水平，而是取决于如人口规模、基本生存需求、传统习惯等，可认为是常量。而可变消费需求假设为国民收入（总产出）的线性函数，它随国民收入的增加而增加。

经济通常在远未达到充分就业状态下进行，而经济的总供给能力由全社会劳动力充分就业时的产出量决定。因此同需求相比，经济的供给能力无限大。经济的运行使生产者增加或减少生产，以使总供给等于总需求，因而总需求决定了国民总产出。

一般而言，一个国家的总需求、总供给和国民收入三者是相等的，即在未达到充分就业条件下，总需求决定的总产出小于潜在的产出水平，此时供给量过剩。但由于此时的产出水平是由总需求和总供给的均衡决定，总需求不会自动增加，失业现象不会自动消失。因而凯恩斯提出通过增加政府开支来增加总需求，从而使经济运行于充分就业的均衡状态。

发生了环境污染后，由于救火需要，政府支出会有所增加，同时环境污染可能会使许多环境资源被破坏、浪费，引起消费品损失，使自主消费需求增加，这两方面的影响都将使总产出增加。并且根据乘数原理，总支出的增加量将是污染引起政府支出和消费支出增加量的 $1/(1-c)$ 倍。边际消费倾向 c 越接近 1，乘数效应越明显，污染给经济带来的正效应就越显著。

以某染料化工企业为例，在开始转产染料时，无任何污水处理设施，将废液贮于池中，待下雨时直接排入河中。当废水贮池阀门出现断裂，近 300 吨超标 2000~4000 倍的具有强烈"三致"作用的染料母液直接排入河溪和江中，造成有史以来最大的水污染事故，直接影响了周围十万民众的生产生活用水，下游几个水厂被迫停

[①] 约翰·梅纳德·凯恩斯（John Maynard Keynes，1883—1946），现代西方经济学最有影响力的经济学家之一，他创立的宏观经济学与弗洛伊德所创的精神分析法和爱因斯坦发现的相对论一起并称为 20 世纪人类知识界的三大革命，其代表作是《就业、利息和货币通论》。

止供水。沿河食品加工、饮食服务各行业被迫停产停业，农田、经济作物灌溉、水产养殖业等受到重创。污染发生后，国家立即投入大量资金进行补救。另外由于缺水，所以对矿泉水、饮料等的需求急剧上升，水产养殖中大量种苗死亡，迫使水产养殖户对鱼苗、虾苗等的需求也陡然增加，等等。据上述凯恩斯理论分析，这次重大环境污染事故也带来了一定的正面效应。

在不发生环境污染时，如果政府将增加的支出用于生产性投资，由于投资机会的有限性以及资本投入的边际效益递减，将导致私人投资减少，即财政政策的"挤出效应"，政府投资挤占了私人投资，使政府支出乘数效应的发挥受到影响。因此，凯恩斯提倡政府进行非生产性支出。在不发生环境污染时，政府将增加的支出部分用于环境预防保护上，也会给经济带来正效应。例如，中国实施退耕还林还草政策，建立生态自然保护区，"三河三湖"水污染防治等措施，将会给国家经济带来积极的作用。

后凯恩斯主流经济学派

凯恩斯理论做了太多的简化假设，如假设投资需求为常量等，限制了它的应用，使其不足以分析复杂的经济行为。后来以塞缪尔森为代表的后凯恩斯主流经济学派是对它的补充和发展，通过"收入-支出分析"（IS-LM分析），可用来更深入地分析环境污染的发生对经济活动的影响。

当环境污染发生后，对总需求存在三方面影响，包括造成消费品损失，使居民自主消费增加；造成社会公共设施、原料和生产能力破坏，使投资的边际效益增加，带动自发投资倾向增加；使政府用于救灾的费用增加，提高政府支出。这三方面的影响均使在同样价格水平下社会总需求增加。

环境污染也使生产设施、场所及原料遭到破坏，使得在同样的价格条件下，能提供的总供给减少。因此这时污染经济就可能导致价格上升，以利用价格水平的上升造成的社会总供给能力增加效应来弥补可能的总供给减少，从而带来通货膨胀。进一步，污染发生后，在需求受到刺激的模式下，对不同的经济部门有不同的效果。对于污染发生前属于经济发展瓶颈或产品供不应求的产业部门，污染将使供求比例更加失调，过于旺盛的需求只能靠价格上涨来抑制，从而引起通货膨胀的压力。而对于污染发生前属于生产能力过剩的经济部门来说，由于受到需求拉动，多余的生产能力被利用起来，带动了就业，并生产出更多的国民产品。经济系统在污染发生后的整体效果是这两方面影响的综合。

由于存在总需求和总供给两方面的影响，环境污染发生后，污染对经济的作用就需要根据实际情况进行分析。

对于特大型的持久性污染（如大规模的原油泄漏等），污染发生以前，社会上总存在非自愿的失业。污染发生后，对总需求拉动较少，而对总供应打击则较大，污染的经济后果是使国民总产出减少，并伴有严重的通货膨胀的现象。

再如，前苏联境内最肥沃地区之一的奥夫鲁奇市位于切尔诺贝利以西约80千米处，1986年切尔诺贝利核事故发生后，该地区的畜牧业及农业生产等遭到毁灭性的打击。当地已无干净的食品和水源，但乌克兰因汽油短缺又无法定期向奥夫鲁奇市153个村子供应食品。当地有282名医生，因辐射危险只剩下142名，而且医学院的毕业生已不再愿来此工作，后来前苏联的解体更是造成抗生素、止痛药、麻醉剂的长期短缺。灾后的政策以恢复生产，抑制通货膨胀为主。

一般性环境污染（如工厂排放二氧化硫、汽车排放氮氧化物等），使人们的健康受到伤害，用于医药等方面的自主消费增加，且国家用于治理污染的费用增加，提高了政府支出。污染发生以前，社会上存在非自愿失业。污染发生后，对总需求拉动较多，而对总供给打击较少，污染的经济后果是国民总产出增加，并伴有轻微的通货膨胀现象。

污染经济学理论

污染经济学认为环境污染是一个负外部效应的典型事例。企业在生产过程中排放的废水、废气、废渣等污染了空气、水资源和土壤，生活在这一环境中的人因此受到了损害，但是企业却不需要为这种损害承担任何费用。此时，企业的私人边际成本低于社会的边际成本。而企业的生产活动却是根据自己私人边际成本与收益之间的关系来决定的，在这种情况下，为了追求自身利益的最大化，而不惜以损害社会利益为代价来增加生产，造成了社会资源的严重浪费。而这种环境污染产生的经济学基础是"市场失灵"，是市场本身难以解决的，它需要政府的介入。

西方的经济学家用外部效应的内在化来解释政府对外部效应的矫正措施。既然造成负外部效应的物品或劳务市场供给过多的原因，在于私人边际成本同社会边际成本的不一致性，那么政府的矫正措施应当着眼于对私人边际成本的调整，当某种物品或劳务的私人边际成本被调整到足以使得个人或厂商的决策考虑其所产生的外部效应，就是实现了外部效应的内在化。因此，从经济学角度来看，"市场失灵"是环境污染税产生的基础，而开征环境污染税是解决这一问题的重要方式。

通过以上三种对污染经济的分析，可以看出环境污染在一定条件下能够给经济带来正效应。但以上分析均是从市场运作方面对污染经济进行分析，并未通过环境经济学从外部环境的角度分析污染经济的行为。系统外部不经济性分析是环境经济学中最重要的内容。环境污染尽管可能给经济带来正效应，但应当看到，无论从哪个角度上说，污染的发生都是对自然环境的破坏，人们要追求一种优美舒适的生存环境，就不得不对这种破坏进行弥补。当污染的程度超过环境容量时，人们就会遭到自然界的惩罚，从而被迫立即对污染行为进行弥补，而这种弥补在经济上的损失是巨大的。因此，污染经济带来的正效应远远小于污染本身产生的负效应；当污染程度尚未超过环境容量时，可以认为这种污染行为是对环境容量这种有限的环境资源的一种浪费，而污染经济的正效应正是这种无形的宝贵资源在当前的一种经济表现形式。但这种正效应是建立在对未来人们所能利用的环境资源的浪费上的，因而实质上是用人们未来大量的宝贵资源和资金来对现在的污染行为进行补偿，总体上污染经济的负效应远超过它的正效应。由此可见，污染经济不可能像其他经济形式一样带来经济财富的积累，相反，却是对经济财富的一种破坏和削减。

5.2 "公害"的法经济学分析[①]

"公害"的法经济学

"公害"是环境侵害的一种。它是指由于人类活动引起的环境污染与破坏对不特定的公众的生命、健康、财产的安全和生活环境的舒适性等造成的危害。

对侵害环境的"公害"事件,主要有禁令和损害赔偿两种解决办法。从经济效益的角度看,禁令将有碍社会整体经济效益的提高,而损害赔偿则是能够更为有效地解决"公害"问题的措施。但损害赔偿又有暂时性和永久性之分。从对公害制造者改进生产技术减少公害的刺激作用等方面来看,暂时性损害赔偿比永久性损害赔偿更能刺激"公害"制造者改进生产技术、减少污染。因此,暂时性损害赔偿是种种法律赔偿中解决公害问题的比较好的选择。

20世纪60年代以来,随着"科斯定理"[②]的提出和法经济学的兴起,人们越来越关注对"公害"的界定及其有关的效率问题的法经济学分析。所谓法经济学,亦称"法和经济学""法律的经济分析",是由法学和经济学相互渗透融合而成的交叉性、边缘性的新兴学科。它主要是运用微观经济学、公共选择理论及其他有关实证和规范方法来考察、研究法律和法律制度的形成、结构、过程、效果、效率及其未来发展。在现实生活中,人们普遍地认为,法学所要解决的主要问题是公平和正义,而经济学所要解决的是如何有效地利用资源,最大限度地增加社会财富,实现利益的最大化。随着社会的发展和政府干预的加强,在国家和法律直接参与资源和产品分配的情况下,法学家不仅要考虑法律的正义性,而且还要考虑法律的效益性,与此同时,经济学家也得把法律看作从事经济活动的重要环境因素之一。由此可见,对"公害"的法经济学分析实际上就是法律跟经济相互渗透、相互交叉的一个结果。

暂时赔偿与永久性赔偿

"公害"一般包括危害的制造者和受损害者两方,当存在公害时,双方的权利界定,传统的做法是法律允许受影响的当事人去禁止危害的制造者,这从法律角度看是公正的做法,惩罚了危害制造者,保护了受损害者。但是从法经济学角度来看,损害赔偿应有"暂时的"和"永久的"之分。所谓"暂时的"赔偿就是对过去损害的赔偿,"永久的"赔偿即对过去的损害连同对未来的损害一起给予补偿。

从对这两种赔偿方式的差异分析表

[①] 袁庆明,杨钦. 公害的法经济学分析. 江西科技师范学院学报,2007(3):1-5.
[②] 科斯定理(Coase Theorem),是由罗纳德·科斯(Ronald Coase)提出的一种观点,认为在某些条件下,经济的外部性或非效率可以通过当事人的谈判而得到纠正,从而达到社会效益最大化。科斯是鼓舞了成为法律经济学分析开拓者的一代学者。

明，在选择暂时性损害赔偿的情况下，受害者得到的是对"公害"制造者在过去使他遭受的损害所做出的补偿。如果将来"公害"制造者继续使受害者遭受损害，那么受害者必须再去法院提起诉讼，要求得到他从最近一次判决迄今所受损害的那一部分暂时损害赔偿费。暂时损害赔偿的最大好处是根据确定的时间期限计算损害赔偿费，这意味着赔偿费的量度可能比较精确，而且法院可以更灵活地对减轻或加重外部成本的各种变化做出反应。暂时性损害赔偿的最大成本是它要对争执不断提起诉讼。损害赔偿也可选择永久的，即赔偿费由过去损害的偿付和全部合理预期到的未来损害的贴现值构成，即"公害"制造者一次付清了受害者的赔偿费。永久性损害赔偿的最大好处是：一劳永逸地解决了当事人双方的争执，永久性损害赔偿的支付使得"公害"制造者从受害者手中购得了排放污染的权利。

永久性损害赔偿的成本存在两方面的问题，一是对未来损害的贴现估算有很大的不确定性，它需考虑的要素较多且难以衡量，容易出错。二是这种形式的损害赔偿使得当事人双方和法院在考虑外部性制造者生产技术的未来变化和受害者身份及敏感性的未来变化时缺少充分的灵活性，难以迅捷地对这些变化做出反应。

总之，这两种损害赔偿方式各有优劣，对于它们的选择应当因地制宜。从上述分析来看，在损害赔偿费便于衡量而又不易产生较大偏差时，永久性损害赔偿将优于暂时性损害赔偿。而当损害赔偿费的衡量很困难或可能造成严重偏差时，暂时性损害赔偿将是有利于外部成本内在化和恢复经济效益的最佳途径。

5.3 大气污染及防治的经济学分析

大气污染的经济属性

大气污染属于外部不经济问题，即经济主体污染了空气，造成空气质量下降，却没有付出代价，或者说付出的代价不足以弥补大气污染的治理成本，造成其他经济主体承受损失或承担污染治理的局面。

根据"科斯定理"，外部性在交易费用为零的前提下，可以通过明确界定产权，在完全竞争的市场中得到有效解决。但在现实中，解决大气污染问题，市场是失灵的。这是因为：

第一，科斯定理强调了产权界定在解决外部性问题上的重要性，但大气资源具有弥散性与流动性的特点，其产权难以明确界定，因此无法通过市场机制进行交易加以解决。

第二，空气的公共物品属性，使得人人都想成为"免费的乘车者"，只想从中受益而不想承担成本，现实中企业或个人向空气中排污得到的收益远大于因污染空气而分摊的成本，这必然导致更多的排污行为。

第三，排污信息是不对称的，污染者往往会隐瞒排污信息，而受害者缺少组织，不便于集体行动，如果单个受害者索赔，成本往往大于其因污染而遭受的损失，因此，受污染者追究污染者责任"讨回公道"的积极性不高。

第四，由于经济主体的有限理性，人们对大气污染的危害性认识不够，环境保护意识和大气污染治理的动力不足，为了获取眼前利益，往往不顾环境污染来换取经济增长。①

在市场失灵的条件下，凯恩斯学派提出应依靠政府这只"看得见的手"来加以解决，认为理想的政府可以解决环境中的市场失灵问题。英国福利经济学家庇古提出通过征收"庇古税"②来使私人成本与社会成本相等，从而实现社会资源的有效配置。

防治大气污染的经济学手段

经济发展的目标包括环境的保护与改善，大气污染问题在经济发展过程中产生，也必须在经济发展过程中加以解决。

防治大气污染，一方面应通过严格的环境准入和淘汰落后产能，实现产业结构优化升级，转变经济增长方式；另一方面，需要推动环保及其相关产业的发展，促进替代能源的开发利用及环保技术的提高，增强相关产业市场竞争力，创造出新的经济增长点。为此，防治大气污染需要在采取经济学手段的同时，采取行政手段和推广应用治污的先进技术，三者相辅相成，缺一不可。

采取经济手段，使大气污染行为的外部成本内部化。一是发挥价格杠杆作用，通过市场机制对经济主体的行为形成合理的激励和约束，使能源成本、环境成本、社会成本能够充分反映到企业的生产成本中，引导企业合理有效地使用能源资源；二是发挥税收调节作用，按照"谁污染、谁负责、多排放、多负担"的原则，推行激励与约束并举的节能减排新机制，向节能减排企业、环保项目企业以及高新技术企业给予税收优惠，对高污染和高耗能产业征收高赋税，对导致大气污染的消费品增加税收，限制其消费需求；三是利用财政补贴政策，扶植节能型工艺和技术的应用，加快清洁能源的替代使用；四是加大排污费征收力度，科学制定排污收费标准，促使污染企业加强污染治理和减少污染物排放；五是推行排污权交易制度，构建我国大气污染产权市场交易制度，在大气污染总量控制的基础上，以大气资源有偿使用为前提，允许污染排放量大的企业向污染排放指标有剩余的企业购买排放指标，通过排污指标的"价格化"促使企业主动治污；六是构建和完善有利于大气污染防治的绿色信贷制度，对不符合产业政策、环境违法的企业和项目进行信贷控制，体现"源头防治"的理念。

采取行政措施，调动政府的积极性，充分发挥地方政府的主导作用。一是把绿色国内生产总值作为政府政绩考核的衡量标准之一，完善大气污染环境保护工作考核机制，重点考核政府任期内空气质量变化情况，使各级领导干部牢固树立环境保护观念，使之在决策过程中，自觉地把环境与发展有机地协调起来。二是通过立法提高大气污染的环境保护标准，并加大执

---

① 大气污染及防治的经济学分析. 光明日报，2014-06-18.
② 庇古税（Pigouivain Tax），由英国福利经济学家庇古（Arthur Cecil Pigou，1877—1959）最先提出。庇古税是根据污染所造成的危害程度对排污者征税，用税收来弥补排污者生产的私人成本和社会成本之间的差距，使两者相等。

法力度。三是加强大气污染的监督检查，组织开展联合执法、区域执法、交叉执法、督促地方政府落实大气污染防治监管的各项措施。不断提高环境监管能力，完善国家监察、地方监管、单位负责的环境监管体制，加大环境监测、信息、应急、监察等能力建设。四是加大大气环境信息的透明公开，建立公众参与机制，强化社会监督和舆论监督的作用。

推广应用大气污染防治先进技术，主要是电站锅炉烟气排放控制技术、工业锅炉及炉窑烟气排放控制技术、典型有毒有害工业废气净化技术、机动车尾气排放控制技术、居室及公共场所典型空气污染物净化技术、无组织排放源控制技术、大气复合污染监测模拟与决策支持技术，以及清洁生产等多个领域的关键技术。

从全球状况分析，进入 21 世纪后世界性大气污染形势严峻，特别是雾霾天气多发频发，引起社会各界的广泛关注。导致大气污染问题越来越严重的原因，一方面是因为大气污染具有外部性而导致的市场失灵，另一方面是政府在纠正市场失灵、防治大气污染方面还需要进一步完善经济学手段和行政手段，同时，推广大气污染防治先进技术，并通过立法持之以恒。

5.4 瑞典的"垃圾经济学"

瑞典斯德哥尔摩大学经济学教授尼尔森指出，瑞典有一套完整的"垃圾经济学"。[①]

"垃圾经济学"的理论之一是垃圾与经济发展水平的关联性。很早以前，北欧海盗在筹划对某地实施抢掠前，总会先派人去"踩点"。而这些"踩点"的人一般会通过当地人扔掉的垃圾来判断那里的人富裕与否，如果垃圾堆里有很多的剩鱼、剩肉，甚至会有些虽然穿破但质地不错的衣服，那么就证明当地人生活比较富裕，反之就不值得一抢了。因此，通过调查垃圾的数量、构成等来判断某地人口稠密程度、经济发展水平的方法，是研究经济与垃圾关系的一项重要内容。在 20 世纪 90 年代初期，瑞典人年均丢弃垃圾的数量不足 300 千克，但 2006 年已超过 400 千克，考虑到瑞典在此期间又多增了几十万人口，垃圾总量的增加已经构成重要的环境问题。特别是几十年以前，人类尚且还没有电子垃圾的概念，可今天，在仅有 900 万人口的瑞典，每年回收的废旧电器等电子垃圾就超过了 13.5 万吨。这个理论表明，随着各国经济的发展和人口的增加，垃圾与过去相比，也发生了巨大变化。

理论之二是经济发展的曲线与垃圾变化的曲线是重合的。经济发展中会面临垃圾处理这样一个关键点，处理不好，大量垃圾会严重制约经济发展。因为越来越多的生活垃圾除了影响市容美观外，还会滋生细菌、污染水源；还有医疗垃圾更可能会传播疾病；另外建筑垃圾等也会严重污染环境；但危害最大的还要属电子垃圾，比如废弃的电脑、手机等含有对人体有害

---

① 雷达. 瑞典的"垃圾经济学". 人民日报，2007-08-09.

的重金属，电视机的显像管还有易爆性废物和放射性物质，这些都无不严重地危害着人类健康。当垃圾积累到一定程度，对经济发展产生负面作用开始加速显现时，人们必须花大力气来治理被垃圾污染的环境，更需要投入大量资金来解决由此所带来的人类健康问题。

理论之三是重视解决好垃圾问题，从恶性循环到良性循环。垃圾会带来的一个巨大的浪费问题。垃圾里其实有很多"宝贝"，这些"宝贝"都可以循环使用，比如回收60千克废纸，就相当于少砍伐一棵树。另外有的垃圾中会有一些金属特别是稀有金属，这些都是不可再生资源，白白扔掉太可惜了。在20世纪60年代时，瑞典还是混合收运垃圾，由于没有解决好垃圾处理这个关键，所以大量的资金都消耗在一边处理垃圾，一边整治污染上，形成了恶性循环。后来，瑞典议会通过了《公共清洁法案》，明确规定由市、地区政府负责垃圾的收集、运输和处理。而为了改变当地人以往处理垃圾的习惯，全国各个垃圾清理公司还在政府的帮助下，开展了一场大规模的宣传教育运动，瑞典的儿童，从小学三年级开始便要学习垃圾分类处理的知识。

瑞典在回收和处理垃圾中尝到了甜头。例如在瑞典第二大城市哥德堡，冬季取暖超过一半左右是来自垃圾焚烧的余热；还有瑞典生产的包装材料，近70%来自回收的垃圾。根据瑞典统计局公布的数字，瑞典环保产业产值已近400亿美元，其中垃圾处理和再生循环产值便占到40%以上。

5.5 治理污染的经济学

环境污染引发的公害，在经济学理论中有两种解决办法，一是政府解法，二是准市场解法。所谓政府解法，即政府可以在排污企业排污的边际收益等于消费者受污染后的边际伤害程度相等处，以排污的边际收益数额来确定排污税或罚金，使排污量达到排污方与受损方都可接受的水平。所谓准市场解法，即由排污方与受损方通过讨价还价，确定双方可以接受的补赔额与排污量，不管是消费者拥有洁净环境的权利，还是排污方拥有排污的权利，只要产权是明晰的，则双方会在平等的谈判后对排污量达成唯一的共识。这后一种解法，便是著名的"科斯定理"。[1]

然而，经济学家做上述设计时，都是以政府是公众代表为假设前提的，如果政府不履行其公众利益代表者的职能时，上述两个解法都难以实施。如果政府是广大消费者与企业的共同代表，则应对那些造成环境污染的企业按消费者的边际伤害程度来征收罚金。由此可见，在治理环境污染引发的公害的过程中，有效的政府解法与有效的准市场解法都离不开地方政府依法行政这一前提。

---

[1] 闫会心，王生平. 治理污染的经济学分析. 人民日报，2003-11-05.

事实上，税制与地方政府对公害的保护有着内在联系。这就提出了一个深刻的理论与政策问题：地方政府是否应分享企业增值税与所得税。如果实施地方政府是分享工业企业的增值税与所得税的体制，那么，对于地方政府来说，企业增值税与所得税的重要性远胜于土地、资源上的税入，这样，在资源、环境保护与排污生产两端之间的权衡上，它便自然地倾向于排污生产企业一边，在这种情况下环境污染事故的处置将会变得更加复杂。

此外，防治环境污染经济效果的研究涉及三个方面。一是环境污染经济损失的估计。环境污染造成的损失有直接的和间接的、近期的和长远的、企业的和社会的。估计经济损失首先要估计由于环境污染所造成的实际损失。然后再进行经济评价。二是防治环境污染途径的选择及其经济效果的比较。包括各种污染物最优治理与利用途径的经济选择，区域环境污染综合防治优化方案的经济选择；把改善环境质量作为指导编制国家和地区国民经济计划的原则，并因地制宜地搞好生产布局和区域规划，采取具有全局性和综合性措施。三是研究环境标准中的经济问题。制定污染物排放标准，虽然要依据环境质量标准，但也要做经济分析，做到技术上的先进性和经济上的合理性的统一。标准过低，达不到防治污染的目的，满足不了环境质量标准的要求。标准过严，现有物力、财力难以满足。因此，必须分析环境投资与环境质量的经济效益，合理地确定排放标准。

总之，现代社会中，人口、资源、环境、经济已成为经济增长的内在因素，只有处理好它们之间的关系，才能走上可持续发展的道路。经济社会的有序化进程不能以环境的加速退化为代价，治理污染已经势在必行。治理环境污染政府必须介入，可采取政府干预解决环境问题的手段，也可采取市场调节为主、政府干预为辅的手段。

6

经济学研究对毒物管理与立法的影响

6.1 毒物管理与立法的经济学依据

烟草经济学研究为控烟决策提供依据

吸烟有害健康。这已经是一个连烟草商也不得不承认的客观事实。减少烟草消费，控制吸烟，保护人民健康已经成了世界的潮流。然而，近20年来，烟草控制经历了风风雨雨，虽然取得了巨大的成绩，但烟民人数却仍在不断增加，烟草消费量不见下降。虽然也有禁止在公共场所吸烟的规定，但在不少地方形同虚设。在一些城市，烟草广告还随处可见。其原因除了一些烟民不知道烟草的危害外，可能与卫生部门的控烟工作没有获得相关经济部门的全力支持有关。根据经济学研究，烟草生产部门及相关经济部门，对中国进行烟草控制的持消极态度，其主要原因：

一是担心国家税收会减少。烟草工业为国家带来的巨额税收。目前中国烟草业每年为国家提供的税收约占国家全部税收的10%。而在一些地方，其经济主要依赖于烟草工业。地方官员对于烟草控制可能带来的税收下降及地方经济的下滑有警戒心理是十分自然的。尽管许多发达国家的经验已经证明，在一定范围内通过提高烟草税来提高烟草价格，将会在使消费量下降的同时，增加至少是不会减少政府通过烟草征收的税收，但在中国的情况如何，尚需研究予以证实。

二是对可能的产业结构调整及剩余劳动力的出路表示忧虑。烟草行业在中国涉及人群范围大，大约有1亿。人们对于在烟草消费量下降后可能导致劳动力的剩余表示了极大的忧虑。

实际上，经济学理论及相关研究已经证明，烟草是一种缺乏弹性的商品，其价格弹性系数在−1到0之间。据在四川省一些地区的调查，这些地区的烟草价格弹性系数为−0.64。即10%的烟草价格上涨将导致6.4%的消费量下降。

有人对英国在1970年至1994年间烟草价格指数与烟草消费量以及税收的关系进行了研究，发现烟草价格的增加总是伴随着烟草消费量的下降以及税收的上升。但烟草需求的下降还将会带来除税收以外的其他一些相关问题，例如农产品结构的变化，产业结构调整以及烟草行业富余职工的再就业及再培训等。因此，在设计烟草控制方案的同时研究由于价格的调整对于中国经济的中长期影响，与相关经济部门及烟草生产部门共同设计在烟草消费量下降时的对策，才能消除烟草生产及相关经济部门的忧虑，动员烟草生产部门积极参与烟草控制。

另有调查表明，吸烟从三个方面影响收入分配：一是吸烟的开支使低收入阶层的收入进一步减少，扩大了社会的收入差距；二是吸烟的开支使低收入群体有限的家庭收入被消耗在香烟上而不是花在食物和其他必需开支如教育和营养上，造成低收入阶层福利的进一步恶化；三是由于吸烟所造成的高患病率和高死亡率，增加了低收入群体的医疗开支，也使低收入群体的生活状况进一步恶化。

由此可见，烟草经济学要重点研究：国民经济对于烟草工业的依赖程度（烟草种植、生产、税收、外贸以及就业等）；烟草的价格弹性及收入弹性；烟草价格增加后烟草消费量的变化及政府税收的变化；烟草价格变化对于国家宏观经济的影响（如农业生产、烟草加工及生产、烟草进出口、就业等）；烟草所导致的国民患病、残疾及死亡，以及由此带来的经济损失。在此基础上，可以确定适度的烟草税率，为国家有关部门提供决策参考。

英国伦敦烟雾事件推动了英国环境保护的立法进程

1952年12月5日至8日，正是伦敦城市冬季大量燃煤之际，排放的煤烟粉尘在无风状态下蓄积不散，致使城市上空连续四五天烟雾弥漫，伦敦城内到处可以听到咳嗽声。仅仅四天时间，死亡人数就达到了4000多人。两个月后，又有8000多人陆续丧生。这就是骇人听闻的"伦敦烟雾事件"。这次历史上罕见的大气污染事件推动了英国环境保护的立法进程。

1956年，英国政府首次颁布《清洁空气法案》，对城市居民的传统炉灶进行大规模的改造，减少煤炭用量，冬季采取集中供暖；在城区设立无烟区，禁止使用能产生烟雾的燃料；发电厂和重工业等煤烟污染大户迁往郊区。1968年又颁布了一份清洁空气法案，要求工业企业建造高大的烟囱，加强疏散大气污染物。1974年颁布的《空气污染控制法案》，规定工业燃料里的含硫上限。这些措施有效地减少了烧煤产生的烟尘和二氧化硫污染。1975年，伦敦的雾日由每年几十天减少为15天，1980年降到5天。与此同时，英国政府还颁布了与控制大气污染有关的《控制公害法》《公共卫生法》《放射性物质法》和《汽车使用条例》等法令和通告。1995年英国通过了《环境法》，要求工业部门、交通管理部门和地方政府共同努力，减少一氧化碳、氮氧化物、二氧化硫等多种常见污染物的排放量。

2001年1月30日，伦敦市发布了《空气质量战略草案》。政府将大力扶持公共交通，目标是到2010年把市中心的交通流量减少10%~15%；鼓励居民购买排气量小的汽车，推广使用天然气、电力或燃料电池等低污染汽车；鼓励更多的伦敦市民选择自行车作为代步工具；伦敦市政府采取收取交通拥堵费等措施，缓解交通拥堵状况。

伦敦烟雾事件所造成的悲剧使英国人痛下决心整治环境。经过数十年的努力，通过不断完善法律，依法治理污染，"雾都"伦敦重见蓝天。现在，工业时代那棕黄色的伦敦雾已经正式成为过去。阳光驱散薄雾后，公园里绿草如茵，空气清明，让人难以想象当年迷离晦暗的雾中情景。虽然"雾都"从形式上已经不复存在，但它作为英国文化的一个象征，烟雾灾害将继续提醒伦敦市民，污染并不是我们必须为财富所付出的代价。

实践证明，治理环境污染的代价远远大于污染环境，英国人花了50多年时间将闻名于世的"雾都"伦敦变成今天更多蓝天白云的伦敦。其主要经验是：立法提高监测标准，改善空气质量；科学规划公共交通，减少道路上行驶的车辆；控制汽车尾气、减少污染物排放；科学建设城市绿化带。

中国西部毒草灾害经济学研究促成《中华人民共和国草原法》的修订

2001年11月18日，新华社记者王永康在《国内动态清样》发表《专家建议加强对有害植物的研究和防治》，指出，随着中国加入世界贸易组织后农产品进口、人员货物往来增加，来自国外的有毒有害植物入侵的威胁将会大大增加，中国应加强对有害生物风险分析（PRA）的研究，为防止有害植物入侵提供科学依据。他的文章受到了相关部门的重视，中国作物协会在中国农科院召开座谈会，形成了《关于迅速采取措施预防和控制我国外来有害植物的建议》。其中指出：据专家调查，在中国的400万平方千米的草地上，有毒有害植物连片危害，造成灾害的约有20万平方千米，不仅引起草场产量下降，而且引起动物中毒和死亡，每年经济损失超过1亿元。紫茎泽兰20世纪40年代传入中国，现已扩散到整个西南地区，严重威胁农牧业生产；在中国西部，醉马草、毒麦、棘豆等已造成大批家畜死亡。毒草灾害的经济学调查和建议为后来《中华人民共和国草原法》的修订提供了依据。

2002年12月28日中国第九届全国人民代表大会常务委员会第三十一次会议对1985年6月18日第六届全国人民代表大会常务委员会第十一次会议通过的《中华人民共和国草原法》第五十四条规定进行了修订。修订后的第五十四条规定："县级以上地方人民政府应当做好草原鼠害、病虫害和毒害草防治的组织管理工作。县级以上地方人民政府草原行政主管部门应当采取措施，加强草原鼠害、病虫害和毒害草监测预警、调查以及防治工作，组织研究和推广综合防治的办法。"这样，加入"毒害草监测预警、调查以及防治工作"的条款，使后来各省的毒草灾害防控工作有法可依，有力地推动了毒草灾害防控工作。

2008年，西北大学生态毒理研究所在《预警通报》上发表了《西部草原毒草灾害造成100亿元经济损失》一文[①]，文中根据2007年7月20个省、区不完全统计，中国400万平方千米天然草原上毒草危害面积达38.67万平方千米，其中严重危害面积20万平方千米，草原毒害草引起161万头（只匹）家畜中毒，11.8万头（只匹）家畜死亡，毒草灾害造成经济损失101.6亿元（其中直接经济损失9亿元，间接经济损失92.6亿元），如果加上治理费用150亿元，每年的经济损失达251亿元，严重影响了当地畜牧业的发展和农牧民的收入，动摇了农牧民对草原的安全感。特别是牧区草地的棘豆中毒、黄芪中毒、禾本科醉马草中毒、乌头中毒，农区草地的紫茎泽兰危害，农牧交错的林区草地发生的牛栎树叶中毒，以及其他毒草灾害，不仅给畜牧业生产带来重大经济损失，而且对草原生态系统的稳定造成严重后果，因此，治理毒草灾害成为各级政府和科研院校关注的问题之一。新华社陕西分社记者刘书云采访后在《国内动态清样》2008年5月29日发表专家建议，引

---

① 史志诚. 西部草原毒草灾害造成100亿元经济损失. 预警通报：创刊号，2008（1）.

起中央政治局领导的重视和批示，促成西部毒草防控研究项目的实施。

中国"瘦肉精"中毒事件和"毒奶粉"事件推动了立法

2001年中国食品行业十大曝光新闻中将猪肉中查出了"瘦肉精"列为第七条。顿时，全国哗然，"瘦肉精"事件为食品安全敲响了警钟。但由于事件处置过轻，未能引起各地重视，导致其他省份仍然连续发生"瘦肉精"中毒事件。[①]

2008年12月27日，累计报告因三鹿牌奶粉和其他个别问题奶导致泌尿系统出现异常的患儿有29万余人。住院患儿5.19万人，仍在住院的861人，收治重症患儿154例，死亡6人。该事件不仅使中国奶业市场受到冲击，企业蒙受巨大经济损失，中国乳品行业面临整顿，而且也极大地冲击了国际奶粉市场。从2010年至2012年，中国进口奶粉大幅度增加，进口奶粉涨价，也影响了出口国乳品市场的稳定。"毒奶粉"事件不仅经济损失惨重，而且显示出四大社会问题：职业道德严重缺乏，良知严重缺乏，清廉政治严重缺乏，新闻监督严重缺乏。

"毒奶粉"事件的经济学和社会学调查，直接推进了中国和世界卫生组织重申标准。中国卫生部、工业和信息化部、农业部、工商总局、质检总局于2008年10月8日公布乳制品及含乳食品中三聚氰胺临时管理限量值。

为了进一步完善立法，国务院于2008年10月9日发布《乳品质量安全监督管理条例》。同时调整管理体制，将食品药品管理局划归卫生部。2009年2月28日第十一届全国人民代表大会常务委员会第七次会议通过《中华人民共和国食品安全法》，并于2009年6月1日起施行。同时废止《中华人民共和国食品卫生法》。专家评论，"瘦肉精"中毒事件和"毒奶粉"事件成为中国食品安全立法的一个新起点，成为制定《中华人民共和国食品安全法》的重要动力。

日本水俣汞污染事件

1953—1956年，日本熊本县水俣镇一家氮肥公司排放的含汞废水，使汞在海水、底泥和鱼类中富集，又经过食物链使人中毒。根据日本政府在事件发生期间和后来的一项新的统计，共有2955人患上了水俣病，其中有1784人死亡。历史上称之为"水俣病事件"。

1956年"水俣病"确诊后，企业和日本政府直到1968年9月才确认"水俣病"是因为人们长期食用受含有汞和甲基汞废水污染的鱼、贝造成的。在证据与真理面前，日本氮肥公司不得不低头道歉，向12615名被正式认定的受害者支付巨额的补偿金。企业的发展因此遭受重创，1975年以后不能及时支付补偿金，政府不得不出面为之发售县债，到2000年3月末，发行的县债总额超过2568亿日元。

为了彻底消除汞污染的危害，日本政府规定分时段逐步淘汰含汞制品，其中电

---

① 2001年1月至11月，浙江、广东、长沙、上海、河南、北京先后发生"瘦肉精"中毒事件。2002—2003年杭州、苏州、广东、辽宁发生"瘦肉精"中毒事件。2009年3月，广州又发生"瘦肉精"中毒案。广州天河区动防所在天河牲畜交易市场查出来自河南新乡孟津的149头生猪中17头含有"瘦肉精"。

池类于 20 世纪 90 年代初期被彻底禁止。与此同时，日本改变了化学品加工方式，采用不需要使用汞的方法，将汞的年使用量从 1964 年的最高点 2500 吨降低到现在的 10 吨。1972 年，90 多个国家签订国际公约，禁止将含汞废水排入海洋，以免污染鱼群。

6.2 未来毒物和毒性事件的经济学研究重点

目前，毒物管理与立法工作仍然处于初创阶段，今后进一步制订和完善毒物管理的法律法规一方面有赖于毒理学的研究成果，另一方面还有赖于毒物和毒性事件的经济学研究的不断深入，为立法提供科学技术和经济管理两方面的科学依据。

毒物和毒性事件的经济学研究重点将是：环境污染与毒性事件造成的经济损失的估计，防治环境污染和处置毒性事件途径的选择及其经济效果的比较，研究环境标准中的经济问题。

第 7 卷

毒物与战争

本卷主编
史志诚
海春旭

卷首语

　　几千年的人类文明史上，从经济问题到政治斗争，由政治斗争走向战争，毒物往往被利用作为政治斗争和战争的手段。古代战争中使用毒物进行攻防，第一次世界大战与第二次世界大战中敌对双方使用的毒气战，以及局部战争中的毒物战，显示了人类的智慧与道德之间的博弈，最终受到世界爱好和平人民的谴责，并以失败而告终。

　　本卷记述了古代和近代战争中使用的毒物和骇人听闻的生物武器案例，第一次世界大战期间人类历史上发生的第一次毒气战始末、著名的毒气战例和毒气战的后果，第二次世界大战中欧洲战场的毒物战和太平洋与亚洲战场的毒物战；特别记述了第二次世界大战期间美国对日本的核打击。其中包括：珍珠港事件与美国参战，曼哈顿计划与原子弹的研发，美国对广岛、长崎的核打击，日本无条件投降与第二次世界大战结束；在局部战争中的毒物战主要记述了意埃战争、也门内战、朝鲜战争、越南战争和两伊战争中使用化学武器的情况。此外，还记述了1840年反倾销鸦片的鸦片战争。

　　第二次世界大战结束后，尽管成立了联合国，呼吁禁止使用核与生化武器，但核扩散与核竞赛仍在持续，局部战争中使用生化战剂的事件依然存在，人类还需要继续以新的智慧去战胜那些难以解决的难题！

1

古代和近代战争使用的毒物

人类使用有毒物质最初是为了谋生。早在原始社会，人类利用燃烧未干的木材、湿草所产生的浓烟攻击野兽，依靠浓烟的刺激作用，将逃避于深穴岩洞中的野兽熏出来，然后猎取为食。后来，人们将这种烟攻野兽的办法，用于两军争战之中。

战争中使用毒物有一个逐步发展的历史过程。古代战争开始是利用熏烟加上毒物，然后逐渐添加沥青以及砷、硫黄等一些天然有毒物质，又从原地使用逐渐转向与火药混合投掷使用，逐渐产生了化学武器。化学武器的出现是在第一次世界大战期间，1915年4月22日，德军首次在战区大规模使用毒气，开创了毒物应用于大规模战争的先例。

1.1 古代的生化战争

古代的生化战争的记载

在艾德丽安·梅尔[1]之前，很少有人去研究人类早期历史中的生化战争。一方面是因为人们以为生化武器是近代的发明，在第一次世界大战中，毒气才开始被大规模使用。另一方面，人们认为，使用毒素或者化学药品作为战争工具需要现代的流行病学、生物学以及化学知识，而古代人对这些是知之甚少的，所以古代的生化战争极少引起人们的认真思考。而梅尔著的《希腊火器、毒箭和蝎毒武器：古代世界的生化战》一书让人们大开眼界。

梅尔在这本书一开始提到，在收藏家保罗·盖蒂的收藏品中，有一个古朴的陶瓷花瓶，上面画着一条九头怪蛇。在希腊神话里，赫尔克里斯[2]是无所不能者，有时候也需要借助一些不太光明磊落的手段来取胜。只要有必要，赫尔克里斯就会使用生化武器武装自己，打败敌人。在迎战九头怪蛇的时候，赫尔克里斯将弓箭末端涂上沥青，点燃后射出去，从而成功地将大毒蛇逼出洞穴。杀死毒蛇之后，赫尔克里斯又剖开毒蛇的身体，用致命的蛇毒来

---

[1] 艾德丽安·梅尔，是一位研究古历史和民俗学的独立学者，居住在美国的普林斯顿。梅尔的研究主要集中在古希腊和古罗马时代之后的历史。她也研究公元前1770年左右，闪族人在石板上用楔形文字记载了与致命的病原体细菌有关的事件。"9·11"事件发生后，尤其是造成美国人心惶惶的炭疽病菌恐慌之后，梅尔发现生化武器战争史是一个几乎完全空白的题目，值得研究。于是梅尔开始关注这一问题，利用自己的专业优势，将神话学、考古学和历史相结合，努力探索生化武器战争的起源。

[2] 赫尔克里斯是希腊神话中的大力神，主神宙斯之子，是力大无穷的英雄。

浸泡自己的弓箭。从此之后,他的箭袋里便装满了毒箭。从这一点上来讲,赫尔克里斯可以当之无愧地被称为描述人类使用生化武器作战的鼻祖。此外,还有一幅画表现的是另外一幕更为真实的场景:亚历山大大帝的士兵在巴比伦监督当地居民收集石脑油①用于战争。希腊人使用硫黄、生石灰和石脑油制造出了传说中的燃烧弹。在战船上,石脑油混合物在压力作用下被喷射到敌人的船只或者海岸的防御工事上,然后引发大火。公元673年,这一战术曾被用来打破穆罕默德对君士坦丁堡的围困。

梅尔在书里不仅仅收集了许多神话传说,而且也列举了古籍记载以及当代考古学的发现,从而有力地证明了早在现代芥子气、汽油弹和细菌病毒出现之前,原始的生化武器就已经被应用于战场上了。希腊神话中的九头怪蛇的故事至少表明,到那时为止,蛇毒已经被有效应用于弓箭等作战武器上。在特洛伊战争中,毒箭发挥了至关重要的作用。荷马的诗歌里提到士兵的伤口流出黑血,而医生则使用水蛭来吸出那些黑血,这些都是中蛇毒后的通常的症状和疗法。特洛伊战争中的英雄伊聂斯还建议朝敌方士兵、武器及防御工事喷洒沥青,然后投掷成捆的大麻和易燃的硫黄块,最后点燃引火物,给敌人造成毁灭性的损失。

梅尔还列举了神话传说和古籍记载中的很多弓箭手的故事,他们常常用有毒植物、细菌物质或者蛇毒等来制造毒箭。古代人也曾经尝试散播天花和腹股沟腺炎等瘟疫来对付敌方军队,这些方法被罗马史

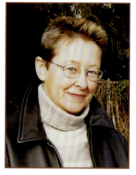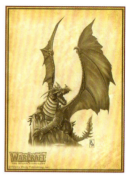

图87 艾德丽安·梅尔著《希腊火器、毒箭和蝎毒武器:古代世界的生化战》一书的封面

学家称为"人造瘟疫"。

梅尔在书中提到,古希腊人并非唯一的较早使用生化武器的先驱,欧洲、中东以及印度和中国的古代战场上,生化武器也都曾经频频出现。古代中国人和印度人都掌握了制造毒气的配方。

古代的生物战

自古以来,历次战争中军队因传染病造成的疾病减员往往超过战斗减员。这一事实也促使人们产生生物战的思想。因此,利用毒物或传染病来征服敌人的思想和行动已有很长的历史。新石器时代的人类会将蜂窝丢到敌人的洞穴中,迫使对方现身。公元199年,罗马帝国攻打位于今日伊拉克境内的城市阿特拉,城内的居民用装满毒蝎的土罐扔出城墙进行反击。比这还早400年的时候,迦太基军事统帅汉尼拔就发明类似的战略,他的水兵将盛满毒蛇的锅罐用弹射器投到敌舰的甲板上。

古代的化学战

在中国远古时代,为争夺中原大地,

---

① 石脑油是一种高度挥发性的易燃液态碳氢化合物的混合物,是未经深加工的粗石油。

曾展开过一场文明与野蛮的大较量。象征文明的炎、黄部落联盟与代表野蛮的蚩尤部落经过连年征战，最后在涿鹿之野进行了一场大决战，正当双方厮杀得难解难分之时，蚩尤布起漫天大雾，黄帝的将士为之所迷，顿时阵脚大乱，伤亡惨重，幸好黄帝坐指南车指明方位，才挽回败局。这可能是人类有史以来记载得最早的"毒气战"。

公元前636年，阿拉伯人占领了叙利亚、埃及和巴勒斯坦，拜占庭帝国永远失去了这些疆土。643年，阿拉伯军队灭亡了波斯帝国。670年左右，阿拉伯人建立了一支咄咄逼人的舰队。但拜占庭海军凭借其秘密武器仍然掌握着制海权，这个秘密武器就是后来令阿拉伯人闻风丧胆的"希腊火"。678年，阿拉伯舰队直扑君士坦丁堡城下，结果近三分之二的舰只毁于"希腊火"。在退却中，又先后遭到暴风雨的袭击和拜占庭海军的追击，几乎全军覆没。阿拉伯军队遭到"圣战"开始以来最惨痛的失败，被迫与拜占庭帝国签订了30年和约。古希腊人在战争中发明"希腊火"①武器，使用了可产生二氧化硫毒烟的可燃混合物，使对方人员窒息。至中世纪，这种战法成了攻城略地时"火力准备"的标准模式。

公元前431—前404年伯罗奔尼撒战争②期间，斯巴达人把掺有硫黄和沥青的木片，放在雅典所占的普拉塔和戴莱两座城下燃烧，毒烟弥漫，使守军涕泪横流，痛苦不堪。

大约公元前1世纪，希腊名医迪奥斯科里德（Dioscorides）在其草药学专著中记载将有毒植物——毒参茄用于战争。古罗马时期迦太基③名将汉尼拔④在与非洲部落叛军征战时假装败退，遗留下一些用毒参茄汁混合了的酒，诱使对方饮后嗜睡，然后回马一枪而歼灭之。

据报道，英国莱斯特大学考古学家西蒙·詹姆士博士对叙利亚幼发拉底河上游杜拉欧罗普斯城的一条地道里掘出的20具古罗马士兵的尸骨进行了研究。发现这20名守城的罗马士兵并非是被剑或矛等武器杀死，而是死于中毒。考古学家根据发现的线索揭示了当时的情景，波斯人在他们挖好的地道里潜伏着，等待罗马

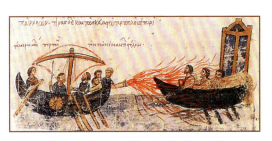

图88 拜占庭人的"希腊火"武器

---

① 公元前305年，希腊军事家泰克蒂卡斯记载说，希腊火由硫黄、松炭、沥青等传火物与亚麻屑混合而成，称为"海火"或"野火"。

② 伯罗奔尼撒战争，是以雅典为首的提洛同盟与以斯巴达为首的伯罗奔尼撒联盟之间的一场战争。战争期间几度停战，最后斯巴达获胜。由于几乎所有希腊的城邦都参加了这场战争，因此，现代研究中有人称这场战争为古代世界大战。

③ 迦太基（Carthage），是古代非洲北海岸以迦太基城（遗址在今突尼斯湾）为中心的奴隶制国家，与罗马隔海相望。公元前9世纪末，腓尼基人在此建立殖民城邦。公元前7世纪，发展成为强大的奴隶制国家。最后在三次布匿战争中被罗马打败而灭亡。

④ 汉尼拔·巴卡（Hannibal Barca，前247—前182），北非古国迦太基名将，一名天才的军事家，年少时随父亲哈米尔卡·巴卡进军西班牙，终身与罗马为敌，在军事上有卓越表现。公元前182年服毒自尽。

士兵挖好他们的地道之后，波斯人将由硫黄和沥青产生的致命毒气送入罗马士兵的地道中，导致所有罗马士兵数分钟内死亡，甚至一些士兵直到临死时手中还握着武器。

1.2 中国古代的毒物战

在中国，古代使用毒物作为武器的记载，始于春秋战国时代。特别是利用毒气进行化学战的历史，至少可以追溯到公元前4世纪。在墨家早期著作中，就有利用在炉子内燃烧芥末所释放出的气体，用风箱将其打入围城敌军隧道的记载。

墨子是战国时著名的城市防御战学家，他十分重视水源的污染和保护。他认为，当一个城池如果受到敌军包围威胁时，必须提前将城郭外围的空井填塞，断绝敌军用水之源。平时，要在边缘地区预先种植毒草①，采摘后妥善储藏。一旦敌军侵入，则将毒草填在城外水池和水井中，毒化水源。当军队进入敌境作战时，不准士兵任意取水，必经专门人员化验后，才可以饮用，以防中毒。

春秋时期的晋侯伐秦战争中，就使用了化学毒剂。《左传·襄公十四年》中便有"秦人毒泾上流，师人多死"②的记载。事件发生在公元前559年，晋悼公会合齐、鲁、宋等13国诸侯的军队，召荀偃等12名大将联合进攻秦国。大军抵达泾河东岸后，秦军为扭转不利态势，在泾河上游投放毒药，污染水源，致使晋、鲁等国军队因饮用河水而造成大量人马中毒，被迫退兵。这是中国历史上最早的化学战记录。可惜《左传》记事疏略，没有告诉我们秦军投放的是什么毒物，对方死伤了多少人马。

到了战国时代，各交战国常常在河流、水塘中投毒，用来毒杀敌军有生力量。《武备志》卷中，记载了两项军用"毒水方"。其一为："麻花并尖，人参对配，或加白芷、草乌共研末，注阴涧井泉。"其二为："雷公藤、巴豆、五月草、常山，研末投入水中。"

古时候的城墙高大坚厚，在火器发明前，很难摧毁，攻城部队常常在城外地下挖掘地道，直达城根，然后积火燃烧，崩坏敌城。守军为了破坏敌人的地道攻击，也对应敌人地下来袭方向，开凿地道，争取将敌方地道凿通，把来袭敌人消灭于地下或从地道中驱出。因此，除了在水中投放毒剂外，在战国时期的地道作战中，还使用了"不洁"③和毒烟④两种化学毒剂，使敌军无法存身。这是早期使用的化学毒

---

① 《墨子·杂守篇》中记载，"常令边县预种蓄莞、芒、乌喙"等，均为毒害草。
② 意为秦国人置毒于泾水的上游，诸侯之师人马未能察觉，取之饮而中毒，故死亡惨重。泾：即泾河，今陕西境内。
③ "不洁"指喷粪、撒灰等。
④ 毒烟是应用能刺激眼睛和呼吸系统的烟剂，即燃烧木材、艾叶、豆叶，施放时，使用一种特制的发烟陶器或以鼓风箱送入。

剂，但由于以普通的发烟物作为化学战剂，因此，杀伤力不大。

到了宋代，为了提高化学战剂的杀伤力，进行了较大的改进，一是将化学战剂与火药相综合，使烟、火、毒融合在一起；二是提制多种毒剂混合配伍，使毒剂具有多种杀伤效能。在施放方法上，也有改进。南宋以后，逐渐用火箭、火铳①、火筒施放。《武经总要》中记载多种化学战剂的配方。如：

第一，糜烂性毒剂，主要成分是：狼毒、人清、草头乌、巴豆、皂角、砒霜、斑猫、石灰、苴油等。

第二，全身中毒性毒剂，其成分为：焰黄、沥青、草头乌、砒霜、巴豆、黄蜡、狼毒、竹茹、桐油、麻油、黄丹、水炭末等，毒剂点燃后，发出浓烟，"其气熏人，则口鼻血出"。

宋代人还将一些稀奇古怪的毒物掺杂在火药内，制成"粪弹"，这可以说是毒弹的雏形。还有一种"飞沙魔弹"，它是将一管火药放在陶罐里，其中有生石灰、松香、有毒植物的白酒提取液。把这种化学武器从城墙上投下去，随后炸开，致命毒物便会四处飘散。

公元 1000 年，中国有个叫唐福的，把他所制的毒药烟球献给朝廷。毒药烟球有点像毒气弹的雏形，球内装有砒霜、巴豆之类毒物，燃烧后烟雾弥漫，能使敌人中毒。

13 世纪，蒙古军西征时，曾经随军携带大批化学战剂。1241 年，元兵攻波兰利克尼兹城时，据波兰和昔列西亚史家记载，"蒙古军用一种妖术，随着大旗出现一种怪物，X 形怪兽，口吐烟雾，臭恶难闻。蒙古兵在烟雾后面，波兰兵看不见他们。因此，波兰兵死伤很多，这显然是《武经总要》所载的'毒药烟球'"。

明朝军队也曾经大量使用化学战剂。据不完全统计，明代专用化学兵器共有 40 余种。同时，在普通兵器（火器与冷兵器）上，涂上毒药，以提高杀伤力。明代化学兵器大致可分为 10 类。即毒气（毒烟）、毒火炮、毒火箭、毒火铳、手掷毒弹、毒火牌、毒刀（剑）、毒火喷筒、化学地雷等。

此外，还有一些零散的记载。清代魏源《城守篇·制胜上》中记载："毒其水泉以渴其人，毒其草以饥其乘。"《城守篇·守备下》中记载："刘琦毒颍②困师，毒草困敌马。"

《天工开物卷下·佳兵第十五卷·火药料》中记载："凡火攻有毒火、神火、法火、烂火、喷火。毒火以白砒、硇砂为君，金汁、银锈、人粪和制。神火以朱砂、雄黄、雌黄为君。烂火以硼砂、磁末、牙皂、秦椒配合。飞火以砂、石黄、轻粉、草乌、巴豆配合。劫营火则用桐油、松香。"

公元 1044 年编纂的《武经总要》一书中，作者列出了两种用弩炮射向敌军阵地的毒气弹的配方。这种"毒气弹"的关键成分是乌头属植物和狼毒等。炸弹包于纸中，缠以大麻纤维，然后在射向敌军之前点燃。敌方战士吸进毒烟后会引起口鼻出血。粪弹远比毒烟弹更令人恐怖。其配方是：仔细筛过的干粉状人粪、狼毒、乌头属植物、巴豆油、皂角荚（产生黑烟）、

---

① 铳（音chòng），一种旧式火器。
② 刘琦（1098—1162），南宋名将。颍（音yǐng），即颍河，发源于河南省登封县，入淮河。

三氧化二砷、硫化砷、斑蝥甲虫、灰、桐油。这种有毒的混合物储存在玻璃瓶里，需要时便同火药混合物一起放到炸弹中，立即发射。为了让炮手本身不受这种致命毒物的毒害，可以口含黑李子和甘草，进行预防。

古代的中国人甚至发明了与现代催泪瓦斯相类似的毒气，同样能致人死命。杨万里在所著《诚斋集·海鳅赋后序》一文中，对公元1161年进行的一场水战做了如下描述：完颜亮率领金军来到江北……宋水师埋伏在七宝山后面……水师突然发射一枚霹雳炮弹（图89）。这种炮弹是用纸板制作的，其中填满石灰和硫黄。炮自空而降，落入水中，硫黄与水接触即爆炸，其声如雷。纸板裂开，石灰扩散为烟雾，使人和马迷眼，什么也看不见。于是船队出动，攻击敌人。金军大败，人马纷纷落水淹死。

在古代的冷兵器时代，毒箭是战争中使用最为普遍的武器。即将毒汁涂于箭头上攻击敌方，常常造成很大伤亡。与此同时，出现了许多治疗箭毒的方药，见于西晋陈延之《小品方》、刘宋《刘涓子鬼遗方》及元代的《金疮秘传禁方》；唐《太白阴经》、宋《虎钤经》和《武经总要》，都记载了防止自然界的毒害和军队防毒的相关知识。

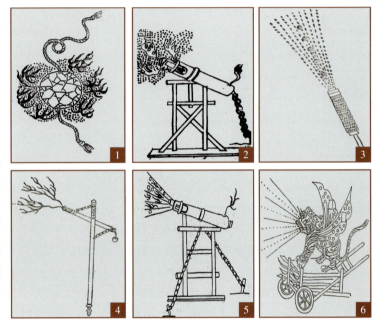

图89 中国古代的毒物战争使用的武器（1.毒药烟球；2.被称为"轰天霹雳猛火炮"的迫击炮，这种火器可向敌方发射毒气弹；3.毒药喷筒；4.毒龙喷火筒；5.毒雾神烟炮；6.火龙卷地飞车——古代化学战车）

1.3 近代骇闻的生物武器案例

卡法城生物战

据文献记载，历史上最早的一次生物战发生在1346年的卡法城之战。当时鞑靼人围攻黑海附近热那亚地区的一座重要港口贸易城市——卡法城（现今费奥多西亚）。由于热那亚人在卡法城修筑了坚固的城防设施，鞑靼人围攻三年之久，也无法攻克，长期的战事使鞑靼士兵军心涣散。恰在此时，鼠疫在亚洲发生，通过商业贸易的交往，此疫也被携带至克里米亚地区，致使围攻卡法城的鞑靼军队染上鼠疫。于是，有人提出了一个可怕的建议，将自己军队中死于鼠疫的人的尸体投到卡法城中。此建议被采纳之后，鞑靼人将鼠疫患者的尸体放在机械投掷装置上，抛入卡法城内。守城者莫名其妙地观察尸体，猜测着鞑靼人在玩什么鬼花招。不久，鼠疫开始在卡法城守城者中迅速蔓延，致使热那亚守城者大量死亡。最终，鞑靼人如愿以偿地夺取了城池①。

英国殖民军对美洲印第安人的生物战

1763年，英国殖民者入侵加拿大，遭到当地印第安人的激烈反抗。一天，抵抗侵略者的两名印第安人首领忽然收到了英国人送来的"礼物"——毯子和手帕。难道英国人有意讲和了吗？印第安人大惑不解。然而，没过多久，很多印第安人便陆续得病，失去了战斗力，还有许多人因病而亡，英国人达到了不战而胜的目的。

原来，1763年3月，英国驻北美总司令杰佛里·阿默赫斯特（Jeffersy Amhest）爵士，写信给当时在俄亥俄—宾夕法尼亚地区进攻印第安部落的亨利·博克特上校，他建议："能不能设法把天花病菌引入那些反叛的印第安部落中去？在这时候，我们必须用各种计策去征服他们。"于是博克特命令自己的部下，从医院里拿来了天花病患者用过的毯子和手帕，上面沾染了天花病患者皮肤黏膜排出的病毒。于是，正在同英军作战的两位印第安部落首领，突然收到了英军为了表示"和解""友好"的"礼物"——毯子和手帕。没有见过这类"西洋"织物的善良印第安人，出于良好的愿望收下了这些"礼物"。可是几个月后，在印第安人世代居住的地区，一种从未见过的奇怪的疾病迅速流传于印第安部落。英国人用这种奇怪的"礼物"，打了一场"没有枪声"的战争，使印第安人惨遭暗算而生灵涂炭！

---

① 麦克尼尔. 瘟疫与人. 台北：天下文化出版社，1998：193，195.

2

第一次世界大战中的毒气战

2.1 人类历史上第一次毒气战始末

在第一次世界大战中，毒气是最令人恐惧的武器。因为在没有枪械火力进攻的情况下，施放毒气能对战壕中的敌方进行攻击。由于敌方没有识别能力，因此，毒气攻击意味着战士们将不得不戴上粗陋的防毒面具，如果这些不能够起到防毒效果的话，一次攻击则意味着受害人在死亡之前要承受数天精神及肉体上的极大痛苦。

法国人首先使用了催泪瓦斯

在第一次世界大战中，法国人首先使用了催泪瓦斯。1914年8月，法军为了阻挡德军在通过比利时及法国东北部边境时的推进速度，违反有关的战争规则，对德军使用了含有二甲基苯溴化物的催泪瓦斯，这种毒气的危害主要表现在刺激性方面而非杀伤力方面。然而，当法国人首次使用毒气攻击德军的同时，德国人也在考虑在下一次大的战斗中用毒气来打败敌方。

德国人首次使用毒气

1914年10月，德国人首次使用毒气，以令人窒息的芥子毒气来回报法国。德国人在伊珀尔用毒气进攻杀死了5000名法国士兵，并使法国士兵1万人身体变形或成为盲人。之后，德国人在伊珀尔东部对加拿大军队再次使用芥子气，重新上演了大屠杀的悲剧，又有5000人死亡。这是人类历史上第一次大规模使用毒气，在伊珀尔运河河畔的草丛、树根下，成千上万的英法联军的战士葬身于此，其状令人惨不忍睹！

1915年4月，在伊珀尔发生的第二场战斗中德军第一次使用了氯气。4月22日下午5点左右，在伊珀尔的法国部队注意到一团黄绿色气体正在朝他们移动过来，这种气体是由位于德军阵地的埋在地下的压缸中发出来的。法军认为这是掩盖德军向前推进的烟幕弹。因此，士兵被命令向氯气袭来的战壕右边开火。氯气的使用产生了快速、巨大的影响。法军及他们的阿尔及利亚盟军陷入了惊恐之中。他们的不知所措的反应为德军公然向伊珀尔重要战略阵地的推进创造了机会。但即使是德军也没有预料到氯气的使用所带来的影响，所以他们并未没有乘胜追击。

英国使用气体容器运送氯气失利

1915年9月，同盟国中的英国首先对在伊珀尔发生的毒气事件进行回应。新成立的特别气体公司在洛斯攻击了德军阵地。在伊珀尔发生的毒气进攻中，德军用高压柱状容器来运送氯气。在洛斯发生的战斗中，英国也用气体容器。当风向处于对英军有利的方位时，英军释放出氯气，利用风力使其向德军阵地飘去，一个步兵团紧随其后对德军进行攻击，但不妙的是，部分英军前沿阵地的风向发生了变化，氯气反过来向英军吹去而导致超过2000人受害，数人死亡。由于风向变换而使毒气被反吹回来的现象在1915年年末的几次毒气进攻中对法军及德军也有一定的影响。

此后，英国人研制了一种施放毒气的机器（根据发明者命名为利文斯），即在一个钢管上面装有电子发射装置，里面是一个装有气体的炸弹。将机器置于地面呈45度角，100个利文斯管所产生的毒气效力惊人。1916年，英军在索姆河充分利用了利文斯毒气施放器，重创德军。后来德国人又发明了含有强烈大蒜味的能使人变盲的液体。1917年，这种液体被撒在对方所在区域，由于液体蒸发后通过肺进入静脉血管，引起血液中毒，导致眼痛、眼瞎甚至死亡。英国有3000人或死或伤或盲。1918年6月，法国开始报复。他们向德军战线发射毒气弹，此时，德军正在撤退，但仍有数千名德国士兵死亡。

战争促进了毒气的发展

毒气的发展、应用导致了光气及芥子气的使用。光气尤其具有潜伏作用，因为人通常要在吸入48小时之后才能感觉到它的影响，到那时，它已植根于人体的呼吸器官中而很难被清除。因此，当发现光气进入人体系统中时，就已经太迟了。1917年，芥子气在里加被德军首次利用在与俄军发生的战争中。这种气体会使与它接触过的受害者的体内与体外在数小时之内生出大水泡。它对肺及其他内部器官的危害相当严重，有时甚至是致命的。这种气体使许多幸存者失明。

部队很快研制出了防毒面具以期在发生毒气战时保护士兵的生命。士兵们在没有防毒面具而暴露在外的情况下，也会使用可以移动的防毒面具——尿浸泡过的衣物。把经过这种处理的衣物捂在他们的口部，据说这样可以应急。在战争即将结束时，西部战场的士兵已经能够使用相对来说比较复杂的防毒面具了。

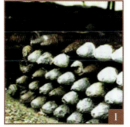
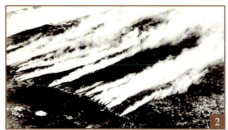
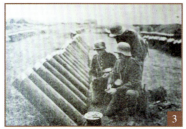
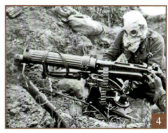

图90 第一次世界大战中的毒气战（1.老化学武器弹药，比利时Pierre Bogaert摄影；2.法军的毒剂吹放攻击，航空照片；3.德军的德式18厘米气体投射炮；4.第一次世界大战中的士兵戴着防毒面具参加战斗）

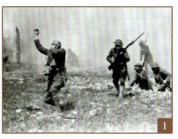
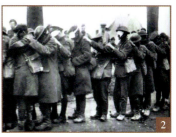

图91 第一次世界大战时毒气的受害者（1.战士受到毒气攻击；2.英国士兵：毒气的受害者）

2.2 著名的毒气战例

德军在伊珀尔对英法联军施放毒气战

在第一次世界大战期间,德军曾与英法联军为争夺比利时伊珀尔地区展开激战,双方对峙半年之久。1915年,德军为了打破欧洲战场长期僵持的局面,使用了化学毒剂氯气。

伊珀尔(Ypres)是比利时西南部的一个小镇。伊珀尔的克洛思大教堂拥有的500年的历史让伊普雷享誉世界,伊珀尔还曾经是比利时的羊毛交易中心。一支法国部队驻守在伊珀尔的北部,一支英国部队守在伊珀尔的南部。南部防线拉得很长,而且兵力不足,因此德军将主要火力集中在英军驻扎的南部防线。

1915年4月22日,在比利时的伊珀尔地区,德国军队与英法联军正在对峙。下午6时零5分,沿着德军战壕升起了一道约一人高、6000米宽的不透明黄白色气浪,被每秒2~8米的微风吹向英法联军阵地[①]。一种难以忍受的强烈刺激性怪味扑面而来,英法联军的士兵们惊慌失措,有人开始打喷嚏、咳嗽、流泪不止,有人已窒息倒地,顿时阵地混乱一片。许多人丢下枪支、火炮,纷纷逃离战场。跟在云雾后面的德军,没有遭到任何抵抗便一举占领了英法联军阵地。这次德军对英法联军的化学毒袭,用了16000只大号吹放钢瓶和4130只小号吹放钢瓶[②],共施放了180吨氯气,使英法联军15000人中毒,其中5000人死亡,被俘2470人(德国毒气团的作战日记记载为俘虏5000人),损失火炮60门。战场上的大量野生动物也相继中毒丧命。英法联军阵地被打开了一个7000~8000米的正面口子。但德军的步兵也非常害怕这些毒气。因此,在加拿大和英国的援军到达之前没有及时地利用这个战线缺口攻击盟军,直到战役结束,也未能攻占伊珀尔。

据报道,从4月22日到5月24日,德军共施放2万具钢瓶,使用了约500吨氯气。

伊珀尔化学战的交战双方在战争初期使用的刺激剂只能起到扰乱作用。于是德军进行了充分的攻击准备。法本公司的巨头卡尔·杜伊斯贝极力主张进行化学战。法本公司的化学家、柏林威廉学院院长弗里茨·哈伯与几位专家开始在实验室里夜以继日地工作,寻找适用的毒剂和施放方法。1915年1月,哈伯建议大量使用氯气钢瓶,借助风力把毒剂云团吹向敌方,目的是大量杀伤而不仅仅是骚扰敌方。随后,德军在科隆附近的一个训练场进行了用钢瓶吹放氯气云团对羊群杀伤作用的试验,并取得成功。同时,将其第35工兵联队(团)改编为"毒气施放团",这是德

[①] 另有资料记载:4月22日16时20分,德军第4集团军用电话向攻击部队及毒气施放团下达了攻击命令,吹放开始时间为17时,持续6~10分钟,之后步兵发起进攻。

[②] 另有资料记载:4月22日17时,布置在德军阵地前沿6000米正面的5730具钢瓶同时施放了180吨氯气。

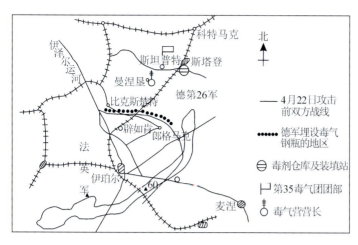

图92 1915年4月22日德军在伊珀尔毒剂吹放攻击前双方态势

军,也是世界上第一支毒气部队。同年2月中旬,德军征用了民用氯气钢瓶商业存货的一半,约6000具,并另订购了24000具钢瓶。这些钢瓶很快运到了伊珀尔弧形战线,并埋设在阵地上。

在此期间,英法联军在一个月前就从俘虏口供和一名德军叛逃者提供的情报中知道了德军即将使用毒剂的企图。4月17日,德国欲盖弥彰地在广播中反诬英国人于4月16日在伊珀尔以东使用了窒息性毒剂炮弹和炸弹。但协约国方面却漠视这些情报和德军意图,没有意识到将要发生的巨大危险。

伊珀尔化学战造成了极严重的后果,产生了巨大的影响,交战的双方都把化学武器作为重要作战手段投入战场使用,并且越来越广泛,规模越来越大,未受到毒剂伤害的数百万士兵,因害怕化学武器产生了恐惧症,失去了作战能力。

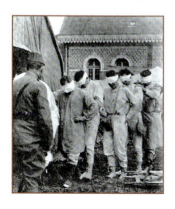

图93 受到德军毒气伤害的英法联军士兵聚集在战地医院

德军在果尔利策战役中对俄军的毒剂吹放攻击

1915年4月19日到6月9日,德军在东线靠近战线中央的维斯瓦河至喀尔巴仟山之间发动了果尔利策战役,以求缓和奥匈军的困境,消除俄军进入匈牙利平原的威胁。德军在主要突击的35千米地段上,集中了12.6万名步、骑兵和700余门火炮、迫击炮,而俄军在相应正面上只有6万名步、骑兵和140余门火炮、迫击炮,而且弹药极端缺乏。

在此期间,德军东线指挥官由于得知伊珀尔战役毒剂吹放攻击取得成功的消息,也对于使用这一武器跃跃欲试。特别是德军获悉俄国人缺乏对毒气的有效防护,决定在战役辅助方向,战线最左翼的第9集团军正面上使用化学武器。

5月初,德军得到了毒气的供应,在距华沙西南约45千米的斯凯尔尼维策附近的波里莫弧形战线约12千米正面上,布设了12000具毒剂钢瓶,内装约264吨氯气。但是,由于持续不变的东风而无法使用,埋好的钢瓶被搁置了许久。

5月31日,风向转为有利。德军于2时至8时,按预定计划,向俄军第2集团军的两个步兵师进行毒剂吹放攻击。随后,步兵发起攻击。德军步兵本以为毒云可以消除一切抵抗,当在部分地区遭到俄军步兵和炮火阻击后,他们便误认为毒剂攻击失败了,因而攻击动作迟缓,没有取得大的战果。实际上,俄军虽然已经发现德军的吹放攻击准备,但他们的防护条件极差,部队中只有少量浸有硫代硫酸钠及甘油的纱布口罩,几乎处于无防护的状态。德军进攻时,俄军已有9100人中毒,其中5000人死亡(据前苏联资料记载,俄军中毒为8934人,其中1101人死亡)。西伯利亚第53、第54联队几乎伤亡殆尽。

6月6日,德军在这一地区又进行了第二次毒剂吹放攻击,由于风向骤变,部分毒云折回,德军自己也遭到重大损失。

英军在阿图瓦战役中对德军的毒剂吹放攻击

协约国军队在遭到德军首次大规模毒剂吹放攻击之后,英军和法军立即筹划对德军进行同样方式的反击。英军于1915年7月组建了4个毒气中队,9月又组建8个中队,并在阿图瓦战役中对德军进行了首次毒剂吹放攻击。

阿图瓦战役(1915年9月25日—10月14日)由英第1集团和法军第10集团军担任攻击,突破地段为22千米,与之对抗的是德军第6集团军。英军第1集团军于9月25日5时50分开始,在集团军进攻的12千米正面以5500具毒剂吹放钢瓶施放150吨氯气,同时,使用发烟筒施放烟幕,持续释放40分钟。当氯气云团到达德军前沿堑壕时,德军官兵都毫无准备,重现了4月份英法联军在伊珀尔遭受化学袭击的惨状。他们的防毒面具大多失效了,有的被遗忘或丢失了,有的在戴上防毒面具之前已经中毒了。一些士兵龟缩在堑壕里,当壕内毒气越来越浓时则越壕逃跑,有70多名士兵逃向英方去投降。

在阿图瓦战役过程中,英军于9月27日及10月15日,再次对德军进行毒剂吹

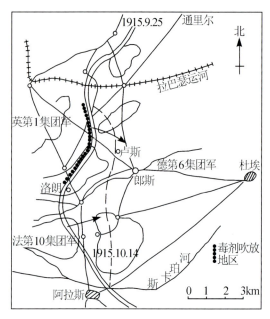

图94 英法军在阿图瓦战役中对德军的毒剂吹放攻击(1915年9月25日)

放攻击。在这几次攻击中,由于英军毒气部队使用钢瓶技术不熟练,有的钢瓶泄漏或被德军炮火击中,步兵麻痹大意,过早进入毒云区,特别是由于局部风向改变,毒云折回己方等原因,造成英军2361人中毒,其中10人死亡,55人严重中毒。此外,由于德军发射毒剂炮弹实施反击,还造成英军550人中毒。

英军在阿图瓦战役中进行的毒剂吹放攻击给德军以重大杀伤,大大削弱了它的抵抗能力,对保障战役突破发挥了重要作用。

德军在香巴尼战役中对法军的毒剂吹放攻击

1915年秋季,香巴尼战役①由法国第2、第5两个集团军担任进攻,共32个步兵师,5个骑兵师,约200架飞机,2440门火炮、迫击炮。德军担任防御任务的部

---

① 香巴尼战役是与阿图瓦战役同时开始的。二者都是协约国军队1915年秋季攻势大规模战役的组成部分。

队是第8、第5集团军，共9个步兵师、40余架飞机、700余门火炮。

香巴尼战役自9月25日开始，至10月20日结束，法军突破地段正面为35千米。双方在战役过程中都使用了化学武器。法军准备并使用了约30万发毒剂炮弹（约占全部炮弹630万发的5%）。德军除使用毒剂炮弹外，战役最后一天，实施了德军在大战期间规模最大的毒剂吹放攻击。

德军于10月19日至20日，在17千米的正面对法国第4集团军和第5集团军实施了毒剂吹放攻击。19日7时，在东北风、风速8米/秒的有利气象条件下，德军进行了第一次毒剂吹放攻击，持续时间15~20分钟；20日4时，在同上气象条件下，再次进行吹放攻击。德军在两次攻击中共用毒剂钢瓶25000具，施放了氯气与光气的混合物550吨。这次攻击造成法军第4集团军1515人中毒，其中253人死亡；第5集团军3581人中毒，其中562人死亡。法军共有5096人中毒，其中815人死亡，死亡者有185人是在现场中毒致死的。法军由于遭到这一惨重伤亡，被迫停止了战役进攻。

德军在香巴尼战役结束前的吹放攻击使法军遭受重创，起到了稳定防御的作用。

奥匈军在伊宗佐河地区对意军的首次毒剂吹放攻击

意大利于1915年5月加入协约国对奥匈军作战，至1916年8月，双方已在伊宗佐河地区进行了五次交战。

伊宗佐河地区的多贝尔多高地是奥匈军队控制南方战线全阵地的锁钥，是通往德里雅斯特的必经之路。1916年6月，奥匈军为解除意军对多贝尔多高地攻击的威胁，将阵地向前推移，准备在圣米歇如山至梅义里间6千米正面上进行毒剂吹放攻击，支援步兵进攻。

这次正面实施进攻的部队是匈牙利后备第20师、步兵第17师和山地第5旅。实施毒剂吹放攻击的是奥地利军对壕兵（工兵）特种大队（原第62人队）。该大队于6月18日至25日，利用夜间埋设了6000具装有氯气和光气混合毒剂的钢瓶（每瓶重50千克）。在山地岩石地段难以构筑工事，只好将钢瓶装入木箱或铁丝网内，用砂袋固定，共用了11200个砂袋。6月26日，钢瓶已埋设完毕，但由于天气条件不利，只好等待有利时机。6月28日18时，意军曾对多贝尔多高地实施过猛烈炮击，造成数处钢瓶被击中而毒气外溢，使奥匈军自身受到伤害。同时，意军步兵向圣米歇如山及马丁诺地区实施攻击，但并未发现已经埋好的钢瓶。

6月29日晨，风向适宜，奥军于5时15分开始吹放攻击。由于梅义里地区无风而无法施放，其他地区只使用了占半数的3000余具钢瓶。其中又有70具出现故障（开关旋组被炮火损坏不能打开，或者铅管安放太陡，气云上吹；有的铅管向后，喷向己军阵地），还由于电话中断或信号识别不清，造成钢瓶开启时间不一，先后相差15分钟，致使毒气陆续喷出，且有间隙。尽管如此，间断的毒气云团到达意军阵地前沿时，已经连成一片，滚过意军阵地，越过伊宗佐河，继续向前涌去。毫无准备的意大利军队在毒云袭来后，纷纷丢弃武器，在毒气云团的驱赶下向后溃奔。跟随毒云攻击的匈牙利军只遭到位于山顶尚未中毒的意军以机枪进行的零星射击。

这次毒剂吹放攻击，尽管只使用了半数钢瓶，约100吨毒剂，而且一再出现故障，但仍使意大利第7军遭到严重损失，中毒6000余人，其中1000余人中毒后被俘。全部中毒者中约有5000人死亡，仅意大利第10联队就有1300人死亡，从毒剂攻击效果看，这次吹放攻击是最为有效的一次。100吨毒剂造成6000人中毒，其中80%死亡，平均每吨毒剂造成约50人死亡。此外，由于钢瓶被毁毒气外溢等原因，奥匈军也有193人中毒，其中36人死亡。

英军和法军在索姆河战役中对德军的化学攻击

英军、法军发动的索姆河战役从1916年7月1日开始，至11月中旬结束。交战双方动用了150多个师、火炮约1万门、飞机1000余架，占参战总兵力的一半以上。但是，由于英军、法军恪守逐步攻击的原则，战役发展成典型的持久消耗战。在四个多月时间里，他们付出了巨大代价，仅在35千米正面上前进约10千米。

英军、法军在这次战役中，不断使用化学武器攻击德军。7月1日，法军在索姆河附近首次大量发射了第4号特种弹，即氢氨酸毒剂炮弹。7月至8月间，英军为配合逐次攻击的作战行动，频繁地使用毒剂吹放钢瓶对德军阵地实施吹放攻击。据德军资料记载，两个月里，英军共进行毒剂吹放攻击110余次。英军的吹放攻击使用了氯气与光气的混合毒剂，由于规模大、浓度高、行动突然，造成德军大量人员中毒伤亡。据英国资料记载："索姆河战役的头18天，特别旅（英军化学兵旅）发动了50次毒气袭击。光气成为英军主要的化学武器。" 9月，英军还在芦斯附近，以新组建的四个毒剂迫击炮中队（每中队有48门司托克迫击炮）对德军阵地大量发射了催泪剂炮弹。

战役期间，德军也对英军和法军实施了较大规模的杀伤性毒剂炮弹攻击。

德军在斯托霍德河畔维托尼兹桥头堡进攻战斗中对俄军的化学攻击

1916年10月，德军第121师奉命攻占维托尼兹桥头堡，驱逐该地的俄军。发起进攻前，德军侦察得知俄军炮兵没有配备防毒面具，又没有化学防护的经验，因而采取了以1门火炮的毒气攻击压制俄军1个炮兵连的大胆计划。

1916年11月1日拂晓，德军第121师的各炮兵群进行试射。8时开始炮火准备，至13时15分结束，长达5小时15分钟。此间，担任化学攻击的重榴弹炮追逐多次攻击桥头堡的各道阵地，规定每门炮最大弹药消耗量为：榴弹及榴霰弹300发，毒剂弹207发。共发射毒剂炮弹约8000发。俄军炮兵遭到毒剂弹及榴弹的压制射击后，开始尚略有还击，随后，抵抗越来越微弱。德军步兵遂于13时15分发起攻击，炮兵转为徐进弹幕射击，掩护步兵前进。德军仅以微小损失迅速攻占了俄军桥头堡阵地，并继续扩张战果，攻占了斯托霍德河东岸的侧防阵地，俘虏了多数俄军炮兵。

德军在斯特霍德河畔托波里桥头堡进攻战斗中对俄军的化学攻击

1917年4月，德军后备步兵第1师计划攻占斯托霍德河畔托波里的俄军桥头堡阵地。这是一次为改善阵地态势的局部战斗。托波里桥头阵地正面宽达10余千米。

发起攻击前，德军后备步兵第1师虽然加强了兵力，并有各种火炮300余门，迫击炮100余门，但仍感兵力、兵器不足。因此，计划先攻下桥头堡南半部，再转移兵力攻占桥头堡的北半部，另以轻、重榴弹炮28个连使用毒剂炮弹压制敌炮兵、侧防阵地、宿营地及其他要点，以一部分对敌步兵进行"毒气封锁"。

根据野战测候班的天气观测及判断，4月8日的天气条件适宜于使用毒剂。德军后备第1师决定于8日8时发起攻击。炮兵于6时开始炮火准备。首先用毒剂弹压制俄军炮兵阵地、通信枢纽、观测所、指挥所及宿营地。7时30分开始，对俄军步兵阵地进行效力射。此时，俄军炮兵已被完全压制。后因地面风速加大，毒气迅速扩散，俄军炮兵开始还击。至中午，风速又趋平稳，毒气效果逐渐增大，并有飞机及气球观测、修正炮兵射击，俄军炮兵又陷入沉默之中。德军步兵遂于13时15分发起攻击。此时，只有少数俄军炮兵盲目射击。德军步兵在连续7道徐进弹幕射击掩护下，顺利攻占了桥头堡南半部。尔后转入对桥头堡北半部的攻击，在步炮协同下，于傍晚攻占了整个桥头堡阵地。

此次战斗，德军共消耗轻、重榴炮弹586802支，其中毒剂炮弹约228002支，占消耗炮弹总数的40%。德军认为，由于使用毒剂炮弹，节约了10万发炮兵弹药，同样达到压制敌军的目的，并以微小的伤亡代价，顺利攻占了桥头堡阵地。德军在这次战斗中，俘虏俄军10100余人，并缴获大量的武器装备。

法军在1917年"四月攻势"中对德军的化学攻击

1917年4月，在德军从努瓦荣突出部后撤到齐格菲防线之后，法军在兰斯至苏瓦松之间40千米的地段上进攻，向伊尔松实施主要突击，史称"四月攻势"。法军担任主要突击任务的是第5、第6集团军。英国第4集团军和法国第4集团军等部队在其两侧实施辅助突击或进行牵制性进攻。法国第5集团军由第1、第5、第7、第32、第38师编成，有各种火炮2021门、各种迫击炮1125门及坦克128辆，在兰斯至阿尔特比兹之间约25千米正面上实施进攻。第5集团军的炮兵火力以破坏射击和弹幕射击为主，辅之以毒剂弹射击。为此，准备了75毫米野炮毒剂弹123000发，120毫米加农炮毒剂弹12400发，155毫米加农炮毒剂弹20800发，155毫米榴弹炮毒剂弹14400发，迫击炮毒剂弹4000发，总计各类毒剂弹174600发，占炮兵弹药总量3265600发的5.3%。

4月7日至15日，法军进行炮火准备，以摧毁德军的整个防御纵深。但在7日及14日晚，法军第32师位于森林内的炮兵阵地遭到德军化学攻击，9日终日浓雾，10日有暴风，11日风速加大到每秒20~30米，对炮火准备效果影响甚大。直到15日，法军才在全正面进行了有效的破坏射击，并开始使用毒剂弹压制了88处德军炮兵阵地。16日零时起，法军全线炮兵开火，对所有未被破坏的德军炮兵阵地实施毒剂弹袭击。毒剂袭击从急袭射击开始，再转为持续射击，企图造成德军防毒面具失效而中毒（当时德军防毒面具滤毒罐的防毒时间只有1.5小时）。但实施过程并不顺利，从16日4时起，强烈的北风达每秒10米，毒气效果甚微。至5时30分，天已黎明，浓雾笼罩，风势变缓。5时40分，法军炮兵进行最后一次急袭，包括使用毒剂炮弹。法军第5、第6集团军的步兵在徐进弹幕射击掩护下，于6时开始攻击。由于法军炮兵的破坏射击和毒气袭击，德军有85个炮兵阵地无力还击。另有31个虽然曾一度复活，但在16日晨激战之时也未能还击。德军承认这是16日零时毒气袭击的结果，痛感毒气威力之巨大。法军步兵在进攻中，德军炮兵只能进行零星射击，但德军步兵却进行了强有力的抵抗，徐进弹幕射击未收到预想的效果。16日，法国第5集团军的步兵攻占了德军第一阵地，但伤亡很大，18—20日，在第10集团军支援下攻占了谢曼代达默山脊的坡地。法国第6集团军作战方向上也收效甚微。

法军在"四月攻势"中，法军对德军炮兵阵地的毒气袭击虽然发挥了一定作用，但由于天气恶劣，毒气袭击效果受到很大影响，却以伤亡18万人的巨大代价夺占了"一小块地方"，被人嘲笑，后人称之为"一无所获的四月战役"。这充分反映了化学攻击对气象条件的依赖性。

德军在伊珀尔附近对英军使用芥子气攻击

1917年7月初，当德军获悉英军准备发动第三次伊珀尔战役时，德军于7月12日开始，在伊珀尔附近对英军阵地发射大量芥子气毒剂炮弹，以破坏英军的进攻准备。

7月12日22时10分，德国第4集团军以77毫米和105毫米火炮首次发射大量芥子气（黄十字）炮弹，22时30分第2次发射，至13日零时30分、零时50分、1时50分、2时10分又进行4次袭击。

这次攻击，由于是在深夜，炮击并不猛烈，英军士兵大多没感到明显的气味和颜色，因而没有引起特别注意，多数人来不及采取任何防护措施。一两个小时之后，遭受袭击的人开始出现眼结膜炎、皮肤变红、咳嗽、咽喉炎及声音嘶哑等症状，继而脸部充血、水肿，不停地呕吐，皮肤上出现小水疱。第二天，英军已发现2143人中毒，其中86人死亡，法军有347人中毒，其中1人死亡。德军的这次攻击迫使英军将进攻计划推迟了两周之久。

英军第5集团军在遭到德军芥子气攻击后，从15日至30日经过16天的炮火准备，于7月31日开始实施进攻战役。当天，英军前进约8千米。此后，在佛兰德多沼泽的平原上，经常在倾盆大雨中作战，炮兵在布满弹坑的地形上很难跟随步兵前进，坦克陷入沼泽之中，8月的战斗虽然很激烈，仍无明显战果。这样的消耗战打到11月10日，战役结束。此次战役英军共伤亡24万余人，仅前进了6千米，成为1917年最艰苦的交战之一。在此期间，7月14日到8月4日，德军几乎每个夜晚都对英军进行芥子气攻击，破坏英军的进攻准备，挫伤英军的进攻锐气。

德军在凡尔登防御作战中对法军使用芥子气攻击

1917年8月，法军在凡尔登附近发动有限进攻战役，目的是从德军手中夺回一些高地，以改善阵地态势。

德军在这次凡尔登附近防御作战中，把芥子气作为防御武器并不断地使用。在8月13日至15日和8月17日至20日期间，在法军炮火准备期间，德军以芥子气炮弹反击。仅8月20日的化学袭击即造成法军中毒4430人。9月1日及24日，德军又使用芥子气炮弹，造成法军中毒

5484人。8—9月，由于德军芥子气炮弹攻击，共造成法军中毒伤亡近2万人①。

德军在里加战役强渡维纳河进攻中对俄军的化学攻击

里加战役是第一次世界大战中俄国战线的最后一次战役。实施里加战役的是德军第8集团军，共11个步师兵、两个骑兵师。担任主要突击的是预备队第19师、第14巴伐利亚师和近卫步兵第2师。俄军防御部队是第12集团军，有5个军、2个旅编成，共161000个，火炮1149门。

德军进行了周密的进攻准备。对俄军防御战术全纵深进行突然密集的火力突击。头几个小时发射毒剂弹，其目的不在于消灭俄军的炮兵，而是进行压制，使他们不能发挥作用。在担任主要突击的3个步兵师的方向上，便有4个炮兵群，170个炮兵连中有104个连主要担任化学攻击。

整个化学攻击目标面积为8平方千米。区分为40个分目标（每个目标400米×400米）。每个分目标由2个炮兵连负责压制，仅对其主要部分进行密集的射击，每隔12分钟进行一次毒剂急袭，按此做法持续进行2小时。计划在战役第一日消耗毒剂弹约117000发。其中"绿十字"（窒息性）毒剂弹72280发，"蓝十字"（喷嚏剂）毒剂弹44695发。毒剂炮弹约占炮兵弹药总数的45%，有些炮种的毒剂炮弹占弹药总数的50%~80%。

1917年9月1日4时开始，德军使用毒剂炮弹对伊克斯库尔地域的俄军防御阵地进行密集射击。6时开始，对俄军步兵阵地进行效力射。毒剂袭击及疾风般的效力射均取得良好效果。俄军步兵第168师的防御被摧毁，炮兵被压制，除个别火炮尚能进行短时间不规律的射击外，其余火炮一直寂然无声。德军步兵于9时按计划开始渡河进攻。德军步兵以极少损失渡过了维纳河，并占领了桥头堡阵地。接着，又顺利攻占了第二阵地。此时，俄军炮兵阵地的炮手多已溃逃，但火炮并未破坏。俄军中毒的人马到处可见，在一个掩蔽部内发现有20多人中毒而死，其中有些人还带着防毒面具。

9月2日夜，俄军撤出里加和乌斯季文斯克。里加战役以俄军的失败而告终。

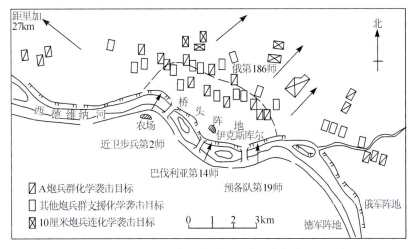

图95　德军在强渡维纳河进攻战斗中对俄军的化学攻击（1917年9月6日）

---

① 根据当时法军的统计，芥子气攻击对部队战斗力影响极为严重。中毒伤员住院后30天内无人返回前线；45天内返回者占13%；60天内返回者占35%；70天内返回者占17%；70天以上共占65%。即2/3的中毒伤员可在1个半月至2个半月陆续归队继续参战。另有1/3的人将因严重致残失去战斗力而退役。

德军在卡波雷托战役中对意军的化学攻击

1917年秋,奥匈军同意军进行第11次伊宗佐河交战之后,士气低落,形势恶化。德军为援助奥匈军,派出7个师的兵力与奥匈军8个师合编为第14集团军,准备以进攻行动挽回劣势,遂于1917年10月24日发动了卡波雷托战役。

第14集团军拥有1621门火炮、301门迫击炮和1000门毒剂抛射炮。其右翼普莱佐附近实施辅助突击,该方向配属毒气大队(毒剂抛射炮1000门)及迫击炮队担任毒气支援任务。该大队于19日至23日夜晚埋设了912门抛射炮,并准备好毒剂弹药。

10月23日夜,天空漆黑,有雨。24日2时,德军、奥军炮兵开始用毒剂炮弹对意军阵地进行等速射击,袭击意军第二线掩体、指挥所、炮兵阵地和交通线。在普莱佐方向进行了两次毒剂抛射炮攻击。化学攻击后,进行威力空前的破坏射击,很短时间内,意军掩体、掩蔽部、避弹所均遭破坏,指挥所与前沿阵地联系全部中断。由于意军防毒器材不完备,德军的化学攻击取得成功。

24日8时,德军第14集团军的步兵转入进攻。在托尔米诺方向,当天占领了卡波雷托。在普莱佐方向,由毒气大队建立的毒气侦察组协同2个突击队在步兵之前前进,除伊宗佐河对岸曾有意军机枪射击袭扰外,几乎未遇抵抗。在深谷中,发现意军500~600人已中毒死亡,其中仅有少数人戴着防毒面具。

10月26日,突破口被扩大,宽达20~30千米,纵深10~15千米。11月2日,德、奥军渡过塔利亚门托河,打开了通往意大利平原的门户,意军全线溃败。11月7日,意军到达皮亚韦河,从最初的阵地撤退70~110千米。此役,意军共死伤4万余人,被俘26.5万人,损失火炮3152门,几乎是意军全部火炮的半数。

2.3 毒气战的后果

1914—1918年的第一次世界大战,是战争史上首次大规模使用化学武器的作战。1914年,德军首先违反1899年和1907年《海牙公约》,使用了刺激性毒剂。1916年,德国在战争期间开始研制芥子气,1917年大量生产储备并在战场上大规模地连续使用。接着交战双方的主要参战国(德、奥匈、法、英、俄、美、意等)都相继在战场上使用了化学武器。使用毒气次数最多的国家依次是德国、法国和英国。

第一次世界大战,使用化学武器作战产生了严重的后果:

其一,化学武器造成人员的严重伤亡。据统计,交战双方总共耗用毒剂12万吨,中毒伤亡人数约130万(其中死亡9万余人,约50%的死者是俄国人),占战争伤亡总人数的4.6%。其中号称毒剂之王的芥子气造成约100万人伤亡。主要国家的伤亡情况是,英国(包括大英帝国)有18.8万士兵因毒气而受伤,死亡8100人;俄国有5万士兵死亡,是受毒气伤害最严重的国家；法国有 8000 人死亡。然而，这些数字并不包括那些在战争结束几年后因毒气受伤而死亡的受害者，或者那些因严重丧失能力而在离开部队之后难以找到工作的受害者。

其二，使用化学武器作战推动了化学武器的竞争和发展。第一次世界大战中使用的毒剂，由开始的催泪瓦斯和一般性毒气，逐步发展多达 40 余种化学战剂，其中包括氯气、光气、双光气、二苯氯胂、氢氰酸和芥子气这些大规模杀伤性化学武器。

其三，第一次世界大战后，在世界各国人民强烈谴责使用化学武器的压力下，1925 年 6 月 17 日各国签订了关于在战争中禁用毒物、有毒气体和细菌的《日内瓦议定书》，这是历史的进步。然而，历史又表明，《日内瓦议定书》并未能制止某些国家在后来的战争中使用化学武器。

3
第二次世界大战中的毒物战

3.1 欧洲战场的毒物战

在欧洲战场上，法西斯德国准备了大量毒剂，包括新型神经性毒剂，但由于苏、美、英等国在化学攻击和化学防护方面已有充分准备而未在战场上使用。

1939年9月，波军一部在加里西亚贾斯罗镇大桥少量布撒芥子气，柏林则发表声明说波兰军队在加里西亚的贾斯洛镇郊区的大桥周围埋设了芥子气地雷使14名德国士兵中毒。

在这种纯粹的局部使用中，它既没有战略价值，甚至也没有战术价值。

1942年5月7日，德军在克里木半岛包围了一支苏军部队，这支部队躲进了有大量居民隐蔽的石洞中，德国人封住了坑道的所有出口，并且不断地向里面施放大量毒气。后来在石洞走廊里发现了3000多具尸体。

1943年年初，盟军在意大利的登陆作战期间，德军的1发炮弹命中了安齐奥滩头堡上盟军的化学弹药堆积处，产生的毒剂云团飘向德军防线。此时说明了盟军登陆部队战场储备有化学武器。

3.2 太平洋及亚洲战场的毒物战

日军在瓜达尔卡纳岛少量用毒

1943年10月，在瓜达尔卡纳岛战斗进入极残酷的阶段，日军使用了毒剂手榴弹。

日军在缅甸作战中使用化学武器

1942年3月27日，侵缅日军在曼德勒方向的第55师团向防守同古的中国远征军第5军200师进攻时发射大量毒剂炮弹，守军伤亡甚重，于29日主动撤退。

日本侵华战争中日军在中国战场上使用化学武器

据不完全统计，从1937年7月至1945年5月的八年间，日军在中国共用毒1312次，用毒地区遍及13个省78个地区，中毒军民人数达3.3万人次，死亡3100多人，使中国人民遭受到了生命财产的巨大损失。例如：

1937年7月28日，日军参谋总长载仁下达准予在侵华战争中使用化学武器的命令，揭开了日军对华实施化学战的序幕。因为毒气和毒气弹在战争中杀伤力强，因此又被称为"决胜瓦斯"。

1938年7月，日军进攻山西省曲沃时，使用了近千个毒气筒，有毒烟雾遮盖了中国军队的前沿阵地。

1938年7月，日军在山西省夏县一带的村庄水井内投放毒药，致使当地2000余名农民死亡。

1939年3月，日军对驻守南昌的国民党军队实施化学毒剂攻击，毒死两个营的官兵。

1939年4月，八路军第120师等部在河北省河间县齐会地区对"扫荡"日军进行围歼作战，在此期间遭到日军第27师团第3旅团发射毒气弹进行攻击，贺龙及第120师司令部20余人中毒。

1940年5月，日军独立混成第10旅团迫击炮大队在山东省泰安县红山战斗中发射毒气弹，致使我抗日官兵300余人中毒身亡。

1940年8月至12月，在八路军进行的"百团大战"中，日军施放毒气11次，致使八路军10000余人中毒。同月，在山东省峄县朱沟战斗中，日军使用"窒息性"毒气弹，使八路军350余名官兵及许多村民中毒身亡。

1941年8月，日军围攻晋察冀抗日根据地时，用毒剂杀害5000多军民。

1941年9月，日军第137师团第375联队在河北省宛平县杜家庄施放毒气，伤害学生和居民400多人。

1941年10月8日，日军在湖北省宜昌战役中，大量使用芥子气，造成国民党军1600人中毒，其中600多人死亡。

1942年，日军为了摧毁冀中军民创造的地道战术，于5月28日在河北定县北坦村的地道内施放大量的窒息性毒气，致使躲藏在地道内的800多名老幼妇孺中毒身亡，造成"北坦惨案"。战后，日军第59师团第53旅团少将旅团长上坂胜供认：是他亲手制造了杀害800多名和平居民的大惨案。

1943年5月，日军第222联队在山西省辽县的麻田至河北省涉县的河南店约25千米的公路沿线一带的村庄水井、水池投放毒剂20余箱，使八路军120多人中毒，中毒身亡的群众达300余人。

1943年11月初，日军向常德进攻时，先后用毒77次，中国军队1300余人中毒，其中4人死亡。

据美国生化武器防卫研究主任、化学战研究领域的国际一流专家本杰明·C.加瑞特博士的统计，他认为侵华日军在化学武器中使用了六种毒气：碳酰氯、氰化物、溴氰化物和氯乙酰苯、二苯氰胂和二苯氯胂、三氯化胂、芥子气和糜烂性毒气。日本在中国的化学战导致中国的受害伤亡人数，远远高于中国方面的统计，他认为日军在中国使用化学武器达2000多次，造成10万多名中国军人和平民的死亡。

第二次世界大战后，日军将大批化学武器丢弃在中国，目前已发现的有200万枚，毒气100多吨，造成和平居民多起受伤害事件。据战后清查，仅分散在东北三省尚未使用的日军各种毒剂弹就有270余万发，还有大量毒剂钢瓶。截至1996年年底，已在中国11个省的36个市、县发现了化学弹和化学毒剂①。

---

① 2003年8月4日，齐齐哈尔发生了日军遗弃化学武器中毒事件，1人死亡，42人中毒入院。

4

第二次世界大战期间美国对日本的核打击

4.1 珍珠港事件与美国参战

偷袭珍珠港是指由日本政府策划的一起偷袭美国军事基地的事件。1941年12月7日清晨，日本海军的航空母舰的舰载飞机和微型潜艇突然袭击美国海军太平洋舰队在夏威夷基地的珍珠港以及美国陆军和海军在欧胡岛上的飞机场，美国海军四艘主力舰被击沉，三艘受伤。但美国的三艘航空母舰当时没有一艘在港内，因此没有受到影响。珍珠港事件是继19世纪中期美墨战争①后，一个国家对美国领土又一次的攻击事件。其目的是为了消灭（至少暂时）美国海军在太平洋上的主力。

从历史的角度看，珍珠港事件对日本来说虽然是一次成功的袭击，但却给日本带来一场灾难。一些历史学家认为，不论当时日本只是击中了修理篷还是击中了航空母舰，珍珠港的袭击本身就已经决定了日本战败的命运。当时袭击珍珠港计划的策划者山本五十六本人也认为一次成功的袭击只能带来一年左右的战略优势。因为美国的生产力实在太高了，日本不会，也不可能赢得一场对美国的战争。事实上，珍珠港事件直接导致将美国及其雄厚的工业和服务经济卷入了第二次世界大战，并由此爆发太平洋战争。而更为重要的是珍珠港事件立刻将一个本来意见纷纭的国家动员起来了，最终导致了轴心国在全世界的覆灭。

4.2 曼哈顿计划：原子弹的研发

曼哈顿计划

1939年8月的一天，一封由著名科学家爱因斯坦签名的信，放在了美国白宫椭圆形办公室罗斯福总统的办公桌上，信上写道："总统阁下：元素铀在最近的将来，将成为一种新的、重要的能源……在不远的将来，有可能制造出一种威力极大的新型炸弹……目前德国已停止出售它侵占的捷克铀矿的矿石。如果注意到德国外

---

① 美墨战争，是美国与墨西哥之间于1846年至1848年爆发的一场战争。战争爆发的起因是墨西哥与得克萨斯共和国之间未解决的边境问题。1846年4月24日战争正式爆发。墨西哥骑兵进攻并俘虏了一支美国在格兰德河附近的部队。5月13日美国国会通过了向墨西哥的宣战。5月23日墨西哥向美国宣战。美国通过这场战争夺取了230万平方千米的土地，墨西哥丧失了大半国土。美国从此获得在美洲的主宰地位。

交部次长的儿子在柏林威廉皇帝研究所工作，该所目前正在进行和美国相同的对铀的研究，就不难理解德国何以会有此举了。"

罗斯福总统默默地读完了爱因斯坦的信，他有些犹豫不定。这件事非同小可，这种谁也没见过的原子弹能否被制造出来？人员、经费、保密问题如何解决？假如制造中不慎爆炸怎么办？他召来了科学顾问萨克斯，萨克斯提醒他说，当年拿破仑就是因为没有采用富尔顿创造蒸汽船的建议，最终没能渡过英吉利海峡征服英国。如今，德国正在疯狂扩军备战，一旦他们得逞，美国就会处于危险被动的境地。经过一周的思考和研究，10月19日，罗斯福决定对爱因斯坦的信做肯定的回答。他按了一下手边的电铃按钮，指着一大堆各种说明资料，对应声而入的军事助手平静地说道："这件事必须很好地处理。"

按照罗斯福的指令，一个代号为"S-11"的特别委员会很快成立起来，开始了核试验研究。

1941年12月7日，日本偷袭美国珍珠港，美国在此后不久正式成为第二次世界大战参战国。与此同时，美国国家科学院在以往研究成果的基础上递交的研制核武器申请得到了批准。1942年夏，面对希特勒纳粹德国的重氢元素氘及氚产量令人忧惧地增长，美国国会秘密拨款共25亿美元，加紧开发核武器。美国陆军方面的计划主管莱斯里·葛罗夫将计划命名为"曼哈顿计划"①。主要在新墨西哥州沙漠地区洛斯阿拉莫斯附近的一处绝密研究中心进行，大批物理学家和技术人员参加了此计划，高峰时期参加者人数达10万人。在奥本海默的领导下，著名的科学家费米、波耳、费曼、冯·诺伊曼、吴健雄等大师级物理学家皆在其中，某些参与计划的科学家在日后发起成立了美国科学家联盟。

1945年7月16日凌晨5时30分，第一颗原子弹在美国本土新墨西哥州阿拉莫果尔多试验场的沙漠试爆成功，爆炸当量相当于21000吨三硝基甲苯（TNT）。这是人类历史上第一次核爆炸，既揭开了原子能的奥秘，又伴随着发生了许多未曾想到的后果。

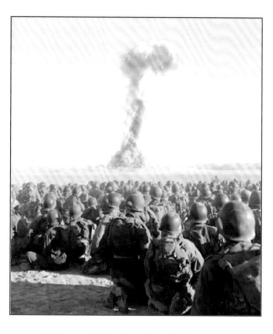

图96 人类历史上第一次的核爆炸

---

① 曼哈顿计划（Manhattan Project），亦称曼哈顿项目、曼哈顿工程，是第二次世界大战期间美国陆军自1942年起，研究核武器计划的代号。

4.3 美国对广岛、长崎的核打击

美国原子弹投放地点的筛选

1945年5月8日,德国无条件投降,唯余日本做困兽之斗,此时,美国的"曼哈顿计划"已获成功,造出三颗分别名为"瘦子"(Thin Man)、"小男孩"(Little Boy)和"胖子"(Fat Man)的原子弹;7月16日,美国第一颗原子弹试爆成功,威力超过原来的设想。

1945年7月26日,美国、英国和中国三国发表《波茨坦公告》①,勒令日本无条件投降,否则将被"迅速而彻底地毁灭"。7月28日,日本做了答复,未置可否,企图拖延时间。这促使参加波茨坦会议的美国总统杜鲁门下了决心,他放弃了原定于年底使用200万兵力进攻日本本土的常规战计划,而决定动用骇人的非常规武器。8月2日在他归国途中,他决定立即对日本使用原子弹。

美国投放"小男孩"的地点是经过了认真地权衡筛选的。当时,由于欧洲的两个主要轴心国均已战败,原子弹投放的目标转向了日本。在日本投放最先考虑的方案包括东京等在内共17个地点,最后确定为广岛。决策的因素主要有:一是广岛位于日本本州西部海边,是一个港口城市,易于进攻投放;二是那里没有被俘虏的盟军战俘,不至于对自己被俘盟友造成伤害;三是当时广岛为日本的军事工业基地,摧毁广岛具有军事战略意义。

"小男孩"对广岛的核打击

1945年8月6日早晨,日本本州岛西部港口城市广岛,像往常一样热闹,人们在买菜、吃早餐,准备上班。近来东京、大阪等大城市不断遭到美国飞机的空袭,独广岛安然无事。这里是军事工业基地,当局预料到迟早要挨炸,已将40万人口疏散,只剩下24.5万人。

当日7时刚过,广岛上空便响起空袭警报。一架美国气象观测机飞临广岛上空。人们由于司空见惯,又无威胁,都不躲它。7时32分解除警报;刚过8时,日本雷达发现高空来了三架飞机,又认为是侦察机,既不派战斗机迎击,也不

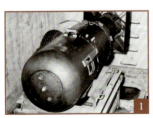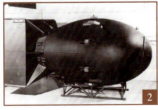

图97 美国的原子弹(1. "小男孩",长3米、重4吨、搭载64千克铀;2. "胖子",长约3.5米)

---

① 波茨坦会议,于1945年7月17日至8月2日在德国波茨坦(靠近柏林)塞琪琳霍夫宫举行。在第二次世界大战中取得胜利的同盟国一方在此聚首,讨论决定如何管理8周前(5月8日)无条件投降的纳粹德国,以及在战胜德国后一起致力于战胜日本帝国以及履行《开罗宣言》等对战后对日本的处理方式的决定。会议目标还包括战后国际秩序的建立、和平条约的签订和应对战争的后果。

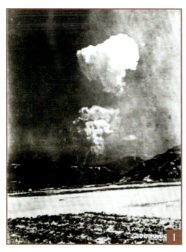 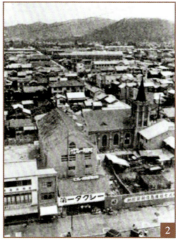 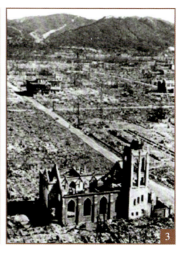

图98 原子弹在广岛爆炸（1. 原子弹在广岛爆炸瞬间，藏在日本广岛本川小学校和平资料馆；2—3. 1945年，原子弹在广岛爆炸前后对比）

拉警报。

8时15分，三架飞机中的两架向广岛急转俯冲，一架投下二个小降落伞吊着的一个金属盒子（爆炸记录仪），一架代号"伊诺拉-盖伊"（Enola Gay）的B-29型轰炸机投下一颗被称为"小男孩"的原子弹。45秒后，在564米上空发出耀眼的闪光，一个太阳似的火球直冲云霄，愈变愈大，膨胀到2000米的直径，不断变幻着颜色，从紫色到橙黄，终至化成一片奇异的绿色蘑菇云，在1.6万米高空渐渐消失。

火球进出50000℃（比太阳表面温度高8倍）的辐射热，刮起时速800千米的热风，烤烧着广岛大地。在爆炸中心1.6千米半径内，钢架软瘫，混凝土化为齑粉，沙子熔结为玻璃体，树木变成焦炭，人体化为灰烬。爆炸三分钟后，西区落下黏腻乌黑的辐射雨，带来致命的核尘。

在爆炸中心10平方千米范围内，剩下一片焦土，除了地下掩蔽的个别幸存者外，大部分人非死即伤。几千名乘电车上班者，与电车熔在一起。在此范围外，距离越远损失越小。据灾后统计，当场死亡78150人，受伤51400人（后来也陆续死去）。据后来的统计，广岛事件死难者已逾14万人，以当时常住人口计算，伤亡率在60%以上。

第二次世界大战结束后，日本中央和地方政府分别对广岛原子弹受害者人数进行调查，1979年开始对两项调查进行归拢。2013年3月，广岛市公布了当年原子弹爆炸的受害者人数为55.7478万人，比14年前公布的人数多出了1.5万人。其中在原子弹投下时，与广岛市相邻的一些町村的"直接受害者"有38.4743万人，比14年前公布的人数多出1.2万人。加上在爆炸中心受害的人员和身体状况不很明显的人员，共有55.7478万人。广岛市相关负责人表示：这次调查是首次全面使用计算机进行核查的，此次公布的人数将是最后的调查结果①。

---

① 日确定广岛核爆受害者为55.7万. 2013-03-26.

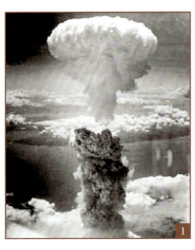 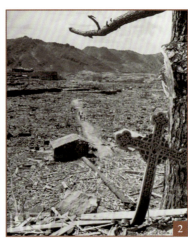

图 99 原子弹在长崎爆炸瞬间（1.原子弹爆炸引起高达 18 千米的蘑菇云；2.原子弹爆炸后的长崎也成了一片废墟，几无生命气息，美国 Life 杂志，2010）

"胖子"在长崎爆炸

1945 年 8 月 9 日，上午 11 时 21 分，第二颗原子弹"胖子"在长崎爆炸。"胖子"是投放到长崎的原子弹，是内爆式的，所以弹体显得很胖，长度只有 3.5 米左右。

长崎市当场死亡 2.7 万人，受伤 2.5 万人，最终累计死亡 7.8 万人，伤残 7.5 万人，占当时常住人口 20 万的 76%。有人说长崎毁得冤枉，7.8 万人是"枉死鬼"。确实如此，最初选择的四个城市并没有长崎。直到作战命令下达前夕，考虑到京都是座历史名城，为照顾日本人民的民族感情，才让长崎替补上去了。即使列选，也是排在第四位。9 日原定轰炸目标是九州岛东北的海港小仓市（今为北九州市的一个区），谁料气象飞机报告该城"大雾迷漫，遮断了瞄准器的视线"；另外一个前选城市新潟远在北边 1000 千米外，气象是否可行亦难预料，因此轰炸机乃转向小仓南方 150 千米的长崎，将"胖子"投下去。

4.4 日本无条件投降与第二次世界大战结束

1945 年 8 月 14 日上午，日本最高首脑在日本皇宫防空室举行御前会议，讨论无条件投降的诏书问题。日本天皇裕仁考虑到国内外形势和"彼我双方的国力战力"，表示如果继续战争，"无论国体或是国家的将来都会消失，就是母子都会丢掉"，决定发出停战诏书。同日，日本天皇发布了由各国务大臣签署的《停战诏书》，说："朕深鉴于世界大势及帝国之现状，欲采以非常之措施，以收拾时局，兹告尔等臣民，朕已饬令帝国政府通告美英中苏四国愿接受其联合公告。"

8 月 15 日中午，日本天皇的《停战诏书》正式播发，宣布日本无条件投降。至此，第二次世界大战宣告结束。

原子弹对广岛和长崎的核打击，以及苏军 8 月 8 日对中国满洲的出兵终于迫使日本投降。日本最终同意了波茨坦会议的修正条件。

5

局部战争中的毒物战

5.1 意大利对埃塞俄比亚的化学战

意大利曾经两次侵略埃塞俄比亚。第一次战争发生在 1895—1896 年。当时，意大利不宣而战，入侵埃塞俄比亚（当时称阿比西尼亚），遭到埃军民的顽强抵抗，意军惨遭失败，于 1896 年被迫签订《亚的斯亚贝巴和约》，规定意大利无条件承认埃塞俄比亚独立，废除《乌查利条约》①，并赔款 1000 万里拉。埃塞俄比亚扼守红海的南大门，地广人稀，盛产黄金、白金、钾盐、石油、天然气，历来是兵家必争之地，意大利始终没有放弃吞并埃塞俄比亚的野心。

第二次战争发生之前，意大利墨索里尼法西斯政府为了摆脱国内严重的经济危机，重新分割东非与北非的殖民地，独霸地中海，控制红海通向印度洋的航路，以削弱英、法与亚洲殖民地的联系，制订了侵占埃塞俄比亚的计划，并加紧侵埃准备。1935 年 10 月 3 日，意大利不宣而战，30 万大军从北、东、南三面侵入埃塞俄比亚。在意大利人开始侵略的一个多星期后，国联理事会②宣布意大利为侵略者，国联大会根据《国际联盟盟约》第 16 条投票赞成对意大利实行经济制裁，并于 1935 年 11 月 18 日正式生效，制裁包括禁止给意大利人以武器、贷款和原料，尽管制裁不包括石油、煤、铁和钢等。但这些制裁仍然是阻止意大利前进的重要开端。1936 年 1 月，在埃塞俄比亚军队的抗击下，意大利一些集团军陷入合围困境，损失惨重。然而，从 1936 年 1 月下旬起，意大利军队利用空中优势，大规模使用飞机和毒剂，整队整队地消灭埃塞俄比亚军队，使整片整片的和平居民区变成废墟，战局急转直下。到 4 月底，意军逼近埃塞俄比亚首都亚的斯亚贝巴。5 月 3 日，海尔·塞拉西一世流亡国外。伊姆鲁拉斯成为临时政府首脑。5 月 5 日，亚的斯亚贝巴沦陷。5 月 9 日，墨索里尼宣布将埃塞俄比亚领土并入意大利王国。从此，埃塞俄比亚的抗战进入游击战，一直持续到 1941 年 1 月。在第二次世界大战进程中，由于英国军队向意军发起攻击，游击队配合盟军收复了首都亚的斯亚贝巴，海尔·塞拉西一世复位，埃塞俄比亚抗意战争以胜利告终。在整个战争中，埃方付出了惨

---

① 1889 年 5 月，意大利在与埃皇孟尼利克二世签订《乌查利条约》时，篡改条约文本，宣布埃为其保护国，并占领埃北部内陆领土。孟尼利克二世提出抗议，于1893年宣布终止《乌查利条约》。
② 国联（国际联盟）是第一次世界大战结束后不久，于 1920 年 1 月 10 日成立的一个国际组织，共有 44 个会员国，后来逐渐增加到 63 个国家，总部设在日内瓦。《国际联盟盟约》规定，美、英、法、意、日五国为常任理事国。第二次世界大战结束以后，于 1946 年 4 月宣告解散，财产和档案全部移交给联合国。

重的代价，仅死于化学战毒剂的就有29万余人。意军伤亡14万人，付出了120亿里拉的巨额军费。

据统计，1935年年末到1936年年初，意大利侵略埃塞俄比亚的战争中，共运去约700吨毒剂，其中糜烂剂约占60%，窒息剂约占40%。意军用飞机布洒芥子气415吨，光气263吨，以及少量的刺激剂，共用毒剂炸弹12000余枚，进行了19次大规模的化学攻击，给埃塞俄比亚军民造成重大伤亡。仅在战争第一阶段，即1936年的1至4月间，造成埃塞俄比亚军队1.5万人中毒死亡，约占埃塞俄比亚军死亡总人数的30%。

5.2 北也门内战中的毒气袭击事件

北也门（即阿拉伯也门共和国）曾经是现在也门共和国①北部的一个国家（1962—1990），首都是萨那。

奥斯曼帝国崩溃后，北也门成为一个独立的也门王国。1962年9月26日，受时任埃及总统的迦玛尔·阿卜杜尔·纳赛尔的阿拉伯民族主义意识形态的影响，以阿卜杜拉·萨拉勒为首的"自由军官组织"发动革命，废黜了北部新加冕的国王巴德尔王朝，控制了萨那，成立阿拉伯也门共和国（北也门）。这次政变标志着北也门内战的开始。在1962—1969年长达七年的内战期间，阿拉伯也门共和国军队（即共和派）得到埃及的支持援助，埃及派出了4万大军，后来增至6万（有说8万），占据着也门大部。而巴德尔的保皇军队（即王室派）反对新成立的共和国，得到沙特阿拉伯王国和约旦的支持，占据北部山区的一小部分地区。双方的冲突持续到1967年。最后，埃及与沙特达成停战协定，两国均从也门撤出军队。1968年，保皇党包围萨那后，大多数反对派领袖达成和解，沙特阿拉伯王国在1970年承认该共和国。1990年5月22日，阿拉伯也门共和国同也门民主人民共和国合并，成立也门共和国。

在北也门内战期间，第一次化学袭击发生在1963年6月8日，炸弹是自制的、实验性的。约100名也门北部村民吸入化学毒气，造成7人死亡，25人眼睛和肺部受损。埃及当局指出事件是由凝固汽油弹引起，不是毒气。而以色列外交部长梅厄指出事件是使用了毒气。1966年12月11日，埃及军方发射了15个催泪弹，造成2人死亡，35人受伤。1967年1月5日，在基塔夫（Kitaf）村发生最大的毒气袭击事件，造成270人伤亡，其中140人死亡。2月12日，埃及政府否认使用毒气，希望联合国派员调查。3月1日，联合国秘书长吴丹说，他"无力"处理此事。5月10日，在穆罕默德·本·穆赫辛（Mohamed bin Mohsin）王子指挥的噶哈

---

① 1962年9月26日，以阿卜杜拉·萨拉勒为首的"自由军官组织"发动革命，推翻了北部的巴德尔王朝，成立阿拉伯也门共和国（北也门）。1967年10月14日，南方在也门社会党的领导下发动革命，摆脱了英殖民统治，获得独立，成立也门民主人民共和国（南也门）。1990年，北、南也门和平统一，成立也门共和国。

(Gahar)和噶答法(Gadafa)两个村镇,发生毒气轰炸,造成至少75人死亡。6月2日,红十字会在日内瓦发表了一项声明,表示对此事件关注。基于红十字会的报告,伯尔尼(Berne)大学的法医研究所证实,气体含卤衍生物——光气、芥子气、路易氏剂、氯化物或氰胺。在毒气袭击停止3周后于7月又恢复袭击。据估计,芥子气和光气填充的空投炸弹造成也门各地保皇党军队数千人死亡和受伤。

5.3 美军在朝鲜战争中使用化学武器

美国对于在侵朝战争中使用化学武器的具体情况一直没有公布材料。只是在《美国百科全书》"美军化学兵"条目中承认美军在"朝鲜战争期间,步兵和陆战队重武器连利用了(化学)迫击炮……很多化学技术和勤务部、分队也参加了作战,并在允许范围内广泛地使用了化学弹药"。

根据中朝军民遭受化学攻击情况的文件资料,朝鲜战争期间美军使用化学武器最早始于1951年2月13日,最后一次是在停战协定签字前的1953年7月15日。据不完全统计,美军在战场上先后对中朝军队用毒200余次,造成中朝军队中毒伤亡29000人以上,其中死亡300余人。对和平居民使用毒剂,已发现4起,造成居民中毒1252人,其中死亡484人[①]。美军在朝鲜使用毒剂的种类包括窒息性、全身中毒性、刺激性、糜烂性等各种毒剂。使用的化学武器有化学迫击炮毒剂弹、75毫米、105毫米、155毫米火炮毒剂炮弹,空军化学炸弹以及毒烟手榴弹、毒烟罐等。

5.4 两伊战争中的化学战

第三世界国家之间的化学战

1980年9月爆发的伊拉克—伊朗战争于1988年8月实现停火。在持续八年的战争过程中,伊拉克不顾国际舆论的谴责,不断使用化学武器。伊朗也于1988年开始使用化学武器进行化学反击。这是为数不多的得到确认的首次发生在第三世界国家之间的化学战,又是首次在战场上较大规模地使用了神经性毒剂的化学战。

据1988年4月20日伊朗向联合国提出的指控报告,在两伊战争中伊拉克共使用化学武器袭击伊朗241次,仅据其中100次的统计,伊朗方面共有44418人中毒。根据联合国调查小组的多次调查证实,伊拉克主要使用了糜烂性毒剂芥子气

[①] 纪学仁. 化学战史. 北京:军事译文出版社, 1991: 300-301.

和神经性毒剂塔崩。

两伊战争使用化学武器的战例

1980年12月28日，伊拉克炮兵对伊朗哈雷莱与黑克哈扎尔间地区发射毒剂弹，使伊朗士兵7~10人中毒死亡。

1983年8月9日，伊拉克在皮朗沙赫尔进行化学袭击，中毒者产生恶心、两眼模糊、怕光、暂时失明，感到腿、背、睾丸、眼睛刺痛，接着皮肤起水疱并发黑，中毒伤员被送往医院治疗，比较严重的伤员后来被送到欧洲国家治疗。德黑兰大学药学院分析表明，伊拉克使用的是芥子气的含氮化合物。据事后统计，这次袭击的中毒者约120人。

1983年8月14日，伊拉克对库木塔奇高地的伊朗军队使用糜烂性毒剂袭击，造成伊朗军队中203人中毒，其中2人死亡。

1983年11月13日，伊拉克对北部战线的播杰温附近及戈尔泰布的伊朗部队实施化学袭击，造成117人中毒，其中17人死亡。

1984年2月29日到3月1日，两伊双方在巴士拉东北平坦的沙漠地进行大规模的战斗期间，伊拉克多次组织反击并用飞机大量布洒糜烂性毒剂芥子气，造成伊朗士兵1816人中毒，被迫撤退。

1984年8月18日，联合国调查小组到阿瓦士调查了8月17日上午11时15分在约费尔遭到伊拉克化学攻击的伊朗部队伤员和化学武器样品，经鉴定是神经性毒剂塔崩。

1985年3月13、15日两天，伊拉克用毒达25次。之后又多次使用毒剂。据伊朗不完全统计，伊朗部队中毒3257人。

1987年1月4日，伊拉克空军空袭霍拉姆沙赫尔公路，造成伊朗3000余人中毒；8月16日，伊拉克军队以炮兵对马季农岛的伊朗军队发射毒剂弹，造成伊朗士兵298人中毒伤亡。同日，伊拉克对哈德库尔德空投毒剂弹，造成伊朗军队241人中毒。6月28、29日，伊拉克对伊朗边境乡镇沙达希脱和萨尔达什特投掷毒剂炸弹，造成2600名平民中毒伤亡，其中许多是妇女和儿童。而据伊朗统计，此次袭击中毒者多达8157人。

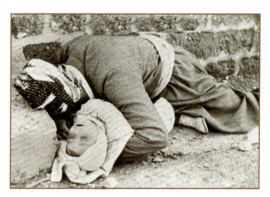

图100 在两伊战争期间，被伊拉克使用的化学武器杀死的一名库尔德族父亲和他怀里的孩子 (新华社)

6

1840年反倾销鸦片的鸦片战争

6.1 茶、银元与鸦片战争起因

爆发于1840年6月至1842年8月的鸦片战争[①]，是由于英国强行向中国倾销鸦片发动的侵略中国的战争，也是中国军民抗击英国借口中方销毁鸦片而派兵入侵的战争，所以历史上称为鸦片战争（Sino-British Opium War）。但历史上有人认为，林则徐虎门销烟是引爆战争的导火索，然而，实际上这场战争与茶叶有着密切的关联。

英国人的饮茶情结

1662年，英国查理二世与葡萄牙国王约翰四世的女儿凯瑟琳公主结婚。凯瑟琳的嫁妆包括了丹吉尔和孟买的贸易站，即与葡萄牙的海外贸易权，这就意味着他们有机会买到茶叶，从而赚取更多的黄金。凯瑟琳酷爱饮茶，她将用小杯啜饮的习惯带到了英国皇室，迅速成为贵族间流行的一种时尚，饮茶之风席卷英国朝廷。1663年，诗人埃德蒙德·瓦勒为凯瑟琳写了一首生日诗《茶之颂》，高度赞颂了她对英国的两大贡献：茶以及在东印度进行贸易的机会。

饮茶在英国盛行的另一个重要原因就是东印度公司。它垄断了从东印度（即今印度尼西亚）到英国的商品进口权，17世纪60年代它通过荷兰开始进口少量的"好茶"，进贡给国王来博取他的欢心。

1669年，东印度公司首次以公司名义从东印度进口了一批茶叶。此后，茶叶才逐渐在较大范围内开始供应。茶叶的零售价格由于供货不稳定变化很大，最昂贵时在1660年，每磅6~10英镑，到1700年降到了每磅4英镑左右，质量较差的也要每磅1英镑。不过，那时一个贫民家庭的年收入也才20英镑，所以喝茶对很多人来说仍很奢侈，暂不能普及。到17世纪末，由于受到廉价咖啡的冲击，茶叶价格才有所下滑，但一杯茶的价格仍是一杯咖啡的5倍。

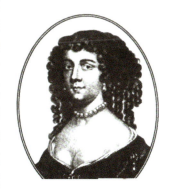
图101 查理二世之妻凯瑟琳，将饮茶习俗带入英国宫廷

[①] 历史上将这次战争称为第一次鸦片战争（First Opium War），英国称为第一次英中战争（First Anglo-Chinese War）或"通商战争"。第二次鸦片战争（Second Opium War）是1856年至1860年9月22日英国与法国因清咸丰皇帝拒绝续签《南京条约》，以亚罗号事件及广西西林马赖教案为导火索，组织英法联军进攻中国的战争，又称英法联军之役，又被英国人称为"亚罗号战争"（Arrow War）、"英法对华远征"（Anglo-French Expedition to China）或"第二次英中战争"（Second Anglo-Chinese War）。

18世纪初,东印度公司在中国建立了贸易站,可以直接从中国进口茶叶,于是英国茶叶进口量直线攀升,价格一路下跌,为茶叶走入更广大的民众中间创造了必要条件。

1718年,茶叶取代丝绸成为英国从中国进口的支柱商品,仅1721年一年进口量就达到5000吨。

18世纪初的英国几乎没有人喝茶,可到了18世纪末几乎全国上下人人皆在饮茶。

英国用鸦片取代白银换回茶叶

1784年,英国茶叶进口税改革以后,官茶价格降低,东印度公司的茶叶销量翻了一番,生意再度兴隆。

19世纪初,东印度公司与英政府为扭转英国对中国的贸易逆差(主要原因是英国对中国茶叶的巨大需求),建立了一个走私鸦片的半官方机构,有组织、有计划地增加鸦片贸易。

英国人觉得,中国人对用茶叶交换欧洲产品的贸易根本不感兴趣,只有钟表和机械玩具例外。事实上,这时的欧洲已在很多领域超过中国,只是中国人因循守旧,闭关锁国,对变革持怀疑态度。在中国人眼里,18世纪的机械制造是鲜有的欧洲比中国领先的几个领域之一。但很快,中国人对机械产品的热情消退,东印度公司又得用白银买进茶叶。但是,一方面进行贸易所需的白银数额巨大,难以筹集且难以携带(一年所需银两折合成现在的货币为10亿美元);另一方面,更糟的是,白银升值比茶叶快得多,会抵消茶叶贸易的部分利润,这对英国人来说尤其难以接受。

鸦片,让东印度公司看到了曙光。东印度公司为用鸦片代替白银做茶业贸易,开始大量种植罂粟。仅1830年一年,出口到中国的鸦片就达1500吨,其销量足以赚取用来支付购茶费用所需的银两。从1828年起,中国进口的鸦片价值就已经超过了出口的茶叶价值,英国茶叶贸易逆差完全扭转。

鸦片贸易带来严重后果

18世纪70年代,英国开始把鸦片输入中国。到了19世纪,不惜采取贿赂官吏甚至武装走私等卑劣手段。英国将大量鸦片输入中国,在19世纪的最初20年中,英国从印度输入中国的鸦片每年平均约4000箱。到1839年激增了近40000箱。除了英国以外,还有美国商人从土耳其贩来鸦片输入中国,但为数较少。由于英国对华输入鸦片数量的激增,从19世纪30年代起,英国对华贸易总值中,鸦片就占到1/2以上,英国在对华贸易中由入超变为出超,变劣势为优势,而中国变出超为入超,变优势为劣势,鸦片贸易却给东印度公司、英属印度殖民地政府和鸦片贩子带来巨大利益。中英的正常贸易发生了变化。

在英国从鸦片贸易中大发横财的同时,导致中国白银大量外流,并使吸食鸦片的人在精神上和生理上受到了极大的摧残。如不采取制止措施,将要造成国家财源枯竭和军队瓦解。于是,清政府决定严禁鸦片入口。1799年嘉庆皇帝颁布了禁鸦片令,禁止进口、销售鸦片和种植罂粟。这使原来就依靠种植和加工本国鸦片发财的清国皇室及官僚很伤脑筋。他们阳奉阴违,一方面隐秘地继续罂粟的种植与加工;另一方面借着禁止进口而加入走私,甚至与外国(主要是英国)鸦片商互相勾结走私鸦片。朝廷原来收取的税银全部落入官员和买办的腰包。就在道光皇帝的心腹大臣中，以军机大臣穆彰阿、重臣琦善、耆英、伊里布等，都是鸦片走私的受益者。由于清朝官府与军官的参与，走私鸦片的数量甚至比禁烟前的进口更甚。英商东印度公司垄断了印度的鸦片，他们运至珠江口的伶仃岛批发给中国有官府背景的走私商，仅1835—1839年竟高达30000箱以上。此外，由于京官中吸食鸦片者达十之一二，幕僚吸食者达十之五六，长随、吏胥不可胜数。因此，1831年清廷禁烟措施中，不得不把一品以上官员、60岁以上人士列入禁烟行列之外。

林则徐虎门销烟与英国发动战争

鸦片贸易导致鸦片烟毒泛滥，人民健康和生产生活受到严重影响的形势，已经到了事关清朝统治生死存亡的地步，于是禁烟问题被提上了议事日程，形成严禁派和弛禁派对垒争持的局面。道光皇帝经过一番权衡，倾向于严禁派，于是召见林则徐进京，深入讨论禁烟问题，最后于1938年12月，任命林则徐为钦差大臣，并节制广东水师，赴广州查禁鸦片。

1838年12月，朝廷派钦差大臣林则徐清剿鸦片。林则徐宣称："若鸦片一日不绝，本大臣一日不回！"

在林则徐到达广州之前，广东官府与英国政府的代表就贸易原则产生了分歧，并为此争论不休。清政府也曾下令全力终止鸦片贸易，销毁鸦片，但由于广东地方政府严重腐败，禁令的效果微乎其微。中外烟商都当耳边风，从未受过任何惩罚，所以鸦片商人和外国同伙都不予理睬。

林则徐到达以后，即刻命令中外烟商销毁鸦片并保证不再贩卖；他下令在虎门集中销毁了过去一年来进口的鸦片；不管是中国人还是英国人，只要贩卖鸦片，一律关押。

1839年6月3日至25日，林则徐在虎门海滩将缴获各国（主要是英国）商人烟土19179箱、

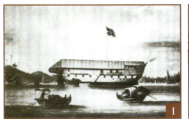 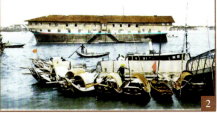
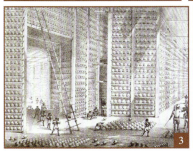 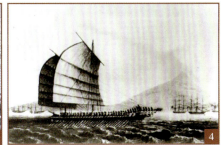
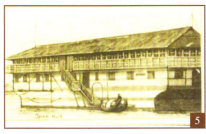 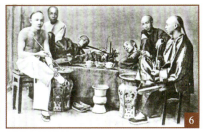

图102 鸦片战争（1. 1839年停泊在广东珠江伶仃洋的英国鸦片趸船；2. 鸦片战争前上海港外的鸦片趸船；3. 东印度公司在印度的鸦片仓库，可容纳大约30万个鸦片球；4. 19世纪驶入澳门附近海域进行鸦片走私的英葡商船；5. 走私鸦片入仓；6. 19世纪香港烟馆，男子吸食鸦片、旱烟和水烟）

2119袋，总计1188127千克，全部当众销毁。震惊中外的"虎门销烟"引发了中英之间的紧张关系。英国驻华商务监督查理·义律（Charles Elliont）将此情况报告英国。

后来在一次冲突中，两名英国士兵杀害了一名中国人，英国政府拒绝交出凶手，林则徐一怒之下将英商逐出广州湾。此举激怒了英国人。东印度公司的代表和其他英国商人对本国政府施压，要求政府强迫清政府扩大贸易开放、增加通商口岸，这样商品就不用全都从广东进入中国了。他们要求以自由贸易的原则处理广东的不稳定局势，特别要保护茶叶贸易及相关的鸦片贸易。英国政府并不想公开支持鸦片贸易，不过他们坚持声称，中国内部禁烟并不等于中国官员有权搜查和销毁属于英商的货物（即鸦片）。于是，英国以保护自由贸易为借口，发动了历史上的第一次对中国的鸦片战争。

6.2 中国清代道光皇帝的禁毒主张

颁布《钦定严禁鸦片烟条例》

18世纪70年代，英国开始把鸦片大量输入中国。到了19世纪，鸦片输入额逐年增多。英国资产阶级为了抵消英中贸易方面的入超现象，大力发展毒害中国人民的鸦片贸易，以达到开辟中国市场的目的。19世纪初输入中国的鸦片为4000多箱，到1839年猛增到40000多箱。英国从这项可耻的贸易中大发横财。由于鸦片输入猛增，导致中国白银大量外流，并使吸食鸦片的人在精神上和生理上受到了极大摧残。如不采取制止措施，将要造成国家财源枯竭和军队瓦解。

处于这样的历史转折的关键时刻的中国道光皇帝，"守其常而不知其变"。来自东南海上的鸦片流毒使他寝食不安。于是，清政府决定严禁鸦片进口。

1838年，道光帝①颁布《钦定严禁鸦片烟条例》，将清廷历次发布的有关禁贩、禁吸、禁种的规定合编为59条，成为中国历史上第一部综合性的禁烟法典。

1839年，道光皇帝再次颁布《查禁鸦片章程》，集历次禁烟法令之大成，是清朝时期一部系统、全面的单行禁烟法。从此，清政府在鸦片问题上经过"弛禁"与"严禁"之争后，最终明确了"严禁"的政策。②

一些史学者指出，中国道光皇帝在事关人民健康问题做出的禁烟决策，是在化解朝廷歧义的基础上决定的。当时"严禁"派代表人物是鸿胪寺卿（掌管朝祭礼仪之官）黄爵滋和时任湖广总督的林则徐。黄爵滋于1835年6月上《严塞漏卮

---

① 道光皇帝，名爱新觉罗·绵宁，后改为爱新觉罗·旻宁，满族，于1782年9月16日出生在顺天府。1813年被封为智亲王。1820年7月25日，嘉庆病死后，他于同日继位，第二年改年号为"道光"。他是清入关后的第六个皇帝，在位30年（1821—1850）。1850年病死在圆明园慎德堂内，终年69岁，葬于慕陵（今河北省易县西）。

② 杨飞，乔海东. 雍正禁毒：拟绞监候. 文史博览，2012, 2.

以培国本疏》，痛切地指出了鸦片的祸害，分析过去禁烟不获实效的原因，陈述了当机立断严厉禁烟的必要性。并且提出了具体办法，就是用严刑峻法，重治吸食：广传戒烟药方，限期一年戒绝，过期仍吸食者，平民处死刑，官吏加等罪……不但犯官治罪，而且其子女不准考试。邻里互相监督，对知情不举包庇吸食亦予治罪，对举报者则予奖励。林则徐力持赞同意见，他奏言，鸦片"迨流毒于天下，则为害甚巨，法当从严。若犹泄泄视之，是使数十年后，中原几无可以御敌之兵，且无可以充饷之银"。

"弛禁"派的代表人物有首席军机大臣穆彰阿、直隶总督博尔济吉特·琦善和太常寺卿（掌握祭礼乐的官员）许乃济等人。提出取消鸦片禁令准其公开买卖，照药材纳税（不过只准以货易货，不准用银子购买，认为这样可以防止白银外流）。并且提出国内种植鸦片不予限制，国产鸦片多了，洋商无利可图，外国鸦片即可不禁自绝。1836 年，许乃济就曾奏请取消输入鸦片的禁令，准许公开买卖，他的奏折名为《鸦片烟例禁愈严流弊愈大应亟请变通办理折》。

另有的一些史学者认为，清代档案证明，19 世纪 30—40 年代，在中国境内所开展的一场严禁鸦片运动，其真正的发动者，是主张禁烟的道光皇帝本人。在林则徐的奏折之前，道光帝已发动了全国性的禁烟运动，各地实际上已开始进行禁烟。林则徐的奏折，以及林则徐禁烟的坚定立场和实际行动，更坚定了道光帝的禁烟决心，所以授命他为钦差大臣去广东查禁鸦片。诏令林则徐赴广东禁烟是道光帝禁烟措施的重要组成部分。此外，在清廷内部并不存在严禁和弛禁两派的争论，由于道光皇帝一贯坚持严禁鸦片，在清政府官员中，主张弛禁鸦片的人是有过的，但除了许乃济提出弛禁论之外，以后"朝野上下没有一个人敢于再公开提出弛禁鸦片的主张"。清廷大臣都是主张禁烟的，只是在禁烟的方法上有所分歧。例如，林则徐是把禁烟的重点放在严惩兴贩奸商、严查鸦片入口上。黄爵滋则提出重治吸食者。而大多数人主张将种植、销售鸦片的奸商，同吸食鸦片者区分开来。仅此而已，更无派别之争。

6.3 英国国会对中国禁烟的激烈辩论

在英国，对鸦片贸易也有争议。早在 1780 年，英国许多有识之士曾经强烈谴责并呼吁政府取缔鸦片贸易，而且这个呼声一直不断。如沙夫茨伯里伯爵（Shaftesbury）宣布："我充分相信这个国家怂恿这种罪恶的交易是极坏的，也许比怂恿奴隶贸易更歹毒。"托·阿诺德（T. Arnold）博士称英国允许鸦片贸易"如此邪恶以致它是最大的民族罪孽"。但多数人不赞成禁止鸦片贸易，一些人属于对鸦片没有正确的认识；另一些人则完全是因为鸦片带来的巨大利益。那时英国报纸对反对和拥护鸦片贸易的意见统计大约在 1:5，于是英国议会长期通不过禁烟法案。直至 1868 年英国才制定《毒品药店法案》，这个法案只不过对英国本土的鸦片贸易给予一般性限制而已，真正的禁止鸦片一直到 1914 年。英国甚至制造相当多鸦片产品，例如一种常见的儿童鸦片糖"巴拉高利"（Balagoli），直到 20 世纪 20 年代它还是使婴儿安静的家常药物。而 1885 年美国才立法禁止美国本土的鸦片贸易，但禁令并不严密。一个典型的事例是，著名的可口可乐饮料直至 1903 年尚含有微量可卡因。

1839 年 8 月初，中国禁烟的消息传至英国，英国国会对此进行激烈辩论，在女皇维多利亚的影响下，最终以 271 票对 262 票通过军事行动。10 月 1 日，英国内阁做出"派遣舰队去中国海"的决定。1840 年 2 月，英国政府任命乔治·懿律（George Elliot）和查理·义律（Charles Elliot）为正、副全权代表，懿律为英军总司令。4 月，英国议会正式通过发动战争的决议案，派兵侵略中国。

6.4 鸦片战争始末

鸦片战争从 1840 年 6 月 28 日开始到 1842 年 8 月结束。

1840 年 6 月，懿律率领的英国舰船 40 余艘及士兵 4000 人组成的远征军到达中国广州海域，封锁了珠江口，鸦片战争爆发。在林则徐的部署下，由于广东沿海严密防守，英军舰船转向福建海面，炮击厦门水师，也未得逞。然后北上，7 月初进犯并攻陷浙江定海。8 月又前往天津白河口，提出赔款、割地、鸦片贸易合法化等要求。道光皇帝屈服于英军的压力。派直隶（今河北）总督琦善前往天津与英军谈判。9 月中旬，道光皇帝任命琦善为钦差大臣，赴广东继续办理中英交涉。

1841 年 1 月 7 日，英军突然在穿鼻洋发动进攻，攻陷沙角、大角炮台。1 月中旬，琦善派人向英军求和。英军提出割让香港、赔偿烟价 600 万元、开放广州等条款的《穿鼻草约》，并于 1 月 20 日单方面公布，同时派兵强领香港。

道光皇帝闻知后，下诏将琦善抓回京治罪，并于 1 月 27 日正式下诏对英国宣战。派皇侄奕山为靖逆将军，率兵赴广东作战。5 月，奕山在广州战败，被迫与英军订立《广州和约》，向英军缴纳广州赎城费 600 万元。8 月，英军先后攻陷厦门、定海、镇海和宁波。道光皇帝于 10 月任命奕经为扬威将军，率军 1 万多人开赴前线。

1842 年 3 月，奕经在浙江战败。8 月，英国舰船侵入南京江面，清政府的议和代表耆英、伊里布迅速赶往南京求和。8 月 29 日，耆英和璞鼎查（Henry Pottinge）签订丧权辱国的《南京条约》[①]。鸦片战争至此结束。

[①]《南京条约》规定中国割让香港岛给英国，赔款 2100 万元，开放广州、福州、厦门、宁波、上海五口通商，以及协定关税权、领事裁判权、片面最惠国待遇等一系列特权，严重损害了中国的独立主权。

6.5 鸦片战争的历史反思

对于鸦片战争，马克思指出：这场战争是英国资产阶级"旨在维护鸦片贸易而发动和进行的对华战争"[1]。处理中英关系的官员乔治·斯当东勋爵（George Staunton）也在国会声明："我们不否认这个事实，要不是鸦片走私的话，就不会有战争。"就连东印度公司鸦片代理处经理赛蒙（Sam）也写道："鸦片产品摧垮了人民的健康，使其道德沦丧。哪里种植鸦片，哪里的人就吸鸦片，种得越多，吸得越多。"

鸦片战争与中国进入半封建半殖民地国家

鸦片战争改变了中国的历史，也改变了香港的命运。鸦片战争成为中国由独立的封建社会逐渐变为半殖民地半封建社会的转折点，标志着中国近代史的开端。

如果说鸦片战争的导火索是鸦片，这原本不错。但这次战争的本质却并非鸦片。鸦片是显示剂，它把中国专制统治的腐败暴露无遗；鸦片又是腐蚀剂，使这个本来就已经腐败不堪的体制更加腐败。正如马克思所说："浸透了天朝的整个官僚体系和破坏了宗法制度支柱的营私舞弊行为，同鸦片烟箱一起从停泊在黄埔的英国趸船上偷偷运进了天朝。"[2]以林则徐为代表的忠勇之士忧患于国家与民族的命运，尽管范文澜尊林则徐为"开眼看世界的第一人"，但以其能量而言，无力回天。

鸦片战争与"维多利亚时代"的渐衰

1901年1月22日，维多利亚女王在怀特岛去世，终年82岁。与此同时，她策动的那场鸦片战争，已将东方的大清国推向了土崩瓦解的边缘。但"维多利亚时代"之后的英国，也风头渐衰，一步一步地走上了下坡路。

1924年英国女作家艾伦·拉·莫特（Allen La Mott）出版了《鸦片民族》一书，在书中她强烈谴责了殖民国家对待毒品的态度之后，又预言："假设鸦片是为了东方而生产，可是多余的产出必然会回流到欧洲和美洲。"后来的毒品历史证实了她当年无心的预言，这是否证实了这样一个哲理：任何针对部分人类的歧视与伤害，都是对全人类的伤害？或者用简单的中国俗话表述：害人终害己。这个毒品之害，延续至今也为祸不浅，成了人类文明的恒久之痛。

---

[1] 中共中央马克思恩格斯列宁斯大林著作编译局. 鸦片贸易史//马克思恩格斯选集：第2卷. 北京：人民出版社，1995：28.

[2] 中共中央马克思恩格斯列宁斯大林著作编译局. 鸦片贸易史//马克思恩格斯选集：第2卷. 北京：人民出版社，1995：26.

第8卷

科学发明的不安全性

本卷主编
史志诚

卷首语

　　科学技术作为先进生产力的重要标志对于推动社会发展起到非常重要的作用。由于科学技术的广泛应用，人类在自然界面前获得空前的主动地位，人类的生产、经济、军事等实践活动对自然生态环境产生着越来越巨大而深远的影响。然而，科学技术在积极推动人类社会发展的同时，也给社会带来潜在的不良影响。

　　历史上许多科学发明缺乏安全性，近百年来食品和药品的安全性不容乐观；特别是那些损害健康的食品与药品，成为毒物的科学发明、好事变坏事的重大发明，给人类敲响了警钟。

　　本卷记述了科学发明与安全性的历史教训，包括科技发明给人类带来的负面影响、药物与毒物的互相转化、美容的安全性和美国食品与药品安全性的百年回顾；记述了损害健康的食品与药品，例如最早的可口可乐含有可卡因、日本食品添加剂推销员安部司的故事、从磺胺酏剂灾难到反应停事件、儿童咳嗽糖浆最初竟含有海洛因、滥用抗生素的严重后果和平喘药如何变成"瘦肉精"；记述了成为毒物的科学发明，包括弗里茨·哈伯的功与过、滴滴涕的福与祸、麦角酸二乙基酰胺的发明与致幻恶果、"橙剂"的发明与不幸、最具危险的毒品摇头丸；水银镜子、被禁用的水银体温计、自来水加氟杀菌消毒的争议；记述了20世纪最糟糕的发明，包括塑料袋、含铅汽油以及孟加拉国改水不当引发砷灾难；最后阐述了如何正确看待科学发明的两面性和普及科学知识、警惕科学误区的重要性。

1

科学发明与安全性的历史教训

1.1 科技发明给人类带来的负面影响

英国科学家罗伯特·温斯顿[①]指出:几乎所有的科学发明都使人类的生存环境变得艰难和危险,这显露出了它们的负面影响,即它们的阴暗面。

人类发明了望远镜、显微镜、蒸汽机、接种疫苗、电话、飞机、电视和电脑,还制造出了氢弹,并且踏上了月球。人类发明众多的化学品以各种方式提高了寿命,结果对环境的影响越来越强。然而,最终这些发明显露出了它们的一些阴暗面。这种阴暗面在科技发明之初几乎不能完全显露出来。但当它显现出来负面影响之时,为时已晚。[②]

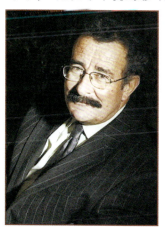

图 103　罗伯特·温斯顿

火

火的早期使用以及随后人类对火的控制,真正赋予了人类塑造未来世界的能力。人们为了生存和击退敌人,便发现了生火和保存火的方法。古希腊的《伯罗奔尼撒战争》期间,斯巴达人围攻代立昂时曾使用过火焰投射器。

1900年,德国军队对火焰喷射器进行了实验,并在第一次世界大战期间创建了三支特别部队使用这些武器。1915年7月30日,在佛兰德斯伊普尔以东2000米处的荷格(Hooge)地区,德国军队使用火焰喷射器对英国军队进行了一次突袭。结果让英国军队损失了751名步兵和31名军官。

1990—1991年的第一次海湾战争期间,撤退后的伊拉克军队将其所占领区域内的油井点燃,引起的火灾花费了几个月才被扑灭,火势在方圆几百公里之内都造

[①] 罗伯特·温斯顿(Robert Winston,1940—),是一位享有盛誉的科学家、作家、医生、电视主持人。他同时担任英国伦敦帝国理工学院科学与社会学院的教授、英国皇家学院人类生育研究所的名誉教授、英国皇家学会安万特奖评委会主席。作为一名杰出的科学家和医生,他的研究帮助成千上万名不孕不育的父母们奇迹般地拥有了自己的孩子,在人类生育领域做出了杰出的贡献。因此获得了英国皇家学会颁发的迈克尔法拉第金质奖章,并于1995年获得终生爵士爵位。他积极将科学知识传播给大众,参与了许多广受欢迎的电视节目,包括"人体探秘""超级人体""头脑风暴"等。著有《什么组成我》《这就是元素》《有趣的大脑——什么指挥我》《有趣的科学》等,荣获2005年英国皇家学会少儿科普图书奖。

[②] WINSTON R. Bad ideas? An arresting history of our inventions. London:Bantam Press,2010.

成了大范围的污染。

煤

在英国的土地下面蕴藏着丰富的、易采的煤资源。煤是一种方便、超级有效的燃料，而且是一种运输方便的资源。由于煤的存在，工厂可以建在人们认为最方便和最经济的地方。这就是工业革命为什么首先在英国产生的重要原因。煤可以转化为蒸汽，从而驱动机器运转，这标志着人类摆脱了大自然的束缚，成了自然的主人。但是，燃煤产生的烟雾曾使成千英国人死于烟雾之中。

开采黑色燃料——煤，也让人类付出了血的代价。在早期的矿坑中，矿工所用的斧头发出的火花与甲烷一接触便会发生爆炸。1812年5月25日，在英国达拉谟郡费岭就发生过一起类似的悲剧，造成了92名矿工无法从矿井内撤出，埋在里面两个月而身亡。现代煤炭工业的开采过程中煤矿瓦斯爆炸伤人的事件仍然时有发生。

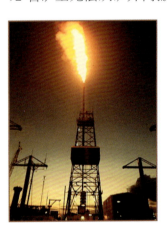

图104 在油井边燃烧的废气
（日落下的油井）

石油

随着工业革命的快速发展，英国的工厂主们便开始寻找最大化的生产方式。其中一种解决办法就是让工厂日夜不停地运转，这一举动驱使新一代的工程师们开始寻找 那些提供照明和动力的廉价而又安全的 方式，由此促成了石油的出现，并迅速成为最为丰富而又有效的商品。但石油带来了环境污染，而且今天仍在发生的石油 泄漏事件，对我们的生活造成了很大的 影响。

杀虫剂

杀虫剂已经成为现代生活的一个持久特征。2007年，全世界使用了超过24亿千克除草剂、杀虫剂以及杀真菌剂，来实现从保护小麦作物到防治疟疾等各种目的。

2013年8月18日，美国《华盛顿邮报》的报道指出，许多研究人员开始担心这些杀虫剂所产生的广泛影响。杀虫剂虽然解决了全球数十亿人的温饱问题，但是也可能正在其他领域引发健康问题。每年约有30万人服食杀虫剂自杀，很多是在亚洲。这个数字占全球自杀人数的三分之一。[①]

此外，科学家还发现大量使用杀虫剂可能会影响幼童的脑部发育。新烟碱类的杀虫剂至少在部分程度上要对蜜蜂数量的减少负责。澳大利亚的小麦种植者遭遇全球最严重的杂草侵扰问题，其原因是过度使用除草剂而导致了抗药性野草的出现。

---

① 杀虫剂成自杀者"利器" 滥用问题引美媒担忧. 新华网，2013-08-20.

1.2 药物与毒物的相互转化[①]

任何事物都具有两重性。药物既能治疗疾病，对患者有利；又有可能引起不良反应，对患者有害。药与毒之间没有明显的界限，并且可以互相转化。应用得当，毒物可成为良药；应用不当，药物可引起中毒。滥用药物不但不能治病救人，反而给患者带来痛苦和灾难，甚至会影响下一代的健康。因此，用药时要慎之又慎，合理用药才能达到治病的目的。

药可变成毒

人们对人参、鹿茸等高级补药颇为喜爱。有的人认为，补药对身体有益无害，甚至认为吃得越多越好，殊不知，药不对症反而有害无益。实际上，吃补药也要对症。美国报道了一种叫"人参滥用综合征"的病例，就是正常人长期服用人参所致的恶果，其临床表现为兴奋、慢性失眠、精神过敏、高血压、皮疹、水肿、欣快感或忧郁、低血压、食欲减退、闭经等症。其中一例因突然停服人参而引起低血压、全身虚弱和两手震颤。

维生素是维持机体健康所必需的一类低分子有机化合物，在调节机体物质代谢过程中有着十分重要的作用，维生素缺乏时可产生各种不同的疾病。但也不可过量服用，如过多摄入维生素A（长期每日超过600000国际单位）可引起中毒，严重者会危害健康。过去，北极爱斯基摩人曾因服用熊肝过多而引起剧烈头痛、眩晕、恶心、呕吐、毛发脱落、皮肤剥脱以及肝脾大，后经实验证明是维生素A中毒所致。

毒可变成药

在药学史上由毒变药的例子是不胜枚举的。以雷公藤为例，雷公藤毒名在外，医家望而生畏，民间多作为杀虫剂。《本草纲目拾遗》记载，雷公藤"采之毒鱼，凡蚌螺之属亦死，其性最烈"。近代亦有吃了雷公藤花蜜中毒及吃了几片雷公藤嫩芽发生中毒的报道。像这样一种"毒名卓著"的植物，经近代医家深入试验研究，查明其有毒成分与中毒原因，进而发现了雷公藤有抗炎、杀菌、活血化瘀、调整机体免疫功能等多方面的药理作用，在动物实验中更是发现其有抗癌作用。从此广泛应用于临床各科，治疗类风湿关节炎、红斑狼疮、肾炎、麻风反应等疾病，有"中药激素"之称。

又如，中国利用蛇神经毒素的镇痛和镇静等作用来治疗小儿麻痹后遗症、风湿性关节炎和神经衰弱等病，以毒攻毒，其效甚佳。

药源性疾病

数据表明，世界上正式上市的原料药有3400多种。药源性疾病的主要类型主

[①] 沈君彩，区淑仪，沈婉玲. 浅谈药物与毒物的相互转化. 医学与哲学：a，1984，1.

要是中毒型、炎症型、胚胎发育型、增生型、发育不全型、萎缩型、赘生型（癌变）、变性和浸润型、血管型（水肿、充血）、血管栓塞型、功能型等。①

药源性疾病的流行与化学药物的发展有密切联系。20世纪初期以来应用胂凡纳明等有机砷制剂作抗梅毒治疗，因而发生了药源性疾病——砷剂皮炎，这是药源性疾病的砷剂时代。后来因磺胺类的出现及广泛应用，流行起变态反应性多形态的药物性皮炎，这就使药性疾病进入磺胺时代。自从以青霉素为代表的各种抗生素研制成功和陆续生产，过敏性休克为主要表现的多种变态反应药源泉性疾病的流行，这就是药源性疾病的抗生素时代，其危害和严重性远过于磺胺时代。自20世纪60年代以来，由于类固醇激素在临床上广泛应用，人体引起的多系统损害开始加剧。

总之，药与毒是一对不可分割的矛盾，这对矛盾存在于治疗的过程中。在一定条件下，这对矛盾又可互相转化，药可变成毒，毒亦可以变成药。药物是人类与疾病斗争的重要武器，因此，必须掌握好，运用好，以达到"治病救人"的崇高目的。

1.3 从砷到肉毒毒素：美容的安全性

人类恐惧衰老，甚至胜过恐惧死亡，因而不断在抗衰老"特效药"上一次次地冒险。为了美容，人们曾经使用砷作为美容的化妆用品，在现代科技发展的今天，人们又为自己的美容而不惜代价大胆地使用肉毒毒素。

早在18至19世纪的欧洲，很多王室和贵族中流行着使用掺有微量砷化物（砒霜）的美容化妆用品，有的甚至还服用微量砷化物。因为当时人们认为，砷化物能使皮肤细腻而透明，结果常有人因此中毒而死亡。

当今的人们虽然早就不再敢用砷化物，却又有人发现了肉毒毒素——波唐克斯（Botox）。起先，波唐克斯并不是作为一种美容药而是治疗某些疾病的。后来发现它具有除"皱纹"效果，于是，医生们成功研究出美容毒素波唐克斯的应用方法。据报道，仅2002年，在美国用于购买波唐克斯的费用便高达4.3亿美元，其中的2/3是用于美容外科。②

面部的皱纹是由于面部肌肉反复活动(如皱或扬眉毛）形成的皮肤上的缝隙。而肉毒毒素之所以能消除皮肤皱纹，是因为它是一种神经毒素。当波唐克斯被注射进肌肉时，它便会使控制肌肉的神经失灵，导致肌肉的虚弱或麻痹。当面部的肌肉麻痹时，那些活动便被限制，皮肤就不

---

① 邬锦文. 药物治病还是致病. 百科知识，1983，8：70-73.
② 中国科技信息研究所. 发现毒素美容机制. 北京青年报，2003-05-27.

会出现缝隙。在波唐克斯注射以后的几天，皱纹便退掉了。波唐克斯治疗大约3个月的时间后脸上的皱纹便不会出现了。

波唐克斯给肌肤"永远年轻"带来了新的曙光，但是，这种疗法并非十全十美。注射一次波唐克斯的有效时间是4~6个月，要保持效果，每年需要注射3~4次，还可能出现一些副反应。专家提醒，毒针美容除皱市场需要规范。"打皱纹"不是一般的美容行为，而是医疗行为，应当去正规的医疗美容机构，而不是一般的生活美容院。肉毒毒素注射这种纯粹的医疗业务在生活美容院应明文禁止。

A型肉毒毒素是世界上最毒的物质之一，1克足以毒死数万人。但微量注入皮肤却可抗皱。这种"毒针美容"不仅风靡韩国、美国，还以不可抵挡之势席卷全球。但有关专家提醒，"毒针美容"当慎重，否则可能会出现严重后果。美国《科学》杂志主编唐纳德·肯尼迪，对肉毒毒素可能被滥用更是表现出了极大的忧虑。他在发表的题为《美女与野兽》的文章中担心，肉毒毒素在为人们带来美丽的同时，也会带来巨大的威胁。一旦FDA批准波唐克斯的美容用途，随着人们对青春美丽容貌的渴求和巨大商业利益的追逐，肉毒毒素的生产规模将迅速扩大，这也意味着美国的公共健康和国家安全受到威胁的机会将大大增加。

1.4 美国食品和药品安全性的百年回顾

美国《华盛顿邮报》的资深记者兰德尔·菲茨杰拉德[1]在《百年谎言》[2]中通过大量被科学界证实的确凿的证据，揭示了近百年以来，合成化学物质、特别是药物和食品，对人类健康和生存状态的负面影响。包括特富龙、消毒剂、漂白剂、空气净化剂和杀虫剂等700多种化合物使人体不堪重负；据权威研究，饮用氟化处理的水不仅造成儿童智商低下，而且会致癌；从减肥茶到口香糖的1200种食品中存在的各种人造甜味剂会引发88种中毒症状。

《百年谎言》还揭开了来自化学工业、制药业以及食品加工业等领域的迷信和谎言，从早期的科技进步如何引领新的产业形成讲起，剖析了行业主导企业乃至相关部门因利益驱动而漠视大众健康的原因。在大量确凿的事实和权威评判——两位知名的医学专家在对《百年谎言》进行了认真审读的基础上，菲茨杰拉德以冷静的视角预告了愈演愈烈的公共健康危机，不仅指出人类在这一空前的化学冲击

---

[1] 兰德尔·菲茨杰拉德（Randall Fitzgerald），于1974年开始记者生涯，最开始为多家报纸的专栏作家杰克·安德森做调查工作，后来供职的媒体包括《华尔街日报》和《华盛顿邮报》等著名报纸，还在华盛顿特区住了20年，任职《读者文摘》特约编辑。1984年，他与别人共同为里根总统撰写了有关联邦政府改革的总统委员会报告。他还是六本书的作者，包括畅销书《幸运的你》（Lucky You）。

[2] 菲茨杰拉德. 百年谎言. 但汉松，董苹，译. 北京：北京师范大学出版社，2011.

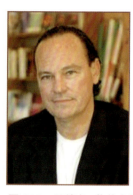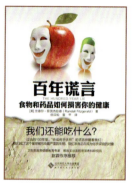

图 105　兰德尔·菲茨杰拉德与他的专著《百年谎言》

波下所面临的种种问题，而且提示人们该如何从日常生活细节做起来扭转这一不利局面。

菲茨杰拉德将 1906 年美国颁布《纯净食品和药品法》以来，近百年间食物和药品如何损害人们的健康的历史划为五个阶段。

第一阶段：1900—1939 年，合成物信仰体系出现

在 20 世纪伊始，人们的食品供应成了一个早期试验场。人们接受"让化学改善生活"的思想。按照"让化学改善生活"这一信仰体系，出现了各种科技革新，特别是化学家与食品加工公司合作，创造出人造甜味剂、黄油替代品、增味添加剂（如味精）和最早的部分氢化蔬菜酥油。这些合成物为后来的食品加工革命建立了一个平台。于是，从婴儿到坟墓，人们的饮食和健康现在都被三大经济部门所左右：食品加工公司、医学/制药巨头和化学工业，这些经济利益体结合在一起，形成了一套信仰体系，将合成物宣传为良性的，并且优于天然食品和药品。大部分人都天真地接受了这种观念。接下来的近百年间人们目睹的变化，记录了令人们滑向无法挽回的深渊。

这一阶段的典型事例是：

1911 年，最早的部分氢化植物油"Crisco"进入美国大众生活，此时医生们几乎还没有听过由冠心病导致的心脏病发作。

1923 年，四乙基铅（Tetraethyl Lead）被加进美国销售的汽油当中。在接下来的几十年间，空气中的铅一步步地毒害土壤、水和食物。铅遗留在人的骨骼中，并对儿童大脑造成先天性损坏。

1929 年，最初人们生产聚氯联二苯（PCB）是用于电子变压器、液压机液体、增塑剂和黏合剂。到了 1977 年，研究人员发现聚氯联二苯作为毒素在人体组织中进行着生物积累，全国取样的鱼种，有 94% 含有聚氯联二苯残余物；大部分受试妇女的乳汁中都检测到了聚氯联二苯残余物。

第二阶段：1940—1961 年，合成物改变了生活方式

在第二次世界大战前后，人们的生活因为一系列合成化学发现，发生了本质改变。制药业、农药产品和氟化工业在该阶段深深地渗入经济基础中，而食品、服装和家用产品中的合成物被人们当成便利必需品而广泛地接受。

这一阶段的典型事例是：

1947 年，性激素首先进入家畜生产中，用以增加动物的脂肪和体重。这些激素中的二乙基固醇（DES）被称为食品生产史上最重要的发展。几十年之后，二乙基固醇被发现致癌，甚至当食品药品管理局禁用该物质后，养用牲畜被继续注入非法剂量的二乙基固醇。

1948 年，从这一时期开始，美国食品加工业每隔十年味精（谷氨酸钠，MSG）的使用量就会翻倍，它被加入加工食品中，包括婴儿食品。在20世纪末，研究人员发现味精能在人体中激发几十种有毒反应。

1956年，医学研究人员安塞尔·凯斯（Ancel Keys）认为部分氢化植物油中的反式脂肪与心血管疾病有关。

1959年，壳牌（Shell）和陶氏（Dow）化学公司生产出了用作土壤熏剂的二溴氯丙烷（DBCP），以保护水果种植。它被广泛喷洒到葡萄园和柑橘园里。20年后，环保局将二溴氯丙烷作为危险毒素废止，几百名男子因为接触这种熏剂而无法生育。

第三阶段：1962—1973年，合成毒素的迁移

1962年出版的蕾切尔·卡逊的《寂静的春天》是公共政策领域的一个分水岭事件。该书记录了有毒合成化学物质是如何通过环境进入鱼和其他动物的肉中的。有毒化学物的传播并不局限于农药。正如后期研究所揭示的那样，还包括各种普通合成化学物质，它们也开始毒害全人类的身体。

这一阶段的典型事例是：

1963年，从这年开始到1992年，根据美国农业部的统计，美国农业中化学农药的使用增加了300%，尽管耕种土地的总面积几乎保持不变。

1971年，研究人员发现，母亲服用二乙基固醇（DES）与她们女儿患的一种罕见阴道癌有关。很明显，孕期服用二乙基固醇会影响胎儿发育。

1972年，美国环保局取缔了农药滴滴涕，因为它可能对人类致癌。

第四阶段：1974—1997年，食品质量恶化

在20世纪70年代，大部分鱼肉和乳制品如果产自工厂化农场，都含有生长激素、抗生素和各种杀虫剂等毒素。加工食品的数量在食杂店的货架上急速增长。它们大部分都含有合成化学添加剂，比如色素、防腐剂、替代糖和增味剂。快餐特许经营店也成为大部分美国人就餐的主要去处。

这一阶段的典型事例是：

1979年，30%的人体乳汁中发现了聚氯联二苯，测试的平均浓度是10亿分之86，这个数字比食品药品管理局当时召回的被聚氯联二苯污染的牛奶要高，当时的浓度水平是10亿分之62.5。

1980年，食品药品管理局做的检测发现，38%的取样食品中含有农药残余。

1987年，国家科学院发布了一份报告，估计高达15%的美国人口患有复合化学过敏症，并导致了不同程度的不适；仅仅六年之后的1993年，科学家估计这一数字已经翻了一番，达到总人口的30%。

1994年，美国食品药品管理局批准了转基因食品上市。在七年内，转基因的种类占到全美种植玉米的26%，大豆的68%，棉花的69%。在食杂店货架上，食品加工商使用转基因玉米和大豆作为原料的占到60%。

沙门菌通过封装的冰激凌暴发传染，让41个州的22万多人患病。

美国卫生和人员服务部的报告显示，1200种食品（包括低热饮料）中的主要成分，人工增甜剂阿斯巴甜能导致人类出现88种中毒症状，其中一些可能致死。

1997年，在刚刚被食品药品监督管理局批准一年，减肥药瑞德科斯（Redux）和芬芬（Fen-phen）就收到几百起心脏瓣膜损伤的报告，之后遭到撤市。

美国农业部的一项试验发现，全美生

产的水果和蔬菜中有 72%含有可测水平的农药。一个桃子样品中含有 14 种不同的农药残余物；美国农业部分析的 1 万种食品样本中，共找到了 92 种不同的农药。滴滴涕虽然已经在几十年前被禁用，但依然在 25%的食品中检测到了该成分。

第五阶段：1998—2005 年，健康影响在加速。这个阶段是一个分水岭时期，它揭示了与合成化学物质有关的卫生问题已经积累到了何种程度。处方药杀死的人比从前任何时候都多。食品传播疾病的病例比以前任何时候都多，食品中维生素和矿物质水平比以前任何时候都低，流通食品和日用品中新增的合成化学成分和物质比从前任何时候都多。

这一阶段的典型事例是：

2000 年，国家科学院报告说，全美一半以上的孕妇产下的婴儿都不够健康，这些婴儿的先天缺陷中有 1/3 是由接触有毒化学物导致的。

2003 年，在这一年，全美种植的大豆和玉米中分别有 80%和 38%被基因工程改变过，这两种作物的衍生物现在出现在 70%的加工食品中。

科学杂志《环境科学与技术》揭露，一种有毒的化学阻燃剂 PBDE 被用于毛毯、电器和家具中，它已经污染了 32 种受查的名牌食品中的 31 种，包括冰激凌、鸡蛋、牛奶、黄油、奶酪、鸡肉和火鸡。

从 18 个州的妇女乳汁中进行抽样，结果发现其中含有微量的高氯酸盐，该毒素是火箭燃料的成分。得克萨斯理工大学（Texas Tech University）的研究人员报告说，来源可能是被灌溉用水污染的食物，这些水中积累了从全美各地国防工厂渗流出来的毒素。在乳汁中的毒素水平上，满月婴儿所吸收的高氯酸盐足够超过国家科学院专家组制定的安全标准。

耶鲁医学院的研究人员报告说，低剂量的环境污染物双酚 A（用于制造食品储存容器的材料）能导致儿童学习障碍，以及成年人的神经退变性疾病。

总之，菲茨杰拉德认为过去的 100 年里，"合成优于天然"的谎言伴随着人类，人类成了这个星球被污染最严重的生物，人类本身正在成为化学实验的对象。

继经典绿色科普读物《寂静的春天》和畅销书《快餐国家》[①]之后，兰德尔·菲茨杰拉德所著的《百年谎言》将美国的绿色保健运动推向了新的高潮。

---

① 艾力克·施洛瑟（Eric Schlosser）著的《快餐国家》，以最真实的情况揭露了"所有美国饮食的阴暗面"。电影版《快餐国家》是根据 2001 年出版的同名畅销纪实作品改编，但书中的纪实情节在影片中被小说化。2006 年在美国、法国和澳大利亚等国上映。专家评论认为将影片拍成纪录片更为合适。

2

损害健康的食品与药品

2.1 最早的可口可乐含有可卡因

最早的可口可乐里含有可卡因,从1886年开始,至少直到1903年,可口可乐里面一直都含有这种物质。开始,这种药品的含量是相当高的,而这在当时也是合法的,后来,药量慢慢地降了下去,最后完全消失了。

可口可乐的酿造者

19世纪,是一个专利药品极其发达的时代,意大利人安吉罗·马里安尼最早制造的含可卡因的红酒,即"马里安尼酒",得到罗马教皇利奥十三世(1878—1903)同意并批准。利奥十三世还专门为安吉罗·马里安尼颁发了一枚纪念勋章。同时,这种掺有可卡因的红酒受到一些名人的青睐,如托马斯·爱迪生和大仲马等。

1886年,患有吗啡瘾的药剂师约翰·彭伯顿酿造出了自己的可口可乐,一种由糖水、可可叶提取物和咖啡制成的药物,取名为"三效保肝丸",也称为"金酶草糖浆"。彭伯顿销售这种专利药品,将"知识分子"确定为目标顾客。当时人们认为,只有上层人士才患有偏头疼、阳痿、压抑和神经衰弱,需要此种饮料。但那时根本没想到这种混合饮料里面掺有可卡因。约翰·彭伯顿仿照安吉罗·马里安尼的做法,制造出了一种特别畅销的欧洲饮料,一鸣惊人。

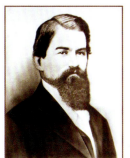

图106 约翰·彭伯顿

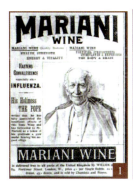 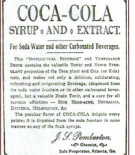

图107 19世纪含可卡因的饮料广告(1.安吉罗·马里安尼制造的含可卡因的红酒的广告;2.19世纪80年代晚期宣传含可卡因的可口可乐的广告)

弗里德里克·艾伦在他的著作《秘方》里记载:"彭伯顿医生往这种新的甜味软饮料里到底加入了多少可卡因,这在一个多世纪以后是不可能计算出来的,可是,哪怕只是碰一碰这种药品,再加上糖和咖啡因的混合——比当今的可口可乐多四倍,或者与一杯浓咖啡里所含的量差不多——就足以使彭伯顿医生的饮料风靡一时。"而理查德·扎克斯[①]评论约翰·彭伯顿

[①] 理查德·扎克斯(Richard Zacks),《西方文明的另类历史》一书的作者。见扎克斯.西方文明的另类历史.李斯,译.海口:海南出版社,2002:74-76.

是一位半瓢水药剂师。

彭伯顿很担心戒酒运动,也想尽快利用当时流行的苏打喷壶热而赚取一大笔钱,因此降低了饮品中的酒精含量,而加进了大量咖啡因。他仍然目标明确地针对着家庭治疗市场。

购买可口可乐专利的人

1889年,药剂师阿萨·格瑞格·坎德勒花2300美元购买到可口可乐的专利,并在一只铁罐中与他的另一种专利药品一起酿造。在接下来的10年当中,可口可乐一直是作为一种药酒而名扬四海。但美国新闻界的人士担心,可口可乐中的可卡因有可能会使一些"黑人"发生暴力。

坎德勒是位虔诚的浸信会①教友,他因此进一步减少了可可成分,只留下很少一部分以保持其商标名。1901年,可口可乐起诉美国政府,说这种饮料不应该支付一种新的专利药品印花税。美国政府需要证明可口可乐里面已经有足够多的可卡因(也就是药品),这样才能收税;但该公司则证明可口可乐只是一种花样软饮料。坎德勒宣誓承认,可口可乐里面的确有一些可卡因,但他的专家证人,乔治·潘因医生将其含量控制在每盎司一粒的1/400的范围内。

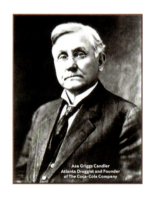

图108 阿萨·坎德勒

因而"这种含量少得惊人"。陪审团认为,可口可乐大部分为糖分和水分,因此,政府败诉了,并退回该公司29502美元印花税。

坎德勒越来越富,也越来越虔诚,他觉得钱已经赚够了。于是他找到全国最大的可卡因供货商,也就是罗斯勒哈斯拉切尔化学公司,商讨要将可可提取物留在里面,但绝对要拿走所有的可卡因。路易斯·席夫尔医生将古柯叶子捣碎,再与锯末搅拌,将它们泡在碳酸氢盐苏打水里面,然后以甲苯(煤焦油溶剂)滤过,并以蒸汽蒸馏。这样,从1903年起,可口可乐中的麻醉剂可卡因就被彻底去掉了。

坎德勒的时机把握得很好。当时的美国,由于不断高涨的戒酒戒毒呼声,已经开始对一些物品进行法律查禁。1906年,美国国会颁布《纯净食品及药品法令》,这是美国政府第一次以法令形式禁止美国公民滥用可卡因、鸦片和其他药品。但当时的情况是,一些公司仍然可以生产一些含可卡因的药品,只要名字起得好,使其不超过政府政策底线即可。如果抓到有人违犯上述法令,其罚金也是少得可怜,最多也不过200美元。

1914年,美国国会通过了一项麻醉剂法案,结束了美国以前禁毒不力的局面,并切断毒品供应线,逮捕了一些使用禁药者。美国几乎所有的州都颁布了各种类型的反可卡因法令,从此,可口可乐饮料中就彻底消除了可卡因。

---

① 浸信会(Baptist Churches,又称浸礼会),基督新教主要宗派之一。17世纪上半叶产生于英国以及在荷兰的英国流亡者中。当时属清教徒中的独立派,反对给儿童行洗礼,主张教徒成年后方可受洗,且受洗者须全身浸入水中,称为"浸礼",故称之为浸信会。

2.2 食品添加剂之神：安部司的故事

安部司为过去的所为"赎罪"

安部司，日本人。从事食品添加剂推销工作 20 多年，人称"添加剂活辞典""食品添加剂之神"。他不仅熟知各种添加剂的作用和用法，并亲眼见证了食品加工生产的"幕后"。他协助厂商开发了低盐咸菜、方便面、健康饮料、汤料、汉堡、速食肉丸等几乎所有种类的加工食品，能用舌头分辨出食品中用到的纯添加剂。

1973 年，安部司毕业于日本山口大学化学系。毕业后，自己创立了一家日本第一的添加剂公司，事业发展得如火如荼。他曾受食品加工厂委托，用二三十种添加剂把黏糊糊的废肉制成好吃的肉丸。该产品上市后，大受孩子们和妈妈们的欢迎，销量很好，他一度为此感到骄傲。

但有一件事情改变了安部司的人生。他女儿 3 岁生日时，太太准备的宴席中有一盘恰好是安部司自己开发的肉丸。当他亲眼见到女儿也在吃这种肉丸的时候，他才意识到，自己的家人也是自己开发的食品的消费者。这是用黏糊糊的废肉和二三十种添加剂制成的肉丸，成本仅二三十日元，售价却要 100 日元，且人见人爱。安部司取走了肉丸盘子，并告诉家人，我们这是在吃三聚磷酸钠、甘油脂肪酸酯、磷酸钙、红色 3 号、红色 102 号、山梨酸、焦糖色素。家人听到后大感震惊。安部司更是陷入深深的自责，他彻夜未眠，开始怀疑自己"毕生的事业"，是不是和那些出售杀人武器、中饱私囊的"害人的商人"，如出一辙。

此时，他才重新想起以前听过的一些话。火腿厂老板说："我从来不吃我们厂的火腿。"咸菜加工厂老板说："我们是把黑色的蔬菜漂白后，用着色剂上色的。"甚至连饺子店、豆腐店的老板也说："我们吃的都是自己另做的。"第二天，安部司决定从食品添加剂公司辞职。此后，他受邀开始做关于添加剂的演讲，撕开了"添加剂黑幕"。他因通俗易懂和生动有趣的演讲而深受好评。

他声言，这是对过去所为的一种"赎罪"。他说，因为他比任何一个人都了解日本食品添加剂的现状，他亲眼目睹各种白色粉末是怎样哗啦啦被送进食品里。他有责任为过去的行为"赎罪"。

食品是怎样制作的，为了什么目的，使用了多少、什么样的添加剂，这些事实一直不被消费者所知。现在的消费者在购买食品时只图便宜、方便，没有任何安全意识。作为一名曾与食品添加剂亲密接触的"添加剂翻译"，57 岁的安部司开始著书。他在自己的专著中最大限度地利用自己的经验，带领普通消费者深入食品加工的"背后"，让你了解以前根本想象不到的真相，并

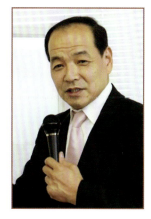

图 109　安部司

教你怎样选择真正的安全食品!

安部司揭秘食品真相的专著

安部司先后著有多部书籍，主要有《食品真相大揭秘》（李波译为中文版，天津教育出版社，2007）、《恐怖的食品添加物》（陈玉华译为中文版，世潮出版，2007）、《真相贰：我们究竟还能吃点儿啥?》（叶晶晶译为中文版，东方出版社，2010）。

安部司在《食品真相大揭秘》中揭秘了骨汤拉面、火腿、果汁饮料、咖啡奶精、酱油、盐、酒等与百姓息息相关的食品制作真相，更告诉了消费者选择安全健康食品的方法，教你学会看产品配料表，变成精明理智的购物人。《恐怖的食品添加物》是第一本揭露食品"内幕"的书。《真相贰：我们究竟还能吃点儿啥?》一书介绍了改变作者命运的"肉丸子"事件是怎么回事？孩子们喜爱的汉堡、饮料、方便面是怎么制作出来的？一碗泡面中含有11.5克盐、30克油，一个汉堡中含有60种食品添加剂等，这些数字令人触目惊心!

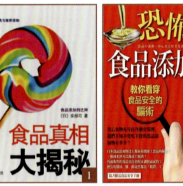
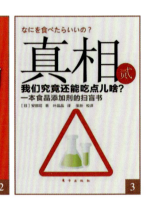

图110 安部司的专著（1.《食品真相大揭秘》，中译本封面；2.《恐怖的食品添加物》，中译本封面；3.《真相：我们究竟还能吃点儿啥?》，中译本封面）

2.3 从磺胺酏剂灾难到"反应停"事件

磺胺酏剂与肾衰竭

磺胺类药于20世纪30年代问世。1937年秋天，美国一家公司用工业溶剂二甘醇代替乙醇和糖来生产一种磺胺酏剂，供应南方的几个州，用于治疗感染性疾病。当年9月至10月间，忽然发现这些地方肾衰竭的患者大量增加。经调查，由于服用这种磺胺酏剂而发生肾衰竭的有358人，死亡107人。尸检表明死者肾脏严重损害，死于尿毒症，究其原因，主要是二甘醇在体内经氧化代谢成草酸导致肾脏损害。

磺胺酏剂事件是20世纪影响最大的药害事件之一，历史上称之为"磺胺酏剂灾难"（Elixir Sulfanilamide Disaster）。磺胺酏剂事件酿成的悲剧促使美国政府加快对药品和食品安全的立法。1938年罗斯福总统签署了美国国会通过的《联邦食品、药品和化妆品法案》，规定所有新药上市前的药品必须通过安全性审查。

在调查磺胺酏剂事件期间，芝加哥大学药理系的尤金·杰林①和他的博士研究生凯尔西就磺胺药和二甘醇的毒理机制进行了研究。美国食品药品监督管理局，以莱赫曼为首的研究小组对二甘醇也开展了一系列研究工作，对药理学与毒理学的发展也产生了重大影响。

反应停与海豹肢症婴儿

1956年，原西德首次出售镇静药反应停，三年后报道一例疑为此药引起的畸形病例，但没有肯定性的意见。直至1961年才确定孕妇服用"反应停"对胎儿有致畸作用。在此期间，有数千名有严重骨骼和多种畸婴儿出生。这就是闻名于世的"反应停事件"。

1961年12月，澳大利亚产科医生威廉·麦克布雷德在英国《柳叶刀》杂志上发表文章，指出"反应停"可致婴儿畸形。这是一种四肢发育不全的出生缺陷，因为短如海豹的鳍足而被称为"海豹肢症"。海豹肢症突然增多的原因是母亲在怀孕期间都服用过"反应停"，麦克布雷德认为是"反应停"导致海豹肢症。德国儿科医生维杜金德·伦兹也得出相同的结论。当"反应停"导致海豹肢症的原因确定后，欧洲有1万到2万名海豹肢症婴儿诞生，而美国仅仅出现了17例海豹肢症婴儿。

事件发生后，各国纷纷将"反应停"强行下架。梅瑞公司火速收回发出的药品。海豹肢症婴儿控告格仑南苏公司的诉讼一直到2012年7月才赢了第一桩官司。一个月后格仑南苏公司经过50年的沉默后才为"反应停"事件正式道歉，对于那些已经死去的受害者和还健在的5000多名受害者来说，这个道歉来得太晚了。

由于"反应停"事件的历史教训，发达国家政府对药物不良反应展开深入研究。与此同时，1962年10月，肯尼迪总统签署相关修正案，规定新药上市必须向FDA提交有效性和安全性数据，上市药物一旦出现问题，必须尽快找回。

1963年，英国及时修订了有关法规，成立了"药物安全委员会"。1965年5月，世界卫生组织通过决议，号召各成员国建立国家监控制度。随后，许多国家制定了药品法，建立了有关药品不良反应的管理与咨询机构，筹办了药物不良反应的报告、监控系统，医院成立了药品管理委员会。一些国家还制定了与药品安全有关的重要技术政策，包括：关于新药研究试验问题，关于药品安全性的复审问题和关于药品不良反应受害者的救济。

"反应停"事件震动西方社会，

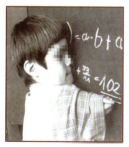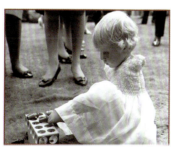

图111 "反应停"事件失去手臂的儿童

---

① 尤金·杰林（Eugene Maximillian Geiling，1891—1971），出生在南非奥兰治自由邦，1911—1915在南非大学获得学士学位、硕士学位和博士学位，1917年进入美国伊利诺伊大学。1923年获得美国约翰霍普金斯大学医学院的医学博士学位。1921—1935年，在约翰霍普金斯大学药理学系任教，1935年在芝加哥大学药理学系任教。

也震动了世界医药界。人们深深刻地认识到,现代的药品,已不只是治病的一种手段,也是一种特殊的商品,如果对其致病作用认识不足,不加限制,它将成为社会的公害因素,可能给人类社会带来严重危害。在这个事件的冲击下,世界卫生组织和一些国家的政府相继做了强烈反应,采取立法手段和加强社会性管理对策,以防止药源性疾病。因此,"反应停"事件在药源性疾病的发展历史上具有特殊意义。

药物安全卫士:弗朗西斯·凯尔西

1962年7月15日,《华盛顿邮报》的一篇文章报道了凯尔西在"反应停"上市申请中的表现,认为如果没有她的坚持和勇气,会有成千上万的美国海豹肢症婴儿出生。一夜之间,凯尔西从默默无闻成为美国英雄,并于当年被授予优异联邦公民服务总统奖。1963年,凯尔西出任FDA药物调查处处长。1968年升任科学调查办公室主任。

弗朗西斯·奥尔德姆·凯尔西是医学博士,药理学家。1936年,她是芝加哥大学药理学系的博士生,1937年,她参与尤金·杰林对磺胺药和二甘醇的毒理机制的研究,并因此于1938年获得博士学位。在她担任美国食品和药物管理局(FDA)的医师期间,她为防止沙利度胺("反应停")进入美国市场而闻名于世,成为美国最受尊敬的公务员之一。成为传奇人物的弗朗西斯·凯尔西为FDA服务45年后,2000年以90高龄退休,2014年7月24日是她100岁寿辰。

由于处理"反应停"上市申请时,凯尔西表现出的慎重、毫不妥协和勇气,让FDA真正地成为一块金字招牌。从此,安全性成为药物监督的基本原则,尤其是儿童和孕妇用药,在安全性上没有商量的余地。

2.4 儿童咳嗽糖浆最初竟含有海洛因

海洛因是一种使人上瘾的毒品物质,但曾经却被医生当作治疗儿童咳嗽的一种药物。1901年,德国拜尔药业出品的海洛因咳嗽糖浆,包治百病。当时科学家们认为海洛因是一种非上瘾物质,并且对于治疗咳嗽有着显著效果。20世纪初,欧洲国家一些医院还使用海洛因作为药物,但随后便被禁止使用。

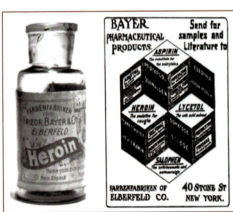
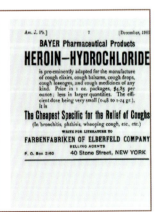

图112 德国拜尔药业出品的海洛因咳嗽糖浆(商标)

2.5 滥用抗生素的严重后果

抗生素（Antibiotics）是治疗感染性疾病的常用药物，它于 1941 年被应用于临床，是 20 世纪最伟大的医学发现，它使人类的平均寿命至少延长了 10 年。

抗生素以前被称为抗菌素，是指由微生物（包括细菌、真菌、放线菌属）或高等动植物在生活过程中所产生的具有抗病原体或其他活性的一类次级代谢产物，并能干扰其他生活细胞发育机能的化学物质。它不仅能杀灭细菌，而且对霉菌、支原体、衣原体、螺旋体、立克次体等其他致病微生物也有良好的抑制和杀灭作用。目前已知天然抗生素近万种。临床常用的抗生素还有转基因工程菌培养液中的提取物，以及用化学方法合成或半合成的化合物。然而，抗生素的滥用，产生了多种危害。

滥用抗生素的后果

抗生素是用于治疗各种非病毒感染的药物，但在临床使用中由于很多患者常常不服满疗程，使得很多细菌得以苟延残喘并且在发生变异后获得抗药性。有些医生甚至在治疗普通感冒时也给患者开抗生素，滥用抗生素已经显现出许多副作用。儿童是滥用抗生素恶果中的最大受害者，首先最直接的影响就是导致儿童身体里面细菌耐药率增高。并且很容易残害或者潜在地残害儿童的身体器官。同时还会造成儿童体内正常菌群的破坏，降低儿童机体抵抗力，进而引起二重感染。

科学家们警告，抗生素的耐药性，会产生耐药性的"超级细菌"，严重威胁人类健康。2014 年 7 月，英国经济学家吉姆·奥尼尔[1]发布《抗生素耐药性评估报告》，他在报告中指出，2014 年，全球 13 万人因麻疹去世，120 万人因交通事故去世，140 万人因腹泻病去世，150 万人因糖尿病去世，820 万因癌症去世，70 万人因抗生素耐药去世。奥尼尔说："超级细菌感染已经导致全球每年 70 万人死亡，在没有获取新药物前，2050 年全球将有 1000 万人感染超级细菌死亡，比每年死于癌症的 820 万人还多，耐药感染将成为全球排名第一位的死亡原因。"

寻求抵制的对策

面对抗生素耐药性这一全球性难题，世界卫生组织向科学家们发出倡议寻求对策。而 1981 年成立的组织——慎用抗生素联盟，其成员更是遍布全球 90 多个国家。而越来越多的国家更是采取立法手段禁用抗生素。

欧盟委员会颁布了 4 种抗生素在欧盟

---

[1] 吉姆·奥尼尔（Jim O'Neill），经济学家。毕业于英国谢菲尔德大学（Sheffield University）和萨里大学（University of Surrey）。主要研究外汇市场。2001 年起，担任高盛投资公司（Goldman Sachs）首席经济学家。曾被英国首相卡梅伦钦点为抗生素危机审查的负责人。吉姆最知名的成就是提出"金砖四国"（BRIC）概念，BRIC 一词也已成为代表未来增长机遇的巴西、俄罗斯、印度和中国的代名词。

范围内使用的禁令。这4种抗生素包括杆菌肽锌、螺旋霉素、弗吉尼亚霉素和泰乐菌素磷，它们占抗生素市场总份额的80%，自1999年7月1日起不得用于家畜、家禽饲养。

2011年4月7日，世界卫生日的主题是"抵御耐药性：今天不采取行动，明天就无药可用"，直指全球出现的"滥用抗生素"现象。各国围绕这一主体开展广泛的科普宣传活动。

抗生素使用中应掌握的原则

合理使用抗生素，应防止或减少细菌产生耐药性和毒性反应，并控制耐药菌株的扩散，因此在处理感染性疾病时应掌握以下原则：

第一，严格掌握适应证，凡属可用可不用者尽量不用，一种药物能够奏效时就不同时使用几种抗生素，以减少细菌接触药物的机会。

第二，严格掌握剂量、疗程，以保持有效抗菌浓度，控制耐药性发展，同时避免长期用药，防止药源性疾病的产生。

第三，充分掌握药物的作用特点和药理性质，对抗生素的抗菌谱、作用机制、体内过程、适应证、禁忌证、不良反应及制剂组成、剂量、给药途径等做到心中有数，同时了解药物研究进展情况、市场情况，做到有的放矢。

第四，注意特殊情形时的用药，了解患者的其他疾病，肝、肾功能，老年人、孕妇等的生理变化特点以及感染本身处于何种程度，是原有抗菌药物治疗无效，或感染正在恶化加重阶段，还是治疗有效，感染得到控制，病情正处在好转阶段。老年人肺部感染，应考虑到患者肾脏功能的变化，选择对肾脏毒性小的药物，孕妇用药则应考虑药物穿过胎盘的能力，有无致畸可能而选择对胎儿安全的药物，如有条件可对危重患者进行血药浓度监测，以做到用药安全有效。

2.6 平喘药竟然变成"瘦肉精"

平喘药盐酸克仑特罗（Clenbuterol），简称克仑特罗，又名克喘素、氨哮素、氨必妥、氨双氯喘通，主要用于治疗支气管哮喘、慢性支气管炎和肺气肿等疾病。

从1998年到21世纪之初，平喘药盐酸克仑特罗竟然成了"瘦肉精"。

当"瘦肉精"以超过治疗剂量5~10倍的用量用于家畜饲养时，即有显著的促进动物体蛋白质沉积、促进脂肪分解、抑制脂肪沉积，能显著提高胴体的瘦肉率、增重和提高饲料转化率，因此被用作牛、羊、禽、猪等畜禽的促生长剂、饲料添加剂，成为饲料加工企业和养殖户促进动物多长瘦肉，少长膘的"秘密武器"，以谋求不法经济利益。但人食用含有"瘦肉精"的猪肉对人体有害，甚至会发生中毒。

2001年，中国广东、浙江、上海、长沙、河南、北京先后发生多起"瘦肉精"中毒事件。

3

成为毒物的科学发明

3.1 弗里茨·哈伯的功与过

弗里兹·哈伯发明合成氨,为攻克氨的合成这一世界难题做出了贡献,但他也因发明化学武器并用于战争,使无数人伤残致死,成为战争魔鬼遭人唾骂,受到世界爱好和平人民的一致谴责。

发明合成氨作为氮肥

诺贝尔奖获得者、德国犹人科学家弗里兹·哈伯[①]发明了便宜的合成氨作为氮肥,使人类从此摆脱了依靠天然氮肥的被动局面,加速了世界农业的发展,将无数人从饥饿的死亡线上拯救出来。

哈伯从1904年开始进行合成氨的试验。1906年,哈伯在600℃高温、200兆帕高压条件下,用锇作催化剂,以电解水生成的氢并以大气中的氮为原料,成功得到了氨浓度为6%~8%的产率。1909年,他又用原料气循环使用的方法,成功地解决了氨、氮混合气产率不高的问题。1914年哈伯建成一座日产30吨合成氨的工厂。哈伯的发明震动了全球化学界,并产生了划时代的效应。他的发明使大气中的氮变成生产氮肥的、永不枯竭的廉价来源,从而使农业生产依赖土壤的程度减弱。哈伯因此被称为解救世界粮食危机的化学天才。

研制战争毒气遭谴责

1911年哈伯在柏林近郊的威廉物理化学及电化学研究所担任所长,同时兼任柏林大学教授。1914年第一次世界大战爆发,民族沙文主义所煽起的盲目的爱国热情将哈伯深深地卷入战争的漩涡。他所领导的实验室成了为战争服务的重要军事机构,哈伯承担了战争所需的特别是研制战争毒气方面的材料供应和研制工作。他认为,化学也可以成为解决第一次世界大战中的壕沟僵局的一种办法。于是他错误地认为,毒气进攻乃是一种结束战争、缩短战争时间的好办法,从而担任了大战中德国施行毒气战的科学负责人。

根据哈伯的建议,1915年1月德军把装盛氯气的钢瓶放在阵地前沿施放,借助风力把氯气吹向敌阵。第一次野外试验获得成功。1915年4月22日在德军发动的伊普雷战役中,哈伯亲临前线指挥毒气弹的施放。在6千米宽的前沿阵地上,在5分钟内德军施放了180吨氯气,约 人高的黄绿色毒气借着风势沿地面冲向英法联

[①] 弗里茨·哈伯(Fritz Haber,1868—1934),德国化学家,1868年12月9日出生在德国西里西亚布雷斯劳(现为波兰的弗罗茨瓦夫)的一个犹太人家庭。毕业于柏林大学、海德堡大学。1909年成为第一个从空气中制造出氨的科学家,因此获得1918年瑞典科学院诺贝尔化学奖。著有《工业电化学的理论基础》和《工业气体反应动力学》。1934年1月29日,哈伯因突发心脏病逝世于瑞士的巴塞尔。

军阵地（氯气比重较空气大，故沉在下层，沿着地面移动），进入战壕并滞留下来。这股毒浪使英法军队感到鼻腔、咽喉疼痛，随后有些人窒息而死。这样一来，英法士兵被吓得惊慌失措，四散奔逃。据估计，英法联军队约有15000人中毒，其中5000人死亡。这是军事史上第一次大规模使用杀伤性毒剂的现代化学战的开始。①

哈伯的行径立即遭到各界人士的指责。他妻子克拉克·哈伯的反对最为强烈。但此时的哈伯已丧心病狂，完全被所谓的民族主义蛊惑，听不进去任何劝告。他妻子因此万念俱灰，愤而自杀。但妻子的死并没能唤起哈伯的良知，他反而变本加厉。1915年12月，哈伯指挥他的毒气部队对伊普尔地区的英军施放毒剂，造成英军1000余人中毒；1917年，他又指导德军对英军进行首次芥子气攻击，10天内使英军1.4万人中毒。

此外，哈伯发明的主要用作粮仓熏剂的杀虫剂氰化氢毒气，在后来德国希特勒大屠杀时期被用于毒气室处决无辜的人民，造成了约120万人死亡。

毒气所造成的伤亡，连德国当局都没有估计到。然而使用毒气，进行化学战，遭到欧洲各国人民的一致谴责。科学家们更是痛斥这种不人道的行径。鉴于这一点，英、法等国科学家理所当然地反对授予哈伯诺贝尔化学奖。哈伯也因此在精神上受到很大的震动。战争结束不久，他便逃到乡下去了。

1918年2月6日，红十字国际委员会发出了一项公开呼吁，强烈反对第一次世界大战的交战方使用毒气。红十字国际委员会将这种气体描述为"由科学完成的一项野蛮发明"，主张"以我们能够掌握的一切力量反对这种只能称之为犯罪的作战方法"，并警告说这是"一种比有史以来任何东西都更为野蛮的举动"。

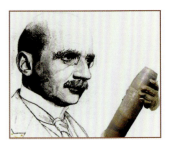

图113 弗里茨·哈伯和他的毒气试验

迟到的忏悔

毒气战惨无人道的灾难性杀伤，使哈伯越来越受到世界爱好和平的人民的强烈谴责。在这种舆论压力下，哈伯终于开始反省自己对人类文明犯下的滔天大罪，内心十分痛苦。1917年，他毅然辞去他在化学兵工厂和部队的所有职务，以向那些在毒气弹中痛苦死去或因此终身残疾的人谢罪。

1919年，瑞典科学院考虑到哈伯发明的合成氨对全球经济巨大的推动作用，决定给哈伯颁发1918年唯一的诺贝尔化学奖。消息传来，全球哗然。一些科学家指责这一决定玷污了科学界。但也有一些科学家认为，科学总是受制于政治，科学史上许多发明既可用来造福人类，也可用于毁灭人类文明。哈伯发明合成氨，可以将功抵过。

面对接踵而来的掌声与唾骂，哈伯平静地说："我是罪人，无权申辩什么，我能做的就是尽力弥补我的罪行。"

---

① 李妍妍，王胜强. 德国化学天才哈伯——毒气弹魔鬼. 中国国防报，2006-02-28.

3.2 滴滴涕：是福？还是祸？

滴滴涕的发明与诺贝尔奖

1847 年，德国著名化学家蔡德勒（O. Zeidler）合成了一种有机氯化合物，化合物中含有两个氯苯和一个三氯甲基，化学名称为二氯二苯基三氯乙烷，简称为 DDT（滴滴涕或二二三）。蔡德勒只对合成本身感兴趣，他没有对滴滴涕进行深入研究，所以没有发现滴滴涕具有杀虫作用。

20 世纪初的前 20 年，世界上 3000 多种有害的昆虫吃掉大量谷物、水果和纤维品，还传染疾病，人类渴望杀死这些有害的昆虫。当时，人们对付害虫的方法主要是使用天然植物农药和矿物农药，如除虫菊、鱼藤酮、无机砷化剂等。砷化物对人畜有剧毒，而其他农药供不应求，不能满足农业生产的需要。

1932 年，瑞士化学家保尔·赫尔曼·米勒（Paul Hermann Müller）开始研究有机氯化合物与杀虫活性之间的关系。他发现三氯甲苯基是昆虫致死的活性基团，经过数年的潜心研究，他终于在 1939 年，发现了滴滴涕对昆虫具有很好的致死作用，而对大多数生物无害。滴滴涕的发明对全世界的农民以及对诸如疟疾一类热带病流行的地区来说，都是一个好消息。

1940 年，瑞士的嘉基（Geigy）公司成功地开发了滴滴涕杀虫剂产品，从此 DDT 在世界范围内得到了广泛地应用。

1942 年，滴滴涕开始在市场上公开销售。1943 年，意大利战场上将滴滴涕撒在士兵身上，平民百姓也将滴滴涕稀释成溶液大面积喷洒，蚊、蝇、虱明显减少、迅速死亡，斑疹、伤寒几乎绝迹了，至第二次世界大战末期在 200 多万人中消灭了跳蚤，从而防止了整个欧洲斑疹、伤寒病的流行。1955 年，世界卫生组织号召全世界使用滴滴涕对抗疟疾，使疟疾死亡率迅速从原来的每 10 万人死亡 192 人，下降到每 10 万人死亡 7 人。疟疾基本上从西方发达国家消失。在引入滴滴涕之前，斯里兰卡每年新增 280 万疟疾患者，7300 人因此死亡。使用滴滴涕后，1963 年全国只有 17 名新增患者，无人死亡。据统计，由于杀灭了蚊子，1948—1970 年全球控制了疟疾和脑炎病的传播，挽救了 5000 多万人的生命。由于滴滴涕的灭虫控病效果明显，药效期长，杀虫效力范围广泛，因此赢得了"万能杀虫剂"的称号。在防治卫生害虫和农林害虫方面产生了奇特的效果。

在滴滴涕作为农药使用 9 年以后的 1948 年，保罗·赫尔曼·米勒获得了该年度诺贝尔生理学或医学奖。

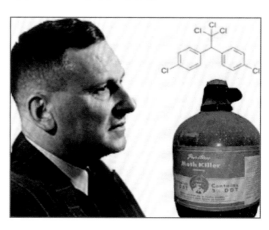

图 114 米勒与他发明的滴滴涕

"滴滴涕"的灾难

滴滴涕是人类历史上第一种有机合成农药。继滴滴涕之后，又出现了许多有机氯农药，主要是狄氏剂、艾氏剂、异狄氏剂、毒杀芬、高丙体六六六、氯丹、七氯等，它们具有生产规模大、成本低、药效高、应用范围广泛、残效作用长等优点。所以，在20世纪50—60年代，使用量是非常大的。美国每年都要生产几万吨，同时制订了使用化学农药控制害虫的"十年计划"，使其大量用作农药和杀虫剂，往往一次喷药的土地面积少则几千英亩，多达几百万英亩。1966年，美国一年就在杀虫剂上花费了10亿以上的美元。从1948年开始使用农药到1954年，农作物单位面积上的产量比1943年不使用农药时提高了60%。农作物得救了，一些昆虫传播的疾病也消除了，每年报告的疟疾病不到100例。但是，人们慢慢发现，本来是万物复苏的春天，小昆虫和小动物减少了，本来是喧闹的春天，变得寂静起来。20世纪50年代大量使用农药，到20世纪60年代人们才开始认识到其危害。

滴滴涕使用20年后，滴滴涕所具有的长效性，这种原来认为的"优点"也慢慢给人类带来了灾难。1962年，美国生物学家蕾切尔·卡逊出版了《寂静的春天》一书，宣布了滴滴涕的"死刑"。从此，由于滴滴涕对生态环境与人体健康的影响逐渐为人们所认识，世界各国不得不禁用滴滴涕。

1963年5月，美国总统的科学顾问委员会建议滴滴涕应在短期内禁止使用。1972年的6月，美国环保局宣告滴滴涕于农业方面全面禁用。1970年，瑞典、美国、加拿大已经停止生产和使用滴滴涕，其他国家也陆续停止了生产。

滴滴涕虽然被淘汰了，但是它的功绩在科学史上是不可磨灭的，因为在人类的生产斗争和科学实验范围内，认识总是不断向前发展，决不会停留在原有的水平上，滴滴涕的被淘汰也是科学发展的必然趋势。

3.3 LSD的发明与致幻恶果

1938年，瑞士科学家艾伯特·霍夫曼[①]在研究刺激呼吸和循环系统的药物时，无意中合成了LSD（Lysergids，麦角酸二乙酰胺）。LSD主要用来治疗酒精中毒和其他心理紊乱症状。但在1943年他发现了LSD的致幻效果。1943年4月16日，霍夫曼在实验室工作时不小心将一些LSD药粉洒到了手上，之后他很快出现了迷幻状态，大约过了两个小时后这种状态才渐渐消失。19日，霍夫曼有意服用了非常小剂量（只有0.25毫克）的LSD，30分钟后迷幻状态再次出现，无法再继续工作的他

---

① 艾伯特·霍夫曼（Albert Hofmann，1906—2008），瑞士化学家。1906年1月11日生于巴登。毕业于苏黎世大学，获博士学位，后加入制药研究部门，从事研究真菌、麦角等生物内部成分对幻觉产生的原因。1938年，意外合成了LSD，后于1943年发现其致幻效果。2008年5月1日逝世，享年102岁。

于是骑上自行车飞奔回家，直到医生到来后他的情绪才逐渐平静下来。后来 LSD 的狂热追捧者遂将 4 月 19 日定为"自行车日"。

但是，在 20 世纪 60 年代，LSD 这种强力精神类药物成为数百万追求自我解放的欧美青年尤其是美国年轻人的"快乐仙丹"，同时也成为当时美国流行文化和嬉皮士运动的一部分，甚至许多音乐家、诗人、画家都自称从中找到了灵感。滥用 LSD 造成了严重的社会后果，有人服用 LSD 后在迷幻状态下跳楼自杀，甚至有人杀人行凶，服用 LSD 过量的人则会出现精神崩溃。为此，LSD 被指责为"疯子药"和"邪恶的发明"。

1966 年，美国宣布 LSD 为非法药物，从此这一药物在全世界范围内遭到全面禁用。对于自己这一备受争议的发明，霍夫曼辩护说："我发明 LSD 是为了用于医学目的，人们滥用它不是我的错。"

3.4 "橙剂"的发明与不幸

加快大豆成长的发明

亚瑟·格拉斯登发明的一种化学制剂可以加快大豆成长，并且让它们在一些地方短期快速成熟。

不幸的是这种制剂浓度过高会使大豆落叶，而这种制剂被改造成会对人体有影响的连格拉斯登本人都严重关注的一种灭草剂。

"橙剂"用于战争

20 世纪 60—70 年代，美国陷入越战的泥潭。越共游击队出没在茂密的丛林中，来无影去无踪，声东击西，打得美军晕头转向。越南游击队还利用长山地区密林的掩护，开辟了沟通南北的"胡志明小道"，保证了物资运输的畅通。

美军为了改变被动局面，切断越共游击队的供给，决定首先设法清除视觉障碍，使越共军队完全暴露于美军的火力之下。为此，美国空军实施了一场"牧场行动计划"。他们用低空慢速飞行

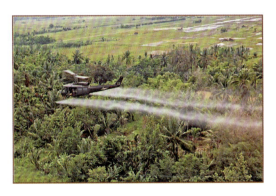

图 115　美军飞机在喷洒"橙剂"

的飞机向越南森林、丛林和其他植被上喷洒了 7600 万升落叶型除草剂，使树木等植物落叶，清除了遮天蔽日的树木。美军还利用这种除草剂毁掉了越南的水稻和其他农作物。他们所喷洒的面积占越南南方国土总面积的 10%，其中 34% 的地区不止一次被喷洒。由于当时这种化学物质是装在橘黄色的桶里的，所以被称为"橙剂"。

"橙剂后遗症"逐渐显现

"橙剂"（Agent Orange）亦称橘剂、落叶剂、枯叶剂、落叶橘，是一种高效落

叶型除草剂，其中含有毒性很强的三氯苯酚（2,4,5-Trichlorophenol，简称2,4,5-T）和2,4-二氯苯氧乙酸（2,4-Dichlorophenoxyacetic acid，简称2,4-D），平均浓度为每千克10毫克。其化学性质十分稳定，在环境中自然消减50%就需要耗费9年的时间。它进入人体后，则需14年才能全部排出。它还能通过食物链在自然界循环，造成持续伤害。特别是在橙剂生产过程中，一些化学反应的污染物，形成更加致癌的杂质四氯二苯并二噁英（2,3,7,8-Tetrachlorodibenzodioxin，TCDD），属于第一类致癌物质。

越战后，越南战区人民和参加越战的美国老兵深受其害，逐渐显现"橙剂后遗症"。由于他们血液中的四氯代苯和二氧芑的含量远远高于常人，其身体因此出现了各种病变。更为严重的是，毒素改变了他们的生育和遗传基因。在20世纪70年代，在越南南部妇女的母乳中，以及曾在越南服役的美国军事人员血液中，发现有高浓度的二噁英。

在越南喷洒过"橙剂"的地区的儿童都有多种健康问题，包括腭裂、智力不足、疝气和多余手指和脚趾。人们经常会发现一些缺胳膊少腿的儿童或浑身溃烂的畸形儿，还有很多白痴儿童。这些人就是"橙剂"的直接受害者。据统计，越战中曾在南方服役的人，其孩子出生缺陷率高达30%。

美国的越战老兵们也深受"橙剂"之苦。研究数据表明，参加过"牧场行动计划"的老兵糖尿病的发病率也要比正常人高出47%；心脏病的发病率高出26%；患霍奇金淋巴肉瘤病的概率较普通美国人高50%；他们妻子的自发性流产率新生儿缺陷率均和比常人高30%。

国际关注与法律诉讼

1976年12月10日，联合国大会通过，禁止为军事或任何其他敌对目的使用改变环境的技术的公约《禁用改变环境技术公约》，该公约禁止"任何技术用于改变地球的生物群体"的组成或结构，严格限制落叶剂的大量使用。

自1978年开始，美国越战退伍军人对生产"橙剂"的制造商发起集体诉讼，其中包括陶氏化学、孟山都、钻石三叶草公司。1980年迈耶森律师事务所海兰迈耶森，与环保律师维克托合作，最早对"橙剂"制造商提出集体诉讼。1980年在宾夕法尼亚州，曾经因在越南接触有毒落叶剂而受伤的美国军人查尔斯·哈茨中士，提出了美国第一个"橙剂"集体诉讼案。但所有涉及的化学公司均否认有关"橙剂"和退伍军人医疗问题之间的关系。

然而，在1984年5月7日，七个化学公司在陪审团开始前几个小时，在法院外面结清了集体诉讼，"如果退伍军人撤销了对他们的所有索赔，这些公司同意支付1.8亿美元作为补偿"，其中45%被下令由孟山都单独支付。到1989年对于一个完全伤残的越战退伍军人，分散在10年的历程中，将可获得最高1.2万

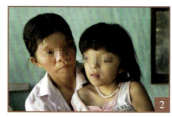

图116 受"橙剂"危害的越南儿童（1.越南儿童因"橙剂"影响一出生就没有眼睛；2.受"橙剂"影响的白痴儿童，美国摄影师 Ed Kashi）

美元。此外，如果接受了和解条款，伤残军人就没有资格再获得国家的某些补贴，而国家补贴所提供的，却是更多的货币支持，如食物券、社会福利以及政府养老金。

1991年，美国国会颁布了《橙剂法》，让退伍军人事务部有权宣布：这些曾暴露在"橙剂"/二噁英的越南老兵在一定的条件下"根据推定"宣布符合资格者，可接受治疗和赔偿。同样的法律规定国家科学院，必须定期审查在越南使用的二噁英和除草剂科学成果，告诉退伍军人事务部长有关科学证据。通过这一过程，自1991年以来，退伍军人事务部已列出：前列腺癌、呼吸道癌、多发性骨髓瘤、2型糖尿病、霍奇金病、非霍奇金淋巴瘤、软组织肉瘤、氯痤疮、迟发性皮肤卟啉病、周边神经病变、慢性淋巴细胞性白血病和接触到"橙剂"退伍军人的孩子的脊柱裂、前体B细胞淋巴细胞白血病、帕金森病和冠状动脉性心脏病。

3.5 摇头丸：最具危险的毒品

摇头丸：一种新型毒品

摇头丸是20世纪80年代初继鸦片、哌替啶、吗啡、海洛因、大麻之后的一种新型毒品，先流行于欧美，后传播到世界各地，服用者大多是涉足舞厅的青少年。"摇头丸"的滥用严重影响国家社会治安。20世纪80年代早期它在舞厅开始流行起来，直到一些年轻人开始利用3,4-甲基苯丙胺的药用功能促成了锐舞文化，使得摇头丸成为四大违禁药品之一，仅在美国每年就有约50人因其死亡。

摇头丸（Ecstasy，亚甲双氧甲基安非他命），化学名为3,4-亚甲二氧基甲基苯丙胺（3,4-Methylenedioxymethamphetamine，MDMA）是一种致幻性苯丙胺类毒品，是一类人工合成的兴奋剂，对中枢神经系统有很强的兴奋作用，服用后表现为活动过度、情感冲动、性欲亢进、嗜舞、偏执、妄想、自我约束力下降以及有幻觉和暴力倾向，具有很大的社会危害性，被认为是未来世纪最危险的毒品。

MDMA的发现[1]

MDMA是德国达姆斯塔特梅尔克公司（Merck）的科学家于1912年在无意中发现的。他们当时想要寻找一种止血的药物，偶然发现了3,4-甲基苯丙胺，但经过对实验鼠进行试验，发现其效果并不理想。

20世纪70年代初，舒尔金[2]第一次听别人说起这种MDMA，他在自己的实验室里试着研制，1976年他亲自试服，观察

---

[1] 张晨皓. 发明摇头丸的科学家——舒尔金. 现代班组，2014；7.
[2] 亚历山大·西奥多·舒尔金（Alexander Theodore Shulgin，1925—2014），1925年6月17日生于美国加利福尼亚州伯克利。著名药理学家、化学家和药物开发者。毕业于哈佛大学。一生研制了超过300种精神药物，其中包括200余种迷幻药，包括著名的摇头丸。被人称为"摇头丸之父"。2014年6月2日在美国北加利福尼亚州的住所内因肝癌病世，享年89岁。

其效应。试服从小剂量开始,增加到一定剂量时,他只觉得很舒坦和心情开朗。稍后他邀请朋友来他家的厨房一道试服,他们中有记者、演员和科学家,还有他的妻子。当时他们试服后一致感到很兴奋,感到"彼此亲密无间",十分了解。1978年,舒尔金第一次就MDMA的效应写成一篇学术论文。1977年他已向自己的朋友、一起试验用麻醉药物麦角酰二乙胺(LSD)和其他药物医治患者的精神病科医生推荐MDMA,这位医生是美国最早私下开业的精神病科医生。这位医生先后向4000名左右同行介绍了MDMA,几乎所有美国精神病科医生都开始用它给人治病。MDMA开始悄悄进入市场。在加利福尼亚州比格苏尔召开的一次会议上,使用MDMA治病的精神病科医生事先商定大家保持沉默。他们害怕MDMA可能像麦角酰二乙胺一样被有关当局宣布取缔。可是后来,美国一名毒品贩却想出一个高招,给它起名"摇头丸"并开始生产出售,销路不错。

取缔MDMA

1984年,美国得克萨斯州一位民主党参议员提议要求美国缉毒署取缔摇头丸。同年7月27日,缉毒署宣布将MDMA列为"第一类"毒品。第一类毒品属于查禁之列,禁止医生开处方,不得认为它能用于医治

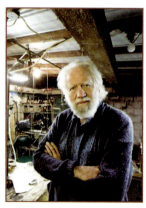

图117 亚历山大·西奥多·舒尔金

任何疾病。一些科学家对此提出抗议,近50名美国各城市的患者写信证明他们接受MDMA治疗精神病收到良好效果。法院终于提出建议将MDMA改为列入"第三类"毒品,此类毒品允许由医生开处方和用于临床治疗。然而缉毒署不理睬法院的这一建议,于1988年宣布取缔MDMA,并声明在全世界范围内予以查禁。

检查舒尔金的实验室

MDMA的查禁给了舒尔金一个毁灭性的打击,此后,他同美国缉毒署缔结了一个君子协定:他帮助缉毒署人员开展工作,缉毒署则允许他安安静静待在自己那间小小的实验室里。他撰写出版了有关生产制造毒品的书。其间缉毒署几次来他的实验室检查,未发现任何违禁品。现在,全世界仍有一些人在吞服摇头丸,自甘堕落。他对自己的发明问心无愧,应邀去欧洲好几个国家做过报告。他说:"世界之大,变幻莫测,今天的年轻人处境十分孤单寂寞,MDMA就是针对这种现实情况做出的一个回答。"然而,毋庸置疑的是,舒尔金的发明在客观上给人类带来了灾难而不是幸福。

社会评说

舒尔金在药物史上最著名的事迹是他发明了合成"摇头丸"的新方法,并大力推广,使之一度成为重要的精神科辅助药物。这一做法是后来摇头丸被滥用的基础。他也因此获得了"摇头丸之父"的名号。但舒尔金的工作一直饱受争议,人们称他是著名的"疯狂科学家"。

4

好事变坏事的重大发明

4.1 有害的水银镜子

发明水银镜子的故事

在漫长的远古时代，人类没有镜子，但人类还是用"土"办法看到了自己的身形，那就是在平静而清澈的水面上观看自己的倒影。后来，原始人类在打制石器工具时，发现有一种叫"黑曜岩"的石头可以磨平照人，这就是古代的"石镜"。

公元前 3000 年，古埃及和古代中国人掌握了青铜（铜锡合金）的生产技术，同时，他们发现把青铜板打磨光滑后，可以照出人形来，这样，就发明了"青铜镜"。

13 世纪初，意大利的玻璃工业格外发达，特别是威尼斯城生产的玻璃驰名世界。1317 年，他们在试制彩色玻璃的过程中，偶然发现加入二氧化锰以后，会使混浊的玻璃液变得清澈，从而发明了透明玻璃。

有了透明玻璃，玻璃工匠们便开始摸索用玻璃制造镜子的方法。他们先将金属板磨得既平整又光滑，然后将它和玻璃合在一起，试图制成玻璃镜子。刚做好的时候确实不错，光洁照人。可是没过多久，镜子里面的人像就变得模糊不清了。原来这是由于水分和空气从金属与玻璃之间极细的缝隙中钻了进去，金属板被氧化了。后来，他们又开始将各种金属熔化后倒在玻璃上，以期与玻璃结合而制成镜子，结果都失败了。

1508 年，意大利的玻璃工匠达尔卡罗兄弟终于研制成功了实用的玻璃镜子。他们先把锡箔贴在玻璃面上，然后倒上水银，水银是液态金属，能够很好地溶解锡，随后，玻璃上形成了一层薄薄的锡与水银的合金（称为"锡汞齐"），这种锡汞齐能够紧紧地黏附在玻璃上而成为真正的镜子。

以银镜取代有害的水银镜子

由于制造水银玻璃镜子费时费工，而且水银有毒，镜面也不太光亮，于是，人们开始进一步加以改进。1843 年，德国科学家发明了镀银的玻璃镜子。这种银玻璃镜子背面发亮的东西，是一层薄薄的银层，这层银不是涂上去的，也不是靠电镀上去的，而是利用一种特殊而有趣的化学反应——"银镜反应"镀上去的，它是在硝酸银溶液里，加上一些氢氧化铵和氢氧化钠，再加上一点葡萄糖溶液。由于葡萄糖具有"还原"的本领，能够把硝酸银中的银离子还原成金属银微粒，这些银微粒沉积在玻璃上就制成了银镜。为了增强镜子的耐用性，通常还在镀银以后，再在银层上面涂刷上一层红色的保护漆，这样，银层便不容易脱落和损坏。

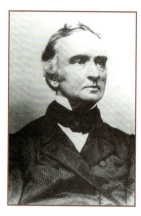

图118 尤斯图斯·冯·李比希[1]

尤斯图斯·冯·李比希发明了银镜子来取代当时常用的对健康有害的水银镜子。不过一开始由于成本问题他的银镜子竞争不过水银镜子。一直到1886年水银镜子因其毒性被禁止后银镜子才开始普及开来。

20世纪70年代，科学家又发明了铝镜，比镀银的玻璃镜便宜、耐用，也更为光彩照人，在镜子的历史上写下了崭新的一页。

4.2 被禁用的水银体温计

水银体温计的发明

水银（汞 Mercury，Hg）体温计是膨胀式温度计的一种，水银的凝固点是-38.87℃，沸点是356.7℃，用来测量0℃~150℃或500℃以内范围的温度，它只能作为就地监督的仪表。用它来测量温度，不仅比较简单直观，而且还可以避免外部远传温度计的误差。

第一个体温计是由意大利科学家伽利略（1564—1642）在1593年发明的，它是一根一端敞口的玻璃管，另一端带有核桃大的玻璃泡。使用时先给玻璃泡加热，然后把玻璃管插入水中。随着温度的变化，玻璃管中的水面就会上下移动，根据移动的多少就可以判定温度的变化和温度的高低。温度计有热胀冷缩的作用，所以这种温度计，受外界大气压强等环境因素的影响较大，测量误差也较大。

1714年，荷兰人加布里埃尔·华伦海特研制了在水的冰点和人的体温范围内设定刻度的水银体温计。一位荷兰医生用它给发热的患者量体温，但体温计仍然太大了，大多数医生未能很快使用它。

奥尔伯特在1867年设计了一个能快速而准确测量体温、长度只有约15厘米的体温计。于是水银体温计诞生了。水银储存在末端的水银球内。当水银被加热时，它会发生膨胀，沿着非常狭窄的玻璃管上升。所以，体温的小小变化就会导致玻璃管内水银的大幅度上升。量完体温后，得用力甩动体温计，使水银回到水银球内。

使用水银体温计的风险

水银是常温下唯一呈液态的金属，含

---

[1] 尤斯图斯·冯·李比希（Justus Freiherr von Liebig，1803—1873），德国化学家。1803年5月12日生于德国黑森州前身黑森大公爵国的达姆施塔特。他最重要的贡献在于农业和生物化学，他创立了有机化学。他发现了氮对于植物营养的重要性，因此也被称为"肥料工业之父"。1873年4月18日去世，享年70岁。

有它的用品一旦被打碎，它就会蒸发。而且，它的吸附性特别好，水银蒸气易被墙壁和衣物等吸附，成为不断污染空气的源头。虽然吸入少量不会对身体造成太大危害，但长期大量吸入则会造成汞中毒。

水银体温计由玻璃制成，大小和一支软饮料吸管差不多，里面有银白色液体。作为照顾病患的第一步，测发热用的水银体温计已经使用了近百年。然而，水银体温计本身对于家庭和社会的健康可能就是一种危险。许多家庭的医药箱中都有一支水银体温计达数年之久，而不会打破它。

但是，水银体温计很容易被打破，而且一旦打破就很难清除。要正常测温，使用前必须先"甩"一下，这就大大提高了其破损的危险性。各国的公共卫生部门官员报告了打破的水银体温计的长期担忧。仅1998年美国中毒控制中心就统计出超过18000例打破水银体温计的事例。有时水银从破损的体温计溢到地板的裂缝里或渗进地毯。如果水银从体温计中溢出，又没有清除干净，它就会全部蒸发，可能使室内空气中的毒素达到危险的水平。

一支含0.5~1.5克水银的发热体温计，如果打破后蒸发到一个狭小且通风不善的空间，就足以对生活其中的人的健康造成威胁。如果在45立方米大小的房间内打破一支水银体温计，汞水平会超出安全水平20倍。

一支普通的棒式玻璃体温计含汞约1克，一台台式血压计含汞约50克。由于体温计和血压计多采用玻璃为材料，在使用中，非常容易破碎，使汞外泄。

汞在常温下即可蒸发，形成汞蒸气。人吸入以后会对神经系统造成伤害，严重的汞中毒甚至可以导致死亡。一支约含1克水银体温计一旦被打碎后，外泄的汞全部蒸发，可使一间15平方米大、3米高的房间内空气汞的浓度达到22.2毫克/立方米。中国规定汞在室内空气中的最大允许浓度为0.01毫克/立方米。一般认为，人在汞浓度为1.2~8.5毫克/立方米的环境中就会很快引起汞中毒。

儿童使用口含式体温计时有可能将其咬碎，导致水银误服。

如果打破水银体温计的同时割伤皮肤，水银能立刻进入人体血液，导致头晕、手脚发抖，引起肾脏损坏，还会危及生命。[①]

汞作为一种重金属，具有很强的毒性。一旦汞蒸气被人吸入，会通过血液循环进入人体各器官组织，还可以通过血脑屏障，损坏人的中枢神经系统。汞进入水体后转化成甲基汞，尤其对正在发育的胎儿和婴儿危害巨大。并且甲基汞还会随着食物链中位置上升而富集在动物和人体中，由此威胁到全球人类的健康。

禁用水银体温计成全球趋势

水银是危害公众健康的重要化学品之一，一支标准水银体温计中含有的1克汞

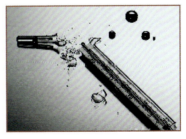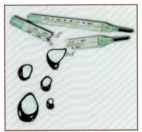

图119 打破后的水银体温计

---

① 李力，王永杰. 欧盟禁用水银温度计. 环球时报，2005-04-12.

就足以让人丧命。同时，水银是一种会扩散，并世世代代留在生态系统中的物质，会给接触这种物质的人群带来严重的健康和智力损害。

由于意识到水银体温计给儿童带来的安全隐患，早在 1992 年，瑞典就已禁止销售所有含水银的医疗设备。英国、法国、丹麦和荷兰也先后禁止使用和销售。美国自 2000 年起，旧金山、波士顿和密歇根等 13 个州和城市开始禁售水银体温计。

进入 21 世纪，减少含汞体温计及血压计的使用已经成为一种趋势。欧盟委员会决定，从 2005 年起的四年内，水银体温计将从欧洲市场上消失。作为最大的水银出口地，欧盟还要从 2011 年起禁止这种体温计出口，此举目的在于彻底消除水银对健康的危害。①2008 年 12 月份，阿根廷政府也宣布将禁止生产和进口水银体温计。

世界卫生组织也已建立全球汞消除计划，目标是在 2017 年全球减少含汞体温计和血压计需求的 70%。世界卫生组织与无害化医疗组织合作，力争到 2020 年淘汰水银体温计以及使用水银的血压计。

在禁用的同时，欧盟加紧替代产品的开发和推广。今后水银体温计将逐渐被电子体温计、远红外体温计等取代。目前，这些新型的替代产品还存在一些技术问题，比如准确度和重复性有待提高。电子体温计为了消毒，防水性也正在研究改进。

安全的酒精温度计

在 1 个标准大气压下，酒精温度计所能测量的最高温度一般为 78℃。因为酒精在 1 个标准大气压下，其沸点是 78℃。但是温度计内的压强一般情况下都高于 1 个标准大气压，所以一些酒精温度计的量程大于 78℃。在北方寒冷的季节通常会使用酒精温度计来测量温度，这是因为水银的凝固点是 -39℃，在寒冷地区可能会因为气温太低而使水银凝固，无法进行正常的温度测量。而酒精的凝固点是 -114℃，不必担心这个问题。

酒精安全性比水银好，其 78℃的上限和 -114℃的下限完全能满足测量体温和气温的要求，但由于酒精温度计的误差比水银温度计大，因此，在量体温等要求酒精温度计比较精确的场合时，仍然主要用水银体温计。

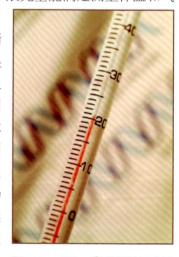

图 120　显示 21℃的酒精温度计

---

① 专家提醒：如果孩子误吞水银，应立即让孩子口服牛奶或蛋清，使其中的蛋白质和水银结合，保护胃黏膜；如果孩子伤口碰到水银，应立即将孩子送到医院中毒防治科进行检查治疗。水银若掉在地板上，千万不要等它挥发，也不能用吸尘器去吸，最好用铲子把它移走并深埋。

4.3 自来水加氟杀菌消毒有争议

自来水加氟以杀菌消毒，从20世纪30年代一开始就有争议。最初是1930年美国调查人员认为饮水中含氟量1毫克/升最理想，既能减少蛀牙又不会导致氟斑。于是从1945年起美国一些地方就开始在自来水里添加氟化物，并将安全氟含量的最高限量设为4毫克/升。1969年，世界卫生组织认可了这一做法。1999年，美国疾病预防控制中心将在水中加氟列为20世纪十大成就之一。因此，世界上许多国家都开始在自来水中加氟。

但是，大多数欧洲国家反对在自来水中加氟，其理由是：过量氟化物会导致牙齿变色或腐坏，也可能引起骨质疏松（氟骨症）。因此，在20世纪70—90年代，一些欧洲国家改变了立场。德国、瑞典、荷兰和芬兰等国停止在自来水中加氟，而法国就根本未曾在自来水中加过氟。目前，美国、加拿大、爱尔兰、澳大利亚和新西兰在内的许多国家仍在向自来水中加氟（大约10%的英国人在饮用加过氟的自来水）。德国、法国、比利时和瑞士没有这样做，但有些国家在食盐中加氟。可见，自来水加氟的利弊之争至今尚无定论。

4.4 20世纪最糟糕的发明：塑料袋

塑料袋的发明与污染成灾

1909年，美国人贝克兰首次合成酚醛塑料，为此后各种塑料的发明和生产奠定了基础。然而，由于塑料在数百年内不会自然降解，成为今日威胁着全世界的塑料垃圾，即"白色污染"问题的根源。

1902年10月24日，奥地利科学家马克斯·舒施尼发明了塑料袋，这种包装物既轻便又结实，在当时无异于一场科技革命，人们外出购物时顿感一身轻松，不需要携带任何东西，因为商店、菜场都备有免费的塑料袋。可舒施尼做梦也没想到他的这项发明100年后给人类带来了环保灾难。

由于塑料袋大都是用不可再生降解材料生产的，处理这些白色垃圾只能挖土填埋或高温焚烧。这两种办法都不利于环保，据科学家测试，塑料袋埋在地里需要200年以上才能腐烂，并且严重污染土壤。而焚烧所产生的有害烟尘和有毒气体，同样会造成对大气环境的污染。因此，在塑料袋百岁"诞辰"纪念日时，它竟然被评为20世纪人类"最糟糕的发明"。

据报道，科学家按照2010年的数据估算，2010年有192个沿海国家和地区共制造2.75亿吨塑料垃圾，其中约有800万吨塑料垃圾从这些沿海国家和地区排入海洋。相当于在全球每个沿海国家和地区的海岸线上每隔30厘米堆放满满5个购物袋的塑料垃圾。

现在，全世界每年生产多少塑料袋？消费者又使用多少塑料袋？这无疑是个很难统计的天文数字。联合国教科文组织有个形象的比喻，说如果把人们每年使用的塑料袋覆盖在地球表面，足以使地球穿上好几件"白色外衣"。

"白色污染"的潜在危害

"白色污染"是人们对难降解的塑料垃圾（多指塑料袋）污染环境现象的一种形象称谓。它是指用聚苯乙烯、聚丙烯、聚氯乙烯等高分子化合物制成的各类生活塑料制品使用后被弃置成为固体废物，由于随意乱丢乱扔，难于降解处理，以致造成城市环境严重污染的现象。"白色污染"的主要来源有食品包装、泡沫塑料填充包装、快餐盒、农用地膜等。

早在40年前，人们就发现聚氯乙烯塑料中残留有氯乙烯单体。当人们接触氯乙烯后，就会出现手腕、手指水肿，皮肤硬化等症状，还可能出现脾大、肝损伤等病症。农田里的废农膜、塑料袋长期残留在田中，会影响农作物对水分、养分的吸收，抑制农作物的生长发育，造成农作物的减产。若牲畜吃了塑料膜，会引起牲畜的消化道疾病，甚至死亡。填埋作业是处理城市垃圾的一个主要方法。由于塑料膜密度小、体积大，它能很快填满场地，降低填埋场地处理垃圾的能力；而且，填埋后的场地由于地基松软，垃圾中的细菌、病毒等有害物质很容易渗入地下，污染地下水，危及周围环境。若把废塑料直接进行焚烧处理，将给环境造成严重的二次污染。塑料焚烧时，不但会产生大量黑烟，而且会产生迄今为止毒性最大的一类物质——二噁英。二噁英进入土壤中，至少需15个月才能逐渐分解，它会危害植物及农作物；二噁英对动物的肝脏及脑有严重的损害作用。焚烧垃圾排放出的二噁英对环境的污染，已经成为全世界关注的一个极敏感的问题。

控制"白色污染"的法律法规

1985年，美国人均消费塑料包装物就已达23.4千克，日本为20.1千克。20世纪90年代，发达国家人均消费塑料包装物的数量更多。目前，已建立起了一套严密的分类回收系统，大部分废旧塑料包装物被回收利用，少部分转化为能源或以其他方式无害化处置，也基本消除了废旧塑料包装物的潜在危害。

1989年7月起，美国近半数的州实施了塑料袋"禁用法"，禁止所有不能分解和还原处理的食品塑料包装袋上市。印度马哈拉施特拉邦禁用厚度不到20微米的塑料袋，并控制生产这种塑料袋的原料。从1998年11月起，在该邦乱扔、乱用、乱发塑料袋者，最高可被判5年监禁，并处10万卢比的罚款。意大利则实行"塑料袋课税法"，根据这项法律，每生产一只塑料袋要交8美分税，商店每卖一个价值50里拉的塑料袋，要交100里拉税。爱尔兰政府也开始征收塑料袋税，每个塑料袋9便士。这些法律的推行，起到了很好的效果。以爱尔兰为例，自从征收塑料袋税之后，全国塑料袋的使用量降低了90%。与此同时，各国都加强了对可降解塑料包装材料的研制，并加大了开发塑料回收利用技术的力度。舒施尼的"最糟糕的发明"将以一种全新的形式继续为人类造福。

此外，美国制定了《资源保护与回收法》，对固体废物管理、资源回收、资源保护等方面的技术研究、系统建设及运行、发展规划等都做出了明确的规定。日本在《再生资源法》《节能与再生资源支援法》和《包装容器再生利用法》等法律中列出专门条款，以促进制造商简化包装，并明确制造者、销售者和消费者各自的回收利用义务。德国在《循环经济法》中明确规定，谁制造、销售、消费包装物品，谁就有避免产生、回收利用和处置废物的义务。

一时间，"远离塑料袋""拒用塑料袋""禁用塑料袋"的呼声一浪高过一浪。事实上，要在短时间内完全禁止使用塑料袋是不现实的。积极的态度是依靠科技进步，即采用回收利用和降解相结合的办法去解决。工业包装膜、商品包装袋（膜）用后较干净，应作为主要回收利用对象，分类收集再生利用，已有许多成功经验。而对于那些量大、分散、脏乱、难于收集或再生利用经济效益甚微的一次性塑料包装袋，则应该使用可降解塑料生产。

目前，尽管很多国家都采取焚烧（热能源再生）或再加工制造（制品再生）的办法处理废弃塑料。这两种办法使废弃塑料得到再生利用，达到了节约资源的目的。但由于废弃塑料在焚烧或再加工时会产生对人体有毒有害的气体，污染环境，因此，废弃塑料的处理至今仍是环保工作中令人头疼的一大难题。

4.5 含铅汽油危及健康和环境

托马斯·米奇利[①]

美国化学家托马斯·米奇利[①]有两项著名的发明，一项是发明了用氟利昂取代氨水等剧毒制冷剂的安全制冷剂。然而这项发明造成了对臭氧层的大范围破坏。另一项是发明了四乙基铅加入汽油中作为"防震剂"，从而引起了世界范围的铅污染与健康问题。

历史学家称他为"地球有史以来所有单个有机化合物对大气层影响最大"的那个人。他的发明虽然在他那个时代里获得荣誉和称赞，但是，他的发明对大气层造成了严重影响，这些化学物质虽然对于人类的生活起到了一定的帮助作用，但是却严重破坏了南极上空的臭氧层，迫使全球的动植物都暴露在紫外线的威胁之下。其破坏性超过了地球历史上任何一个生存的有机生命体，同

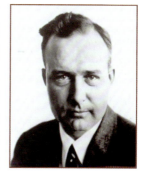

图121 含铅汽油的发明者托马斯·米奇利

---

① 托马斯·米奇利（Thomas Midgley，1889—1944），美国机械工程师、化学家。他的两项发明，造成了对臭氧层的大范围破坏。他是人类历史上造成人数死亡最多的科学家。最终，他由于脊髓灰质炎和铅中毒，导致在病床上残疾。逝世时年仅55岁。

时，他也是人类历史上造成最多人数死于铅中毒的科学家。最终，他由于脊髓灰质炎和铅中毒而残疾。

含铅汽油的发明

20世纪初，为提高车用汽油的辛烷值①，改善车用汽油的抗爆性能，人们采取了很多办法改变汽油组分。1921年，托马斯·米奇利发明了一种添加剂四乙基铅（Tetra-Ethyl Lead，TEL）。在车用汽油中加入一定量的四乙基铅，提高车用汽油的辛烷值，改善车用汽油的抗爆性，对避免发动机的"撞击"起到一定作用。接着，汽油公司将四乙基铅作为"抗震剂"加入车用汽油，称为"含铅汽油"②。从20世纪20年代开始含铅汽油在全球推广应用。仅美国在1963年含铅汽油就占到98%。

发现含铅汽油的危害

20世纪40年代后期，还是研究生的克莱尔·帕特森③采取一个新的试验方法测量岩石的年龄并以此确定地球年龄的过程中，发现了来自大气的铅污染。获得博士学位后，他继续关注有毒金属产生的不良后果。从1965年开始，他发布铅污染与人类环境的报告，提醒社会公众注意工业污染源如何通过环境和食物链导致铅含量增加的问题。他由此遭到某些企业的公开反对。于是他又进行了一系列的测试，证明了汽车燃料与环境中铅的污染有关。结果表明，空气中的铅在1923年前微乎其微，而后来的含铅汽油时代逐年急剧攀升，到1965年铅含量约为原来的1000倍。他还比较发现了现代人

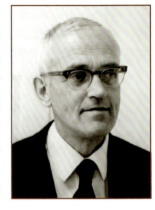

图122 发现含铅汽油污染的科学家克莱尔·帕特森

的骨骼比老年人的遗骸样本铅含量高出数百倍。他的研究促成1970年美国颁布了《清洁空气法》，为淘汰含铅汽油做了立法准备。1973年环境保护局宣布将含铅汽油减少为60%~65%，并最终从所有汽油中除去铅。

20世纪70年代含铅汽油与工业对空气的污染问题慢慢暴露出来。研究表明，人类吸收铅的主要来源是含铅汽油。由于使用含铅汽油的汽车会排放铅化合物等有害气体，污染环境，损害人的神经、造血、生殖系统，直接危害人体健康，成为世界范围的健康问题。在美国，数目惊人的机动车辆所排放出来的废气，开始在人口集中的洛杉矶山谷地区形成烟雾，这时候人们才开始意识到发生了空气污染、酸雨等新问题。

---

① 辛烷值，是表示汽油在发动机中燃烧时的抗震性指标，其大小与汽油的组分性质有关。一般所言的汽油标号即其辛烷值。常以标准异辛烷值规定为100，正庚烷的辛烷值规定为零。辛烷值越高，表示汽油的抗爆震性能越好，耗油也越省。车用含铅汽油的辛烷值为97，车用无铅汽油的辛烷值分为92号、95号两个标号。

② 含铅汽油中含铅量在0.05克/升以上。因四乙基铅剧毒，因此含铅汽油染成红、黄或蓝色。

③ 克莱尔·帕特森（Clair Patterson，1922—1995），20世纪有影响力的地质学家。他的试验结果表明，地球和太阳系的年龄是45.5亿年。他在制止含铅汽油的使用做出重大贡献。他开创的实验方法，改变了环境和医学研究工作。

美国从1974年开始淘汰含铅汽油，1988年实现了车用汽油的无铅化。日本于1975年实现汽车无铅化，1987年成为汽油全部无铅的国家。其他国家也跟着仿效。中国于1997年6月1日，北京城八区实现了车用汽油的无铅化。2000年1月1日，全国停止生产含铅汽油，7月1日停止使用含铅汽油，实现了车用汽油的无铅化。香港从1991年4月开始推行使用无铅汽油[1]，希望减低汽车所排放废气的含铅量，减少空气中的铅对环境的污染及对人与植物的毒害。据调查，在禁止使用含铅汽油改用无铅汽油后，美国人的血铅水平明显下降，汽车驾驶员的犯罪率也有所减少。

4.6 孟加拉国改水不当引发砷灾难

改饮用河水为饮用地下水

世界上雨水最多而海拔高度仅仅7~100米的孟加拉国。20世纪70年代，为了改变饮用河水卫生条件较差的问题和根治霍乱、痢疾和其他通过水传染疾病的状况，世界银行发表报告[2]，指出孟加拉国人饮用的地表水卫生条件较差，经常会受到粪便病原体的污染，含有大量致病微生物，加之河水无法做到净化处理，导致痢疾、霍乱、伤寒和其他疾病的发生，建议人们饮用地下水。

1971年联合国儿童基金会（UNICEF）为了根治孟加拉国霍乱、痢疾和其他通过水传染疾病的流行，倡议在孟加拉国恒河三角洲淤积层内挖手压井取水，将饮用地面水改为饮用地下水。在联合国儿童基金会的带领下，大力推广"浅管井"[3]，国际援助机构在孟加拉国开凿了数千万口手压井，以向居民提供饮用水。联合国儿童基金会资助了第一批90万口手压井的建设。

但由于数百万个"浅管井"钻到布拉马普特拉河流域的富砷基岩上，基岩中的砷通过数百万管井抽到地面，使饮用水中的砷含量增高。结果，在1993年发现"安全"的"浅管井"井水中砷的含量大大超标，使数以百万计的人受到砷暴露，威胁着多达3000万人的健康。

灾难发生

早在1976年就有报道恒河流域砷中

---

[1] 无铅汽油（Un-Leaded Petro，ULP），是指在提炼过程中没有添加铅，含铅量在0.013克/升以下的汽油，辛烷值为95。比含铅汽油的辛烷值（97）略低。使用无铅汽油能有效控制汽车废气中的有害物质，减少碳氢化合物（造成烟雾）、一氧化碳（有毒）及氮氧化物（形成酸雨）等污染。

[2] 当时担任世界银行总裁的是最具争议的越战时期美国国防部长麦克纳马拉。罗伯特·斯特兰奇·麦克纳马拉（Robert Strange McNamara，1916—2009），美国商人及政治家，美国共和党党员，曾任美国国防部长（1961—1968，为美国史上任期最久的国防部长）和世界银行行长（1968—1981）。担任世界银行总裁期间，致力于解决贫困问题，把世行援助重点从发达国家向欠发达国家转移。

[3] 亦称为"管井"，先将管子插到地下，然后用水泵把水抽上来。

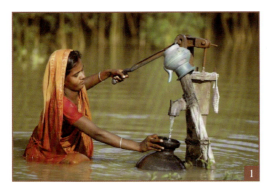
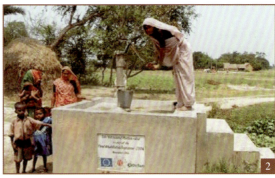

图123 一名孟加拉国妇女在管井处集水（1.摄于2008年7月27日，孟加拉国福里德布尔一个被淹没的村庄；2.一个抬高了的浅管井）

毒事件，主要发生在恒河源头。1983年开始，恒河流域砷中毒涉及的村庄和人数逐年增加，空间上表现为从恒河流域的下游地区向中游地区直至全流域发展。在孟加拉国64个地区中，有59个地区的地下水砷含量超过正常的饮用标准，属于砷污染。其中半数地区被列为地下水砷污染危险地区。砷中毒的主要原因是由于当地居民饮用了含砷量较高的地下水引起的。仅在恒河流域施工开挖的"浅管井"有700万~1100万眼。

1993年发现"安全"的"浅管井"井水中砷的含量大大超过了0.05毫克/升（世界卫生组织建议的饮用水最高含砷量是0.01毫克/升），甚至高达0.05~0.1毫克/升，致使孟加拉国的老百姓面临着世界上罕见的饮水问题：饮用河水容易患上痢疾；饮用地下水则会发生砷中毒的危险。孟加拉国1.38亿人口中约有3000万人患有不同程度的砷中毒。

尽管人们已经发现孟加拉国地下水的砷污染问题，但直到1998年，国际社会才开始关注这一问题。世界银行所提出的解决方案是用15年时间检测孟加拉国的每一口井，而按照之后的实际情况，这一时间可能需要30年。同时还要请科学家开发从井水里去除砷元素的技术。上述两件事情均需要巨额资金。

面对孟加拉国的地方性砷中毒事件的发生，世界卫生组织用"历史上最大数量的人口中毒"来形容20世纪末在孟加拉湾和西孟加拉湾发生的"人类历史上危害最严重的、规模最大的砷中毒事件"，引起了国际社会的广泛关注。

历史教训

联合国儿童基金会好心办成"坏事"的原因主要是：

第一，开凿"浅管井"时，以联合国儿童基金会为首的国际机构没有让国际专家测试地下水源而贸然凿井。

第二，缺乏项目风险评估。

第三，地下水监测项目缺失。忽视了世界卫生组织为砷检测设定的指导标准，没有对水质进行检测。

第四，2000年9月，孟加拉国政府成立了一个专家委员会，以检测全国砷污染的原因，但测试工作缓慢。

第五，尽管官方数字显示，已经有8500人被诊断为砷中毒，但没有人怀疑在孟加拉国有1.28亿的农村人口中会出现大规模的砷中毒，因为他们没有国家的医保。

5

正确看待科学发明的两面性

5.1 科学发明的两面性

科学技术作为先进生产力的重要标志对于推动社会发展有着非常重要的作用。然而，任何事物都有两面性。科学技术作为客观存在的事物，自然也有它的利和弊。

20世纪80年代初，当代著名科学哲学家卡尔·波普尔[①]在一篇文章中引述了这样一句话：科学进展是一种悲喜交集的福音。当时看了感到很新鲜很深刻，有一种震撼力，至今铭记不忘。不久便出现了"双刃剑"这样形象的提法，并日渐流传开来。由此可见，科学技术是一把双刃剑，它既可以造福人类，又可能给人类带来灾难。

科学技术有其造福人类的一面。技术越来越多地应用到社会生活的各个领域，当人类变得理性时，技术之剑所开辟的将是一条通往人与自然和谐发展之路。新技术使今天的冰箱比20年前节电70%，使汽车耗油量比100年前降低了80%以上，而尾气中的有害物质不到100年前的1%。当今，人们通过设计自然采光大量节省了电能。风能、太阳能、核能、沼气等新型能源也在造福着人类。科学技术只要人类加以合理利用必然会惠及后代！

然而，科学技术同样会危害人类。人们在回顾科学发明的安全性问题时会发现，一些科学发明在使人类的生存环境变得艰难和危险。例如，氟利昂在地面上，应该说它还是不错的制冷剂，效果好又安全可靠（熔点高、冰点低）。但当氟利昂一旦进入高空，会成为破坏臭氧层的头号杀手。再如，造成严重铅污染的含铅汽油的发明，以及被指责为"疯子药"和"邪恶的发明"的致幻药LSD等等。人们也逐步认识到：

——科学是一柄双刃剑，善良的人可以利用它来为人类服务，为人类造福，而邪恶的人却能用它来危害人类的生存。

——科学技术是双刃的，可以用作不同的目的。如果用它来做好事的话，那么，它就可以产生好的结果；如果用它来做坏事的话，它就可以产生坏的结果。这就是说，同样的一把剑，使用之后所造成的后果是好的还是坏的，取决于使用它的人的目的。

——科学发明是双刃的，有它的两面性，一面可以用来做好事，另外一面可以用来做坏事，或一面可以带来正面作用，另外一面可以带来负面作用。

[①] 卡尔·波普尔（Karl Raimund Popper, 1902—1994），哲学家。原籍奥地利，父母都是犹太人。第二次世界大战期间，他为逃避纳粹迫害移居英国，入了英国籍。主要研究科学方法论、科学哲学、社会哲学和逻辑学。著有《科学研究的逻辑》一书，标志着西方科学哲学批判理性主义学派的形成。

——科学技术产品既可以用它来维护正义，除暴安良，也可以用它来伤害百姓。这并非只是无奈，更重要的，是把科学技术的负面效应减少、降低。列宁有一个重要观点，他说：假象也是本质的反映。既然假象也是本质的反映（当然，是曲折的甚或扭曲的反映），那么，是否科学技术的负面效应并非假象，也反映了本质呢。这是由于科学技术本身的不成熟或有缺陷，或者是由于科学技术的不当应用或对后果的控制不力而造成的。

5.2 普及科学知识警惕科学误区

历史的经验告诉人们，技术的失控也会给人类带来危害与灾难。因此，必须高度重视科学知识的普及，警惕科学的误区。[①]为此，必须认识到：

——自然界和社会错综复杂、奥妙无穷，有其固有的规律。如同我们不可能期望完全消灭疾病，一种疾病治疗了或减轻了，另一种疾病又会出现或加重一样，也不可能期望没有任何负面效应的科学技术。只能努力减少和减轻，却难以完全根除。

——正确掌握科学知识的重要性，准确给予老百姓传播科学知识。无知者无畏是可怕的，在科学上不能单纯靠勇敢，要掌握真正的科学知识。

——毒物只有达到一定剂量，才能产生毒性。而且人体本身也有解毒机能，少量的物质甚至毒物，并不会导致中毒。这是世界各国制定许多标准的原因，例如饮用水的标准，就明确规定各种物质的含量，这些被规定的物质，在剂量高的时候，对人是有害的。

——关注毒物对健康的影响是必须的。因无知而表现出的无畏，其危害是无穷的。重要的问题是人们必须正确掌握在什么条件下才会产生毒性，多大的剂量才是安全的。由此可见，需要更多地普及科学知识，不仅要普及具体的科学知识，也需要普及一些能够指导科学思维的科学知识，以便在各种问题面前，人们能够有正确的思维并得到正确的结论。

---

① 杜冠华. 警惕科学的误区. 科学时报, 2005-05-12.

第9卷

人类同毒物的斗争史

本卷主编 史志诚

卷首语

人类同毒物的斗争已经有三千多年的历史。人类在抵御地震、洪水、瘟疫等自然灾害的同时，依靠自己的智慧探寻解毒的秘密，研制出许多防毒解毒的药物以及简便易行而且有效的技术与方法。人类面对发展现代工业造成的环境污染和在生产生活过程中产生的有毒有害废物，从来没有望而却步，而是苦苦寻找防控污染和处置垃圾废物的科学方法，并在废物的再利用方面有所创新。与此同时，各国政府制订的国家法律和国际公约，发挥国际组织防控毒物的积极作用，奖励探索毒物奥秘与管理毒物做出突出贡献的机构与杰出人物。

本卷记述了人类探索抵御毒物的历程，探寻防毒、解毒药物与促进防毒解毒产业发展的历史，并以中国为例介绍了解毒剂的市场供需与解毒药行业的信息服务；记述了人类科学处置有毒废弃物及其再利用的辉煌历史，包括禁止垃圾交易的法律法规和固体废物处置的产业政策；记述了工业革命以来的环境污染及其治理，以及水污染与净化技术的进步；记述了中国古代惩禁毒物犯罪的法律，美国控制毒物的法律框架，作为安全立法管理的起点《矿工保护法》和《国际刑事法院罗马规约》以及防控毒物的国际公约；介绍了联合国及其相关组织、国际原子能机构、国际刑警组织、禁止化学武器组织所发挥的作用；记述了《联合国人类环境宣言》——第一个保护环境的全球宣言，《我们共同的未来》——现代环境保护主义的基石，《二十一世纪议程》——环境与发展的里程碑，《国际清洁生产宣言》——推动清洁生产的全球运动以及科学家反对核武器的三个宣言；同时，记述了那些受到奖励的做出贡献的机构与杰出人物，包括诺贝尔奖及其获得者、国家特别奖获得者、名人基金与社团组织学术奖获得者和给予国葬礼遇的科学家；最后介绍了两位总统（首相）的科学顾问和他们所做的突出贡献，启示人们关注建立科学顾问机制的重要性。

1 人类探索抵御毒物的历程

1.1 防毒解毒药物的研发与市场供需

自古以来,人类长期生活在多毒的环境里,使医药学有了大量的实践机会,积累了丰富的认识毒物、使用毒物和解毒药的独特经验。传统医学和民间经验在应用一些解毒方药,有效应对自然界普遍存在的毒物与中毒性疾病给人类带来的痛苦。

古代探寻解毒剂的记载

约在公元前 600 年,荷马①的史诗《奥德赛》②中就有使用特殊解毒剂的记载,诗中的主人公尤利塞斯(Ulysses)曾被劝服"Moli"以防中毒,而"Moli"实际上可能是雪花莲(Galanthus Nivalis),这是一种来源于植物的胆碱酯酶抑制剂,有对抗曼陀罗毒性的作用。

大约公元前 114 年至公元前 63 年,黑海南岸古王国的国王米特拉达蒂斯六世(Mithradates Ⅵ,前 132—前 63)③,从年轻时期便一直生活在被毒药谋杀的恐惧之中。为了寻找解毒药而在自己和死囚犯身上做试验。最终他发现一个配方,并命名为万应解毒药(Mithradatium)。这种糖浆状的解毒剂至少含有 36 种成分,需每日服用,据说具有广谱的解毒作用,对蝰蛇、蜘蛛、蝎子等叮咬引起的中毒均有疗效。这一秘密一直被保留着,最后被他带回罗马。

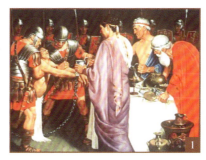 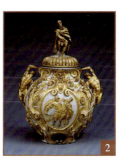

图 124 万应解毒药(1.米特拉达蒂斯六世把自己和犯人作为"基尼猪"④来进行他的毒物和解毒剂的试验;2.精心制作的贮存万应解毒药的镀金药罐)

---

① 荷马,生于公元前 8 世纪后半期的爱奥尼亚,是古希腊最著名和最伟大的诗人。他是《荷马史诗》(分《伊利亚特》和《奥德赛》两部分)的作者。

② 《奥德赛》叙述伊大卡国王奥德修斯在攻陷特洛耶后归国途中十年漂泊的故事。

③ 国王米特拉达蒂斯六世和塔德医生以及植物学家克拉特瓦斯因对各种毒性物质进行研究而在历史上永远留下了他们的名字。米特拉达蒂斯六世希望自己能够抵抗所有有可能置他于死地的物质,因为他觉得他的对手们试图毒死他。克拉特瓦斯在一些囚犯身上做试验,给他们服用各种毒药和解药。最终发现一个配方,这就是所谓的"米特拉达蒂斯解药",据说这种药由 36 种物质组成,其中包括一些有毒物质,如大麻和砷等。米特拉达蒂斯六世每天都要服用这种解毒剂,而且量也日益增加,从此而获得了免疫力。米特拉达蒂斯六世在被庞培率领的军队打败后,为了不落入敌人之手而试图服毒自杀,但这种尝试失败了,因为他对毒药具有免疫力。因此他不得不下令他的一名卫士用剑杀死他。

④ 基尼猪(Guinea Pigs),是一种试验动物。

公元前 100 多年，古希腊帝王嗜好研究毒药与解毒药，其中许多药物的知识是来自动物试验。

中国古代传统医学采用"以毒攻毒"的治疗法则，即用有"毒"的中药，治疗"毒"邪所致的疾病。如用有毒的雄黄，治疗恶疮肿毒及毒蛇咬伤；用蛇毒配制的药剂治疗毒蛇咬伤、疼痛、麻风病、关节炎和癫痫症等。《山海经》对药物按功能划分，就有"毒药"与"解毒药"的记载。唐代陈藏器在《本草拾遗》中记载："岭南多毒物，亦多解物，岂天资乎？"晋代葛洪《肘后备急方》也记载了壮族先民防治箭毒、蛇毒的经验方。唐代《新修本草》还记载了壮族先民陈家白药和甘家白药两种贡品解毒药。

中世纪探寻解毒的秘密

公元 1 世纪，古罗马皇帝尼禄（Nero，37—68）的宫廷御医安德罗曼彻斯（Andromachus）就曾对米特拉达蒂斯的"万应解毒药"配方进行过修改，在药方里加入毒蛇的肉，把鸦片作为一种据说能帮助治疗所有疾病的药物的添加剂，使其成分增至 73 种，称之为"万灵药"（Theriaca）或万应解毒药（Theriaca Andromachi）。

有的文献称 Theriaca 是拉丁文，不仅是蛇咬伤解毒药，而且是古代的一种复方万应解毒药，由 64 种药物配制，最后加入蜂蜜制成，当时的医药界对此药十分推崇[①]。

从中世纪以来的几百年中，特别是盖仑（130—200）时期，这个"万灵药"的成分增加到 100 种并被称为解毒药（Alexipharmaka），作为防御和治疗各种毒物和中毒的抗毒解毒剂，应用于各种"中毒"的治疗，甚至用来防治黑死病等瘟疫。此药在社会上受到很大的重视，配制由医药界的权威公开进行，并需有官方批准。此药风行的原因可能与含有鸦片有关。

约抄写于公元 11 世纪之前的《耆婆书》[②]第一部分文本即药方是一个大型的"阿揭陀药方"（阿伽陀，Agada），也称为解毒剂方。

中世纪后期，欧洲医生最受尊崇的解毒舔剂（Theriaca），不仅作为蛇咬伤的解药，而且药物随地域和季节而异，其中包括一些令人发呕的动物分泌物，以及一些奇药如鹿角、龙血[③]、青蛙精液、毒蛇胆汁及蜗牛等。不过其最基本的成分是毒蛇的肉，意在"以毒攻毒"。

近现代解毒药剂的发展

18 世纪时，万应解毒药受到激烈批评。1745 年英国著名医生威廉·赫伯登（William Heberden，1710—1801）发表专著《抗解毒剂：试论万应解毒药与解毒剂》（*Antitheriaka：An Essay on Mithridatium and Theriaca*），对解毒剂的功效提出了质疑。数十年后万应解毒药从英格兰消失。然而，19 世纪后期到 20 世纪初，

---

① Webster's revised unabridged dictionary. MICRA, Inc., 1996, 1998.
② 《耆婆书》是出自敦煌藏经洞的梵文、于阗文双语医书，约抄写于公元 11 世纪之前。详见陈明. 敦煌出土的梵文、于阗文双语医典"耆婆书". 中国科技史料，2001，22（1）：77-90.
③ 龙血是棕榈科植物麒麟血藤（Daemomorops Draco）的果实分泌的树脂，干燥后凝固成血块状，中药称为血竭或麒麟竭。

尽管这种解毒剂对急性中毒的治疗和使人"不为毒物所伤"的预防性处理是有限的，但仍在继续使用着，法国、西班牙和德国的药典上仍有此药[①]。

1813年，法国的贝特朗（M. Bertrand）利用木炭治疗砷中毒，显示惊人的效果。之后，托乌里（Touery）用于士的宁中毒的治疗显示了奇效。19世纪初，英国出售一种木炭饼干（Charcoal Biscuit）作为胃肠道的解毒剂。

到20世纪，"万能解毒剂"成为一种合剂，由2份活性炭、1份氧化镁和1份鞣酸配成。活性炭用作一般吸附剂；氧化镁中和酸，并作为泻剂；鞣酸沉淀一些金属和生物碱，广泛用于中毒的预防与治疗。但鞣酸不能沉淀所有的金属和生物碱，因此，在使用上受到一定的限制。

中国传统医学还利用药物药性的相互对峙解除其中一种药物毒性和不良反应，如防风杀砒霜、绿豆杀巴豆、半夏畏生姜。许多蛇药（如群生蛇药、红卫蛇药、吴江蛇药、上海蛇药、南通蛇药二号片、南通蛇药、群用蛇药和群生蛇药等）长期流传。中国壮医在解毒药研究方面有其独特的经验。例如，一旦被毒箭射中，立即吃甘蔗能缓解毒箭的毒性发作；钩吻中毒用蕹菜[②]汁解救；使用鬼臼治疗各种毒蛇咬伤；续随子用来治疗蛇虺蝎螯咬伤等。

历史上人类创造的应对毒物与中毒的拮抗剂和它们的作用性质见表9-1-1。

表9-1-1　历史上应对毒物与中毒的拮抗剂和它们的作用性质

毒物	拮抗剂	作用性质
腐蚀性酸	弱碱（石灰水）、牛奶、蛋清、豆浆、肥皂水	中和
腐蚀性碱	弱酸（稀醋）、果汁、牛奶、豆浆、橘子水、蛋清、浓茶	中和
砷	硫代硫酸钠5～10克、豆浆、牛奶、蛋清	沉淀
汞	牛奶、豆浆、蛋清、2.5%碳酸氢钠洗胃、硫代硫酸钠	沉淀
铅	硫酸钠或硫酸镁	沉淀
无机磷	0.1%硫酸铜溶液	沉淀
钡盐	2%～5%硫酸钠或硫酸镁（泻盐）	沉淀
氰化物	亚硝酸异戊酯、丙酮二酸、亚硝酸钠、硫代硫酸钠	形成无毒物质
铁	碳酸氢钠	形成无毒物质
氟化物	牛奶、石灰水	生成氟化钙
草酸盐	牛奶、石灰水	生成草酸钙
福尔马林	0.1%氨水	生成无毒物
石碳酸	植物油（蓖麻油）	延缓吸收
碘	面糊、米汤	使碘无活性
高锰酸钾	维生素C	还原作用

---

① LYONS A S, PETRUCELLI R J. Medicine: an illustrated history. New York: Harry N. Abrams, Inc. 1987: 254–259.

② 蕹（音wèng）菜，是中国岭南的一种常吃蔬菜，也叫空心菜。

植物：天然的解毒丹

植物也成为天然的解毒丹，人们可以从植物中得到促进解毒的维生素，包含各种已知和未知的维生素。

中国传统医学提倡食物解毒。把木耳、猪血、绿豆、蜂蜜称为"解毒四杰"，是功效显著且最为廉价的解毒食物。认为：木耳因生长在背阴潮湿的环境中，有补气活血、凉血滋润的作用，能够消除血液中的热毒。木耳、猪血因具有很强的滑肠作用，经常食用可将肠内的大部分毒素带出体外。绿豆味甘性寒，有清热解毒、利尿和消暑止渴的作用。蜂蜜生食性凉能清热，熟食性温可补中气，味道甜柔且具润肠、解毒、止痛等功能。

在西方也一样，希波克拉底宣扬的箴言就是："你的食物就是你的医药。"经验告诉人们，当人受酸中毒所引起的疾病煎熬时，通常是由于过度偏吃甜食、淀粉及蛋白质所致。这时必须改用碱性的蔬菜来中和它。历史上曾记载"希波克拉底汤"①，以及类似的"神馔"②"组合"，就是用不同方法烹煮蔬菜、菜汤、菜汁用来治病。现在在保健食品商店中所出售的最普遍的菜蔬组合汁则是"钾汁"，能治疗由于酸中毒引起的神经炎、关节炎、肝炎、肾病和头痛等症，植物正是这些病痛天然的解毒剂。青菜是富含钾的蔬菜之一，钾属于碱性，有利于胰脏和唾液腺，而胰脏和唾液腺正是人体钾的仓库。患了毒血症时，如果只有肝的损坏而没有其他特别的病症，以菜汁或菜汤做短期斋戒是既天然又有效的治疗方法，它会缓和肝脏的充血并使其恢复正常功能。

数百年来，意大利人都是用绿南瓜来作万灵药。绿南瓜和夏季南瓜及曲颈南瓜中的有机钠是补充耗尽钠元素的肝脏最理想的来源。含钾丰富的蔬菜如豆荚及多叶植物，提供所需的碱给胰脏与唾液腺。钙是动物（骨骼）与植物（茎柄）的骨架与支持物的必需元素，可自嫩枝、茎与根部获得。钠、钾、钙是人体需要最多的三种元素，植物自碱性土壤中吸取它们。植物中还有很多其他元素是动物及人体所必需的，但需要量很小，这就是微量元素。印度民间把蜂蜜看成"使人愉快和保持青春的良药"。

现代的解毒与健康

在现代健康生活中，人们把"解毒"理解为解除和排出毒素的意思。正是"排出体内的毒素"这样明朗简洁的话语，吸引了众多的女性对健康美容方法的青睐。在解毒商品中，具有代表性的有岩盘浴、锗矿石温浴和断食排毒法等。岩盘浴，还有个别名叫"不用水的温泉"。在日本有可数的几处温泉提供这样的服务，即在地热温度较高的天然岩石上铺上席子，睡在上边就可以发汗。锗矿石温浴是利用溶解了锗的化合物的液体来促进血液循环及发汗作用。断食排毒法，也叫没有饥饿感的绝食疗法。是以"人体在不进行消化吸收的状态时，能够自然地排泄体内的毒素"这一理论为依据的解毒方法。在日本各地都有"断食修炼场"，在去修炼的众多女

---

① 现在的"希波克拉底汤"为每顿至少食用8盎司（大约230毫升）。汤的主要成分是：芹菜根（3~4根）、少量的欧芹、番茄（约227克）、洋葱（中等大小，2只）、韭菜（2小叶）、大蒜（几瓣）和马铃薯（约454克）。以上成分用被过滤水或山泉水浸没烹调2小时。用家庭食物混合机混成浓汤，保留纤维和果皮。

② 馔（音zhuàn），饭食。日本的神馔基本是水、米、盐三品。

性中，有许多人就是以减肥为目的而参加的。据说，解毒健康法可以缓解精神压力，促进人体内脏更好地工作，提高机体免疫力，改善衰弱的体质。

总之，从远古时代起，人们就试图寻找到一种万能的解毒药。直至今日，科学家们还在这条道路上苦苦寻觅。尽管如此，目前，面对众多的毒物和毒素以及致病因子，医学仅仅研制出有限的几种特定解毒剂，探寻解毒秘密的路程还很长很长。

1.2 防毒解毒促进产业发展

毒物不仅推动了发明，而且也造就了防毒解毒新兴产业和无限商机。防毒解毒产业从无到有，从小到大，促进经济的增长。从抗蛇毒血清的发明到广泛应用，不仅商业得到发展，重要的是千百万被毒蛇咬伤的人因注射了抗蛇毒血清而得救。从毒素的研发到新的解毒药上市，从职业安全、突发事件的处置到核化战争促成防毒面具等一系列防毒解毒用品和医药的研发与应用，其商机可想而知。化学物的不断出现和应用，使每类化学物都有相对应防毒解毒药品。同时，在生产环节的原料供应商和商业流通环节的批发商、代理商、开发商以及零售商，形成一个又一个链条，因此，防毒解毒商机无限。

毒素开发与高科技产业的创新

互联网上有许多有关毒物与解毒药发明的网页和信息，特别是解毒防毒发明的专利琳琅满目。如果企业家打开这些网页和专利目录，就可以感受到巨大商机。中国 2001—2003 年毒药、毒物、毒品、毒气方面公布的专利目录中，解毒药发明专利 36 条、实用新型 15 条；防毒面具、防毒口罩、防瓦斯装置的发明专利 102 条、实用新型 49 条、外观专利 1 条；戒毒技术、戒毒药品的发明专利 61 条、实用新型 12 条、外观专利 1 条；毒物、毒品和毒气检测、中毒现场快速检验仪器、毒气警报设备的发明专利 40 条、实用新型 82 条；中毒治疗药品、动物毒素治疗制剂生产方法，含毒饲料饼粕脱毒技术、藻类毒素脱毒技术，蛇毒、蝎毒、蜂毒、蜘蛛毒的采集技术，中毒应急处置技术，解酒、戒烟、排毒保健方面的发明专利 542 条，实用新型 137 条、外观专利 45 条。[①]

毒素研发技术的重大突破给新产品的开发带来新的机遇。例如，从锥形蜗牛毒素中提取药物的公司就有四个。美国犹他州盐湖城的公司从地质性芋螺（Conus Geographus）中提取毒素制成 CGX-1160，治疗慢性疼痛。爱尔兰都柏林的爱蓝（Elan）公司从波斯芋螺（Conus Magus）中提取毒素制成 Ziconotide，在美国和欧洲已经获准上市。澳大利亚墨尔本的代谢制药公司从维多利亚芋螺（Conus Victoriae）中提取毒素制成 ACVI，治疗神经性疼痛。澳大利亚布里斯班的 Xenome 公司从大理

---

① 毒药、毒物、毒品、毒气专利技术资料系列（1）（2）. 河北技术资料网.

石状芋螺（Conus Marmoreus）中提取毒素制成 Xen 2174，用于减轻慢性疼痛。特别是蛇的毒液的研究成果专利引来巨大的投资。又如，河豚毒素（TTX）更是国际上公认的"软黄金"，河豚毒素售价 20 万元/克。

农药残留呼唤解毒酶。为了减少有机磷农药在蔬菜、水果上的残留，中国农业科学院发明了一种生物解毒酶。这种酶是土壤微生物产生的一种水解酶，能有效地降解有机磷农药。

昆虫解毒酶[①]是从抗性昆虫中克隆并在大肠杆菌中表达的产物，它可以不同程度地降解有机氯酸酯、有机磷酸酯、氨基甲酸和拟除虫菊酯类杀虫剂，用于水域、土壤污染、蔬菜、水果等食品的农药残留的降解，人、畜农药中毒的解毒方面有着广泛的应用前景和巨大的社会经济效益。

毒物与毒素开发企业欣欣向荣

据统计，全世界有 26 个国家的 34 个生产企业制备 120 多种抗蛇毒血清，生意兴隆，供不应求。

墨西哥赛拉那斯（Silanes）制药集团公司有 60 多年的历史，每年投资 500 万美元用于研制和开发，并同墨西哥国立自治大学和美国一些大学合作形成科研网络。在研制和生产预防及控制糖尿病、肺结核、霍乱等疾病的药物方面处于世界领先地位。同时，该公司也生产解毒药。该公司开发了治疗因动物毒液造成中毒的解毒药，治愈了墨西哥 6.7 万名中毒患者。治疗因蝎子、毒蜘蛛、毒蛇等咬伤中毒的解毒药，已向美国、加拿大、澳大利亚、欧洲、南美洲和中美洲等国家和地区出口，年销售额达 7000 万美元，有很大的市场。

德国的 CyPlus 有限责任公司是一家生产氰化物、氰化物解毒药、氰化物分析检测器材和开展有关氰化物咨询业务的企业，也是第一个经过生产评估，与国际氰化物管理守则（International Cyanide Management Code，ICMC）签订议定书，并由德国认证管理机构认可的生产者。该公司向世界黄金开采企业供应氰化物，对氰化物生产、运输、销毁、储存、工人的安全、应急培训和中毒治疗等进行全程服务。同时对开采金矿、堆浸方法、黄金提取、黄金回收率的优化以及企业风险管理与应急管理等给予技术服务。

世界各地的毒素开发公司、解毒药生产销售业、香烟解毒卡、有毒动物养殖业、化感物质作为杀虫剂[②]、杀菌剂、除草剂和植物生长调节剂等企业，都有相当的市场空间。

在仪器与试验药品制造业方面，毒物检验仪器、试验药品器材、毒物检验箱、毒物现场检测仪、毒物特性沥滤法 TCLP 滤纸[③]、生产性毒物监测等都是不可缺少的工作用具。

在科学研究方面，科学家常用的采毒设备，如生产蜂毒通常使用电刺激蜜蜂取蜂毒，即电取毒法。电取毒设备有 JDQ-Ⅰ型、Ⅱ型采毒器，QF-1 型蜜蜂电子自

---

① 昆虫解毒酶，是昆虫中具有代谢农药能力的酶。
② 利用化感作用控制农田杂草技术，如向日葵能有效地抑制马齿苋、曼陀罗、藜和牵牛花等杂草的生长。
③ TCLP（Toxicity Characteristic Leaching Procedure）滤纸，是无黏合剂的玻璃纤维滤纸，颗粒保留度为 0.6~0.8 微米。美国密理博公司提供有害废物过滤系统和 TCLP 滤纸，是美国环保局指定的专用产品。

动取毒器，封闭式蜜蜂采毒器，巢门、巢底两用式电取蜂毒器，笼式电取蜂毒器、蜜蜂电子时控取毒器，以及蝎毒提取冻干设备。

防毒保健制造业方面，有空气污染监测仪器、服装毒物测试、果蔬解毒洗甩器、杀菌解毒机、果菜解毒灵、果菜消毒解毒机、果蔬解毒器、长寿臭氧解毒机、强力装修除味剂等。

突发毒性事件的应急处置带来的各种商机

毒物的存在与预防中毒的发生，解毒与中毒的救治，毒性灾害与突发公共卫生事件的发生与处置，都涉及社会的各个产业部门与各阶层的民众，涉及社会生产生活的方方面面。立法监督、政府管理、新闻宣传、医药卫生、环境保护、交通运输、安全保卫、人险寿险、出版业以及有毒废物回收等各个产业。

例如，按照食品安全法律，食品中毒事件发生后，如果企业拒绝赔偿，或受害者对赔偿不满意，受害者可以起诉问题食品生产企业或经销商。日本雪印乳业食品安全事件曝光后，受害者依据《制造物责任法》，对生产问题牛奶的企业提出索赔。一些律师事务所看到商机后，立即成立了专业的代理机构，帮助食品安全问题受害者索赔，有一些律师事务所甚至承诺"不赢不收钱"。由于有律师的帮助，受害者赢得诉讼。

应对核恐怖和生物化学恐怖，必然要动员专家参与，要有许多快速反应小组，有应对计划，有防毒解毒的新技术新装备，商业机会很新很多。例如，炭疽事件给日本防毒面具产业带来生机。随着美国被炭疽感染人数的不断增加，位于日本群

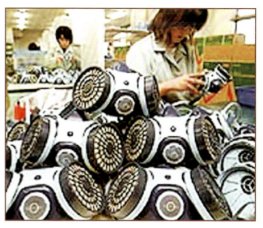

图125 工人们正在紧张地组装防生化武器污染用防毒面具

马县的一个专门生产紧急避难用防毒面具的公司业务变得非常繁忙，公司人员每天都在紧张地进行着防毒面具的组装和装箱作业。这家公司是生产销售专业防尘和防毒面具的。每个标价7000日元的防毒面具在20天里有大约3000人通过各种途径订购。自从美国发生了连续恐怖事件后，该公司不断接到从各地打来的咨询电话。于是公司决定向普通市民销售以东京地铁沙林事件为契机研制出来的防生化武器污染用的防毒面具（图125）。

环境污染治理推动环保产业的发展

大量严重污染环境的工业有毒有害废弃物，推进了污水净化技术和设备，废物处理和回收利用设备，有毒有害废物的处理技术和设备，废气污染测量、控制和实验室设备，水、废物和大气净化的控制技术等装备制造业的发展。世界上的环境保护产业已经拥有完整的工业废弃物回收、上料、焚烧、出灰、余热利用、尾气治理等综合性处理工艺和设备，使工业废弃物处理真正达到了减量化、无害化和资源化，可单独处理一种废弃物或混合处理几种不同类别，不同相态的废弃物。其中工业有

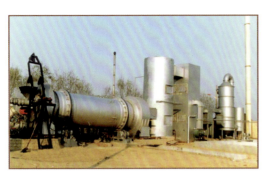

图126 工业有毒有害废弃物处理成套系统（处理量：50~5000千克/小时，有毒有害物质破除率：>99.99%，炉温：750℃~1200℃）

毒有害废弃物成套系统，具有独特金属密封结构，耐火材料及砌筑工艺，多气流环绕空气分配技术以及无二次污染的先进尾气处理系统，并可根据用户要求，采用手动，半自动及全自动控制技术（图126）。

二氧化碳开发产业出现新进展。二氧化碳具有污染环境与再生资源的双重性，在一定条件下，二氧化碳可以转变成再生资源。因此，二氧化碳的利用已经在工业、农业、能源、环境保护等领域显示巨大威力。美国已经有90多套生产装置，每年回收合成氨厂、石化厂、火电厂、天然气加工厂副产的二氧化碳750万吨。回收的二氧化碳用于食品冷却、冷藏、研磨和惰化、饮料碳酸化等。日本每年二氧化碳生产能力为116万吨，市场需求为90万~100万吨。西欧二氧化碳总消费量为160万吨，消费量每年增长幅度为3%~4%。因此，开发利用二氧化碳是促进可持续发展的绿色技术之一，推广二氧化碳的应用技术是实现零排放、降低温室效应的必要手段。

此外，清除持久性有机污染物产业将是未来进一步开发的一大产业。据联合国环境规划署预计，全球需要投入5亿美元，清除被称为"一打肮脏的"①有毒化学品。

"解毒"植物提升花卉业的健康价值取向

常青的观赏植物以及绿色开花植物中，很多都有消除建筑物内有毒化学物质的作用。植物具有以酶作为催化剂的潜在的"解毒"本领，能够分解它不需要的有毒物质。例如，在二氧化硫污染地区，树木叶片中的含硫量比正常树叶高出5~10倍。硫是树木所需的营养元素之一，也是一切绿色植物体内氨基酸的组成部分，树木吸收二氧化硫后便在体内形成亚硫酸盐，然后再将亚硫酸盐氧化成硫酸盐。

"解毒"植物不仅在交通干道、街道两旁和公共场所选择栽种，而且在办公室和家庭也普遍得到青睐。研究表明可以"解毒"的植物有：虎尾兰和吊兰，可吸收室内80%以上的有害气体，吸收甲醛的能力超强；芦荟也是吸收甲醛的好手，可以吸收1立方米空气中所含的90%的甲醛；常春藤、铁树、菊花、金橘、石榴、半支莲、月季花、山茶、石榴、米兰、

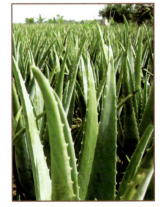

图127 吸收甲醛的"好手"芦荟

---

① 指《关于持久性有机污染物的斯德哥尔摩公约》第一批受控化学物质包括3类12种Ⅰ杀虫剂：滴滴涕、氯丹、灭蚁灵、艾氏剂、狄氏剂、异狄氏剂、七氯、毒杀酚和六氯苯；Ⅱ工业化学品：多氯联苯；Ⅲ副产物：二噁英、呋喃。

雏菊、蜡梅、万寿菊等能有效地清除二氧化硫、氯、乙醚、乙烯、一氧化碳、过氧化氮等有害物；兰化、桂花、蜡梅、花叶芋、红背桂等是天然的除尘器，其纤毛能截留并吸滞空气中的飘浮微粒及烟尘。特别是石榴叶能吸收铅，紫薇能净化低浓度的汞，棕榈、腊梅等花木能吸收汞蒸气。另外，玫瑰、桂花、紫罗兰、茉莉、柠檬、蔷薇、石竹、铃兰、紫薇等芳香花卉产生的挥发性油类具有显著的杀菌作用。

解毒药的国际贸易

生物毒素与解毒药物的开发与国际贸易状况在第67卷《生物毒素产业的发展》有专门的记述。其中有美国著名的美国爱力根公司、孟山都公司，有欧洲研发生物毒素的法国兰陶克斯公司、瑞士亚历克西斯生化公司，有中国研发生物毒素的企业中国青海省兽医生物药品厂、中科院昆明动物所动物毒素蛇资源开发中心、兰州生物制品研究所、德通国际集团。此外，还有加拿大Wex技术公司、巴西布坦坦研究所、泰国毒蛇研究中心、南澳大利亚毒素供应公司。同时，介绍了世界上生物毒素新药开发与产业前景和生物毒素新药研发动向及其商机。

墨西哥Silanes制药集团公司研究并生产治疗蝎子蜇伤的解毒药，曾经治愈墨西哥患者至少达6.7万名。该公司向美国、加拿大、澳大利亚等国出口治疗蝎子、毒蜘蛛、毒蛇等咬伤中毒的解毒药。同时销往欧洲、南美洲和中美洲等地，年销售额达7000万美元。[1]

1.3 解毒剂的市场供需：以中国为例

中毒与解毒剂总体供需状况

据中国卫生部的普查统计，1998年中国有过中毒损伤的患者群已达到370多万人，且每年有近100万人加入这个群体。中国中毒损伤率程度较高的地区主要集中在城市工业区及其周边农村地区，也就是经济发展较为发达的地区，患者比例占整个患者群的60%左右，其中经济发展较好的城市患者占28%左右，达到富裕程度和小康程度的农村地区占32%；而生活水平较低的城市和地区的比例则相应较小。由于中毒性疾病威胁人们的身体健康，因此，解毒制剂的市场开发受到不少厂家的关注，解毒剂的医疗水平也相应提高。

中国中毒的类别主要分为重金属中毒、药物中毒、氰化物中毒和有机磷类化合物中毒等四类，重金属中毒、氰化物中毒和有机磷类化合物中毒主要是由于工业化建设所带来的负面影响造成的，药物中毒则是由于在药物治疗过程中药物使用不当或服用过程中引起的毒副作用造成的。

解毒剂主要在医院使用。从中国主要城市典型医院临床使用情况调查显示来

---

[1] 墨西哥将向美国出口解毒药. 医药网，2003-11-05.

看，解毒剂市场规模在 1999 年为 2.2 亿元左右，2000 年上升到 3.2 亿元左右，到 2001 年达到 5 亿元，市场规模基本按 50% 的增长速度发展。

其中，重金属解毒剂的用药水平最高，市场份额占整个解毒剂市场的一半左右，反映出城市工业化过程中出现的负面影响，2000 年较 1999 年有所扩大，但 2001 年低于 1999 年的水平，说明这类中毒现象已经得到社会的重视；治疗药物中毒解毒剂 2001 年的市场份额较 1999 年和 2000 年有较大的提高，并超过重金属解毒剂的市场份额，这与药物临床的不断扩大，零售市场放开等诸多因素有关；氰化物中毒解毒剂和有机磷类化合物中毒解毒剂的市场份额则相对较小。各类解毒剂市场份额见表 9-1-2。

表 9-1-2　1999—2001 年中国解毒剂市场市场份额

类　　别	1999 年	2000 年	2001 年
重金属解毒剂	59.20%	61.32%	48.72%
治疗药物中毒解毒剂	37.88%	35.81%	49.95%
氰化物中毒解毒剂	2.61%	2.36%	1.25%
有机磷类化合物中毒解毒剂	0.31%	0.52%	0.09%
总　　计	100%	100%	100%

各种解毒剂的市场供应

1999—2001 年，中国重金属中毒解毒剂主要集中在谷胱甘肽这个品种上，其他品种有去铁胺、去铁胺甲磺酸盐、二巯丙磺钠、二巯丁二钠和二巯丙醇等品种，其中谷胱甘肽（商品名泰特）的市场份额达 95% 以上，主要从意大利福斯卡玛生化公司进口。其次，由重庆药友制药有限责任公司供应。

在中国，常用的治疗药物中毒解毒剂品种有纳洛酮、氟马西尼、强力解毒敏和乙酰胺等，其中以前两者占整个市场 99% 以上的市场份额，其余两个品种临床使用则少。有机磷类化合物中毒常用的解毒剂有碘解磷定、氯解磷定、双复磷、双解磷。这些药物在国内已使用多年，具有一定的复活胆碱酯酶作用，但是仍不能满足临床需要。氰化物中毒的解毒剂有硫代硫酸钠、亚甲蓝、亚硝酸钠、4-二甲基氨基苯酚、4-二甲氨基吡啶等。硫代硫酸钠由于起效慢，只适合于亚急性中毒和急性中毒的调整期；亚甲蓝由于其双重作用，剂量不易控制，应用受到限制；亚硝酸钠则本身有一定的毒性；4-二甲氨基吡啶尽管效价高，作用快，不良反应少，但是剂量过大也会导致与亚硝酸类似的毒性反应。

此外，维生素 B_{12} 治疗氰化物中毒已取得成功，推荐剂量为 70 毫克/千克。乙二胺四乙酸二钴也是很好的氰化物络合剂，研究表明，其气雾剂的抗氰疗效也得到了证实。

解毒药行业的信息服务

20 世纪 90 年代，随着各国中毒防治工作和突发毒性事件应急处置的需求，一些咨询公司和社会服务机构，开始对各类毒物和中毒的解毒剂行业市场进行深度研究，并发布市场深度研究分析报告，提供政府应急机构和急救医院门诊采购服务。

千讯（北京）信息咨询有限公司提供的《2011—2015年中国有机磷毒物中毒解毒剂行业市场深度研究分析报告》《2011—2015年中国氰化物中毒解毒剂行业市场深度研究分析报告》，有助于企业主或企业高层管理人员准确掌握解毒剂市场的统计数据、分析数据、发展状况、竞争对手情报和市场发展前景，是企业投资解毒剂产品、代理解毒剂产品，或对现有解毒剂产品进行市场研究时的重要参考依据。

北京华经纵横咨询有限公司就解毒药苯巴比妥市场运行现状做了详尽的调查研究，包括：解毒药苯巴比妥产量统计、地域产出结构、企业市场集中度、产品生产成本及构成、解毒药苯巴比妥项目投资建设情况；解毒药苯巴比妥消费量，价格走势下游消费群体构成及消费特点，消费的区域性，品牌满意度；解毒药苯巴比妥进口市场、出口市场及进出口政策；解毒药苯巴比妥重点企业产品产销、发展规划、产品投放区域格局；解毒药苯巴比妥细分市场产品的应用特点、市场容量、消费模式、发展趋势；同时就解毒药苯巴比妥的行业主要问题提出了独家策略建议。这项咨询报告，对相关公司投资有非常重要的参考价值。

此外，华经纵横还对国际解毒药、除草剂的发展历程、当前产业政策、行业一般特征（如产业生命周期、市场竞争程度）方面，提出了有价值的咨询报告。

中商智业投资顾问有限公司提供的《解毒药行业市场调查报告》《2013—2017年中国解毒药行业市场研究报告》分析了解毒药行业的市场规模、解毒药市场供求状况、解毒药市场竞争状况和解毒药主要企业经营情况、解毒药市场主要企业的市场占有率，同时对解毒药行业的未来发展做出科学的预测。

2

科学处置有毒废弃物及其再利用

2.1 人类处置垃圾的历史

古往今来，在种类繁多的废物当中，有毒固体废弃物可能一直都是数量最多而又最难处理的一类垃圾。

大约从公元前一万年开始，人类放弃了游牧生活，建立起了更多的定居地。废弃物有时被丢弃在室内的地面上，或者倾倒在街道上。当家中的臭气变得令人忍无可忍时，人们会再弄来一些新的泥土盖在这些垃圾上，或者任由家中的猪、狗、鸟类以及啮齿类动物分吃垃圾中残余的有机物。

大约公元前 2500 年，在印度，根据当时的中央规划，房屋内部开始建有垃圾斜槽和垃圾箱。大约公元前 2100 年，在埃及的赫拉克利奥波利斯城内，贵族区的废弃物开始得到收集，但处理的方式是将其中大部分倾倒入尼罗河。大约同一时期，希腊克里特岛一些房屋的浴室便已和主要污水管道连接起来了。到了公元前 1500 年，该岛拨出土地专门用于有机物的处理。

在推行卫生措施的过程中，宗教往往发挥了一定的作用。大约自公元前 1600 年起，犹太人便被要求必须将废弃物掩埋在远离住宅区的地方。那时的耶路撒冷可以利用的水源非常有限，但《塔木德》（仅次于《圣经》的典籍）规定，耶路撒冷的街道必须每天冲洗。

然而，古代世界对于清洁并没有统一的标准。在公元前 5 世纪，垃圾乱七八糟地堆满了雅典的郊区，威胁着市民的健康。于是，希腊人开始统筹设置城市垃圾场。雅典议会也开始实施一项法令，规定清洁工必须将废弃物丢弃在距城墙不少于 1.6 千米的地方，还颁布法令，禁止人们向街道上丢弃垃圾，雅典人甚至还设置了堆肥坑。位于西半球的古代玛雅人将有机废弃物置于垃圾堆场，并用破碎的陶器和石头来进行填充。

到了中世纪，尽管居住和生活条件还很简陋，但是新城市的兴起要求人们将更多的注意力投向公共健康事务。12 世纪末期，城市里开始铺设并清扫街道。以巴黎为例，巴黎从 1184 年就开始铺设街道，直到 1609 年，公众开始支付清扫街道的费用。

随着社会经济技术的发展和城市的进步，大量的人群从农村涌向了城市。大肆的迁移意味着不仅是人本身，猪、鹅、鸭以及其他动物也随之进入了市区。于是在 1131 年，巴黎通过了一项法令，禁止猪在城市街头随意跑动。

18 世纪中叶工业革命兴起，垃圾问题和城市文明同行，城市的卫生状况明显恶化。越来越多的人口移居到各个工业中心，而城市里又无力为这些人提供住房，从而引发了严重的拥挤过度和健康问题。1843 年，在英格兰曼彻斯特城的一个地区，平均每212人合用一个厕所。因为人们发现传染疾病与肮脏的环境之间存在着某种联系。最终，大规模的市政工程和公共卫生机构开始兴建，以处理最为紧迫的卫生问题。

到了工业时代，垃圾问题更加严重，物质生产的量和质都发生了重大改变，逐渐超过了局部地区的环境承载量。西方所有的超大城市都经历过垃圾危机。解决办法虽然在变，但总的思路是一样的：把问题转移或留给下一代，或者转移到更远的地方。

现代社会，人们已经知道有毒废弃物[1]处理的最大问题不是它是否污染了土壤、水体，而是它可能产生二噁英等有毒物质，危及人的生命安全。从此，人们在倡导节制物质消耗、避免浪费、减少垃圾的产生的同时，也在探索科学处置垃圾，特别是有毒废弃物的新技术和如何再利用的问题。

垃圾伴随着人类文明，它不断挑战人类的生存状态，而顽强和富有智慧的人类不断地拿出新技术来应对这些垃圾的挑战。

法国农业学家、法国环境与能源控制署工程师卡特琳·德·西尔吉出版了一部《人类与垃圾的历史》[2]的专著，回顾了人类与垃圾互动的历史。从启蒙运动时期巴黎的肮脏混乱到与垃圾伴生的拾荒行业、垃圾肥料行业，从垃圾用于产生能源到垃圾分类处理、垃圾的循环利用，从不同文化传统下处理垃圾的不同模式到垃圾成为艺术家的灵感来源。书中讲述了生活垃圾的存在给人类带来灾难，也唤起了人们把废弃物改变成为可利用的再生资源的想象力和创造力。作者认为，"文明的进步"是伴随着"垃圾的递增"一起发展的，"凭借人类的想象力和创造力，终将会找到更多解决的方法"。

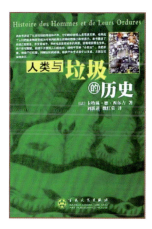

图128 《人类与垃圾的历史》（封面）

2.2 有毒固体废物处置与再利用

有毒有害废物的处置

世界上对有毒有害垃圾，如废旧电池、含汞污泥的组合物，主要采取深埋、焚烧、包装堆放等处理方法，但会产生二次污染，且成本较高。由上海市知识产权服务中心与有关科研单位开发的"汞污泥组合物净化处理法"，利用科学配比的技

---

[1] 有毒废弃物指的是有毒、有腐蚀性、可燃或者可与空气或其他化学物质产生反应的固体、液体与气体。美国环保局把所谓通用垃圾归入这种废弃物中，这些物质虽然不符合上述定义，却也能够对环境构成威胁。此类的物件包括电池、杀虫剂、荧光灯、水银体温计及其他含有有毒金属的设备。

[2] 西尔吉. 人类与垃圾的历史. 刘跃进，魏红荣，译. 天津：百花文艺出版社，2005.

术,将有害物质进行分解,在反应过程中形成一种新的分子结构,转化成一种无毒无害的净化物。含汞污泥组合物净化处理法技术工艺简单,采用它来处理有毒有害垃圾每吨只需投入约 8000 元(国际上处理有害有毒垃圾每吨需投资 1.6 万元左右),成低本、处理彻底、无二次污染,为处理有毒有害垃圾提供了新的科学方法和新的思路。

人类进入核子时代,出现了新的有毒废料——核废料。高放射性废弃物(HLRW)由两部分组成:一是核反应堆的乏燃料,二是生产核武器中使用过的材料。1970 年以前,核设施中绝大部分 HLRW 都是装在桶里埋到海底,超铀废弃物(TRU)处理也比较随意,一般就是浅浅地埋了。然而现在,玻璃化[①]在如今的放射性废弃物管理中主要有两个作用:一是减少全国核设施中 HLRW 的存储量;二是只要发现有未知的放射性废弃物在污染环境,就立即清除它们。此外,对于铀尾矿和铀矿渣代表了另一类放射性放弃物,它们需要永久处理。[②]

电子垃圾(e 垃圾)因在全球范围内快速增加,其体积很大,而且 e 垃圾中含有各种有毒、无毒的废弃材料。因此,e 垃圾不适于焚烧或者掩埋,通常都是用分解的方法来对付它们,但这种方法很缓慢,而且会对工人造成伤害。

有毒有害废物的再利用

实际上,有毒有害垃圾只是"放错了地方的资源":一些有毒有害垃圾还可以被再次利用。如废旧电池如果处理得当,可与从中回收锌、二氧化锰等多种物质。

卡特琳·德·西尔吉在《人类与垃圾的历史》一书中,就有毒有害废物的再利用列举了如下事例:

第一,用垃圾取暖。在 20 世纪 30 年代里,人们发现垃圾焚化工厂中产生的热能可以造福于市民。在法国的维勒班垃圾焚化工厂和前苏联的列宁格勒垃圾焚化工厂,就已经把焚烧垃圾过程中所产生的热能进行回收,给城市居民与洗染店供热。在 20 世纪 50 年代里,许多医疗中心,如法国的南希和瑞士的伯尔尼的医院,也是由垃圾焚化工厂提供热气的。

在欧洲各国,于 1990 年运转的 527 家垃圾焚化工厂里就有 213 家设置了可以回收热能的系统。可以产生热能的垃圾焚化工厂大体上也都是些规模很大、处理垃圾数量很多的工厂。

第二,垃圾发电。焚烧垃圾过程中所产生的蒸汽冷却过程中产生的高温蒸汽,已经可以通过一台涡轮机转变为电力。垃圾焚化工厂里每焚烧一吨垃圾就能生产出 300~400 度的电力,100 个人丢弃的垃圾可以产生出足供 8~10 个家庭的用电量。

第三,生化瓦斯:一种清洁燃料。垃圾中可以生物降解的有机物质,如同食品垃圾、植物垃圾以及纸张,在被生物降解的过程中会同时产生出一种生化瓦斯。这种瓦斯气体主要是由甲烷和二氧化碳所组成。20 世纪 70 年代英国的一家砖厂曾经利用生化瓦斯替代煤炭。之后,从填埋垃圾中提取生化瓦斯在欧洲有长足的发展。2000

---

① 玻璃化,是将废弃物熔入玻璃中的加热过程,将废弃物与熔融状态的玻璃混合在一起至冷却后形成稳定而不会分解的固体。

② 马克苏拉克. 废弃物处理:减少全球废弃物. 杜承达,等译. 北京:科学出版社,2011: 100-101.

年起由于限制了掩埋垃圾的做法，人们正在研发利用生化瓦斯转换为电力的技术。

第四，用垃圾石油驱动汽车。人们已经能够用使用过的食用油（即有害地沟油）来生产"生化柴油"，以替代柴油发动机里的柴油。奥地利斯蒂里的公共汽车就是用从餐馆里回收的已炸过食品的废油来运转的。

尽管上述每一种处理方式都有可能成为"垃圾产生能源"的产业，但从长远来看，有毒有害废弃物可能会通过更为先进的技术化害为利，对可持续发展做出贡献。

2.3 禁止垃圾交易的法律法规

面对洋垃圾交易的危害，越来越多的国家对此提高了警惕，并行动起来禁止垃圾的交易活动。1986年全世界只有三个国家禁止进口有害废弃物，1991年就有83个国家，到1994年有超过100个国家宣布拒绝洋垃圾进口。同样表示禁止出口有害废弃物的国家也有100个以上。缔结国际公约和协议已成为各国合作消除"洋垃圾"交易的有力武器。

1989年3月在瑞士巴塞尔缔结《控制危险废弃物越境转移及其处置公约》，明确规定出口有害废弃物必须向进口国家通报并得到政府批准。1992年5月5日，该公约正式生效。

除了国际公约之外，地区性的禁止垃圾交易的协定已相继签署生效。1989年非洲国家与欧共体12个国家及亚洲国家签署了洛美协定①，严禁各国进行有毒废弃物交易。1991年非洲统一组织（非洲联盟的前身）还通过了《非洲核废料和工业废弃物排放的决议》，宣布终止进口欧美有害废弃物。

1995年9月22日，近100个国家代表在个别国家的反对下，在瑞士日内瓦签署了《巴塞尔公约》的修正案，《反对出口有毒垃圾的协定》规定从1998年1月1日开始，发达国家不得以任何名义向发展中国家出口有毒有害的洋垃圾。

1992年5月，《巴塞尔公约》生效，中国成为缔约方之一。1993年10月，中国查封了从韩国非法进入南京的危险废物1288吨，并于1994年3月全部退运出境。1995年1月，中国国务院办公厅颁发了《关于坚决控制境外废物转移到我国的紧急通知》，严厉打击非法进口废物事件。

然而，由于洋垃圾交易有巨大利润的诱惑力和各国法律法规中存在的漏洞，要想把"洋垃圾"拒于国门之外还要做出坚持不懈的努力。

---

① 洛美协定，是指欧共体12国和非洲、加勒比、太平洋地区68国于1989年12月15日在多哥首都签署的第四个《洛美协定》。根据这一协定，欧共体在未来的五年内将向非加太签约国提供总数为120亿欧洲货币单位（约合132亿美元）的赠款和优惠贷款。协定自1990年2月起生效。这是一项南北国家签订的重要的经贸协定。

2.4 固体废物处置的产业政策

垃圾利用的政策导向

事物的两面性往往使管理者处于两难的地步。21世纪,生态毒理学专家之所以受到政府公共管理在人才选择方面的青睐,正是因为生态毒理学能够启示管理者科学处理那些两难问题,同时能够提出如何制定政策以应对难题。因此,政策导向不仅是一项产业政策,而且反映了毒物利用与管理水平的生态观与哲学观。

日本规定水泥厂必须处理一定量的垃圾

过去的20年间,随着日本经济结束高速发展,重污染的水泥厂必须寻求转型。因此,日本水泥业在生产方式上逐步成为环保型生产企业。水泥厂事实上成了解决城市垃圾的一个重要途径。

东京郊区三菱综合材料公司的横濑水泥厂利用烧制水泥时使用1450℃高温的特点,在烧制水泥时会添加污水处理厂排出的污泥、废旧轮胎、塑料等工业废料、工厂及生活中排出的废油。污水处理厂的污泥经脱水后,呈黑色粉末状。烧制水泥的时候,使用污泥,不会影响水泥质量,相反污泥有很好的助燃作用。各种工业废料,如使用过的保鲜膜、一次性塑料餐盒、洗发水等塑料容器粉碎后同样可以成为燃料中的一部分。硬塑料被切成小块,可以通过燃烧器的喷火口,直接喷进炉中助燃。汽车轮胎也切成了小块,成为重要的辅助原料。特别是烧水泥的时候,需要添加一部分铁质,正好轮胎中有铁丝等,弥补了这部分需求。

在日本,国家产业政策规定,每生产一吨水泥,需要处理400千克垃圾。这是日本对水泥行业的环保硬性指标。[①] 如果不能实现这个目标,不仅工厂需要使用其他燃料来烧制,也缺少了燃烧处理垃圾的效益。也只有这样做了,工厂才能有效益。

建立基金支持废弃物回收

中国台湾地区的废品回收由行政部门引导,像大件垃圾,比如旧家具,行政部门回收后由一些环保组织义务翻新,送给一些贫困家庭免费使用。一些电子垃圾则被送进循环产业园区,进行回收利用。

在回收利用产业链的建立中,行政部门给予引导,保证废品的清洁利用,其中特别要求企业建立"废弃物回收基金"制度。这个制度要求生产企业每制造一件商品,就要按比例扣除一定费用作为回收基金。行政部门将这些企业的回收基金汇集在一起,成立基金组织,统一管理,再将这些钱反馈给专事回收的人员,或回收企业,或民间环保组织和节能环保人员。

---

① 陈言. 日本水泥厂的另一项任务. 环球杂志, 2013 (8) .

3

积极治理污染催生和发展环保产业

3.1 环境污染的持续发展与治理[①]

治理环境污染的极端重要性

环境污染由来已久。早在 14 世纪初，英国就注意到了煤烟污染；17 世纪伦敦煤烟污染加重时，有人著文提出过改善大气品质的方案。环境污染演变成一种威胁人类生存与发展的全球性危机，则始于 18 世纪末叶兴起的工业革命。

从 18 世纪下半叶起到 20 世纪 20 年代，环境污染处于发生期，首先是英国，之后是欧洲其他国家及美国和日本，由于煤炭、冶金、化学等重工业的建立与发展，以及城市化的推进，出现了烟雾腾腾的城镇，发生了烟雾中毒事件，河流等水体也严重受害的环境污染的景象。

20 世纪 20—40 年代，工业先进国家煤的产量和消耗量逐年上升，环境污染进入公害发展期，如比利时的马斯河谷事件和美国的多诺拉事件。这一时期，动力机械内燃机在工业生产中广泛替代了蒸汽机，内燃机的燃料也由煤气过渡到汽油和柴油等石油制成品。于是，石油的应用却给环境带来了新的污染。

20 世纪 50—70 年代，世界经济由战后恢复转入发展时期。由于工业化与城市化的推进，一方面带来了资源和原料的大量需求和消耗，另一方面使得工业生产和城市生活的大量废弃物排向土壤、河流和大气之中，最终造成环境污染的大暴发，使世界环境污染危机进一步加重。公害事件频繁发生、海洋污染和海洋生态被破坏、放射性污染以及有机氯化合物和多氯联苯污染，人们生活在一个危机四伏的环境之中，因此，治理环境污染成为人类健康与经济可持续发展的重大任务。

环境污染发生初期的治理

工业强国在环境污染发生初期，采取过一些限制性措施，颁布了一些环境保护法规。如英国 1863 年颁布的《碱业法》、1876 年的颁布的《河流防污法》，日本大阪府 1877 年颁布的《工厂管理条例》等。此后美国、法国等国也陆续颁布了防治大气、水、放射性物质、食品、农药等污染的法规。但是，由于人们尚未搞清污染以及公害的原因和机制，仅采取一些限制性措施或颁布某些保护性法规未能阻止环境污染蔓延的势头。到 20 世纪 50—70 年代初环境污染问题日益加重时，西方国家相继成立环境保护专门机构，以期解决这一问题。因当时的环境问题还只是被看作工

[①] 梅雪芹. 工业革命以来西方主要国家环境污染与治理的历史考察. 世界历史，2000（6）.

业污染问题，所以工作的重点主要是治理污染源、减少排污量；所采取的措施，主要是给工厂企业补助资金，帮助它们建立净化设施，并通过征收排污费或实行"谁污染、谁治理"的原则，解决环境污染的治理费用问题。此外，又颁布和制定了一些环境保护的法规和标准，以加强法治。

污染治理中的觉醒

在环境污染初期的治理过程中，人们发现所采取的种种措施都是"尾部治理"的措施，基本上是被动的，因而收效不甚显著。这时，频繁发生的污染公害事件的国家中，这些事件不仅影响了经济的发展，而且污染了人群的居住环境，损害了人们的身体健康，造成了许多死亡、残疾、患病的惨剧，终于使公众从公害的痛苦中开始觉醒。

20世纪50年代末，当美国环境问题开始突出时，美国海洋生物学家蕾切尔·卡逊（Rachel Carson）花费了四年时间，阅遍美国官方和民间关于使用杀虫剂造成危害情况的报告，在此基础上，写成《寂静的春天》一书，将滥用滴滴涕等持久性有机杀虫剂造成环境污染、生态破坏的大量触目惊心的事实揭示于美国公众面前。该书在1962年出版，引起美国社会的震动，并推动全世界公众对环境污染问题的深切关注。到1968年，来自10个国家的30位专家在罗马成立"罗马俱乐部"，研究人类的环境问题。1970年3月9—12日，国际社会科学评议会在日本东京召开"公害问题国际座谈会"，发表《东京宣言》，提出"环境权"要求。同年4月22日，由美国一些环境保护工作者和社会名流发起的一场声势空前的"地球日"运动，成为历史上第一次规模宏大的群众性环保运动。

在学者们和广大公众的强烈要求下，在各国舆论的压力下，1972年6月联合国在瑞典的斯德哥尔摩召开了"人类环境会议"，试图通过国际合作为从事保护和改善人类环境的政府和国际组织提供帮助，消除环境污染造成的损害。会议发布的《人类环境宣言》（以下简称《宣言》）指出："保护和改善人类环境是关系到全世界各国人民的幸福和经济发展的重要问题，也是全世界各国人民的迫切希望和各国政府的责任。"《宣言》第一次呼吁全人类要对自身的生存环境进行保护和改善，因为保护自然环境就是保护人类自己。同时，它还要求人们与自然进行有效合作，把保护环境同和平与发展统一起来，作为人类的共同目标去实现。这次会议无疑是世界环境保护工作的一个重要里程碑，它加深了人们对环境问题的认识，扩大了环境问题的范围，冲破了以环境论环境的狭隘观点，把环境与人口、资源和发展联系在一起，力图从整体上解决环境问题。具体到环境污染的治理，则开始实行建设项目环境影响评价制度和污染物排放总量控制制度，从单项治理发展到综合防治。

会后，西方发达国家开始了对环境的认真治理，工作重点是制定经济增长、合理开发利用资源与环境保护相协调的长期政策。20世纪70—80年代，这些国家治理环境污染的投资不断增加，如美国、日本的环境保护投资占国民生产总值的1%~2%。同时开始重视环境规划与管理，制定各种严格的法律条例，采取强有力的措施，控制和预防污染，努力净化、绿化和美化环境。此外，还大力开展环境科学研究，积极开发低污染和无污染的工艺技术。同时，进一步开展了主要污染物质污染规律的研究。

环境污染治理取得初步成效

从20世纪50年代开始到20世纪80年代，一些发达国家从污染治理到污染的控制，较好地解决了国内的环境问题。经历了40~50年的污染治理，出现了一些成功治理环境污染的典型案例。例如，伦敦摘掉了"雾都"帽子，致力于打造"绿色城市"，1981年，英国城市上空烟尘的年平均浓度只有20年前的1/8，1980年，全英河流总长的90.8%已无重大污染；美国联邦政府颁布多项立法和修正案，提出空气污染控制政策，洛杉矶"蓝天保卫战"初获胜利；日本痛定思痛，将所有的污染物回收。

1992年6月，全世界183个国家的首脑、各界人士和环境工作者聚集里约热内卢，举行联合国环境与发展大会，就世界环境与发展问题共商对策，探求协调今后环境与人类社会发展的方法，以实现"可持续的发展"。里约峰会正式否定了工业革命以来的那种"高生产、高消费、高污染"的传统发展模式，标志着包括西方国家在内的世界环境保护工作又迈上了新的征途，环境保护和经济发展相协调的主张成为人们的共识，"环境与发展"成为世界环保工作的主题。

3.2 水的污染与净化技术的进步

水源危机与水的净化

水是宝贵的自然资源，是人类生活、动植物生长和工农业生产不可缺少的物质。人类生产和生活用水，基本上都是淡水。地球上全部地面和地下的淡水量总和仅占总水量的0.63%。随着社会发展和人们生活水平的提高，生产和生活用水量在不断上升。人类年用水量已近4万亿立方米，全球有60%的陆地面积淡水供应不足，近20亿人饮用水短缺。联合国早在1977年就向全世界发出警告：水源不久将成为继石油危机之后的另一个严重的全球性危机。据统计，全球对水的需求，每20年将增加一倍，但水的供应却不会以这个速度增加。人类不但需水量大，而且随着工农业的迅速发展和人口增长，人类排放的污水量也急剧增加，这就使许多江河、湖泊、水库，甚至地下水等都遭受了不同程度的污染，导致了水质下降。

排入水体的污染物种类繁多，主要为有毒物质、有毒有害化合物、热污染和非毒营养物质、来自城市生活污水以及食品、造纸、印染等工业废水中的大量碳氢化合物废水。

城市生活污水和工业废水需经污水处理厂进行处理后排放。废水的处理主要采取：

第一，化学方法，即用熟石灰、硫化钠等作沉淀剂，使废水中的重金属离子生成难溶于水的化合物。

第二，化学氧化法，即以氯、次氯酸钠等为氧化剂，氧化废水中的有机物或某些还原性的无机物。

第三，化学还原法，即用废铁屑、废铜屑、废锌粒等较活泼的金属作还原剂处理含汞废水。对于含铬废水，用硫酸亚铁在酸性条件下，将六价铬还原为三价铬，再加入石灰，使之生成难溶于水的氢氧化铬沉淀而与水分离。

由于水是一种很好的溶剂，所以自然界中存在的水并不纯净。人们在使用水时，常常需要对自然界的水加以处理，进行一定的净化。鉴于用途不同，对水的纯度要求也不同，因此净化方法也不尽相同，常用的净化方法有：

第一，食用水的净化。江河湖泊之水通过自然沉降先除去泥沙，然后借助氢氧化铝或氢氧化铁胶状沉淀除去悬浮物，所得水通入氯气以除去臭气，杀死细菌，这样处理过的水就可供人们食用。氯化消毒是多年来广泛采用的饮用水消毒法，还可用于污水处理和造纸工业的制浆漂白。但从 20 世纪 70 年代以来，人们已经发现氯化处理会使水中多种有机物发生变化，形成对人体有害的卤代烃，如三氯甲烷等。这些含氯的有机物中很多是有毒的，有的甚至是致癌的。因此，食用水的净化应该研发更安全的方法。

第二，硬水软化。软化方法主要采取化学沉降法和离子交换法。

第三，实验室所需高纯水主要采用蒸馏水、电导水和离子交换法进行制备。

水污染事件与污染治理

除了全球性水源危机之外，20 世纪以来世界上曾经发生过重大的水污染事件，例如，1931 年和 1955 年，日本富山县神通川河一带开发铅锌矿，镉随废水排入河中，使下游居民发生慢性镉中毒——"痛痛病"。1953—1956 年，日本熊本县水俣镇一家氮肥公司排放的含汞废水，使汞在海水、底泥和鱼类中富集，又经过食物链使人中毒。致使 2955 人患上了水俣病，其中 1784 人死亡。1966 年，日本新潟县阿贺野川流域的河水受到工厂含甲基汞的污水污染，造成 2000 人有机汞中毒，成为世界上第二个水俣病发生的地区。1982 年，中国台湾地区桃园县观音乡大潭村的镉米事件，高银化工排放的工厂废水含镉，造成农地遭受污染而种出"镉米"。1986 年 11 月，瑞士巴塞尔赞得兹化学公司一座仓库爆炸起火，大量有毒化学品流入莱茵河，酿成西欧 10 年来最大污染事故。这次事件殃及法国、德国、卢森堡、荷兰等国，一些地区河水、井水、自来水被禁用。2000 年罗马尼亚金矿发生氰化物外溢事件致使蒂萨河面收集到 100 多吨死鱼。2005 年中国松花江水污染波及下游的俄罗斯远东地区。

3.3 环境保护产业的兴起与发展

环保产业是一个跨产业、跨领域、跨地域，与其他经济部门相互交叉、相互渗透的综合性新兴产业。在国民经济结构中，环保产业是以防治环境污染、改善生态环境、保护自然资源为目的而进行的技术产品开发、商业流通、资源利用、信息服务、工程承包等活动的总称。在美国称为"环境产业"，在日本称为"生态产业"

或"生态商务"。也有的专家提出应列为继"知识产业"之后的"第五产业"。

20世纪60 70年代，美国每年产生1814亿千克的有毒废物，储存在1.6万个垃圾场里。为了消除这一隐患，一个崭新的行业担负起清洁环境的任务，从此，美国处理化学有毒废物的新行业悄然兴起[①]。20世纪70年代，美国从事化学废物处理和处置的公司由20世纪60年代的5家发展到100家独立的承包商。总部设在纽约州北部地区的CECOS环境公司，曾经利用石灰和烟灰固化有毒废物的方法，处置了一个化学品倾倒场被污染的土壤。

进入21世纪，全球环保产业开始进入快速发展阶段，逐渐成为支撑产业经济效益增长的重要力量，并正在成为许多国家革新和调整产业结构的重要目标和关键。美国、日本和欧盟的环保产业成为全球环保市场的主要力量。

环保产业包括三个方面：一是环保设备（产品）生产与经营，主要指水污染治理设备、大气污染治理设备、固体废弃物处理处置设备、噪音控制设备、放射性与电磁波污染防护设备、环保监测分析仪器、环保药剂等的生产经营。二是资源综合利用，指利用废弃资源回收的各种产品，废渣综合利用，废液（水）综合利用，废气综合利用，废旧物资回收利用。三是环境服务，指为环境保护提供技术、管理与工程设计和施工等各种服务。

自然资源开发与保护型环保产业

自然资源开发与保护型环保产业是为了改善生态环境、保护生态环境、防止进一步恶化而进行的各种自然资源开发和保护、环境生态系统平衡恢复活动。如植被恢复、沙漠治理、地下水资源开发与保护、物种多样化、新能源的开发等，它是可持续发展的重要内容。自然资源开发与保护型环保产业投入巨大、见效慢、产出物的消费具有不可分割性和非排他性等"公共物品"特性，基本上不具备市场化的条件。因此，这是一种追求长远效益的产业。

清洁生产型环保产业

清洁生产是通过资源的有效利用、稀缺资源的代用及资源的再利用，实现资源的节约和合理利用，在生产过程中，减少废弃物和污染物的产生和排放，以实现废弃物和污染物的减量化、资源化和无害化。清洁生产型环保产业主要包括研究、开发和在生产过程中采用先进的技术和设备，减少生产过程的三废排放量、提高资源和能源的利用效率以及减少产品中有害物含量等。

清洁生产型环保产业的投入品和产出品分散在各个产业的生产过程中，是能够全部市场化的产业，各产业内部完全具有自我积累和发展的机制。因此，整体上应采取以企业为主体的发展战略，政府通过在政策和资金上加大对清洁生产技术创新的扶持力度，推进企业研究、发展和推广清洁生产技术、设备和洁净产品。同时，采取措施推进ISO14000标准的实施，培育、发展和完善环保产业市场，规范市场秩序。

[①] 美国出现处理化学有毒废物的新行业. 参考消息，1974-01-27.

污染源控制型环保产业

污染源控制型环保产业在现实中表现为两个大的部分,其一是各类生产型企业内部的各种污染处理工艺以及为这些企业提供废弃物和污染物处理、综合利用与回收技术和设备的生产企业;其二是各种排放集中处理、综合利用与回收企业,在性质上相对于企业生产过程的延伸。

污染源控制型环保产业的产出功能具有两重性:一方面,保护环境是这类产业产出的公共物品功能;另一方面,它还同时具有为排污企业提供污染物处理的功能,从后者来看,具有较完备的投入产出体系。在污染源控制职能社会化后,其服务职能具有市场化(即将污染控制作为一种服务提供给各排放企业)的基础。因此,在经济发展的不同阶段,可以采取不同的产业政策,需要采取以政府投资为引导、政策为导向、企业为主体的发展战略,为污染控制型环保产业提供市场化的条件,形成良性的积累和发展机制。而在经济发展的较高级阶段,由于其规模经济特征和溢出效应,在调整行政和经济政策的同时,政府通过政府控股、收购等方式,由政府控制这部分产业,将其作为基础设施进行建设和管理,由政府来提供这部分公共物品的服务。

污染治理型环保产业

污染治理是当污染物已经排放到环境中并已产生外部不经济效应以后,通过采用污染治理技术减少环境中的有毒有害物质含量,从而改善环境质量的一种方式。

污染治理型环保产业的投入包括资本品、上游企业提供的各种中间品和劳动力,其关联产业主要是资本品和中间品的生产企业。污染治理型环保产业的发展,可以为其上游企业(主要是环保机械设备制造业和化学工业)的发展提供需求。但是,由于其产出的完全公共物品特性,有些环境问题涉及整个流域甚至是全球环境问题,而且,污染治理的投资与运作费用较之污染控制要大得多,且产出的效费比很低,完全不具备市场化的条件。

对污染治理型环保产业,应采取以政府为主体的发展战略,加紧建立和完善环保法律法规体系,加大执法力度,实施政府直接管制措施,严厉打击和制约各种有法不依、执法不严的行为。同时,政府应制定和执行环境规划的目标,落实规划的资金投入,并改进各种环保资金的管理办法,切实承担起治理污染、改善环境质量的责任。

4

制定防控毒物的国家法律和国际公约

4.1 中国古代严惩毒物犯罪的法律

中国1616年以前惩禁毒物犯罪的法律

中国古代封建王朝为了稳定社会秩序，维护公共安全，十分注重惩禁毒物犯罪法律的制定和实施。在封建法典中都有关于毒物犯罪的条文及解释，对毒物犯罪的刑事处罚相当严厉，体现了中国传统法律文化的辉煌。

中国清代以前有关毒物犯罪的法律主要有两大类。一类是关于投毒犯罪的规定。这类犯罪行为均以损害他人的健康乃至剥夺他人生命为直接目的，其犯罪动机却是错综复杂的，可能是出于复仇，可能是出于谋财，也可能是出于政治斗争。毒物犯罪行为可能在极短的时间内致人死亡。另一类是关于贩毒、吸毒犯罪的规定，烟毒犯罪是较为特殊的毒物犯罪，贩卖者是为了牟取暴利，吸食者是为了追求快感，一般不牵涉复杂的个人恩怨。烟毒犯罪造成危害的后果是日复一日逐渐地麻痹人的意志、损害人的健康。

投毒犯罪的表现形式多种多样，但法律规定的犯罪主要集中在造畜蛊毒①、以毒药药人、留存有毒食物等行为上。《唐律疏议》中对造畜蛊毒的罪犯及教唆他人造畜蛊毒的罪犯均处以绞刑。《大明律》也规定："造畜蛊毒，堪以杀人，及教令者，斩。""凡以毒药药人，谓以鸩毒、冶葛、乌头、附子之类堪以杀人者，将用药人，及卖者知情，并合科绞。"②以毒药药人大多能害人性命，具有很大的社会危害性，所以唐律、明律皆对此罪处以重刑。但在"以毒药药人"罪中，出售毒药者只要不知内情，就不用承担罪责："买者将毒人，卖者不知情，不坐。"而"以毒药药人"罪只牵连出售毒药的人；"以毒药药人"罪还规定了对于犯罪中止的从轻处理："即买卖而未用者，流两千里。"留存有毒食物罪条在《唐律疏议》与《宋刑统》中均分列于"以毒药药人"罪名之下。《宋刑统》规定："脯肉有毒，曾经病人，有余者速焚之，违者杖九十。"所谓"脯肉有毒"，即"曾经人食，为脯肉所病者"。此罪有明文规定始于唐律，至明律被取消。③

中国1616年以后惩禁贩毒吸毒犯罪的法律

禁止贩卖鸦片

清朝政府于1729年开始禁止鸦片，

---

① 《唐律疏议》解释说："蛊有多种，罕能究悉，事关左道，不可备知。或集合诸蛊，置于一器之内，久而相食，诸蛊皆尽；若蛇在，即为蛇蛊之类。"
② 长孙无忌. 唐律疏议. 北京：法律出版社，1999：339.
③ 窦仪，等. 宋刑统. 北京：中华书局，1984：284.

颁布了世界上第一个禁止鸦片的法令，规定了对贩卖鸦片烟者的惩处："兴贩鸦片烟者，照收买违禁货物例，枷号一月，发近边充军。"乾隆年间，朝廷再次严律禁止贩运鸦片，并且加重了违犯者的处罚，"国内商人贩卖者，枷一月、杖一百，遣边充成卒三年"。嘉庆皇帝于1799年再次下令不准贩卖。1839年，政府颁布《钦定严禁鸦片章程》，对于囤积鸦片烟、贩运鸦片烟的罪犯处以枭首刑。

禁止私开烟馆

雍正七年（1729）的禁烟令中规定："私开鸦片烟馆，引诱良家子弟者，照邪教惑众律，拟绞监候。"道光即位当年，重申前朝禁令，其中包括开馆者议绞的规定。道光十九年（1839）的《钦定严禁鸦片章程》对于开烟馆者规定了更严厉的处罚："开设鸦片烟馆，原议为首拟绞监候，为从拟满流。今拟私开鸦片烟馆，引诱良家子弟者，首犯拟绞立决。"

禁止种植罂粟

嘉庆年间，开始下令严禁种植罂粟。1831年，公布了禁种条例，其主要内容是：种卖煮煎鸦片烟与贩卖鸦片烟同罪；地方官受贿与首犯同罪；所种烟苗拔毁，田地入官；各地官员春季须赴乡稽查；如有拔除不尽，流毒地方者，将予严惩。1830年，道光皇帝就御史绍正笏上奏的《内地奸民种卖鸦片贻害民生请旨饬查严禁》一折发布上谕，令各省督抚严饬所属，对奸民种卖，立即查明究办。此后，伴随着禁烟运动的不断展开，破获了一系列的栽种罂粟的案件。道光十九年（1839）的《钦定严禁鸦片烟章程》加重了对种植罂粟者的处罚："栽种鸦片烟原例……为首发边远充军，为从流二千里……今拟内地奸民人等，有栽种罂粟花……首犯拟绞监候，为从发极边烟瘴充军。"

惩罚官吏纵容毒品犯罪

道光三年（1823），针对鸦片烟泛滥，地方查拿不利，制定了失察鸦片烟条例，该条例规定：以后如有洋船夹带鸦片烟进口，并奸民私种罂粟煎熬烟膏、开设烟馆，地方官及巡查委员如能自行拿获究办者，免其议处，其有得规故纵者，仍照旧例革职。道光皇帝还重申了前朝禁令，并查办了徇隐夹带鸦片的行商伍敦元，并革去其三品顶戴，下令等鸦片买卖禁绝后才能恢复。1822年，就御史黄中模所奏的《严禁海洋偷漏银两》谕两广总督和广东巡抚："著该督抚密访，海关监督有无收受黑烟重税，据实奏闻，并通饬各省关隘，一体严密查拿。"《钦定严禁鸦片章程》责成主管禁烟的文武官员忠于职守，规定主管禁烟官员有得规故纵者革职，失于觉察者罚俸或降级。

4.2 美国控制毒物的法律框架

美国控制毒物的法律是一个复杂的管理体系和管理制度。新的化学物质的制造首先由有毒物质控制法进行控制。美国环境保护局（USEPA）依据八部法律和有关的政策，按照制定的准则对潜在的毒性物质进行管理。美国八部控制毒物法律包括：

第一，1970年颁布的《清洁空气法》（*Clean Air Act*），并于1977年进行修正。

第二，1972 年颁布的《联邦水污染控制法》（Federal Water Pollution Control Act），现并入清洁水法。

第三，《联邦杀虫剂、杀真菌剂和灭鼠剂法》（Federal Insecticide, Fungicide, and Rodenticide Act），1972 年修正为《联邦环境杀虫剂控制法》（Federal Environmental Pesticide Control Act），1975 年修正为 FIFRA 修正案，1978 年修正为《联邦杀虫剂法》（Federal Pesticide Act）。

第四，1974 年颁布的《安全饮用水法》（Safe Drinking Water Act）。

第五，1972 年颁布的《水保护研究和保护法》（Marine Protection Research and Sanctuaries Act）。

第六，1976 年颁布的《资源保护和恢复法》（Resource Conservation and Recovery Act）。

第七，1976 年颁布的《有毒物质控制法》（Toxic Substances Control Act）。

第八，1980 年颁布的《综合环境反应、补偿和责任法》（Comprehensive Environmental Response, Compensation, and Liability Act）。

4.3 《矿工保护法》：安全立法管理的起点

从中世纪起，人类生产从畜牧农耕业向使用机械工具的矿业转移，从此开始发生人为事故。随着工业社会的不断发展，生产技术规模和速度不断扩大，矿山塌陷、瓦斯爆炸、锅炉爆炸、机械伤害等工业事故不断发生。在早期安全技术比较落后的状况下，人们想到的是从立法的角度来控制日益严重的工业事故。

人类最早的劳动安全立法，可追溯到 13 世纪德国政府颁布的《矿工保护法》，1802 年英国政府制定的最初工厂法——《保护学徒的身心健康法》。这些法规都是为劳动保护而设，制定了学徒的劳动时间，矿工的劳动保护，工厂的室温、照明、通风换气等工业卫生标准。

进入 20 世纪，世界范围的安全立法受到重视。英国、德国和美国进一步完善了劳动安全立法。1915 年日本正式实施《工厂法》。1919 年，第一届国际劳工大会制定了有关工时、妇女、儿童劳动保护的一系列国际公约。中国于 1922 年 5 月 1 日在广州召开的第一次劳动大会上提出了《劳动法大纲》。

20 世纪后期，国际安全立法出现了新趋势：

第一，安全法规从孤立走向整体，从分散发展为体系。

第二，安全立法的任务突出预防，体现出超前性和预防性。

第三，安全立法的目标不但包含防止生产过程的人员死伤，还包括避免劳动过程的危害（职业病）以及财产损失、信誉的毁坏。

第四，安全立法的层次体系更为全面。国际通用安全法规（ISO 标准、ILO 法规等）、各国的国家安全法规、世界范围及本国的行业安全法规（石油、核工业等）、地区安全法规（欧盟、亚太等）等。

第五，安全立法的功能体系更为合理。包括：建议性法规，如 ISO 国际标准；强制性法规，即各国制定的国内安全法规；承担不同法律功能的法规，如法律、技术标准、行政法规、管理规章等，各尽其责，发挥各自的功能和作用。

4.4 国际刑事法院《罗马规约》

1998年7月17日，联合国设立的国际刑事法院全权代表外交会议，在罗马通过《国际刑事法院罗马规约》，共128条。

《国际刑事法院罗马规约》（简称《罗马规约》）的制定，使各国人民都意识到相互之间唇齿相依、休戚与共，他们的文化组成了人类共同的财产，但是人们担心这种并不牢固的拼合随时可能分裂瓦解。也注意到在20世纪内，难以想象的暴行残害了无数儿童、妇女和男子的生命，使全人类的良知深受震动。人们认识到这种严重犯罪危及世界的和平、安全与福祉，申明对于整个国际社会关注的最严重犯罪，绝不能听之任之不予处罚，为有效惩治罪犯，必须通过国家一级采取措施并加强国际合作，决心使上述犯罪的罪犯不再逍遥法外，从而有助于预防这种犯罪。

国际刑事法院《罗马规约》确定法院具有国际法律人格，并享有为行使其职能和实现其宗旨所必需的法律行为能力。法院根据本规约规定，可以在任何缔约国境内，或以特别协定在任何其他国家境内，行使其职能和权力。

国际刑事法院《罗马规约》的第五条规定，本法院的管辖权限于整个国际社会关注的最严重犯罪，包括：灭绝种族罪、危害人类罪、战争罪和侵略罪。第八条战争罪第二款的第二条严重违反国际法既定范围内适用于国际武装冲突的法规和惯例的其他行为，包括了使用毒物或有毒武器，使用窒息性、有毒或其他气体，以及所有类似的液体、物质或器件。

对于被判实施本规约第五条所述某项犯罪的人，本法院可以判处下列刑罚之一：有期徒刑，最高刑期不能超过三十年；或无期徒刑，以犯罪极为严重和被定罪人的个人情况而证明有此必要的情形为限。

4.5 防控毒物的国际公约

制定防控毒物的国际公约

20世纪60年代以来，随着社会经济技术的发展和人口的增长，辐射危害、农药危害、食物中毒、环境污染以及诸多因素的相互作用，致使人们不断增长的不安心理逐步表露出来。于是，联合国和国际组织在控制大规模杀伤性武器方面、控制化学品与危险废料方面、禁毒和控烟方面组织各国缔结了多部国际公约，以达到预防有毒物质的危害，保障人类的健康和保护人类赖以生存的生态环境的目的。

制定防控毒物的国际公约的毒物管理的重要组成部分,将在《世界毒物全史》第八册《毒物管理史》详细记述。已签署的重要的防控毒物的国际公约见表9-4-1。

表 9-4-1 防控毒物的国际公约

公约类别	公约名称	签署时间
禁止化学生物武器	《禁止化学生物武器公约》	1925 年
	《禁止生物武器公约》	1972 年
	《禁止化学武器公约》	1993 年
核武器与核安全	《不扩散核武器条约》	1970 年
污染转嫁	《巴塞尔公约》	1989 年
	《1971 年苯公约》	1971 年
化学品与化学农药	《鹿特丹公约》	1998 年
	《斯德哥尔摩公约》	2001 年
	《国际农药供销和使用行为守则》	1985 年
禁毒公约	《第一次国际禁毒会议决议》	1909 年
	《海牙禁止鸦片公约》	1912 年
	《关于熟鸦片的制造、国内贸易及使用的协定》和《国际鸦片公约》	1924 年
	《国际鸦片公约》	1925 年
	《1961 年麻醉品单一公约》	1961 年
	《经〈修正 1961 年麻醉品单一公约议定书〉修正的 1961 年麻醉品单一公约》	1972 年
	《1971 年精神药物公约》	1971 年
	《联合国禁止非法贩运麻醉药品和精神药品公约》	1989 年
控制烟草	《烟草控制框架公约》	2003 年

制定保护环境的国际公约

国际环境公约是国际社会为保护环境、解决各种环境问题,特别是全球环境问题而缔结的用于规范各国相应的环境保护事务的责任和义务的条约。国际环境公约的产生和发展,与世界工业的发展、人类环境意识、资源意识的发展密切相关,是人类反思的里程碑。目前,全世界有500多个与环境有关的国际公约和协定,其中近60%是1972年斯德哥尔摩人类环境会议以来形成的。

国际环境公约的发展呈现阶段性特征:20世纪70年代主要表现为制定调整各环境部门的国际环境公约以保护海洋、淡水、空气、土壤,尤其是保护野生生物等;20世纪80年代主要针对有毒或危险产品、放射性产品、核废料以及极度危险的活动；20世纪90年代主要是防止臭氧层破坏、全球变暖以及保护生物多样性。国际环境公约的签订与实施，不仅可以引发各国的经济结构、社会发展、科学技术、价值观念以致国家安全观念等的巨大变革，还可以对国际贸易和经济援助等产生深远和现实的影响。

2001年之前，已签署的有关防控毒物危害的国际环境公约见表9-4-2。

表9-4-2 已签署的有关防控毒物危害的国际环境公约一览表

公约类别	公约名称	签署城市	签署时间
综合环境问题	《跨国界环境影响评价公约》	埃斯波	1991年
	《在环境事务上获取信息,公众参与决策以及实现公正公约》(奥尔胡斯公约)	奥尔胡斯	1998年
大气	《远程跨国界大气污染公约》(LRTAP)	日内瓦	1979年
	《1994年芝加哥国际民航公约》附件16卷第Ⅱ卷(环境保护：飞机发动机排放)	蒙特利尔	1981年
	《保护臭氧层维也纳公约》	维也纳	1985年
	《关于损耗臭氧层物质的蒙特利尔议定书》	蒙特利尔	1987年
	《联合国气候变化框架公约》(UNFCC)	纽约	1992年
危险物质	《国际公路运输危险货物欧洲协议》(ADR)	日内瓦	1957年
	《粮农组织农药销售和使用国际行为准则》	罗马	1985年
	《公路、铁路和内河航运船舶运输危险货物损坏民事责任公约》(CRTD)	日内瓦	1989年
	《控制危险废物越境转移及其处置公约》(巴塞尔公约)	巴塞尔	1989年
	《禁止危险废物输入非洲和控制危险废物在非洲内部越境转移及管理公约》(巴马科公约)	巴马科	1991年
	《工业事故越境影响公约》	赫尔辛基	1992年
	《在南太平洋地区禁止危险和放射性废物输入论坛岛屿国家以及控制危险废物越境转移和管理公约》(瓦伊加尼公约)	瓦伊加尼	1995年
	《国际贸易中某些化学品和农药的事先知情同意程序公约》(事先知情同意公约)	鹿特丹	1998年
	《关于持久性有机污染物的斯德哥尔摩公约》(POPs公约)	斯德哥尔摩	2001年

续表

公约类别	公约名称	签署城市	签署时间
海洋环境	《1969年油类污染损害民事责任国际公约》（1969CLC）	布鲁塞尔	1969年
	《干预公海油类污染事故国际公约》（干预公约）	布鲁塞尔	1969年
	《1971年设置赔偿油类污染损害国际基金的国际公约》（1971年基金公约）	布鲁塞尔	1971年
	《防止倾倒废物和其他物质污染海洋公约》（1972年伦敦公约）	伦敦	1972年
	《1973年防止船舶污染国际公约》，经1978年有关议定书修订（MARPOL73/78）	伦敦	1973/1978年
	《保护波罗的海地区海洋环境公约》（1974年赫尔辛基公约）	赫尔辛基	1974年
	《保护地中海海洋环境和沿海地区公约》（巴塞罗那公约）	巴塞罗那	1976年
	《科威特地区合作防止海洋环境污染公约》	科威特	1978年
	《保护南太平洋海洋环境和沿海地区公约》	利马	1981年
	《保护红海和亚丁湾环境区域性公约》	吉达	1982年
	《联合国海洋法公约》（UNCLOS）	蒙特哥湾	1982年
	《保护和开发大加勒比地区海洋环境公约》	卡塔赫纳	1983年
	《保护、管理和开发东部非洲地区海洋及沿海环境公约》	内罗毕	1985年
	《油类污染准备、应急与合作国际公约》（OPRC）	伦敦	1990年
	《保护东北大西洋海洋环境公约》（OSPAR公约）	巴黎	1992年
	《保护波罗的海地区海洋环境公约》（1992年赫尔辛基公约）	赫尔辛基	1992年
	《防止黑海污染公约》	布加勒斯特	1992年
	《海上运输危险和有毒物质损害责任及赔偿国际公约》（HNS）	伦敦	1996年
核安全	《核损害民事责任维也纳公约》	维也纳	1963年
	《核事故或辐射紧急情况援助公约》	维也纳	1986年
	《核事故及早通报公约》	维也纳	1986年
	《核安全公约》	维也纳	1994年

5 发挥国际组织防控毒物的积极作用

5.1 联合国及其相关组织

联合国作为国际社会中最大、最重要的全球性和普遍性国际组织,具有广泛的代表性。联合国的六个主要机关,即联合国大会、安全理事会、经济及社会理事会、托管理事会、国际法院和秘书处,联合国下设的一些组织机构,如联合国环境规划署、联合国开发计划署、联合国可持续发展委员会和联合国国际法委员会,还有联合国系统的一些组织机构,如粮农组织、教科文组织、世界卫生组织、世界气象组织等,都根据自己的职能,积极倡议、主持或参与了一系列国际环境保护、禁毒、控制核生化武器等方面的重大行动和国际公约的制定工作并在其中发挥了重要作用。

世界卫生组织

世界卫生组织(World Health Organization,WHO)成立于1948年4月7日,是联合国下属的一个专门机构,负责对全球卫生事务提供指导和协调,拟定卫生研究议程,制定规范和标准,阐明以证据为基础的政策方案,向各国提供技术支持,以及监测和评估卫生趋势。2009年有193个会员国。总部设在瑞士日内瓦。在毒物控制方面的贡献主要是:

——WHO促进防治和消灭流行病、地方病(地方性中毒病)和其他疾病。

——1985年,WHO的癌症机构(IARC)指出,槟榔与烟草一起咀嚼与口腔癌的发生有直接关系。2006年将嚼食槟榔归为第一类致癌物。

——1992年,WHO发表了著名的《维多利亚宣言》,提出了健康的四大基石,即:合理膳食、适当运动、戒烟限酒、心理平衡。

——WHO的国际癌症研究协会将甲醛归为致癌物质。数据显示,人们短时间暴露在甲醛气体中,会产生包括眼睛、鼻子以及喉咙的刺激反应,或是发炎、咳嗽、皮肤痒、头痛、头晕、恶心、呕吐,以及流鼻血等。

——WHO的毒物网站(http://www.who.int/topics/poisons/zh/index.html)提供各种毒物信息。其中铅中毒网页除有各种信息外,还有CDC、WHO的有关资源。如CDC儿童铅中毒预防、《WHO饮用水质量指南》(1993年第2版)等。

——WHO出版"环境卫生标准"丛书(Environmental Health Criteria,EHC),为多种化合物或化学物质与物理和生物因素综合对人类健康与环境的影响,提供国际水平的评论与判断性综述,也包括简明的国际化学品评价文件,不仅极为广博,

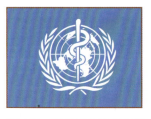

图129 世界卫生组织会徽

而且是现有的最佳毒理学论丛。

——国际化学制品安全署（IPCS）作为国际劳工局、联合国安全规划署和WHO的联合机构，主要任务是建立安全使用化学制品的科学基础，提高化学制品安全性的国家能力与生产力。其系列出版物包括以下几个方面：环境卫生标准，化学制品评价，化学制品评价方法，农药安全，食品中的化学制品，毒物信息、预防与处理，化学制品事故与急诊，为发展中国家增强处理毒物能力（包括活动、培训与指导文件）。

——WHO的食品安全部（FOS）致力于减少全球食品产生疾病的严重负面影响，从主页可进入各分支网页。出版物网页提供：食品安全新闻、生物技术、化学制品危险、食品标准、食品产生疾病、微生物危险出版物等。

——WHO为了促进联合国会员国按照《烟草控制框架公约》的要求，实现无烟区域，提出无烟草倡议行动计划并分别制订和实施了行动计划。

——2007年4月，WHO指出，每年全世界至少有20万人死于与工作环境有关的癌症，数百万人由于吸入石棉纤维或烟尘而面临患癌症的危险；此外，还有数10万死于血癌的人在工作中接触苯，这一物质在化学工业和钻石加工中被广泛使用。各国政府和相关部门应当保证工作环境符合国际健康标准，尽可能地远离污染源。

——2007年，WHO出版《防止二手烟暴露：政策建议》一书，指出：科学证据已经明确，二手烟暴露没有所谓的"安全水平"并可给成人和儿童造成多种疾病。实施"100%无烟环境"是唯一能够有效保护人群免遭二手烟危害的手段。到目前为止，已有多个国家和地区成功地实施了相应法律，要求工作和公共场所实现"完全无烟化"。根据他们的经验，无烟环境不仅可行，而且在实施前后都受到了人们普遍的欢迎。

——WHO的出版物包括工作报告（世界卫生组织月报、疫情周报、疾病暴发新闻、世界卫生统计、世界卫生、药物信息）、病情信息、标准、指南等，对各国卫生事业有指导意义。

此外，世界卫生组织与欧洲化学品生态毒理学和毒理学中心、国际毒理学联盟等非政府组织建立合作关系，研讨有关毒理学的科学问题。

联合国环境规划署

联合国环境规划署（United Nations Environment Programme，UNEP）是联合国系统内负责规划、协调全球环境保护工作的专门机构。成立于1973年1月1日。总部设在肯尼亚首都内罗毕。

环境规划署是一个业务性的辅助机构，它每年通过联合国经济和社会理事会向大会报告自己的活动。其活动主要是：

第一，环境评估。具体工作部门包括全球环境监测系统、全球资料查询系统、国际潜在有毒化学品中心等。

第二，环境管理。包括人类住区的环境规划和人类健康与环境卫生、陆地生态系统、海洋、能源、自然灾害、环境与发展、环境法等。

第三，支持性措施。包括环境教育、培训、环境情报的技术协助等。此外，环境规划署

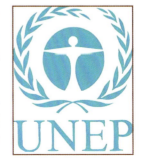

图130 联合国环境规划署

和有关机构还经常举办同环境有关的各种专业会议。

第四，环境管理和环境法。1977年召开了联合国沙漠化会议。设立了同其平行的机构——联合国人类居住委员会和人类居住中心，总部也设在内罗毕。

环境规划署成立以来，通过其卓有成效的工作，有力地促进了全球环境保护事业的发展和环境保护的国际合作，并促成了一系列国际环境保护指导原则和国际环境保护公约与议定书的通过，为国际环境保护事业的发展做出了积极的贡献。

联合国毒品和犯罪问题办公室

联合国毒品和犯罪问题办公室（The United Nations Office on Drugs and Crimes，UNODC），简称禁毒办，是1997年由联合国禁毒署和联合国预防犯罪中心合并而成的，总部设在奥地利维也纳。执行主任是科斯塔①。

禁毒办是全球在打击非法毒品和国际犯罪方面的领导者。其主要任务是预防恐怖主义，在全球进行反洗钱、反腐败、反有组织犯罪和反贩卖人口等活动。禁毒办主要由两部分组成，即联合国国际麻醉品管制署和联合国国际犯罪预防中心，均由毒品控制和犯罪预防办公室执行主任领导。禁毒办还包括联合国麻醉品委员会、国际麻醉品管制局、联合国预防犯罪和刑事司法委员会等机构。办公室下设22个地区办公室并在纽约和布鲁塞尔设有联络办公室。

禁毒办还在拉美地区已有五个地区性办事处，分别设在哥伦比亚、墨西哥、玻利维亚、秘鲁和巴西。2009年3月24日，禁毒办与巴拿马政府签署协议，决定在巴拿马设立地区办事处，以便更有效地打击中美洲及加勒比地区的贩毒和有组织犯罪活动。

联合国国际麻醉品管制署

联合国国际麻醉品管制署（United Nations International Drug Control Programme，UNIDCP），简称联合国禁毒署。1997年11月，联合国成立了联合国毒品控制和犯罪预防办公室（United Nations Office for Drug Control and Crime Prevention，ODCCP），禁毒署成为其主要组成部分。

联合国禁毒署是联合国秘书处中负责联合国所有药物管制活动的机构，禁毒署是由联合国大

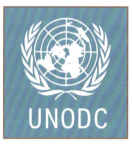 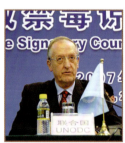

图131 联合国毒品和犯罪问题办公室标识和执行主任科斯塔

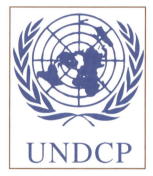

图132 联合国国际麻醉品管制署标识

---

① 科斯塔（Antonio Maria Costa，1941—　），意大利人。2002年上任，任期至2010年。早期留学前苏联和美国，数理经济学博士。曾先后担任联合国新闻部国际经济和社会事务部高级经济师，联合国副秘书长，经济合作与发展组织工作组成员，货币基金组织成员，世界银行临时委员会和10国集团的经济政策协调小组成员。1987—1992年，任欧洲联盟委员会主任，欧洲复兴和开发银行秘书长。

会1990年12月12日第45/179号决议设立的。执行主任为禁毒署负责人,他直接向秘书长报告。其主要职责是协调各国的行动,向各国禁毒机构提出建议,进行禁毒执法培训。

禁毒署负责协助各成员国实施各项药品制作条约,履行现有国际药物管制协定以及联合国大会、经济和社会理事会和麻醉药品委员会的授权所规定的职责。其职能是:

第一,为麻醉药品委员会的各附属机构服务,特别是近东和中东麻醉品非法贩运和有关事项小组委员会,亚洲及太平洋、非洲、欧洲以及拉丁美洲和加勒比各国禁毒执行机构负责官员区域会议,禁毒执法机构负责官员区域间会议;

第二,提供法律援助,协助申请加入和实施联合国各项药物管制公约;

第三,出版分析报告和研究报告;

第四,对各国政府的请求做出响应,在将哪些物品置于国际管制方面与卫生组织密切合作;

第五,编写和分发禁毒执法培训手册和材料的指导说明,为世界各地的缉毒人员分发使用;

第六,配合各项禁毒执法培训方案和活动;

第七,与国际麻醉品管制局秘书处和禁毒署管制麻醉品滥用基金秘书处密切合作;

第八,组织参加世界各地的会议、讲习班、研讨会和培训班;

第九,安排考察访问和颁发研究金,以普及专业知识;

第十,作为关于管制吸毒的材料、出版物和方案的交流中心;

第十一,提供和演示毒品鉴定包,以协助各国执法机构,特别是发展中国家的执法机构;

第十二,开展配合世界各地的禁毒执法培训活动;

第十三,与各禁毒执法机构进行协作;

第十四,编制和印发国际禁毒执法培训活动日程表;

第十五,在维也纳化验室为发展中国家提名的特定研究人员主办关于鉴定被滥用的毒品的培训方案;

第十六,通过选购毒品参照样品和参考书、标准文件和化验室基本设备来协助各国的法医化验室;

第十七,与世界各地的化验室网络进行协作;

第十八,定期修订出版《受国际管制的麻醉药品和精神药物多种语言字典》以及一系列工作手册,以协助药物管制领域的工作人员;

第十九,编印载有研究结果的联合国定期出版物《麻醉药品简报》和概述毒品问题发展动态的双月刊《通讯》;

第二十,向各机构提供出版物和宣传画,推动药物管制活动;

第二十一,建立国际药物滥用状况评估制度;

第二十二,与联合国系统内的专门机构、各政府间组织和非政府组织以及其他机构进行协作;

第二十三,协助麻醉药品委员会的决策工作。

禁毒署还提供技术合作,与吸毒和非法贩运做斗争,拟订药物管制方案,并协助为这类方案的执行筹措资金。

由禁毒署管制麻醉品滥用基金支持的项目都集中在发展中国家,在40多个国家开展了技术咨询项目。这些项目涉及毒品问题的各个方面，包括作物替代、乡村的发展、禁毒执法、治疗和康复、预防、公共教育以及立法和体制改革等范围广泛的种种活动。有关的项目活动有：

第一，资助区域一级的培训和研究活动，以及对国际社会具有普遍意义的各种全球项目；

第二，在十二个地点设置现场顾问，负责监管和监督活动。

国际麻醉品管制局

国际麻醉品管制局（International Narcotics Control Board，INCB）简称麻管局，是一个独立的准司法管制机构监测联合国药物管制公约的执行情况。

国际麻醉品管制局是一个相对独立的联合国机构，主要任务是与各国政府合作，对有关禁毒公约所涉及的管制药物进行严密监控。建立国际麻醉品管制局是为了将药物的种植、生产、制造和作用限制在医疗和科研用途所需的适当数量上，并保证为医疗和科研用途供应这些药物。麻管局进行活动，防止药物的非法种植、生产、制造、贩运和使用。麻管局在履行其职责时，与各国政府开展合作，并与各国政府保持不间断的对话，以实现各项药物管制条约和宗旨。

麻醉品管制局由经济及社会理事会选出的13个成员组成，他们以个人的身份作为专家而不是作为政府的代表开展工作。具有医疗、药理或制药经验的三个成员系根据卫生组织的提名选举产生，而另外十个成员则根据条约缔约国的提名选举产生。麻醉品管制局有独立的权力履行其职责，其中包括：

第一，与经济和社会理事会和麻醉药品委员会以及联合国系统有关部门机构，特别是卫生组织进行密切合作；

第二，与联合国系统外的机构，特别是国际刑事警察组织开展合作；

第三，编写年度报告，分析世界各地药物管制状况，提请各国政府注意国家管制工作中和执行条约方面的漏洞和不足之处；

第四，提出国家和国际一级的改进意见和建议；

第五，在编写年度报告的同时，辅之以两份详细的技术报告，说明医疗和科研用途所需麻醉药品和精神药物的合法流通情况；

第六，向各国行政当局提供技术合作，帮助其履行根据各项药物条约所承担的义务；

第七，为药物管制行政人员举办区域培训研讨会和培训班。

经济和社会理事会

联合国下设的"经济和社会理事会"负责制订联合国有关监督国际禁毒公约的执行，协调有关毒品管制方面的政策。其下属的"麻醉药品委员会"（Commision on Narcotic Drugs）于1946年设立，是专门负责麻醉药品的工作机构。作为联合国在国际药物管制事项方面的主要决策机构。委员会由经济和社会理事会选出的40名成员组成，后来增加到53个。下设中、近东麻醉品非法贩运及有关事务小组委员会和亚太、非洲、欧洲和拉美及加勒比四个地区性协调委员会。其职责是审查全球毒品状况，以加强国际药物管制。

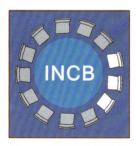

图133 国际麻醉品管制局标识

5.2 国际原子能机构

国际原子能机构（International Atomic Energy Agency，IAEA）是国际原子能领域的政府间科学技术合作组织，同时兼管地区原子安全及测量检查，并由世界各国政府在原子能领域进行科学技术合作的机构。成立于1957年，总部设在奥地利的维也纳。组织机构包括大会、理事会和秘书处。

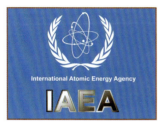

图134 国际原子能机构徽标

机构宗旨

谋求加速和扩大原子能对全世界和平、健康及繁荣的贡献，确保由其本身，或经其请求，或在其监督或管制下提供的援助不用于推进任何军事目的。

历任总干事

历任总干事为汉斯·布利克斯[1]、穆罕默德·巴拉迪[2]和天野之弥[3]。

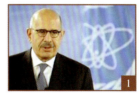 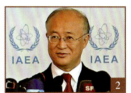

图135 国际原子能机构总干事（1. 穆罕默德·巴拉迪；2. 天野之弥）

机构职能

为了履行这些职责，原子能机构设有一个紧急情况反应中心，该中心拥有24小时的反应能力，训练有素的工作人员以及与全世界220个联络点通信能力。该中心还是对付核事故问题机构间委员会的秘书处，这个秘书处是联合国系统协调核事

---

[1] 汉斯·布利克斯（1928— ），1928年生于瑞典乌普萨拉，曾受教于乌普萨拉和哥伦比亚大学，在剑桥大学获哲学博士学位。1959年在斯德哥尔摩大学获法学博士学位，1960年被提名为国际法副教授。1981年12月1日起当选为总干事。

[2] 穆罕默德·巴拉迪（Mohamed M. El Baradei，1942— ），生于埃及。20世纪60年代在开罗大学获法律学士学位。1971年和1974年，先后获得纽约大学国际法硕士学位和博士学位。1964年，进入埃及外交部。此后，他两次在埃及常驻联合国代表团任职。1984年进入国际原子能机构秘书处工作。1984至1987年，他先后担任国际原子能机构总干事驻联合国代表、国际原子能机构法律顾问和法律部主任、国际原子能机构对外关系部主任等职。1993年被任命为负责对外关系的助理总干事。1997年12月1日，巴拉迪接替前任瑞典人布利克斯，成为总干事，2001年9月获得连任。在此期间，他先后经历了伊拉克、伊朗和朝鲜核危机的严峻考验。2005年6月，继续担任总干事，任期为4年。

[3] 天野之弥（1947— ），1947年5月9日出生在日本神奈川县，毕业于东京大学法律系，1972年进入日本外务省工作。先后在日本驻华盛顿、布鲁塞尔、日内瓦和万象大使馆工作，并担任过日本驻法国马赛总领事馆总领事。天野之弥擅长处理国际裁军和核不扩散问题。曾参与1995年延长《不扩散核武器条约》、1996年《全面禁止核试验条约》和2001年《禁止生物武器公约》的谈判，2005年，为日本驻国际原子能机构大使和机构理事会成员。2005年至2006年，他担任国际原子能机构理事会主席。2009年12月1日，接替离任的穆罕默德·巴拉迪，成为国际原子能机构的总干事。

故和放射性紧急情况对付措施的中心点。2011年3月15日，由于"3·11"日本本州岛海域地震引发福岛核电站多机组爆炸，日本政府曾向国际原子能机构发出求助。

国际原子能机构主要提供下述方面的援助：

第一，收集下述方面的资料并传播给缔约国和成员国；

第二，发生核事故或辐射紧急情况时可提供的专家、设备和材料；

第三，可用来对付核事故或辐射紧急情况方法、技术和研究成果；

第四，收到请求时在下述任何方面或其他适当的方面向缔约国或成员国提供援助；

第五，发生核事故和辐射紧急情况时编拟应急计划以及适当的法规；

第六，为处理核事故和辐射紧急情况人员制订适当的培训方案；

第七，发生核事故或辐射紧急情况时转达援助请求及有关的资料；

第八，拟订适当的辐射监测方案、程序和标准；

第九，对建立适当的辐射监测系统的可行性进行调查；

第十，发生核事故或辐射紧急情况时向缔约国或请求援助的成员国提供为初步评估事故或紧急情况而拨出的适当资源；

第十一，在出现核事故或辐射紧急情况时为缔约国和成员国进行斡旋；

第十二，为获得并交换有关的资料和数据而与有关的国际组织建立并保持联络，并将这些组织的清单提供给缔约国、成员国和上述各组织。

主要成就

国际原子能机构成立以来，在保障监督和和平利用核能方面做了大量的工作，并先后主持制定了《及早通报核事故公约》《核事故或辐射紧急情况援助公约》《核安全公约》《乏燃料管理安全和放射性废料管理安全联合公约》《修订〈关于核损害民事责任的维也纳公约〉议定书》和《补充基金来源公约》等一系列核安全、辐射安全、废物管理安全标准。

2005年，诺贝尔和平奖授予国际原子能机构和该组织总干事穆罕默德·巴拉迪，以表彰其在阻止核能在军事领域内的使用以及在和平利用核能等方面做出的贡献。

出版物

原子能机构出版《安全丛刊》。《安全丛刊》中发表了一份对核动力源卫星重返的紧急情况规划和防范措施的文件（1996），即《安全丛刊》第115号"关于防止电离辐射和辐射源安全的国际基本安全标准：一项安全保障措施"（1996）；《安全丛刊》第119号"对核动力源卫星重返的紧急情况规划和防范措施"（1996）。

5.3 国际刑事警察组织

国际刑事警察组织（International Criminal Police Organization，INTERPOL），简称国际刑警组织（ICPO），成立于1923年，为联合国以外，世界上规模第二大的国际组织，包括190个成员国，每年预算逾3000万欧元，其运作资金由成员国拨出。其主要责任为调查恐怖活动、有组织罪案、毒品、走私军火、偷渡、清洗黑钱、儿童色情、科技罪案及贪污等大型严重跨国罪案，不过并无执法的权力。

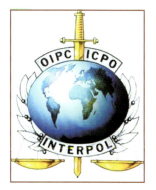

图136　国际刑事警察组织

国际刑警组织是独立于联合国的政府间组织。协助成员国侦查罪犯是国际刑警组织的一个重要合作领域。这种执法合作的原则是尊重国家主权，并以"国际通报"这一渠道进行的。国际通报分为：红色通报、蓝色通报、绿色通报、黄色通报、黑色通报五种类型（以通报的左上角国际刑警徽的颜色而得名）。其中，红色通报俗称"红色通缉令"。各国国际刑警组织国家中心局可据此通报立即逮捕在逃犯。红色通缉令被公认为是一种可以进行临时拘留的国际证书。无论哪个成员国接到"红色通缉令"，应立即布置本国警力予以查证，如发现被通缉人员的下落，就应迅速组织逮捕行动，将其缉拿归案。如厄尔多甘·库拉被指控为一个大毒品走私团伙的核心人物，从美国芝加哥一监狱逃跑。国际刑警组织先后向三个国家发出"红色"通告，最后在他的出生地土耳其将他抓获归案。又如，约拉姆于2004年一次性向美国运送了140万粒摇头丸，创下美国破获的该类毒品案最高纪录，被指控为世界最大的摇头丸毒贩。案发后，约拉姆逃往乌拉圭，在乌拉圭旅游城市埃斯特角城被捕。2005年约拉姆越狱并逃往巴西。因此他也是以色列、美国和乌拉圭三国警方共同通缉的毒贩。约拉姆被国际刑警组织通缉后于2006年12月23日晚在里约热内卢被巴西联邦警察逮捕。[①]

国际刑警组织在反毒品中的主要作用是探查新的毒品走私方式、摧毁国际贩毒网络以及协调各成员国警察部门对付大麻、可卡因、海洛因及新型合成毒品等的走私活动。因此，国际刑警组织就成为国际间打击毒品犯罪的一个重要组织。

---

① 以色列大毒枭在巴西落网. 新京报，2006-12-25.

5.4 禁止化学武器组织

禁止化学武器组织（Organization for the Prohibition of Chemical Weapons, OPCW）简称禁化武组织，是由加入了《化学武器公约》（以下简称《公约》）的国家于1997年5月6日至27日举行的禁止化学武器组织缔约国大会第一届会议上成立的一个国际组织，总部设在荷兰海牙。

禁止化学武器组织是确保有效实施《公约》并实现其宗旨，为其成员国的利益而工作，促进国际合作及科学和技术资料的交流，使各国人民和政府能够从和平利用化学方面获益。禁化武组织与联合国合作，有来自约70个国家的大约500名工作人员。

禁化武组织的每一成员国承诺：

第一，绝不使用化学武器；

第二，绝不发展、生产、获取或保有化学武器，或在世界任何地方向任何人转让化学武器；

第三，绝不以任何方式援助或鼓励《公约》禁止的任何事项。

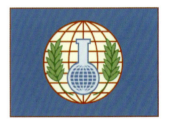

图 137 禁化武组织标识

根据《化学武器公约》的目标，禁化武组织工作的一个重要方面就是销毁所有现有的化学武器，销毁或为和平目的改装用于生产化学武器的设施。同时销毁制造化学武器的手段，确保不可生产化学武器，化学武器永远不能再次伤害或杀伤世界任何地方的人。

挪威诺贝尔委员会于2013年10月11日在奥斯陆宣布，将2013年度的诺贝尔和平奖授予总部设在荷兰海牙的"禁止化学武器组织"，以表彰它为消除化学武器所做出的诸多努力。

6

强化国际关注与科学家的呼吁

6.1 《联合国人类环境宣言》：第一个保护环境的全球宣言

《联合国人类环境宣言》（以下简称《人类环境宣言》）于1972年6月16日斯德哥尔摩联合国人类环境会议全体会议通过。它是人类历史上第一个保护环境的全球性宣言，它对激励和引导全世界人民奋起保护环境起到了积极的作用，具有重大历史意义。

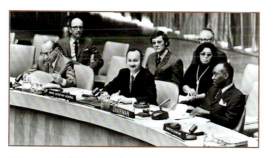

图138 联合国副秘书长莫里斯·斯特朗（前排中）主持1972年的联合国人类环境会议

《人类环境宣言》的内容是由各国在会议上达成的7项共同观点和26项原则组成。

七项共同观点的主要内容是：

第一，人是环境的产物，同时又有改变环境的巨大能力。

第二，保护和改善环境对人类至关重要，是世界各国人民的迫切愿望，是各国政府应尽的职责。

第三，人类改变环境的能力，如妥善地加以运用，可为人民带来福利；如运用不当，则可对人类和环境造成无法估量的损害。

第四，发展中国家的环境问题主要是发展不足造成的，发达国家的环境问题主要是由于工业化和技术发展而产生的。

第五，应当根据情况采取适当的方针和措施解决由于人口的自然增长给环境带来的问题。

第六，为当代人和子孙后代保护和改善人类环境，已成为人类一个紧迫的目标，这个目标将同争取和平、经济和社会发展的目标共同和协调地实现。

第七，为实现这一目标，需要公民和团体以及企业和各级机关承担责任，共同努力。各国政府要对大规模的环境政策和行动负责。对区域性全球性的环境问题，国与国之间要广泛合作，采取行动，以谋求共同的利益。

26项原则归纳起来有六个方面：

第一，人人都有在良好的环境里享受自由、平等和适当生活条件的基本权利，同时也有为当今和后代保护和改善环境的神圣职责。

第二，保护地球上的自然资源。对资源的开发和利用在规划时要妥善安排，以防将来资源枯竭。各国有按其环境政策开发的权利，同时也负有不对其他国家和地区的环境造成损害的义务。有毒物质排入环境应以不超出环境自净能力为限度。对他国或地区造成环境损害，要予以赔偿。

第三，各国在从事发展规划时要统筹兼顾，务必使发展经济和保护环境相互协调。

第四，因人口自然增长过快或人口过

分集中而对环境产生不利影响的区域，或因人口密度过低而妨碍发展的区域，有关政府应采取适当的人口政策。

第五，一切国家，特别是发展中国家应提倡环境科学的研究和推广，相互交流经验和最新科学资料。鼓励向发展中国家提供不造成经济负担的环境技术。

第六，各国应确保国际组织在环境保护方面的有效合作。在处理保护和改善环境的国际问题时，国家不分大小，以平等地位相处。本着合作精神，通过多边和双边合作，对产生的不良影响加以有效控制或消除，同时要妥善顾及有关国家的主权和利益。

《人类环境宣言》提出7个共同观点和26项共同原则，引导和鼓励全世界人民保护和改善人类环境。《人类环境宣言》规定了人类对环境的权利和义务，呼吁"为了这一代和将来的世世代代而保护和改善环境，已经成为人类一个紧迫的目标"，"这个目标将同争取和平和全世界的经济与社会发展这两个既定的基本目标共同和协调地实现"，"各国政府和人民为维护和改善人类环境，造福全体人民和后代而努力"。

《人类环境宣言》第一次为国际环境保护提供了各国在政治上和道义上必须遵守的规则，总结和概括了制定国际环境法的基本原则和具体规范，为各国国内环境法的制定与实施指出了方向，从此世界各国的环境保护运动逐渐兴起。

6.2 《我们共同的未来》：现代环境保护主义的基石

1962年出版的《寂静的春天》，作为环境保护主义者在经济增长至上时代发出的第一声呐喊，到1972年人类正视自己所面临的环境问题，此后不断涌现的环保主义著作和日益升温的环保主义运动迅速波及全球。

这一场被称为"文明的复兴"的运动终于在20世纪80年代初取得了历史性的胜利。联合国成立了以挪威首相布伦特兰夫人（G. H. Brundland）为主席的世界环境与发展委员会（WECD），以制订长期的环境对策，帮助国际社会确立更加有效地解决环境问题的途径和方法。经过三年多的深入研究和充分论证，该委员会于1987年向联合国大会提交了经过充分论证的研究报告——《我们共同的未来》。报告将注意力集中于人口、粮食、物种遗传、资源、能源、工业和人类居住等方面。在系统地探讨了人类面临的一系列重大经济、社会和环境问题之后，报告正式提出了"可持续发展"的模式。特别是报告提出了一条新的发展道路，即从单纯考虑环境保护的角度转向环境保护与人类发展相结合。这条道路不是一条仅能在若干年内、在若干地方支持人类进步的道路，而是一直到遥远的未来都能支持全球人类进步的道路。实际上，这就是卡逊在《寂静的春天》里没能提供答案的、所谓的"另外的道路"，即"可持续发展道路"。

《我们共同的未来》对可持续发展定义为："既满足当代人的需求，又不对后代人满足其自身需求的能力构成危害的发展"。这一概念在1989年联合国环境规划署（UNEP）第15届理事会通过的《关于可持续发展的声明》中得到接受和认同。可持续发展是指既满足当前需要，而又不削弱子孙后代满足其需要之能力的发展，而且绝不包含侵犯国家主权的含义。联合国环境规划署理事会认为，可持续发展涉及国内合作和跨越国际的合作。可持续发展意味着国家内和国际间的公平，意味着要有一种支援性的国际经济环境，从而导致各国，特别是发展中国家的持续经济增长与发展，这对于环境的良好管理也具有很重要的意义。可持续发展还意味着维护、合理使用并且加强自然资源基础，这种基础支撑着生态环境的良性循环及经济增长。

6.3 《二十一世纪议程》：环境与发展的里程碑

伴随着全球化趋势的不断加速，20世纪90年代对可持续发展概念和意义的理解更加深入。人们深刻地认识到，全球环境问题需要依靠全球的努力来解决，发展中国家的环境问题及其解决方法应越来越受到重视。从1972年联合国人类环境会议召开到1992年的20年间，尤其是20世纪80年代以来，国际社会关注的热点已由单纯注重环境问题逐步转移到环境与发展二者的关系上来，认为处理环境与发展的关系，必须有国际社会的广泛参与。

20世纪80年代形成的环境保护思想纷纷付诸实践。越来越多的利益相关者参与到环境保护中来，使环境和社会问题的责任感不断增强。1990年5月，在挪威卑尔根召开的关于环境的内阁会议上，第一次形成了具体的环境保护相关文件。这次会议为1992年巴西里约热内卢将要召开的联合国环境与发展大会（UNCED，或称地球首脑会议）奠定了基础，做了准备。

1992年6月，联合国环境与发展大会在巴西里约热内卢召开，共有183个国家的代表团和70个国际组织的代表出席了会议，102位国家元首或政府首脑到会讲话。10000名代表、1400个非政府组织（NGOs）、9000名记者也参加了UNCED。迄今为止，它仍然是最大规模的国际环境会议。来自很多地区和次地区的机构或组织，诸如南亚联盟（ASEAN）、非洲统一组织、欧盟以及其他组织在地球首脑会议前后发挥了作用。经过共同努力，联合国环发大会通过了新的行动计划——《二十一世纪议程》。

1992年联合国环境与发展会议取得了多项重大成果。一是关于环境与发展的里约宣言——《里约环境与发展宣言》（又名《地球宪章》），是一个开展全球环境与发展领域合作的框架性文件。为了保护地球永恒的活力和整体性，它建立了一种新的、公平的全球伙伴关系的"关于国家和公众行为基本准则"，提出了实现可持续发展的27条基本原则。二是关于21世纪环境与发展的行动指南——《二十一世纪议程》，是一个全球范围内可持续发展的行动计划，旨在建立21世纪世界各国在人类活动对环境产生影响的各个方面的行动规则，为保障人类共同的未来提供一个全球性措施的战略框架。三是各国政府代表还签署了一些重要的国际性协定，包括《联合国气候变化框架公约》（UNFCCC）和《生物多样性公约》（CBD）、《关于世界荒漠化公约谈判的协议》《关于森林可持续管理原则的声明》等。这些国际文件及国际公约的制定反映出可持续发展已经得到世界最广泛和最高级的政治承诺。

以这次大会为标志,人类对环境与发展的认识提高到了一个崭新的阶段。大会为人类高举可持续发展旗帜、走可持续发展之路进行了总动员,使人类迈出了跨向新的文明时代的关键性一步,为人类的环境与发展矗立了一块重要的里程碑。

6.4 《国际清洁生产宣言》:推动清洁生产的全球运动

联合国环境规划署自1990年起每两年召开一次清洁生产国际高级研讨会。先后在坎特伯雷、巴黎、华沙、牛津、汉城、蒙特利尔等全世界多个城市举办了六次国际清洁生产高级研讨会。

1996年,在美国污染预防圆桌会议上产生了清洁生产①宣言的想法。同年在牛津大学召开的第四次清洁生产高级研讨会上按照"国际化"的路线开始启动。

1998年9月29日,联合国环境规划署在韩国召开的第五次国际清洁生产高层研讨会上,通过了《国际清洁生产宣言》(*International Declaration on Cleaner Production*),包括13个国家的部长及其他高级代表和9位公司领导人在内的64位签署者共同签署了《国际清洁生产宣言》。

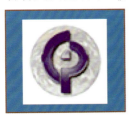

图139 《国际清洁生产宣言》图徽

截止到2002年3月,已有300多个国家、地区或地方政府、公司以及工商业组织在《国际清洁生产宣言》上签名。

《国际清洁生产宣言》的目的是为了扩大全世界商业、政治和公众活动领导人对清洁生产这一战略概念的理解和支持。通过向全世界的领导人征集公开的承诺,通过广泛的参与,制定一份全面的参考文件,使众多的利益相关方达成共识,以推动清洁生产运动。

《国际清洁生产宣言》的主要内容是:

——强调战略性。我们认识到预防战略如清洁生产、污染预防,是优先的、积极的战略,可有效而经济地保护当代人和后代人的健康与环境/资源,我们将确保它成为所有相关政策措施的必要和核心组成部分,并实施行动纲领以促进所有利益相关的理解和承诺。

——强调各利益相关方的责任、供应链与采购政策。我们将推动我们的供应商、客户和下属对清洁生产的理解和实行,在我们的采购中优先考虑应用了清洁生产战略的产品和服务。

——综合解决问题。我们认识到清洁生产是一种跨学科的、综合的战略。其目标是实现可持续生产和消费,最终实现可

---

① 清洁生产(Cleaner Production)在不同的发展阶段和不同国家有不同的称呼,例如"废物减量化""无废工艺""污染预防"等。其基本内涵是一致的,即对产品和产品的生产过程采取预防污染的策略来减少污染物的产生。联合国环境规划署与环境规划中心定义为:清洁生产是一种新的创造性的思想,该思想将整体预防的环境战略持续应用于生产过程、产品和服务中,以增加生态效率和减少人类及环境的风险。

持续发展。我们进一步认识到，它较现行的可能简单的在一个复杂的环境系统里导致污染转移而不是解决问题的单介质方法更具优越性。

——财政与资源承诺。我们承担投入额外的资源，实现从传统的末端治理战略向以污染预防、提高资源利用效率为特征的预防战略转变。

——技术转让。我们将致力于开创合作活动，促进清洁、安全的技术和管理方法的转让。

——教育和培训。我们将把对预防战略优于治理战略的理解纳入有关的教育和培训中，并且在所有适当级别的管理层中开展并推进这种战略。

——年度报告。我们将以适当的形式每年报告将工作重心从末端治理转向污染预防、清洁生产战略所取得的进展。

——系统而持续的改善。通过采用清洁和安全的生产战略，我们承诺实现一个系统而持续的改善过程。在生产过程中、产品中、提供服务的方式上，提高资源利用效率，少使用有毒物质。

实践表明，清洁生产的出现是人类工业生产迅速发展的历史必然，是一项迅速发展中的新生事物，是人类对工业化大生产所制造出有损于自然生态人类自身污染这种负面作用逐渐认识所做出的反应和行动。实施清洁生产，将污染物消除在生产过程中，可以降低污染治理设施的建设和运行费用，有效地解决污染转移问题；可以节约资源，减少污染，降低成本，提高企业综合竞争能力；可以挽救一批因污染严重而濒临关闭的企业，缓解就业压力和社会矛盾。

6.5 科学家反对核武器的三个宣言

1955年是一个特殊的年份，这一年在国际社会中相继发表了三个著名的科学家宣言。4月12日，18位原西德的原子物理学家和诺贝尔奖得主联名发表《哥廷根宣言》。7月9日，英国著名哲学家罗素（B. Russell）在伦敦公布了由他亲自起草、包括爱因斯坦在内的其他10位著名科学家联名签署的《罗素－爱因斯坦宣言》。7月15日，52位诺贝尔奖得主在德国博登湖畔联名发表《迈瑙宣言》。

三个宣言的宗旨都是反对核武器，呼吁各国政府放弃核武器，表达了科学家强烈的社会责任感。

《哥廷根宣言》

《哥廷根宣言》的宗旨是警告使用氢弹的核战争将给人类带来毁灭性的灾难，敦促各国政府放弃以武力作为实现政治目的手段，表达了科学家强烈的社会责任感。

《哥廷根宣言》的18位签署人中有沃

尔夫冈·保罗①和马克斯·玻恩②。玻恩还明确反对德国联邦国防军使用原子武器装备。

《罗素－爱因斯坦宣言》

《罗素－爱因斯坦宣言》（Russell-Einstein Manifesto）对核武器带来的危险深表忧虑，并呼吁世界各国领导人通过和平方式解决国际冲突。宣言的签字者包括11位著名的科学家，其中10人为诺贝尔奖得主，只有奥波德·英费尔德（Leopold Infeld）例外。爱因斯坦也位列其中，他于4月18日逝世前在这一宣言上签名，4月18日便与世长辞。

《罗素－爱因斯坦宣言》，最初称为《科学家要求废止战争》，是由罗素起草的。罗素③于1955年2月11日写信给爱因斯坦④讨论这篇宣言，告诉他由于制造核武器的竞赛，人类的前途实在令人担心，希望以爱因斯坦为首团结几个著名的科学家发表宣言避免毁灭人类战争的发生。爱因斯坦在收到信后马上回信表示："你熟悉这些组织的工作。你是将军我是小兵。你只要发出命令，我就随后跟从。""有鉴于在未来的世界大战中核子武器肯定会被运用，而这类武器肯定会对人类的生存产生威胁，我们号召世界各政府公开宣布它们的目的，我们号召，解决它们之间的任何争执都应该用和平手段。"

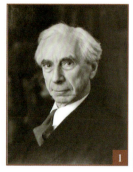 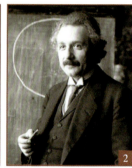

图140 《罗素－爱因斯坦宣言》的签字者（1.起草人伯特兰·罗素；2.阿尔伯特·爱因斯坦）

---

① 沃尔夫冈·保罗（Wolfgang Paul，1913—1993），德国物理学家，离子阱的开发人之一。1939年在柏林工业大学获得博士学位，1944年在哥廷根大学获得大学任教资格，1944—1952年在该校任教授，1952年赴波恩大学任教并担任物理研究所主任，直至1981年。1964—1967年期间，他是欧洲核子研究组织物理学部门的主任。1970—1973年任德国电子加速器（汉堡市）理事会主席。1979年被选为德国洪堡基金会（Alexander von Humboldt-Stiftung）的第三任主席，并任职10年。1989年获诺贝尔物理学奖。

② 马克斯·玻恩（Max Born，1882—1970），德国的犹太裔物理学家，量子力学的创始人之一，因对量子力学的基础性研究尤其是对波函数的统计学诠释，与瓦尔特·博特共同获得1954年的诺贝尔物理学奖。玻恩是《哥廷根宣言》的签署人，也是签署《罗素-爱因斯坦宣言》的11人之中的一员。

③ 伯特兰·罗素（Bertrand Russell，1872—1970），英国哲学家、数学家、逻辑学家、历史学家，无神论或者不可知论者，也是20世纪西方最著名、影响最大的学者和平主义社会活动家之一，罗素也被认为是与弗雷格、维特根斯坦和怀特海一同创建了分析哲学。他与怀特海合著的《数学原理》对逻辑学、数学、集合论、语言学和分析哲学有着巨大影响。1950年，罗素获得诺贝尔文学奖，以表彰其"多样且重要的作品，持续不断地追求人道主义理想和思想自由"。

④ 阿尔伯特·爱因斯坦（Albert Einstein，1879—1955），德国物理学家。1879年3月14日生于德国乌尔姆市的一个犹太人家庭（父母均为犹太人），1900年毕业于苏黎世联邦理工学院，入瑞士国籍。1905年获苏黎世大学哲学博士学位。曾在伯尔尼专利局任职，在苏黎世工业大学担任大学教授。1913年返德国，任柏林威廉皇帝物理研究所所长和柏林洪堡大学教授，并当选为普鲁士皇家科学院院士。在英国期间，被格拉斯哥大学授予荣誉法学博士学位。1921年获诺贝尔物理学奖。1933年因受到纳粹政权的迫害，脱离德国迁居美国，担任普林斯顿大学教授，从事理论物理研究工作。代表著作《论动体的电动力学》《广义相对论基础》。1955年4月18日，病逝于普林斯顿，享年76岁。

宣言中包含了如下决议

"鉴于未来任何世界大战必将使用核武器，而这种武器威胁着人类的继续生存，我们敦促世界各国政府认识到并且公开承认，它们的目的绝不能通过世界大战来达到。因此，我们也敦促他们寻求和平的办法来解决它们之间的一切争端。"

宣言签署人

马克斯·玻恩，1954年诺贝尔物理学奖得主、德国理论物理学家。

珀西·布里奇曼，1946年诺贝尔物理学奖得主、美国高气压物理学的奠基者。

阿尔伯特·爱因斯坦，1921年诺贝尔物理学奖得主、美国理论物理学家。

赫尔曼·约瑟夫·马勒，1946年诺贝尔生理学或医学奖得主、美国遗传学家。

奥波德·英费尔德，波兰物理学家。

弗雷德里克·约里奥·居里，1935年诺贝尔化学奖得主、法国物理学家。

莱纳斯·鲍林，1954年诺贝尔化学奖和1962年诺贝尔和平奖得主、美国化学家。

塞西尔·鲍威尔，1950年诺贝尔物理学奖得主、英国物理学家。

约瑟夫·罗特布拉特，1995年诺贝尔和平奖得主、英国物理学家。

伯特兰·罗素，1950年诺贝尔文学奖得主、英国哲学家、数学家。

汤川秀树，1949年诺贝尔物理学奖得主、日本物理学家。

影响

《罗素-爱因斯坦宣言》发表后，促成了一个国际性会议——帕格沃什科学与世界事务会议的召开，引发了一场著名的科学家国际和平运动——帕格沃什运动。

《罗素-爱因斯坦宣言》发表60余年后的今天，世界并不比冷战时代更安全，人类仍面临大规模杀伤性武器的危险，特别是国际恐怖主义组织谋求核武器的危险。这个时代更需要《罗素-爱因斯坦宣言》来作为人类行动的指南。建立一个没有核武器、没有战争、永久和平的美好世界，是各国自然科学家、工程技术专家、社会科学家、政治家、军事家、外交家和工业家共同努力的最高目标，也是世界人民义不容辞的使命。

《迈瑙宣言》

《迈瑙宣言》（*Mainau Declaration*）是1955年7月15日在德国林道博登湖畔由包括玻恩、海森堡和居里夫人在内的52位诺贝尔奖获得者联名发表的反对核武器宣言。宣言的起草人是德国科学家奥托·哈恩[①]和马克斯·玻恩。

《迈瑙宣言》的内容是："我们，下面签名者，是不同国家，不同种族和宗教，不同政治见解的自然科学家，只有诺贝尔奖金把我们联系在一起，我们很荣幸地获得这种奖金。我们愉快地贡献我们的一生为科学服务。我们相信，科学是通向人类幸福生活之路。但是，我们怀着惊恐的心情看到：也正是这个科学在向人类提供自杀的手段。"

《迈瑙宣言》的签署人有奥托·哈恩、马克斯·玻恩、卡尔·弗里德里希·冯·魏赛克、汤川秀树、弗里德里希·鲍普（Friedrich Bopp）、鲁道夫·弗莱舍曼

---

① 奥托·哈恩（1879—1968），他是德国放射化学家和物理学家，在1944年获诺贝尔化学奖。著有《应用放射化学》《新原子》等。第二次世界大战之后，因为落在广岛和长崎原子弹的事件，哈恩的反应是强烈反对原子能的军事用途。

（Rudolf Fleischmann）、沃特·格拉赫（Walther Gerlach）、奥托·哈克塞尔（Otto Haxel）、维尔纳·海森堡、汉斯·科普费尔曼（Hans Kopfermann）、海因茨·迈-莱布尼茨（Heinz Maier-Leibnitz）、马克斯·冯·劳厄、约瑟夫·马陶赫（Josef Mattauch）、弗里德里希·帕内特（Friedrich Adolf Paneth）、沃尔夫冈·泡利、莱纳斯·鲍林、沃尔夫冈·里茨勒（Wolfgang Riezler）、弗里茨·斯特拉斯曼、威廉·沃尔查（Wilhelm Walcher）和卡尔·沃兹（Karl Wirtz）等。

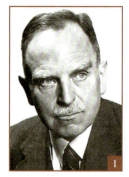 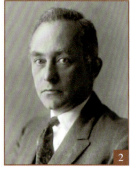

图 141 《迈瑙宣言》的起草人（1. 奥托·哈恩；2. 马克斯·玻恩）

6.6 教会与教士的呼吁

1961年4月3日，在伦敦特拉法尔加广场，圣保罗大教堂的教士约翰·柯林斯在大规模抗议集会上发表讲话。抗议者要求禁止核武器，进行核裁军。

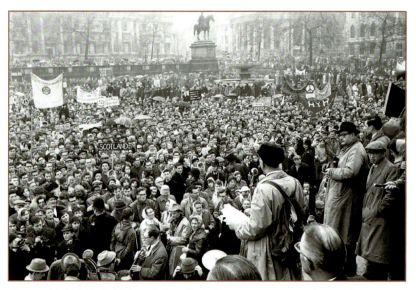

图 142 教士约翰·柯林斯要求禁止核武器（图为教士约翰·柯林斯在大规模抗议集会上发表讲话。1961年4月3日）

7

奖励做出贡献的机构与杰出人物

7.1 诺贝尔奖及其获得者

诺贝尔奖的由来

诺贝尔奖是以瑞典著名化学家、硝酸甘油炸药发明人阿尔弗雷德·贝恩哈德·诺贝尔（1833—1896）的部分遗产作为基金创立的。诺贝尔奖包括金质奖章、证书和奖金支票①。

诺贝尔生于瑞典的斯德哥尔摩。他一生致力于炸药的研究，在硝酸甘油的研究方面取得了重大成就。他不仅从事理论研究，而且进行工业实践。他一生共获得技术发明专利355项，并在五大洲20个国家开设了约100家公司和工厂，积累了巨额财富。

1896年12月10日，诺贝尔在意大利逝世。逝世的前一年，他留下了遗嘱。他在遗嘱中提出，将部分遗产（920万美元）作为基金，以其利息分设物理、化学、生理学或医学、文学及和平五种奖金，授予世界各国在这些领域对人类做出重大贡献的学者。

据此，1900年6月瑞典政府批准设立了诺贝尔基金会，并于次年诺贝尔逝世五周年纪念日，即1901年12月10日首次颁发诺贝尔奖。自此以后，除因战时中断外，每年的这一天分别在瑞典首都斯德哥尔摩和挪威首都奥斯陆举行隆重授奖仪式。

1968年瑞典中央银行于建行300周年之际，提供资金增设诺贝尔经济奖（全称为"瑞典中央银行纪念阿尔弗雷德·伯恩德·诺贝尔经济科学奖金"，亦称"纪念诺贝尔经济学奖"），并于1969年开始与其他五项奖同时颁发。

1990年诺贝尔的一位重侄孙克劳斯·诺贝尔又提出增设诺贝尔地球奖，授予杰出的环境成就获得者。该奖于1991年6月5日世界环境日之际首次颁发。

根据诺贝尔遗嘱，在评选的整个过程中，获奖人不受任何国籍、民族、意识形态和宗教的影响，评选的唯一标准是成就的大小。

遵照诺贝尔遗嘱，物理奖和化学奖由瑞典皇家科学院评定，生理学或医学奖由

---

① 诺贝尔奖的奖金数视基金会的收入而定，其范围从11000英镑（31000美元）到30000英镑（72000美元）。奖金的面值，由于通货膨胀，逐年有所提高，最初为3万多美元，20世纪60年代为7.5万美元，20世纪80年代达22万美元。金质奖章约重227克，内含黄金23K，奖章直径约为6.5厘米，正面是诺贝尔的浮雕像。不同奖项、奖章的背面饰物不同。每份获奖证书的设计也各具风采。颁奖仪式隆重而简朴，每年出席的人数限于1500人至1800人，其中男士要穿燕尾服或民族服装，女士要穿严肃的晚礼服，仪式中的所用白花和黄花必须从圣莫雷空运来，这些都意味着对知识的尊重。

瑞典皇家卡罗林医学院评定，文学奖由瑞典文学院评定，和平奖由挪威议会选出，经济奖委托瑞典皇家科学院评定。每个授奖单位设有一个由五人组成的诺贝尔委员会负责评选工作，该委员会三年一届。其评选过程为：

——每年9月至次年1月31日，接受各项诺贝尔奖推荐的候选人。通常每年推荐的候选人有1000~2000人。

——具有推荐候选人资格的有：之前的诺贝尔奖获得者、诺贝尔奖评委会委员、特别指定的大学教授、诺贝尔奖评委会特邀教授、作家协会主席（文学奖）、国际性会议和组织（和平奖）。

——不得毛遂自荐。

——瑞典政府和挪威政府无权干涉诺贝尔奖的评选工作，不能表示支持或反对被推荐的候选人。

——2月1日起，各项诺贝尔奖评委会对推荐的候选人进行筛选、审定，工作情况严加保密。

——10月中旬，公布各项诺贝尔奖获得者名单。

——12月10日是诺贝尔逝世纪念日，这天在斯德哥尔摩和奥斯陆分别举行诺贝尔奖颁发仪式，瑞典国王出席并授奖。

诺贝尔奖的获得者

在诺贝尔奖的奖项中，曾经奖励过许多发现毒物、揭示毒物奥秘与管理毒物、造福人类的杰出人物，以及做出突出贡献的研究机构和国际组织。他们当中有和平奖的获得者，有获得生理学或医学奖、物理学奖和化学奖的科学家。具体获奖者及相关信息见表9-7-1至第372页9-7-4。

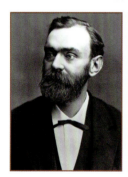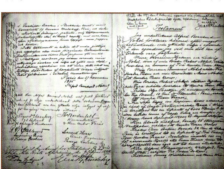

图143 诺贝尔和他的遗嘱全文

表9-7-1　诺贝尔和平奖的获得者

时间	获奖项	国家及地区	获奖原因
1901	琼·亨利·杜南（Jean Henry Dunant,1828—1910）	瑞士	创立国际红十字会
1962	鲍林（Linus Carl Pauling, 1901—1994）	美国	联合美国及其他49个国家的科学家呼吁停止核武器试验
1952	施韦兹（Albert Schweitzer, 1875—1965）	德国	医生，表彰其长期在非洲从事医疗工作的努力。1957—1958年反对核军备和核测试的四次演说
2013	禁止化学武器组织	荷兰海牙	为消除化学武器而做出广泛努力。

表 9-7-2　诺贝尔生理学或医学奖的科学家

时间	获奖者	国家及地区	获奖原因
1901	贝林（Emil Adolf von Behring, 1854—1917）	德国	血清疗法防治白喉、破伤风
1905	科赫（Robert Koch, 1843—1910）	德国	对细菌学的发展
1908	梅奇尼科夫（Ilya Ilyich Mechnikov, 1845—1916）	俄国	对免疫性的研究
1908	埃尔赫（Paul Ehrlich, 1854—1915）	德国	发明"606"、砷制剂治疗梅毒
1913	里歇特（Charles Robert Richet, 1850—1935）	法国	对过敏性的研究
1926	菲比格（Johannes Andreas Grib Fibiger, 1867—1928）	丹麦	对癌症的研究
1945	钱恩（Ernst Boris Chain, 1906—1979）	英国	发现青霉素及其临床效用
1945	弗洛里（Howard Walter Florey, 1898—1968）	英国	发现青霉素及其临床效用
1945	弗莱明（Alexander Fleming, 1881—1955）	英国	发现青霉素及其临床效用
1946	马勒（Hermann Joseph Muller, 1890—1967）	美国	发现 X 线辐照引起变异
1952	瓦克斯曼（Selman Abraham Waksman, 1888—1973）	美国	发现链霉素
1957	博韦（Daniel Bovet, 1907—1992）[①]	意大利	发明抗过敏反应特效药
1973	卡尔·沃·弗里希（Karl von Frisch, 1886—1982）	德国	发现蜜蜂能感知偏振光，可借助太阳辨认方位
1977	耶洛因	美国	建立放射免疫分析法
1980	贝纳塞拉夫，斯内尔囚	美国	创立移植免疫学和免疫遗传学
1988	埃利肖，希琴斯	美国	研制出不损害人的正常细胞的抗癌药物
1989	毕晓普，瓦穆斯	美国	发现致癌基因是遗传物质，而不是病毒

① 也译为：丹尼尔·博维特（Daniel Bovet, 1907—1992），首位利用箭毒的药理学家，著有《箭毒和类箭毒剂》。

表 9-7-3　诺贝尔物理学奖的科学家

时间	获奖者	国家及地区	获奖原因
1901	伦琴（Wilhelm Conrad Roentgen, 1845—1923）	德国	发现 X 线
1903	玛丽·居里（Marie Curie, 1867—1934）	法国（原籍波兰）	发现放射性元素镭
1903	皮埃尔·居里（Pierre Curie, 1859—1906）	法国	发现放射性元素镭
1903	贝克勒尔（Antoine Henri Becquerel, 1852—1908）	法国	发现天然放射性现象
1917	巴克拉（Charles Glover Barkla, 1877—1944）	英国	发现 X 线对元素的特征发射
1922	玻尔（Niels Henrik David Bohr, 1885—1962）	丹麦	研究原子结构及其辐射
1938	费米（Enrico Fermi, 1901—1954）	意大利	用中子辐射产生人工放射性元素

表 9-7-4　诺贝尔化学奖的科学家

时间	获奖者	国家及地区	获奖原因
1906	穆瓦桑（Henri Moissan, 1852—1907）	法国	分离元素氟、发明穆瓦桑熔炉
1908	卢瑟福（Ernest Rutherford, 1871—1937）	英国	研究元素的蜕变和放射化学
1911	玛丽·居里（Marie Curie, 1867—1934）	法国	发现镭和钋，并分离出镭
1921	索迪（Frederick Soddy, 1877—1956）	英国	研究放射化学、同位素的存在和性质
1935	伊伦·约里奥·居里（Irène Joliot-Curie, 1897—1956）	法国	合成人工放射性元素
1935	弗列德里克·约里奥·居里（Frederic Joliot-Curie, 1900—1958）	法国	合成人工放射性元素
1947	罗宾逊（Robert Robinson, 1886—1975）	英国	研究生物碱和其他植物制品

7.2 国家特别奖获得者

获得美国"文职人员功勋金质奖章"的凯尔西

1960年前后，欧洲、北美、拉丁美洲、亚洲的日本等10多个国家发生"反应停"事件，全世界超过1万名儿童出现"海豹肢畸形"①，其中在原西德大约有8000名，日本大约有1000名。

在这场著名的"反应停"灾难中，美国却没有发生一例。其原因：一是美国食品和药品管理局的评审专家极力反对将"反应停"引入美国市场。因为美国国内有报道称，猴子在怀孕的第23到31天内服用"反应停"会导致胎儿的出生缺陷。最终，食品和药品管理局没有批准"反应停"在美国的临床使用，而是要求研究人员对其进行更深入的临床研究，后来的事实证明，这是一项多么明智的决定！二是凯尔西阻止了"反应停"在美国上市。当时，原西德的格仑南苏化学公司曾经与美国梅瑞公司合作，在美国推销"反应停"。梅瑞公司负责"反应停"的审查员弗朗西斯·奥尔德姆·凯尔西（Frances Oldham Kelsey）博士在食品和药品管理局查阅医学文献时，发现了1960年12月31日发表在《英国医学杂志》（British Medical Journal）上的医生来信，信中描述了服用"反应停"的患者所发生的周边神经病变，一种胳膊和腿脚的强烈刺痛。凯尔西立刻想到，药品可以通过胎盘在母体和婴儿间传播。于是，凯尔西立即联系梅瑞公司，要求对这种副作用提出恰当解释。

凯尔西阻止了一场悲剧。否则，成百上千身体残缺的婴儿将会降生在美国。新闻记者，莫顿·梅兹（Morton Mintz）在1962年7月15日的《华盛顿邮报》上，介绍了凯尔西的作为和自己的看法。这篇文章见报

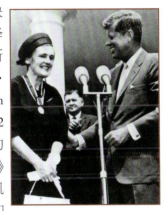

图144 美国总统肯尼迪为凯尔西颁发特别勋章

半个月后，凯尔西博士接受了当时的美国总统肯尼迪（John F. Kennedy）亲自为她颁发的"文职人员功勋金质奖章"。

获得美国"总统自由奖章"的蕾切尔·卡逊

蕾切尔·卡逊（Rachel Carson，1907—1964）是美国的海洋生物学家、科学作家，美国艺术和科学学院院士。

1958年，卡逊接到一封朋友来信，诉说她家后院喂养的野鸟都死了，那个朋友猜测这是因为飞机喷洒的杀虫剂所致。这封信让卡逊开始关注化学杀虫剂和农药污

---

① "海豹肢畸形"是指新生儿的上肢、下肢特别短小，甚至没有臂部和腿部，手脚直接连在身体上，其形状酷似"海豹"，部分新生儿还伴有心脏和消化道畸形、多发性神经炎等。

染问题，并着手调查。

这时卡逊抚养的外甥女在 36 岁去世了，留下一个 5 岁的儿子，她收养了这个孩子，为了给这个孩子一个良好的成长环境，同时还要照顾已经年届 90 的老母亲，她在马里兰州买了一座乡村宅院，正是这个环境促使她开始关心一个重要的问题，并产生了她一生中最重要的作品《寂静的春天》。

1960 年，卡逊被诊断出得了乳腺癌，她加快了写作进度。1962 年书稿完成，并在《纽约人》上连载，引起强烈关注。同年，《寂静的春天》出版。书中以滴滴涕为主要例子，讨论了人造化学品对人类健康和地球环境的潜在危害。她针对商业资本家和农场主为追逐利润而滥用农药，导致了一些地方由原来"到处可以听到鸟儿的美妙歌声"，如今变得"异常寂静了，再也没有鸟儿歌唱"，繁荣的春天悄然绝迹了。于是，她向人们发出忠告：农药对人类的利弊应全面权衡，正确估价，合理使用。她指出：春天的寂静，环境的污染，最终会威胁人类的生存！呼吁制止使用有毒化学品的私人和公共计划，这些计划将最终毁掉地球上的生命。

《寂静的春天》出版后，由于激怒了那些只顾高额利润，而不惜以破坏生态平衡，污染环境为代价的农药厂商和农场主，他们联合向法院控告卡逊的书毁坏了他们的声誉，影响了他们产品的销路。1963 年，卡逊应美国国会的邀请，出席国会报告《寂静的春天》。使当时的议员们大为震惊，掀起轩然大波。直到第 35 届总统约翰·肯尼迪在一份调查报告中支持了卡逊，事情才算了结。

1963 年，她的病情已经很严重，但在哥伦比亚广播公司的电视节目中，卡逊和化学公司的发言人进行了一场辩论。卡逊为了赢得官司的胜利，多方奔走，呕心沥血准备法庭辩论，以致心力衰竭，健康严重受损。遗憾的是，生命没有留给卡逊足够的时间做出反击。在《寂静的春天》出版后的第三年，即 1964 年 4 月 14 日，卡逊死于乳腺癌，享年 57 岁，终生未婚。

1980 年美国政府追授卡逊"总统自由奖章"，这是美国对普通公民的最高荣誉。此外，卡逊生前还先后获得 15 种各式各样的奖。如奥杜本学会颁发的奥杜本奖章和美国地理学会颁发的库兰奖章。

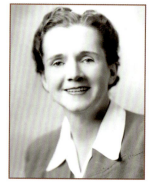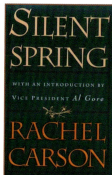

图 145　蕾切尔·卡逊和她的著作《寂静的春天》

卡逊的主要贡献是：

第一，发现和揭示了滥用滴滴涕等长效有机杀虫剂造成的环境污染和生态破坏。

第二，促进了世界环境保护事业的发展。

第三，《寂静的春天》成为人类认识 POPs 过程的一座里程碑。1972 年，美国通过了联邦水污染控制法和联邦杀虫剂控制法，列出了禁止使用、暂停使用和限制使用的农药清单，滴滴涕、艾氏杀虫剂、锹氏杀虫剂、绿丹和七氯杀虫剂等被禁止生产、使用。在联合国环境规划署的主持下，为了推动 POPs 的淘汰和削减、保护人类健康和环境免受 POPs 的危害，国际社会于 2001 年 5 月 23 日在瑞典首都共同缔结了《关于持久性有机污染物的斯德哥尔摩公约》，首批列入公约控制的 POPs 中包括《寂静的春天》提到的滴滴涕等有机氯农药，成为国际社会在有毒化学品管理控制方面迈出的极为重要的一大步。卡逊以她的作品《寂静的春天》引发了美国以至于全世界的环境保护事业。

7.3 名人基金与社团组织学术奖获得者

获得多项奖励的阿姆杜尔博士

玛丽·澳·阿姆杜尔（Mary O. Amdur，1922—1998），化学家，空气污染毒理学的先驱，被誉为空气污染毒理学之母。

1948 年 10 月 26 日至 30 日，美国宾夕法尼亚州多诺拉（Donora）镇大气中的二氧化硫以及其他氧化物与大气烟尘共同作用，生成硫酸烟雾，使大气严重污染，4 天内 42% 的居民患病，17 人死亡。在这种情况下，阿姆杜尔接受了调查硫酸雾刺激人肺部影响的任务。她的研究成果对于阐明气体和颗粒物对人和动物肺部的影响做出突出的贡献，加深了人们对硫酸雾以及气体颗粒物混合物对肺部有害作用的了解。她所做的工作，在国际上对空气污染标准的制定起到了重要作用。她从事的毒理学研究成果，对公众政策和公共卫生事业产生了深刻的影响。

1996 年，她退休以后，整理其 46 年毒理学研究成果。主编《卡萨瑞特·道尔毒理学——毒物的基础科学》第 2 版至第 4 版。

阿姆杜尔博士在她的研究生涯中曾多次赢得褒奖，即 1974 年美国工业卫生协会的卡明斯（D. E. Cummigs）纪念奖；1984 年美国工业卫生协会的亨利·史密斯（Henry F. Smyth）奖；1986 年美国毒理学会呼吸分会的职业学术成就奖；1989 年美国政府工业卫生会议的赫伯特·斯托金（Herbert E. Stockinger）奖。使她最为快乐和期待的奖项是 1997 年获得毒理学会优异奖，因为她是第一位获得这一奖项的女性科学家。

获得多项奖励的环境科学专家曲格平

曲格平（1930— ），教授，世界著名环境科学专家。中国环境保护管理机构的创建者和最初领导人之一。1972 年作为中国政府代表团成员出席了在斯德哥尔摩召开的第一次人类环境会议，从此献身于环境保护事业。1976 年后历任中国常驻联合国环境规划署首席代表、国务院环境保护领导小组办公室副主任、城乡建设环境保护部环境保护局局长，1987—1993 年任国家环境保护局局长。1989 年被聘为"世界资源报告"编辑委员会委员。1993 年 3 月当选为中国环境保护产业协会会长。1994 年被聘为全球环境基金会高级顾问。1998 年 3 月当选第九届全国人大环保委员会主任委员。

曲格平的主要贡献是：

第一，提出中国特色的环境保护理

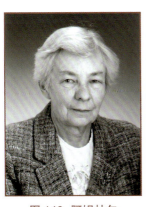

图 146　阿姆杜尔

论。强调在发展的同时保护环境，避免走"先污染，后治理"的弯路。

第二，参与中国环境政策体系的制订。著有《2000年中国的环境》（获国家科技进步一等奖和国务院经济技术中心特等奖）《中国的环境管理》（获第四届中国图书奖）。

曲格平杰出的贡献和卓越的成就为他赢得了多项奖励，即1992年5月获1992年联合国环境规划署"笹川国际环境奖"；1993年8月荣获1993年度中华绿色科技奖特别金奖；1996年2月获荷兰贝恩哈德亲王颁发的"金方舟"勋章，是该奖中的最高级别——指挥者奖，成为中国首位获此荣誉的人。1999年6月，"由于建立中国环境保护的法律框架和在中国广大地域的环境保护活动"而获得日本旭硝子财团1999年度"蓝色星球奖"，这是中国学者第一次获得这一荣誉。2007年获第三届中国发展百人奖终身成就奖。

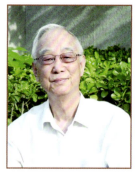

图147 曲格平

7.4 给予国葬礼遇的科学家

克劳德·伯纳德（Claude Bernard，1813—1878），是19世纪法国伟大的生理学家和哲人。1813年7月12日生于巴黎的圣朱利安（Saint-Julien）村。早期他在当地镇上的耶稣会学校接受教育，然后到里昂学院学习，但他很快离开学院，在药店当药剂师。他在闲暇时间，尝试着编写了一个杂耍喜剧和五幕话剧。1834年，他21岁时便领着戏组前往巴黎演出，结果被评论家劝阻，并敦促他研究医学。伯纳德接受了这个建议，他进入官方的巴黎主宫医院（Hotel Dieu），成为实习医生。就这样，他被带进了生理学家——弗朗西斯·马戎第所在的医院。1841年，他以官方预备生的身份进入法兰西学院开始了医学研究。1847年他被学院任命为副教授，作为弗朗西斯·马戎第的助理，从此走向实验生理学研究的道路。

克劳德·伯纳德先后担任索邦（Sorbonne）大学实验生理学教授（1854），法兰西学院实验医学教授（1855），自然历史博物馆生理学教授（1868），法国科学院院士，法兰西研究院院士和医学院院士。

后世生理学家公认，在胰腺的消化功能、肝脏的糖原生成机能、血管运动机制、箭毒和一氧化碳等毒物的作用机制等方面的研究是与伯纳德的名字分不开的。他在晚年提出了"身体内所有的活命机制的目的是保持内环境恒定"的理论。

1878年2月10日，克劳德·伯纳德逝世，享年64岁。法国人民在巴黎为他举行了国葬，他被埋葬在拉雪兹神甫公墓。

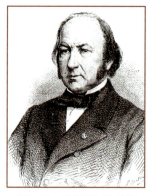

图148 克劳德·伯纳德

8

建立总统的科学顾问新机制

世界上一些国家设立经济顾问、政策顾问和科学顾问，专门负责协调总统直接领导的机构的活动。本节主要介绍与毒物管理有关的科学顾问。

8.1 美国总统的科学顾问杰罗姆·威斯纳[①]

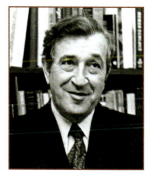

图149 杰罗姆·威斯纳

美国总统肯尼迪的科学顾问杰罗姆·威斯纳[①]在担任科学顾问期间，在毒物管理方面促成《禁止在大气层、外层空间和水下进行核武器试验条约》，简称《部分禁止核试验条约》，正确回应《寂静的春天》引发的杀虫剂论战[②]，做出了突出贡献。

主要贡献

促成《部分禁止核试验条约》

1963年8月5日，苏、美、英三国在莫斯科正式签署《部分禁止核试验条约》，美国、英国和前苏联同意停止在大气层、水下进行核武器试验，禁止在太空进行核试验。虽然该条约没有限制地下核试验，但仍标志着军控谈判的重大转折，且大大降低了核试验对人类的放射性危险。

达成《部分禁止核试验条约》，被认为是肯尼迪总统最重要的事情和最满意的成就，但是如果没有威斯纳的辅佐，是很难达成该条约的。肯尼迪总统的弟弟爱德华·肯尼迪参议员曾指出："最重要的是，杰里[③]是负有使命的战略家和决定性的谈判团队中的一员，帮助肯尼迪总统使《部分禁止核试验条约》成为现实……要是没有杰里·威斯纳，要想达成，就会难很多。"[④]

---

① 杰罗姆·威斯纳（Jerome Wiesner，1915—1994），生于1915年5月30日，是密歇根大学毕业的电子工程哲学博士，历任麻省理工学院（Massachusetts Institute of Technology, MIT）电子学研究实验室主任、电子工程系主任、理学院院长、教务长、第13任校长（1971—1980）。1958年担任艾森豪威尔总统的科学顾问委员会委员，1961年2月担任肯尼迪总统的科学技术特别助理。1963年11月肯尼迪总统被暗杀之后，接任约翰逊总统的科学顾问。1964年2月辞职，返回麻省理工学院担任理学院院长。
② 游战洪. 肯尼迪总统的科学顾问威斯纳. 科学，2012, 64 (1): 49-53.
③ 杰里，是杰罗姆·威斯纳的昵称。
④ WIESNER J. Scientists, statesman, humanist: memories and memoirs. Cambridge: The MIT Press, 2004.

威斯纳和他的同事们认为，在技术上搞军备竞赛不是解决美苏对抗的办法，外交谈判和军备控制势在必行。1958年，他应邀担任艾森豪威尔总统的科学顾问委员会委员，专门负责研究导弹、预警系统、卫星通讯、开放天空等计划，同时担任裁军专门小组的主席，开始研究与军备限制和控制有关的技术问题。

威斯纳从电子工程师和军事技术专家变成了军事技术顾问和军备控制专家。1960年，肯尼迪作为民主党总统候选人参加竞选时，就请他担任在核裁军和暂停核试验方面的最高顾问。肯尼迪成功当选总统后，任命他为科学技术特别助理，负责与前苏联重新谈判禁止核试验。

但是，由于前苏联与西方国家的立场不能调和，官方谈判一度陷入僵局。前苏联宣称，没有必要现场核查是否遵守禁约条约，认为本国核查设备足够达成禁约的目的，现场核查会提供间谍的机会。西方对此不同意，坚持现场核查，以防欺诈。美国一些有影响力的国会议员根本不相信核查，坚决反对肯尼迪政府与前苏联重启禁止核试验的谈判。现场核查成了双方分歧的焦点。双方在核查问题上的严重分歧最后是通过采用全自动的地震监测器来消除的，即使用无人操作的全自动地震监测器——"黑匣子"，监测器由国际组织封缄，由本国设置而不会损害其安全。威斯纳认为，在前苏联领土之外设立监测站也可以监测到秘密的核试验。他知道，美国成功发射照相侦察卫星，可以自发性侦察前苏联的军用机场、导弹发射阵地以及洲际弹道导弹的数量，精确地评估前苏联的军事力量，把现场核查要求从每年20次减到6~7次。前苏联则放弃了在达成全面裁军协定之前反对任何现场核查的传统立场，表示愿意接受每年3~4次的现场核查。美、苏、英三国最终签署《部分禁止核试验条约》。

正确回应《寂静的春天》引发的杀虫剂论战

威斯纳在白宫担任肯尼迪总统的科学顾问期间，正赶上由女作家卡逊发表《寂静的春天》所引发的杀虫剂论战，他不得不组织总统科学顾问委员会的生命科学专家小组认真调查杀虫剂的应用情况，最后发布调查报告，提出批评和建议，平息了这场激烈的论战。

1962年8月29日，在白宫举行的记者招待会上，一位记者向肯尼迪总统提问："总统先生，近来科学家们似乎越来越关心施用滴滴涕和其他杀虫剂产生长期危险副作用的可能性。您是否已经要求农业部公共卫生局对此事进行密切观察？"肯尼迪总统答道："是的，而且我晓得他们已在进行观察。我想，特别是从卡逊女士的书出版以后。"在肯尼迪总统的关照下，总统科学顾问委员会的生命科学专家小组开始认真研究杀虫剂的问题。肯尼迪总统时常了解委员会工作的进展情况，督促尽快写出报告。

尽管调查遭到害虫控制利益集团的猛烈抨击，威斯纳还是设法把环境保护主义者和农业杀虫剂的使用者聚集到一起。农业部和科学家、化学公司的代表、卫生局的官员和卡逊本人都应邀到专家委员会讲座和说明杀虫剂的问题。经过八个月的调查和多次听证会，总统科学顾问委员会特别小组于1963年5月15日发表调查报告《杀虫剂的使用》，证明卡逊的观点完全正确，并建议应有序地减少长效杀虫剂的施用量，以控制环境中农药残留量的增加，最终废除施用长效毒性杀虫剂，为以后制止施用滴滴涕以及有关化学药品奠定了基石。

社会影响

威斯纳为总统科学顾问委员会（President's Scientific Advisory Committee，PSAC）赢得了荣誉。威斯纳主持的送给肯尼迪总统的调查报告《杀虫剂的使用》不仅肯定了卡逊提出的环保警示，而且更为重要的是在环境保护政策方面，直接促使了联邦环保政策的改变，预示着对环境进行立法保护的开始。因此，《杀虫剂的使用》成为总统科学顾问委员会历史上最为光彩的一页[1]。

此外，杰罗姆·威斯纳还在加强工程、数学和物理学科研究生训练、加速发展太空探索计划、援助巴基斯坦改造盐碱地、游说前苏联政府释放被俘美军飞行员和默许原子能委员会授予奥本海默费米奖[2]方面发挥了积极作用。

8.2 英国首相的科学顾问戴维·金[3]

戴维·金（David King，1939— ）先后担任英国首相托尼·布莱尔和戈登·布朗的政府首席科学顾问期间，竭力主张改善全球气候，提出"核能攻克全球变暖"计划受到好评。

竭力主张改善全球气候

戴维·金作为英国政府首席科学顾问，于2004年1月9日在美国《科学》杂志上发表文章说，美国作为全球最大的污染源应更加认真地对待全球变暖问题，而布什政府现行的环境政策致使气候恶化成为比恐怖主义更严重的问题。

戴维·金指出，气温持续上升将导致全世界数以百万计的人口面临饥饿、干旱、洪水和疾病的威

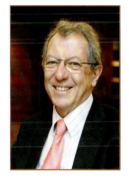

图150　戴维·金

---

[1] 樊春良. 科学咨询与国家最高决策——美国总统科学咨询机制的产生和发展. 中国软科学，2007（10）.

[2] 罗伯特·奥本海默（J. Robert Oppenheimer，1904—1967），是美国研制原子弹的功臣，后来因为他反对研制氢弹成了麦卡锡主义的受害者。1954年原子能委员会通过秘密审判，判定他不再适合担任任何职务，剥夺他接近该机密的国家安全许可权，也不准参与任何相关的政府研究工作。1963年，当新任的原子能委员会主席西博格（G. Seaborg，1912—1999）计划授予奥本海默费米奖时，由于科学家赞成而原子能委员会反对，因此肯尼迪总统处于两难的尴尬境地，威斯纳曾与肯尼迪总统商谈此事未果。1963年12月2日，已患癌症的奥本海默被美国总统约翰逊授予恩里科·费米奖，为其平反，感谢他为国家所做的贡献。奥本海默忍住泪水说："总统先生，你必定是具备了很大的勇气及慈悲才能颁发这个奖给我，对我来说，这代表着我们未来子孙的好兆头。"

[3] 戴维·金（David King，1939— ），1939年8月12日出生在南非。早期在威特沃特斯兰德大学、帝国学院和东安格利亚大学任教，1974年任利物浦大学物理化学教授，1970—1978年他是全国大学教师协会（学者行业工会）的成员，1976—1977任主席。1988年，他被任命为物理化学教授，1993年成为唐宁学院化学系的大师，1995—2000年升为主管。2003年被封为爵士。2000年10月担任英国政府首席科学顾问，在托尼·布莱尔和戈登·布朗任首相期间主管政府科学办公室，2007年12月31日卸任。

胁。应当采取行动，解决气候恶化问题将为经济发展创造机遇并能提高人们的生活水平。美国的温室气体排放量占世界总量的20%以上，有责任和其他国家一同解决全球变暖的问题。他指责布什政府于2001年宣布退出1997年通过的旨在减少全球温室气体排放的《京都议定书》的做法，不仅对美国经济造成负面影响，而且更威胁着全球的持续发展。

2007年3月，作为英国政府的首席科学顾问，戴维·金爵士成功说服时任首相托尼·布莱尔，率先向全球做出承诺：到2050年，英国的碳排放量将比1990年减少60%。这一目标甚至超越了《京都议定书》的标准。戴维·金还为英国政府起草了《中英两国政府关于气候变化的联合声明》，2008年1月，英国首相戈登·布朗访华，其间与中国政府签署了这一"联合声明"。①

提出"核能攻克全球变暖"计划

为了实现"到2050年，英国的碳排放量将比1990年减少60%"目标，戴维·金提出了"核能攻克全球变暖"计划。"在未来15年内，英国现有的12个核电站，将有11个结束其使用期限。一旦这些核电站关闭，到2020年，英国由核能转化成的电能将只占所有电能的4%，而再生能源系统如太阳能、潮汐能、风能目前仅为英国提供3%的电能，可谓杯水车薪。如此一来，英国将如何对抗全球变暖？"

戴维·金建议，要实现目标，唯一的选择就是建造新的核设施。针对大众对核能的担心和恐惧，戴维·金认为那只是杞人忧天。"英国拥有世界上最严谨的司法体系，核废料、核事件、潜在的核恐怖主义在英国绝对不会发生。"尽管"核能攻克全球变暖"计划争议很大，但英国前首相布莱尔十分认同这一观点。他的继任者戈登·布朗同样是这一计划的支持者。2008年年初，布朗一上台就宣布，未来两年英国政府将批准建立八座核电站，以实现"能源战略新蓝图"。

社会影响

戴维·金是英国前首相布莱尔最信赖的人，他和美国前总统乔治·布什在对待全球气候变暖的问题上势不两立。他认为，"气候改变对世界的威胁甚至大过恐怖主义"。英国《卫报》将这位前剑桥大学化学系主任评选为未来自然科学界的三大领军人物之一。在接受《外滩画报》的专访时，戴维·金表示："我很享受来自四面八方的质疑声。争论越多，说明人们越关注气候变暖现象。"

8.3 美国国家禁毒政策办公室主任克利科斯基

美国"禁毒战争"的失败

美国是世界上受毒品危害最严重的国家之一。从20世纪80年代开始，反毒工作就由副总统亲自负责。

禁毒所需经费在美国也大开绿灯。

---

① 周一妍. 专访英国前首席科学顾问戴维·金爵士. 外滩画报，2009-03-03.

1981年联邦肃毒经费为8亿美元，1988年跃升至26亿美元。1989年美国国会压缩了星球大战计划费在内的财政预算，批准了布什提出的耗资79亿美元的肃毒战争计划。

尽管自1969年尼克松发起"禁毒战争"以来，美国政府制定了一系列政治、经济、法律和外交措施，对毒品全面宣战，重在斩断毒品供给链。此后的美国历届政府基本沿用这一"严打"思路，但效果却不尽如人意，吸毒人数越来越多，打击毒品交易和走私收效不大。据统计，自2002年以来，美国吸毒者占全国总人口8%，成为全球最大毒品消费市场。

长达40年的美国"禁毒战争"花去了美国一万亿美元，有数十万人失去生命，药物滥用及所引发的暴力犯罪现象愈演愈烈。[1]事实表明：美国的禁毒战略没有取得应有的效果，40年来，毒品和毒品问题更为严峻。因此，"禁毒战争"已告失败。

奥巴马总统新任禁毒政策顾问

2009年1月奥巴马上任后，公开承认开展40年之久的"禁毒战争"已经失败，并宣布放弃使用"禁毒战争"一词，计划将禁毒重点从"严打"转向戒毒治疗。主张"治疗为主，打击为辅"，把重点放在控制毒品需求上。

2009年3月1日，奥巴马总统提名西雅图市警察局局长克利科斯基担任美国国家禁毒政策办公室主任。[2]副总统拜登在新闻发布会上代表总统宣布了这一提名。他说，克利科斯基将负责协调全美打击毒品的行动，还会在制定和执行美国西南部边境战略上发挥核心作用，以便保护美国人民，消灭在当地活动的墨西哥毒品集团。

国家禁毒政策办公室主任负责指定美国政府在毒品控制项目上的政策、首要任务和目标，旨在减少毒品使用、生产、贩卖和相关犯罪暴力活动。

克利科斯基提出的禁毒政策

克利科斯基是"治疗禁毒"的积极支持者。他认为吸毒应被视为一种疾病，通过公共卫生手段予以治疗，通过治疗吸毒者来遏制毒品需求，从而减少世界上的毒品犯罪和暴力活动。

"治疗禁毒"有三个层面：一是扩人戒毒治疗服务和设施，并将其纳入奥巴马政府将要推行的全国医疗保健改革计划之中；二是加强对毒品犯罪入狱人员的戒毒治疗；三是加强相关的国际合作。

基于克利科斯基的警察工作和家庭生活，他亲眼目睹毒品给年轻人、家庭和社会造成的影响。因此，克利科斯基指出：我们一直没能全面而平衡地应对毒品问题，我们抓捕毒贩，但绝不能忽略吸毒成瘾的问题。

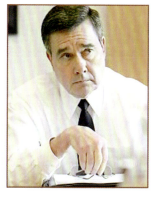

图151 克利科斯基

---

[1] 郑剑峰. 美毒品之战未达到预期目标. 北京禁毒在线，2010-06-09.
[2] 王薇，杨晴川. 奥巴马提名国家禁毒政策办公室主任. 新华网，2009-03-12.

第 10 卷

防控毒物危害的未来

本卷主编 史志诚

卷首语

　　迄今为止茫茫太空中人类所发现的唯一生机盎然的世界是地球。正是地球丰富的水资源，适宜的气候，创造了生命得以生存、繁衍的环境，生活在其中的具有万物灵长之称的人类理应感谢大自然的创造与恩赐，倍加呵护让自己生于斯、长于斯的环境。然而，工业文明以来，温室效应、水源的逐渐枯竭、化学毒物的污染、核能的滥用，特别是大气的污染导致的臭氧层的破坏，酸雨的增加，更是触目惊心，使人类的未来面临着威胁。在这些因素当中，核武器与核扩散、环境污染和突发毒性灾害将是人类未来的三大灾难。因此，国际社会需从长远的角度解决世界范围内普遍存在的安全问题。

　　本卷就人类未来面临的三大挑战：第二次世界大战后的核安全问题、难以阻挡的环境污染的威胁和突发毒性灾害等非传统安全问题进行评述；记述了未来面对诸如新化学品与食品资源的不确定性，来自毒物的可能威胁，未来烟草、酗酒、毒品的危害，恐怖主义与反恐怖的斗争；在考验人类智慧的争论与新视角方面，介绍了核电之争与未来的核电与新能源、毒刑与注射死刑的现代选择和备受争议的世纪难题安乐死；在汲取人类与毒物斗争的历史经验方面，记述了毒性事件引发的政坛动荡、总结人类与毒物斗争的历史、推动毒理科学的创新发展、普及防控与利用毒物的知识，以及人类未来超越农业文明与工业文明，达到生态文明的新阶段。最后，介绍了人类遨游星球的梦想、空间站与外星环境的毒理学研究和航天毒理学的未来使命。

1 人类未来面临的三大挑战

迄今为止茫茫太空中人类所发现的唯一生机盎然的世界是地球。正是地球丰富的水资源，适宜的气候，创造了生命得以生存、繁衍的环境。生活在其中，具有万物灵长之称的人类理应感谢大自然的创造与恩赐，倍加呵护让自己生于斯、长于斯的环境。

然而，温室效应、臭氧层遭破坏、水源的逐渐枯竭、化学毒品的污染、核能的滥用，特别是大气的污染导致的臭氧层的破坏，酸雨的增加，更是触目惊心，使人类的未来面临着威胁。如果这样继续下去，海洋就可能消失。这就意味着这个星球上大多数高级生命形式的毁灭。

在这些因素当中，核武器、环境污染和突发毒性事件将是人类未来面临的三大灾难。国际社会需从长远的角度解决世界范围的普遍安全问题。

1.1 核武器——第二次世界大战后的核安全问题

核武器具有的三项功能

原子弹、核武器的问世与扩散，加剧了人类的恐怖。诞生于20世纪的新技术中，最具国际政治重要性的是核武器。核武器不但在量上（即毁伤力的大小上），也在质上不同于任何先前的或常规的武器。一方面，核武器技术造成了"核大国"与无核国家的区别，从而使国际社会变得更不平等；另一方面，核武器又倾向于在某种意义上缩小大国与小国的区别，因为就国家的军事安全来说，它多少使传统的国力要素即人口、工业能力、领土幅员等变得不那么重要，小国也可以拥有足以使大国遭受难以承受的毁伤的核打击能力。在这个意义上，核武器可以说是国家间的某种"均值器"。不仅如此，无论是常理上，还是核武器问世以来的历史都表明，虽然无核国家在军事能力上不及（甚至远不及）核国家，但只有无核国家才享有大致免受核打击或者核威胁的好处。

不仅如此，核武器因其巨大的毁伤力，很大程度上改变了战争与政治的关系。一般来说，难以想象核打击能够达到任何得大于失的、有意义的政治目的，因而克劳塞维茨①的原则"战争是政治的另一

---

① 克劳塞维茨（Carl von Clausewitz，1780—1831），德国军事理论家和军事历史学家，是近代军事战略学的奠基人，普鲁士军队少将。1792年，参加了普鲁士军队。1795年晋升为军官，并自修了战略学、战术学和军事历史学。克劳塞维茨一生参加了莱茵战役、奥斯塔德会战、法俄战争和滑铁卢战役。由于他的巨著《战争论》等，列宁称他为"一位非常有名的战争哲学和战争史的作家"。

种手段的继续"至少不那么适用于核战争。

在国际政治中，军事力量具有三项功能：

第一，实战手段，即被实际使用于战争，造成敌国的失败、损伤甚至灭亡。

第二，威慑手段，即据此威胁敌国或潜在敌国，倘若发动进攻就将遭到武力报复，而且这报复将使进攻者遭受的损伤必定大于它从进攻可能得到的一切好处。

第三，强制手段，即为迫使对手国家做出让步而威胁使用武力。

诚然，核武器作为军事力量也可以具有这三项功能，但是自从广岛和长崎被核打击以来，它们从来没有被当作实战手段使用过。因此至少迄今为止，虽然核武器被用于实战的可能性在理论和实际两方面都仍然存在，但真正重要的是作为威慑和强制手段的功能——威胁使用而非实际使用核武器。

核扩散——重要的核安全问题

20世纪60年代后期开始，防止核武器扩散（防核扩散）逐渐成为世界政治中一个越来越重要的核安全问题。

第二次世界大战后核武器扩散的主要原因是：

第一，核科学和核工艺知识的传播，加上核反应堆和核材料的扩散，大大减小了研制与生产核武器的困难。

第二，随着战争的潜在破坏性剧增，同盟次要伙伴愈益怀疑同盟首要成员是否会冒自身毁灭的风险来信守支持和保护它的条约义务，因而某些无核国家难免倾向于研制自己的核武器。

第三，国家间军事安全威胁随着主权国家数目迅速增加而愈益分散，军事安全方面的对抗和冲突愈益地区化、局部化，处于彼此对抗或冲突中的国家往往不可能从世界性安全机构或任何大国取得支持和保护，而需要依靠自己从事这种地区性、局部性的对抗或冲突，于是核武器就成了其中某些国家向往，并且有时能够通过自己的努力获得的争斗工具。

由于多种原因，可以肯定当今时代拥有核武器的国家越多，核武器被实际使用的可能性就越大。1968年起，以防止核扩散条约为核心，国际社会逐步构建起全球性防止核扩散体制。然而种种障碍，特别是拒不加入、秘密违背或公然退出该条约的行为，使之仍难以阻止某些无核国家谋求拥有，甚至最终实际拥有核武器，更谈不上打消获得核武器的欲望。

要有效地制止核扩散行为，就需要确立有效地核查核扩散行为的国际体制；那些为制止核扩散所必需的制裁措施的范围和力度要适当，防止被制裁国家因压力过大而选择铤而走险；将这样的措施同外交说服和谈判结合起来，尽可能以外交说服和谈判为主；将制止核扩散与缓和或和平解决有关国际对抗或冲突的努力结合起来，削减甚至消除核扩散国家获取或保持核武器的动机。

核扩散无法根本杜绝，主要是核武器发展国对安全环境感知的恶化和对核武器提高防御能力的期待。当国际安全环境不能给一个国家提供足够的安全信心时，那个国家在具备一定的工业能力时，就可能倾向于研发核武器以策安全。因此，防扩散固然在整体上可能有利于地区稳定，但人们首先还是应该去营造一个有利于不扩散核武器的大环境。

然而，尽管延续近半个世纪的冷战结束，国际军控活动取得重要进展，特别是核武器的裁军取得成果，达成了《不扩散核武器条约》(NPT)、《全面禁止核试验条约》(CTBT)、《第一、二阶段削减战略核武器条约》(START Ⅰ、Ⅱ)等一系列国际协议,这无疑反映了世界和平与发展的主导潮流,但是,全面彻底消除大规模杀伤性武器的美好愿望远未实现,通向这一目标的道路并不平坦。

1.2 环境污染——难以阻挡的威胁

过去200年,人们逐渐认识到,要保持长久的健康的发展,人类只有两种选择,要么约束自己的需求,要么为保持环境的相对清洁而付出代价。

技术的进步,虽然使人类制造出造成空气污染现象的汽车,但这只是因为技术人员在设计汽车时,未考虑到公害的问题。当然,造成公害问题的技术会比不形成公害问题的技术更加简单。而现有的技术也可以制造出公害发生率很低的汽车。但是,必须花费数年的时间和技术创新。

未来环境污染的问题仍然受到世界关注。人们所关注的环境灾害主要是:大范围的水污染,城市与大气层上层渐增的空气污染,海洋生物链的生态失衡,有毒工业废料的任意倾倒。

环境的破坏是全球性的。在过去,大自然的激变经常造成大灾祸,即便在今天,像火山爆发、地震、海啸一类的事件仍然会造成重大伤亡,但是未来环境最大的问题却是来自人类的文明。除草剂、杀虫剂与其他有毒物质,在不久前还受到大家欢呼致敬,认为是现代的奇迹,可以使农民种出足够满足全世界的谷物,但是,现在这些化学剂杀手已被视为祸害的根源。

工业化与机械化在某一层面上提高了人们的生活水准,但是也增加了空气、土壤与水污染的程度。

科技进步对环境造成最严重的危害之一,就是损及全世界的生态链。生态学和生态毒理学让人们懂得了一个真理:每一生物都有一特定的适宜生存的地方,在此环境中该生物能得到最自在的发展成长。所有生物都依赖别的生物,依赖身边的环境而生存,如果自然界秩序因为外在力量的干预而改变,就可能引发灾祸。

历史经验告诉人们,由于科学发展水平和人类认识水平的局限,对环境问题的认识分为两类。一类是已被科学证实的环境问题,如过量使用农药或化肥对土壤的污染,另一类是还没有被科学所证实的可能会发生的环境问题,如新技术的推广可能带来的环境问题,即潜在的环境问题。由于潜在的环境问题在短期内不会暴露并且具有不可预知性,各种效应的长期积累可能会成为影响人类健康或者导致环境严重退化的问题。如不及早采取预防措施,一旦环境问题真正发生,再去考虑应对措施,不仅将要付出高昂的代价,或许也为时已晚。

由此可见,国际环境保护任重而道远。为了明天,也为了我们后代的生存,让我们共同关注环境的保护!让孩子牢记保护环境即是保护人类自身。

1.3 突发毒性灾害——非传统安全问题

早在1989年10月23日,钱学森致《灾害学》编辑部的信中就指出,灾害学的研究对象不能限于自然灾害,还要考虑人为的灾害。人为灾害的发生非常频繁,损失很大,不容忽视。人为灾害有各种爆炸事故、火灾、核工厂事故和化工厂泄放毒物事故等。从此,人们开始关注那些突然发生、伤亡惊人、经济损失惨重、政治影响深远的重大中毒事件,并称之为毒性灾害。

美国"9·11"事件之后,非传统安全问题引起国际社会普遍关注。2003年中国国务院《突发公共卫生事件应急条例》和《危险化学品安全管理条例》颁布之后,中国将食物中毒和职业中毒列为突发公共卫生事件,并明确应急处置突发性中毒事件的法律法规及其法律责任。这样突发性毒性灾害问题作为一门特殊的急需研究的新课题被提上了议事日程。

专家们在回顾20世纪世界毒性灾害发生与演变的规律之后指出,21世纪将是毒性灾害频繁从重发生的时期。社会发展与经济增长将主要取决于环境,人类与灾害的斗争将更加多样和复杂,世界各国政府在处置非传统安全问题的过程中,十分重视毒性灾害的研究和防范,并将毒性灾害列入突发性公共卫生事灾害防御计划,积极组织毒性灾害计划的实施。尽管全球已经建立了中毒控制中心229个,开展社会服务与援救工作,有的高等院校、科研单位进行灾害毒理学研究,环境、安全生产和灾害防御部门,一些社会团体也将毒性灾害的研究纳入工作计划,但是,毒性灾害的研究、毒性灾害的防救仍然处于初创阶段。

从历史事件中汲取经验教训,采取果断有力的措施,加强、提高应对突发毒性灾害的处置能力,减少毒性灾害的发生,减轻毒性灾害造成的损失。为此研究世界突发毒性灾害的历史及其经验教训,具有重大的历史意义和现实意义。

未来毒性灾害的研究任务主要是:从历史上发生的突发事件中汲取经验教训,采取果断有力的措施,减少毒性灾害的发生,减轻毒性灾害造成的损失。

灾难孕育历史的进步,而历史进步的推动力来自人们内心深处的反省。恩格斯说过:"没有哪一次巨大的历史灾难不是以历史的进步为补偿的。"当人们在目睹电视、报刊一连串的毒性灾害发生的画面之后,都会感到心情沉重,继而会有很多的思考,尤其是开始思考生命的价值和意义。毒性灾害的补偿,就是给国家、民族赋予前行的新的精神和力量。灾难之后的思考是非常难得的一笔财富,人们在看到生命的脆弱之后需要更好地思考生存意义。铭记灾难,直面未来,重修社会共济和健康生活方式之门,这才是对死难者生命最高的尊重。

2

严肃应对来自毒物的可能威胁

2.1 新化学品与食品资源的不确定性

挥发性有机化合物——确能致癌的物质

现代化正在使我们的居住环境发生巨大变化。人们建造了更舒适的住宅、宽敞的写字楼和豪华的商场。这些变化在带给人们快乐和自豪的同时，也带来了一系列的严重问题。其中最重要的就是由于建设与装修所引起的室内空气品质劣化而导致的各种"现代病"的出现。挥发性有机化合物就是其中一个重要的影响因素。

美国联邦环保局（EPA）将挥发性有机化合物（Volatile Organic Compounds, VOC）定义为：除一氧化碳、二氧化碳、碳酸、金属碳化物、碳酸铵之外，任何参加大气光化学的碳化合物。世界卫生组织（WHO）对总挥发性有机化合物（TVOC）定义为：熔点低于室温而沸点在50℃~260℃之间的挥发性有机化合物的总称。从环保的角度则定义为活泼的、能产生危害的那一类挥发性有机物。

在室外，VOC主要来自燃料燃烧和交通运输；在室内，VOC主要来自燃煤和天然气等燃烧产物，吸烟、采暖和烹调等的烟雾，建筑和装饰材料、家具、家用电器、清洁剂和人体本身的排放等，有近千种之多。在室内装饰过程中，VOC主要来自油漆、涂料和胶黏剂。

苯和苯系物是有机化合物（TVOC）的重要组成部分，由于它们都以微量和痕量水平出现，所以容易被忽视。它们的主要来源包括：有机溶液，如油漆、含水涂料、黏合剂、化妆品、洗涤剂、捻缝胶；建筑材料，如人造板、泡沫隔热材料、塑料板材；室内装饰材料，如壁纸、其他装饰品等；纤维材料，如地毯、挂毯和化纤窗帘；家用燃料和烟叶的不完全燃烧；人体排泄物。

当居室中的VOC超过一定浓度时，短时间内人们会感到头痛、恶心、呕吐、四肢乏力。如不及时离开现场，会感到以上症状加剧，严重时会抽搐、昏迷，导致记忆力减退。VOC伤害人的肝脏、肾脏、大脑和神经系统，甚至会导致人体血液出问题，患上白血病等其他严重的疾病。

据调查，在现代社会中，平均每人在室内的时间高达60%。而在城市里，这个比例更是高达80%~90%。我们每个人每天要吸入10~13立方米的空气。据统计，全球将近一半的人口处于室内空气污染中，已引起35.7%的呼吸系统疾病，22%的慢性肺病，15%的气管炎、支气管炎、肺癌等。1985年，世界卫生组织将这些现象命名为"致病建筑物综合征"。

涂料中的VOC是一种挥发物质，其中的甲醛、苯、二甲苯等有害物质会慢慢挥发出来，它的侵害过程缓慢，又不太容易引起人们的注意，等到发现身体有严重不适的感觉时，有害物质对人体的侵害程度已经相当严重了。

环境激素——第三类损害物

科学研究证明，在正常情况下，人和其他生物具有共同的特点，即根据个体生长阶段所需要的物质，进行各种新陈代谢，并世代相传。但是，人们发现了一些存在于生物机体之外的环境激素，被广泛应用于农业生产和人们的日常生活中。人类在获取暂时利益的同时，也蒙受了巨大危害。例如：为了使牛、羊多长肉、多产奶，人们给这些牲畜体内注射了大量雌激素；为了让池塘里的鱼虾迅速生长，养殖户添加了"催生"的激素饲料；为了促使蔬菜、瓜果个大，提前进入市场，菜农和果农们不惜喷洒或注射一定浓度的乙烯利、脱落酸等"催生剂"。这种具有与人和生物内分泌激素作用类似的物质，成为"第三类损害物"。

环境激素并不是直接作为有毒物质给机体带来异常影响，而是通过影响体内天然激素的合成、分泌、转运、代谢或清除，与相应的受体结合并在细胞内产生效应，模拟或干扰天然激素的生理、生化作用。环境激素不易分解，可在食物链中循环，也可随风飘散。因此，不管其原生地在哪里，环境激素都会形成区域性或全球性的威胁。

环境激素的来源主要是：

第一，农药残留会对人体产生危害，特别是对胎儿造成严重的影响。研究证明，农药进入胚胎后，可引起细胞分裂障碍或死亡，致使胚胎组织、器官的生长、发育发生变异，出现生成受阻、组织缺损、分化程度改变等，轻者可致胎儿畸形，重者可致胎儿流产或死亡。

第二，防腐剂会对生物造成严重影响。有机锡可以有效地去除船底附着的海螺等生物，对于航运业有着非常重要的意义，主要是用于船舶的防污涂料。然而，这种物质被认为是海洋环境中毒性最大的物质之一，可以使海洋生物产生畸变。

第三，化妆品和日常用品也是一种环境激素。邻苯二甲酸盐被广泛用于食品包装、玩具、儿童用品、聚氧乙烯、树脂建筑材料、医疗器械以及服装。但美国科学家研究发现，邻苯二甲酸盐可能危害男婴的生殖器官，影响孩子的性征发育，甚至引起生殖系统的癌症，导致女性患上乳腺癌。

第四，生长激素、口服避孕药和己烯雌酚等人工合成药物，可提高农作物产量、治疗孕期反应。但是，目前发现此类药物可残留在环境中，人类患上癌症的比率大大增加。

第五，工业化学制品如多氯联苯、二氧芑和多环芳香族碳氢化合物。苯并（a）芘是石油、汽油等石化燃料燃烧的副产品，汽车尾气、烧烤油烟中都含有这种成分。科学家怀疑，它是导致肝癌的多环芳香族碳氢化合物之一。

第六，现代化学清洁用品中大多含有界面活性剂壬基酚。科学研究发现，壬基酚可能是导致全世界河流中鱼类性别紊乱的有毒物质之一，还可能引起皮肤病和肝脏功能障碍等副作用。

纳米技术——人类福祉的双刃剑

纳米是一个长度计量单位，是一米的十亿分之一。纳米材料就是在纳米量级范围内调控物质结构研制而成的新材料。纳米技术就是指在纳米尺度范围内，通过操纵原子、分子、原子团和分子团，使其重新排列组合成新物质的技术。纳米技术的最终目标是制造出具有特定功能的产品。因此，纳米技术将对人类产生深远的影响。

然而，纳米技术对环境和健康有没有影响，到目前为止人们还对此知之甚少。有研究发现，滥用纳米技术也必然会大量消耗有限的地球资源，给环境和人类健康造成负面影响，甚至会带来生态灾难。

2003年3月，杜邦公司（DuPont）和约翰逊航天控制中心（NASA/Johnson Space Center）的研究人员发现，就碳纳米管对老鼠肺部的影响来说，它相比石英灰尘有更强的毒性。NASA研究人员亨特表示，人们应该采取措施，碳纳米管可能毒性很强。吸入单层碳纳米管能导致实验动物肺部产生肉芽肿，而肉芽肿是肺结核病的典型特征。

此外，科学家还发现纳米微粒能轻易进入皮肤，穿越血管，对人体的破坏性也同样巨大。

2.2　来自毒物的可能威胁

有生存就会有死亡，人类和地球也不例外。许多科学家和未来学者预测人类灭绝的十种可能方式，其中核战争、环境污染、化学武器、转基因作物这些与毒物有关的威胁不容忽视。

英国著名天文学家马丁·里斯[①]在《我们最后的时光》中指出，科学正在以一种不可预计的方式发展着，它所潜在的危险也将是史无前例的。里斯列举了人类面临的最大威胁：核恐怖主义、致命的人工合成病毒、可能改变人类天性的基因技术，所有这些都可能源于人类无心的失误。他还指出，随着科学这把双刃剑的日益锋利，保持地球健康变得越来越难。在科学技术越来越进步的今天，人类面临着越来越大的生存危机：一种人工合成的病原体被释放，一场世界范围的核战争爆发，一次超级火山爆发喷出的烟尘遮蔽了太阳，一颗巨大陨星撞击地球，一群可以自我复制的纳米机器人统治了世界……书中叙述了对人类威胁的最大可能，希望人们增加科学知识，提高危机意识，树立环保与平等的观念，共同维护地球这个共同的家园。

西班牙的罗莎·希尔认为，人类灭绝的十种可能方式分别是小行星撞击、伽马射线爆炸、漂移的黑洞、太阳大爆发、超大规模火山爆发、地球变暖、世界性新兴病毒病、世界核战争、机器人主宰世界和太阳变成超新星。[②]他指出就世界核战争而言，美国和俄罗斯在不同的敏感地区储备着2万多枚核武器。一旦爆发核战，核爆炸产生的大量灰烬、粉尘和碎片，这些物质会导致长达几年的核冬季效应。如果大气层变暗了，阻挡太阳光进入地球，所有植物就会慢慢死去。

---

① 马丁·里斯（Martin Rees，1942— ），又译作马丁·芮斯，英国著名理论天文学家、数学家。
② 希尔. 人类灭绝的十种可能方式. 读者，2003（3）：56-58.

英国《独立报》报道①，机器人和灰胶②、化学武器、黑洞、转基因作物、火山喷发、小行星撞地球、气候变化会增加人类的生存风险。报道指出，全球化学武器的储量多达8万吨，一场爆炸具有决定性。支持转基因作物的集团认为转基因作物满足了世界人口的不断增长的需要，而反转基因作物的集团则认为它本身就是灾难。

英国著名的政治、社会、心理学史评论员克里斯托弗·布克③和理查德·诺斯④在《谁在制造世界恐慌》一书中指出，疯牛病、千年虫、禽流感、滴滴涕（杀虫剂）、二手烟、SARS（非典）、全球气候变暖、食品安全等，这些事件一次次制造着人类面临的世界性恐慌。书中首次向读者展示了这些令人胆寒事件背后的故事。虽然在某种情况下，由于人们过分夸大了这些事件所产生的威胁。社会对这些事件的反应过于激烈，政府政策的不透明，都成为造成恐慌的重要原因。⑤但来自现实的威胁不能不给"现代人"的生活与生存敲响警钟！

2.3 未来烟草的危害不容乐观

未来不容乐观的烟草危害

随着禁烟的力度越来越大，能让烟民抽烟的范围也就不断地在缩小。但随着世界经济，特别是发展中国家经济的发展，全球烟草产业经过过去由高速到低速的增长后，进入了一个总量相对平稳，在产品结构、质量、安全性方面要求越来越高的发展时期。在全球经济一体化的大背景下，世界烟草产业的市场化、民营化程度不断提高；卷烟工业和烟叶生产逐渐由发达国家向发展中国家转移；几大跨国烟草公司的市场地位和竞争优势在进一步增强；与此同时，全球控烟运动不断高涨，烟草业正面临着越来越大的压力与挑战。

1996年5月，世界卫生组织（WHO）启动《烟草控制框架公约》制定程序，进一步推动了全球反烟和控烟运动的发展，各国政府制定了越来越严格的禁烟控烟法律法规和政策措施，进一步的全球行动正在谈判和协商之中。另一方面，状告烟草公司的诉讼案越来越多，索赔金额越来越大，烟草公司被判索赔的补偿金和惩罚金有的高达上千亿美元。对烟草商的诉讼从美国开始，现已扩散到其他发达国家以及发展中国家。

面对来自WHO的压力与挑战，全球烟草业在产品质量安全、经营方式、市场环境诸方面，都将受到影响，特别是政府对烟草实行较严格的控制，限制广告、促

---

① 人类灭绝风险几何. 参考消息，2003-08-18.
② 灰胶，是新产生的机器人开始用你来复制它自己，吸干你的血液和骨骼，使你变成一堆难看的胶土。这就是"灰胶"现象。
③ 克里斯托弗·布克，著名的政治、社会、心理学史评论员，他在《星期日电讯报》上有一个自己的专栏，著有畅销书《七个阴谋》（The Seven Basic Plots）。
④ 理查德·诺斯，政治分析家，欧洲议会研究室主任，著名的大众健康和食品安全顾问。
⑤ 布克，诺斯. 谁在制造世界恐慌. 许亮，译. 北京：北京理工大学出版社，2013.

销，禁止标注一些如"淡""柔和"等诱导用语，在一定程度上会抑制外国烟草公司实力的发挥，有利于本国烟草公司的发展。①

探求"终结"策略，致力消除烟草危害

2014年1月，在美国政府抵制吸烟的50周年报告中，奥巴马郑重宣告，将不遗余力地打击吸烟，制定"终结"政策以遏制烟草行业，以期能在抵制烟草上再接再厉，更加接近消除传统烟草的目标。②报告显示，美国成人吸烟者的比例虽然由1965年的43%下降到2014年的18%，但烟草对于贫困群体、高中辍学群体、同性恋群体、少数种族群体和患有精神疾病的群体来说，危害尤其严重。因此，将力求探索出"终结"策略，为消除吸烟这一目标提供支持。其策略包括：加大对烟草销售的控制，并在对各类烟草产品下达潜在销售禁令的同时，减少香烟中尼古丁的含量，使吸香烟不易上瘾。同时，美司法部也致力于出台法案，要求烟草公司不能在广告中对烟草的危害含糊其辞，从而误导消费者。③

烟草危害涉及公共健康

2004年6月18日，清华大学人文社会科学院肖巍教授在"中式卷烟降焦减害"发展论坛（中国厦门）的讲话中指出，烟草危害已经成为当今世界最严重的公共健康问题之一。全世界75%的吸烟者在发展中国家。中国是世界上烟草生产和消费量最大的国家，分别占全球总量的1/3。中国有3.5亿多人吸烟，每年死于与吸烟的相关疾病的人数达100万人，超过了结核病、艾滋病、车祸和自杀等死亡人数的总和。印度也是一个烟草大国，2003年有400万人口死于吸烟疾病，患口腔癌的人比例很大，世界上每两个口腔癌患者中就有一个印度人。这些事实和数据足以证明，烟草使用已经对公共健康造成巨大的威胁，进而以不同的程度影响着一个社会的政治、经济和文化的发展进程。④

通过降低烟草危害来保障和促进公共健康，不仅是一个伦理问题，更是一个社会问题，需要全社会负起道德责任，共同努力。一是国家和政府要通过立法和公共政策等方式负起社会道德责任。二是需要社会各个相关部门，也包括烟草生产和销售部门的努力。三对于烟草生产企业来说，尝试研制生产高香气、低焦油和低危害的产品本身便是对社会和公共健康负责的表现，也是烟草行业的一种控烟行为。为此，控制并降低烟草中的焦油含量应当是烟草业的发展趋势。

尽管吸烟是一种私人行为，但却是一种能够给他人带来危害的问题。烟草作为一个媒介传递着疾病、自身的道德素质和对他人的关爱。不伤害他人，或者尽量把伤害的程度减至最低应当是每一个公民选择烟草制品时追求的目标。控烟不仅是一种生活方式和习惯的培养，更是一种社会文明的塑造。烟草的理性抉择是社会文明和每一个公民道德成熟的标志。

---

① 汪世贵. 全球烟草产业发展的现状特征及其未来走势. 烟草观察，2005-09-07.
② 美探求"终结"策略 致力消除烟草危害. 环球网，2014-01-18.
③ 探求"终结"策略 致力消除烟草危害. 金融时报，2014-01-17.
④ 肖巍. 烟草危害与公共健康的伦理思考. 搜狐健康，2004-06-22.

2.4 酗酒仍然是全球性问题

全球酗酒问题

酗酒包含酒精滥用和酒精依赖。酒依赖及其相关问题是仅次于心血管疾病、肿瘤，而位居第三的全球性公共卫生问题。

世界卫生组织称，酗酒是全世界导致死亡和残疾的第三大原因。世界卫生组织的一份新报告称，滥用酒精造成每年250万人死亡。政府官员称需要做出行动减少这种问题。

世界卫生组织发表的《2011年全球酒精与健康现状报告》的报告显示，年轻人正处于危险之中。全球每年有32万年龄在15—29岁的年轻人死于与饮酒有关的原因，占这一年龄段死亡数的9%。

世界卫生组织精神卫生和物质滥用部门的主任萨辛纳（R. Saxenna）指出，在世界某些地方，年轻人死亡数的1/3与酒精有关。在发展中国家，酒精的消费和不良影响在增加，尤其是在非洲和亚洲的一些国家，没有强有力的法令法规，健康服务项目也很少。

世界卫生组织报告发现，全球男性死亡数中有6%跟酒精有关。而女性只占1%。报告还称，在俄罗斯联邦和周边国家，每5人中就有1人的死亡与饮酒有关。

酒精是引起四种死亡的主要原因。车祸和暴力引起的受伤是其中之一。其他还包括肝硬化、癌症，以及心脏和血液系统疾病。世界卫生组织报告称酗酒也增加了200多种其他疾病的发生。

然而，世界上大部分人不喝酒。报告称，2005年，全球近一半的男性和2/3的女性并不喝酒。

世界卫生组织计划减少酒精的危害。措施包括提高酒水的税收，减少销售酒水的柜台，提高饮酒年龄。其他措施还包括有效地禁止酒后驾车，以及禁止一些酒产品的广告宣传。

美国2001—2002年度关于酒精及相关情况的全国流行病学调查（NESARC：National Epidemiologic Survey on Alcohol and Related Conditions）结果显示，有超过1700万的美国人滥用酒精或酗酒。酗酒的男性多于女性：在人的一生之中，约10%的男性会成为酗酒者，而女性的比例仅为3%~5%。如果男性一周饮酒超过14次，女性一周饮酒超过7次，就有酗酒的可能。在较为年轻的人群（18—44岁）中，酗酒现象比年长的人群更为普遍。

控制酗酒的全球预防策略

2008年5月28日，第61届世界卫生大会上，来自193个成员国的代表以通过决议的方式，呼吁制定出一个控制酗酒的全球预防策略。[①]

联合国卫生组织官员阿尔文指出，预防策略可以减少滥用酒精所造成的种种负面影响。这一策略的一个主要内容是与征收税金相结合确定（酒类产品的）价位。

---

① 世界卫生大会吁制定全球预防策略控制酗酒问题. 中新网，2008-05-29.

减少酗酒危害的措施，包括酒后驾车政策以及反对在学校饮酒的措施。

消除酒瘾与禁酒之两难

酒不仅以其特有的醇香美味吸引着人们，饮酒后还会令人心情舒畅、忘却烦恼、全身放松、减轻疲劳、振奋精神。因此，酒成为世界各国人们喜爱的饮料之一。但是如果长期过量地饮酒，嗜酒成瘾成为酒滥用者或酒依赖者，引起酒精中毒，则对个人和社会就有害无益了。

在俄罗斯，禁酒之所以难以实现，除了因为俄罗斯人实在太爱喝酒之外，还有着背后的利益因素。俄罗斯酒类市场潜力巨大，伏特加在俄国内的销售额每年高达90亿美元。2003年全国共卖出22亿升这种烈性酒，相当于全国老少每人喝掉15升。生产伏特加的工厂成为巨大的财富来源。如果禁酒，制酒业的高额利润也会吸引很多不法分子铤而走险，于是假冒伪劣的伏特加便会充斥市场，导致大量税款流失。因此，很难将酒作为毒品予以禁止。用法律来禁止出售酒类看来是行不通的，美国于1920—1933年曾试行过"禁酒法"，结果遭到彻底失败。

目前，在世界范围内消除酒瘾与禁酒处于两难的境地。

2.5 21世纪危害最大的毒品

联合国确定每年6月26日为"国际禁毒日"①，从1988年至2014年，已有26个年头了，但全球禁毒形势依然处于十分严峻的局面。海洛因、鸦片、大麻等传统毒品持续泛滥；冰毒、摇头丸、K粉等化学合成毒品粉墨登场，肆虐各国；易制毒化学品流入非法渠道的现象极为严重；由吸毒引发的艾滋病感染者急剧增多。

进入21世纪，全球毒品的非法滥用达到十分严重的程度。联合国禁毒和犯罪预防署曾向各国发出调查问卷表，要求各国政府对本国药物滥用状况做出总的评估。统计结果显示，2001年报告本国滥用状况增加的国家数占48%（明显增加11个，有所增加的共占37%），滥用状况减少的国家数占15%（明显减少5%，有所减少10%），滥用状况持平的国家数占37%。特别是滥用阿片类毒品已在全世界泛滥成灾。在全球海洛因滥用人数974万人中，亚洲359万人（占滥用总人数的36.9%），欧洲323万人（占总人数的33.2%）。

联合国禁毒和犯罪预防署2003年年度报告对四类主要毒品的全球滥用人数作出估计。大麻的全球滥用人数达到1.628亿人，占全球15岁以上人口的39%；兴奋剂（包括"摇头丸"在内）成为滥用人数剧增的毒品，达到4200万人，占全球

---

① 1987年6月，在奥地利首都维也纳举行了联合国部长级禁毒国际会议，有138个国家的3000多名代表参加了这次国际禁毒会议。这次会议通过了禁毒活动的《综合性多学科纲要》。26日会议结束时，与会代表一致通过决议，从1988年开始将每年的6月26日定为"国际禁毒日"，以引起世界全国各地对毒品问题的重视，同时号召全球人民共同来解决毒品问题。

15 岁以上人口的 1%。

2012 年 6 月，联合国毒品和犯罪事务办公室发表《2012 年世界毒品报告》指出：可卡因的黄金时代已经结束，合成毒品和其他化学物质的时代已经到来。鸦片和古柯种植面积普遍减少，而合成毒品的产量不断增加。

毒品犯罪与滥用毒品给人类自身及人类社会的安定与发展带来巨大的灾难。随着全球毒品犯罪活动的猖獗和吸毒人数的迅猛增长，危害也在不断地扩大。毒品的危害一是毁灭自己，二是祸及家庭，三是危害社会。

毒品问题，是一个复杂的社会问题。要使人们都自觉地意识到"人类最大的敌人就是人类自己"这个问题，非一日之功。要真正全面禁绝毒品，任重道远！

2.6 恐怖主义与反恐怖的斗争

作为人类冲突的一种表现形式，恐怖活动有着悠久的历史。古希腊历史学家色诺芬就曾专门记述过恐怖活动对敌方居民造成的心理影响。

18 世纪以前，恐怖活动基本上以暗杀、投毒为主要表现形式。公元 1 世纪，为反抗罗马帝国入侵，犹太狂热党人就曾在罗马帝国饮用的水中下过毒，暗杀与古罗马人合作的犹太贵族，同现在的某些恐怖主义有相似之处。

第二次世界大战之后到 20 世纪 60 年代末，恐怖主义的活动热点是在殖民地、附属国或刚独立的民族国家，这一时期的恐怖事件明显增多，手段日趋多样，劫机、爆炸、绑架与劫持人质都有，袭击目标和活动范围已经超出国界，越来越具有国际性，逐渐形成了国际恐怖活动。

20 世纪 70 年代以后，恐怖主义组织已经形成一个较为松散的国际网络。据美国兰德公司的有关资料，20 世纪 80 年代全世界共发生了近 4000 起恐怖活动，比 20 世纪 70 年代增加了 30%，死亡人数则翻了一番。

20 世纪 90 年代以后，老的恐怖组织开始逐步退出历史舞台，新的组织开始出现。联合国发表的一份关于"全球恐怖活动状况"的报告中指出，1997 年全球恐怖活动再次增多，高达 560 起，死亡 420 人。恐怖行为更具隐蔽性和杀伤力。事件发生后，再也没有人像过去那样站出来声称对事件负责。因为他们发现保持神秘也是一种武器，其恐怖作用更高。他们的活动一类属于国际贩毒集团制造的恐怖主义，他们相互争权夺利的仇杀，一类是针对有关政府部门的报复性暗杀活动。1995 年在日本东京发生的地铁毒气事件是一个典型的案例。它是由日本邪教奥姆真理教一手策划的，恐怖分子在东京地铁施放了沙林毒气，造成 5000 余人中毒，70 人昏迷不醒。此次事件被国际反恐专家形容为当代国际恐怖主义的预演。

3

考验人类智慧的争论与新视角

3.1 核电之争与未来的核电与新能源

切尔诺贝利核电站事故之后的争议焦点：发展核能如何兴利避害之争

前苏联切尔诺贝利核电站事故产生的国际影响，一是在核电站的技术、管理以及事故处理等方面为世界提供了宝贵的经验教训，推动核能技术向更安全的方向发展；二是核能的利弊问题成为争议焦点。

一种观点认为：核能不仅是安全的，而且还是清洁的。在安全性方面，核电站和原子弹的组成不同。原子弹要有高浓度的铀-235和钚-239才能迅速被压缩成紧密形状，导致迅猛的裂变，引起爆炸。而核电站使用的则是一种稳定陶瓷式燃料，由3%的铀-235制成，其余的97%是铀-238，不会发生裂变。因此，不可能发生核爆炸。在清洁生产方面，化石能源在生产过程中产生二氧化硫、二氧化碳、碳粉、重金属物质等污染物，排放大量的"温室气体"。世界各国科学家曾对百万吨级的煤电与核电站每年向大气排放的有害物质做过比较：煤电排放二氧化碳约为700吨、二氧化硫约为6万吨、氮氧化物约为9万吨、火渣及飞灰约为80万吨；而在核电生产过程中，以上物质皆为零排放。至于有人担心核电具有放射性的问题，实际上放射性不是核电所独有的。煤渣及粉尘中也含有铀、钍、镭、氡的天然放射性同位素，而且人类难以控制。如果因为核事故而放弃核能，那么将大大地增加有机燃料的开采和消耗，同时将连续不断地向生物圈释放有毒化学物质，这对于人类来说，无疑将增加其患病的危险性，还会增加对水资源和森林的破坏。为此，俄罗斯的态度是：切尔诺贝利核事故的惨痛教训推动核能技术向更安全的方向发展，主张开发核能更重安全。

另一种观点认为：核能虽然具有作为一种能源和作为一种保护天然资源的手段等优越性，但是，核能在世界范围内的发展却存在一种国际性的潜在威胁。一旦发生核事故，放射性物质会跨国界地传播，一旦发生战争核设施便意味着特殊危险性，还有来自国际恐怖主义的威胁。此外，核废物①的存放、处置问题又是一个难题。因此，不主张发展核电站。世界一些反核组织和环保主义者，举行抗议活动和反核示威，要求政府尽早关闭全部核电站并不再建设核电站。

第三种观点认为：切尔诺贝利核事故引发的灾难给世人敲响了警钟，警示人类：核能源是双刃剑！这就迫切需要世界

---

① 核废物，指含有α、β和γ辐射的不稳定元素并伴随有热产生的无用材料。

各国在发展核能和确保其安全方面加强国际合作和谅解，主张限制或放弃发展核电站，同时开发新的替代能源。奥地利、意大利和瑞典分别于1978年、1987年和1998年开始关闭全部和部分核电站。法国暂时停建核电站。德国在切尔诺贝利核事故发生后，展开了一场持续多年的论战，焦点是德国是否应放弃使用核能。2002年德政府通过立法放弃核能，同时大力发展可再生能源。

日本"3·11"核事故之后的争议焦点：要核电还是零核电之争

在2011年"3·11"核事故之后，日本宣布关闭多个核电厂，美国要求其降低对伊朗石油进口的要求无疑令其雪上加霜。在这样的内部与外部的双重压力之下，进一步动摇了日本的能源战略的走向，显现要核电还是零核电之争。

日本作为原来严重依赖核能的国家，在震前还计划大幅度提高核能的比率。"3·11"核事故之后，日本核能的发展陷入大困局。民间废核呼声强烈，失去了对核能的信心。当时的菅直人政府曾提出助减废弃核电。2011年7月14日，日本首相菅直人在当日举行的记者会上说，日本今后将有计划、分阶段地降低对核电站的依赖程度，争取建设一个不依赖核电站的社会。但野田上任后政策又出现摇摆。未来的能源战略，现在的政府也不能确定。

探索封闭式、无废料、更安全的核电之路

对核能的关注更多地集中于发电厂发生的事故，尤其是当事故的发生可能导致不可控的核链式反应，并可能释放大量放射性核素到人口稠密的地方。显然，解决这些问题的最好的办法是在尽量可能的范围内，设计出一个防止故障发生和装有保险装置的发电厂。然而，由于存在误差和疏忽，事故几乎不可避免。因此，人们期盼设计出当事故发生时，对工厂员工和公众的危险性达到最小的发电厂。

核电在俄罗斯国内总发电量中所占的比例不足20%，且不同地区之间差异极大。在西北部，核电比例高达37%。在俄境内的核电站除别洛亚尔斯基核电站外，多为非封闭式热反应堆，原料是低浓缩铀，后者并不能充分燃烧，会产生大量放射性废料。正是废料的有效利用及掩埋问题，令全球核电产业备受诟病。仅在俄罗斯，核废料累计已达2.42万吨，每年还会新增670吨。核电发展面临的第二大瓶颈便是铀-235的使用。自然界能够开采到的是铀-238，还需进行浓缩才能得到铀-235。倘若能直接使用自然界中的铀来作燃料，就能确保稳定的原料来源。俄罗斯原子能公司的专家和工程人员正在打造一个包括快中子堆发电站、核废料加工及重复利用在内的核能综合设施。这一"突

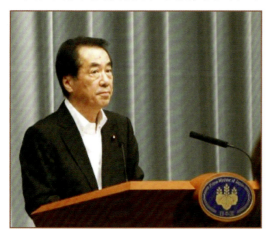

图152 日本前首相菅直人（2011年7月13日，时任日本首相的菅直人在当日举行的记者会上说，日本今后将有计划、分阶段地降低对核电站的依赖程度，争取建设一个不依赖核电站的社会）

"破"能够实现封闭式核燃料循环，即核废料在经过现代化热反应堆加工后，成为快中子堆的燃料。封闭的核燃料循环能使用多种燃料，实现无废料发电。这个全新的思路，也为核不扩散找到了一个新型解决方案。①

开发核电之外的新能源

世界上的能源分成液体燃料、煤、天然气、可再生能源和核能五类。所有能源的消耗量每年都在增加，科技进步和国家及世界经济的发展会改变这些能源供给的百分比。根据美国能源信息署的分析，煤、天然气和核能的比重在25年内不会发生变化：煤和天然气加起来占一半，核能占5%~6%。现阶段液体燃料（石油提取物、生物燃料等）占35%，可再生能源占10%。普遍认为，如果没有政策性限制，25年后，液体燃料将占30%，可再生能源（包括风电、太阳能等）占15%。从以上分析可以看出，石油的比重仍然占主要地位。因此，开发核电之外的新能源，发展新的清洁能源是人类未来的重大任务之一。

开发现代生物质能源发电

随着近代以来科学技术的飞速发展和进步，生物质资源可以通过各种转化技术高效地加以利用，生产出多种清洁燃料和电力，以替代煤炭、石油和天然气等石化燃料，这种利用方式被称为现代生物质能利用。

生物质能源发电是利用生物质所具有的生物质能进行的发电，是可再生能源发电的一种，包括农林废弃物直接燃烧发电、农林废弃物气化发电、垃圾焚烧发电、垃圾填埋气发电、沼气发电。生物质发电发展可以增加清洁能源比重，改善环境。

世界生物质发电起源于20世纪70年代，当时，世界性的石油危机爆发后，丹麦开始积极开发清洁的可再生能源，大力推行秸秆等生物质发电。自1990年以来，生物质发电在欧美许多国家开始有了大的发展。利用生物质资源进行的发电分为直接燃烧发电技术、气化发电技术、混合燃料发电（生物质直接与煤混合后投入燃烧，生物质气化产生的燃气与煤混合燃烧）、沼气发电和垃圾发电。

煤的地下气化技术

煤的储藏量远远高于石油和天然气，全世界尚未开采的煤层有几万亿吨。到目前为止，要利用这些储藏中的煤，一是成本太高，二是污染严重，三是出现了更加便宜、更加干净的新能源。为此，科学家提出一个新的设想——地下煤气化技术②。

地下煤气化技术是在地下煤缝点火，通过钻孔向里面泵入空气或氧气和水蒸气，使煤层燃烧几年。燃烧所产生的高温和压力使煤氧化，分解成二氧化碳和可燃烧的气体——主要是甲烷和氢气——的混合物。这些混合气体可以在地层表面收集起来放进天然气涡轮机燃烧发电。其优点是不污染环境，燃烧产生的灰和煤渣留在地下，从根本上防控了瓦斯引发的灾难。

利用氢气开动汽车

1971年，美国迈阿密的一位发明家莫里斯·克莱因利用的氢气开动底特律制造的标准汽车获得成功，他使用的氢气比汽油便宜而且不会排出废气污染空气。这项

---

① 俄探索核电站"突破"之路. 参考消息，2015-04-11.
② 让煤矿"喷"煤气. 参考消息，2002-07-03.

无污染的内燃动力装置的研发成功引起同行的关注。鉴于日本空气污染的严重状况,三菱公司也在实施"氢气燃料计划"。因此,日本三菱公司立即派在亚特兰大的经销代表参观了克莱因改装的汽车,探讨研发中遇到的相关问题。①

开发新的核电燃料

钍是一种放射性化学元素,从理论上分析,与铀相比,钍的储量更为丰富,而且广泛分布于地表,未来可以用于生成大量低碳电能。在安全方面,它不容易出现失控连锁反应;其废料的危险期大大缩短;其副产品不能用来制造核武器。此外,钍反应堆从理论上说可以用来清除目前储存在核废料库中的危险的钚。印度有一处发电站以固体钍为燃料,采用了水冷反应堆的形式。②

太阳能

太阳的热辐射能——太阳能(Solar Energy)用作发电或者为热水器提供能源。太阳能的利用有光热转换和光电转换两种方式,是一种新兴的可再生能源。

风能

风能(Wind Energy)是地球表面大量空气流动所产生的动能。在地势比较开阔、障碍物较少的地方或地势较高的地方适合使用风力发电。

从可燃冰中分离甲烷

可燃冰③被视为21世纪的新型绿色能源。科学家估计,全球海洋底部可燃冰分布的范围约4000万平方千米,储量可供人类使用的时间约为1000年。

中国从1999年起开始对海洋可燃冰开展实质性的调查和研究,并于2007年5月成功获取了可燃冰实物样品。初步评价发现,中国南海北坡的神狐海域是可燃冰富集区,预测储量约194亿立方米。2008年,中国在祁连山冻土区也发现了可燃冰。

2013年3月12日,日本成功地从爱知县深海的可燃冰层中提取出甲烷。这是全球首次通过在海底分解含大量天然气成分的可燃冰取得天然气,标志着日本可燃冰开采商业化进程迈出了"关键一步"。④

印度在东海岸的孟加拉湾也发现了可燃冰,印度的最大能源开采企业——印度油气集团(ONGC)等公司组成的特别小组于2013年在印度东海岸开采可燃冰,并尝试从中提取天然气。印度能源管理局初步估计,印度的可燃冰中储藏的天然气可达1894万亿立方米。

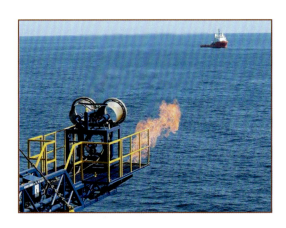

图153 日本"地球"号深海勘探船(将可燃冰分解为水和甲烷气体,CFP 图)

---

① 美国有人试用氢气开动汽车. 参考消息,1971-09-27.
② 未来核电新燃料:钍. 参考消息,2011-11-05.
③ 可燃冰的正式名称为甲烷水合物,是天然气的主要成分甲烷与水在高压低温条件下结晶形成的冰状物,通常存在于永久冻土代或大陆边缘的海域,因其点火就着,俗称为可燃冰。
④ 李跃群. 日本宣布已在海底分离可燃冰. 东方早报,2013-03-13.

3.2 毒刑与注射死刑的现代选择

古代的毒刑

从很早的年代开始，服毒致死成为行刑的方法之一。

历史上流行于非洲和欧洲的神意裁判主要使用植物毒。公元前 399 年苏格拉底之死就是用植物毒进行的神意裁判。苏格拉底因得罪雅典的权贵而被毒死。当毒药送到后，他问刽子手："好吧，我的勇士，告诉我该怎么做？"刽子手告诉他，喝下毒药后不要在房间里走动，因为运动会减缓毒药的发作，延长死亡的时间。也要尽可能地少说话，否则就需喝下两倍以上的剂量。于是，苏格拉底都接受了。那时的希腊，多是从欧洲普遍可见的毒芹中提取毒芹碱作为毒药用于死刑。在中非和西非，用来进行神意裁判的是毒扁豆（*Physostigma Venenosum*），它含有吲哚生物碱毒扁豆碱（Physostigmine）。神意裁判的习俗，各个地方有各自的特点。例如，如果嫌疑人是位首领，毒就会下给一个替身或一只动物。谁"关系好"或"有东西呈奉"，就私下秘密给毒酒中掺入呕吐药。在美洲，印第安人用马钱科的钩吻属（*Gelsemium*）植物（根茎中含有生物碱）进行神意裁判，以证明囚犯有罪还是无罪。如果囚犯死亡则证明有罪，如果囚犯把植物提取物吐出则证明无罪，可以活下来。神意裁判直到 1215 年，教会才予以禁止。

使用动物毒行刑在历史上却是相当少见的。据传说，在古埃及，眼镜蛇被用来执行死刑；也有报道说，在过去的数百年中，土耳其也用这种方法进行死刑犯的处决。

中国古代 13 大酷刑中唯一比较人道的方式是服毒。毒药中用的最多的是"鸩毒"。据记载"鸩毒"是一种含有剧毒的鸟的羽毛，只要把羽毛泡在酒里，立成毒酒，饮之立毙。其次是砒霜，这种毒药全世界皆有使用，最早用来毒鼠，后来用于死刑，由于砒霜没有特别的气味，于是被用于下毒和毒刑。

死刑与注射死刑的人道主义选择

20 世纪 90 年代，世界上有 106 个国家实施死刑，或是用毒气、电刑、绞刑、毒药，或是射击处决、斩首。据国际大赦组织 1992 年 3 月 22 日的报告，有 44 个国家废除了对各种罪犯的死刑，有 16 个国家只对犯了普通罪行的人废除了死刑。有 59 个国家对犯人施以绞刑。43 个国家在使用行刑队[①]。

英国皇家委员会 1953 年的一份报告对于需要"如此多的刽子手"和对于"一种不能立即死亡的方法"表示遗憾。许多国家的执行用刀斩首的刽子手、从枪决现场回来的行刑法警以及目击了死刑现场的人员，之后就坚定地反对死刑。国际大赦

---

① 死刑种种. 参考消息，1992-09-04.

组织认为执行绞刑的方式十分缓慢和痛苦。断头台是机械学进步的产物，而电力的使用制造了电椅，化学的发展产生了毒气室，这些行刑的方式无不受人质疑。之后，人类在寻求"死刑的人道主义"过程中又找到了注射死亡。

世界上最先采用注射死刑的国家有美国、中国、菲律宾、危地马拉和泰国。中国从1996年在新刑法补充加入注射作为死刑方式之一，并于当年在昆明首次对四名死囚执行了注射死刑。从枪弹到针头，刑罚的人道进步在悄然加速。

在美国，注射死刑最初是纽约州在1888年提出来的一种死刑执行方式，但该州最后还是选择使用电刑。1977年，俄克拉何马州成为第一个为注射死刑立法的州。五年后，即1982年得克萨斯州第一次以注射死刑的方式处决罪犯。到2004年共有788人死于注射死刑①。2008年，实施绞刑的有特拉华州、新罕布什尔州、华盛顿州，实施枪决的犹他州和爱达荷州，实施电椅刑的有10个州，实施毒气刑的有亚利桑那州、加利福尼亚州、马里兰州、密苏里州和弗吉尼亚州，实施注射刑的在全美有39个司法区②。有19个州在法令中规定可以使用注射死刑这种形式，但其中一些州也允许犯人选择其他的方式。

注射死刑是使用毒刑的延续

注射死刑是一种直接源于医学科学的方法，是使用毒刑的延续。注射死刑这一方法以快速、无痛苦和费用低而著称，是迄今为止最文明的死刑方式，因为它不会给受刑人造成痛苦，而且由于没有血腥的场面，不会给行刑人造成很大的心理压力。

注射死刑过程通常涉及三种药物的注射：首先是麻醉剂——硫喷妥钠（Sodium Thiopental），起到麻醉的作用；接下来是致瘫剂——溴化双哌雄双酯（Pancuronium Bromide），让肌肉放松；最后是毒性剂——氯化钾（Potassium Chloride），让心脏停止跳动。

注射死刑的争议引发死刑药品紧缺

据越南《青年报》2012年5月29日报道③，自2011年7月以注射方式取代枪决以来④，警方没有执行过一次死刑。400多名死刑犯中100多人已经走完死刑程序的全部文书工作，实际上获缓刑。其原因是缺乏一种用于执行死刑的注射进口药物，不得不暂停执行死刑。

死刑药物短缺不仅仅是越南的问题。包括美国、日本在内的多个执行死刑判决的国家都因废除枪决实行注射死刑面临同样难题。截至2011年年底，美国等待执行的死刑犯3251人，其中723人在加利福尼亚州，占全国1/4。美国最先执行死刑和死刑人数最高的俄克拉何马州，由于药物紧缺，不得不一再推迟死刑施行。

注射死刑药品紧缺的原因，一是对死刑的争议。死刑反对者向制药厂施加压力，阻拦生产和销售用于执行死刑的致死注射剂。2009年，美国唯一生产硫喷妥钠的赫士睿公司在"反对死刑"的抗议声中

---

① 数据来自《国际先驱导报》，2005-04-28.
② 注射死刑普及提速. 华商报，2008-04-11.
③ 欧盟禁止出口注射死刑所需药物. 京华时报，2012-05-30.
④ 越南国会2010年立法决定自2011年7月1日起改用注射方式执行死刑，以减轻犯人的痛苦。

最终被迫停产,导致了美国死刑药物短缺。美国赫士睿停产硫喷妥钠后,美国监狱则更多地依赖从欧洲进口该药。二是在一定程度上受欧盟出口禁令影响。2011年欧洲除了白俄罗斯以外,所有的国家都废除死刑。欧洲联盟反对死刑,禁止成员国出口可致命药物用于死刑。过去主要由欧洲国家生产注射死刑所需药物——戊巴比妥开始"断货"。2011年夏,制造戊巴比妥的丹麦灵北制药公司也向美国"断货"。在欧洲的其他制药公司也面临着同样的问题。2011年12月,欧盟委员会将八类麻醉类药物添加到出口产品限制名单中,包括戊巴比妥和硫喷妥钠这两种执行死刑最常用的药物,以防它们被用于死刑。欧盟的新出口限制令导致全球本就短缺的死刑药物缺口更大[1]。

3.3 安乐死——备受争议的世界性难题

涉及使用毒物的安乐死

鉴于安乐死涉及伦理道德,所采取的简捷的致死方法涉及某些毒物[2],因此,安乐死自20世纪70年代以来是国际医学界、毒理学界哲学界和伦理学界讨论最为热烈的问题之一,至今尚未取得一致的意见。

"安乐死"一词来源于希腊文,意思是无痛苦的、"幸福"(这取决于个人观点)的死亡。它包括两层含义,一是无痛苦的死亡,安然地去世;二是无痛致死术,为结束患者的痛苦而采取的致死措施。

对安乐死的理解有广义和狭义之分。广义的理解包括一切因为"健康"的原因致死,仅其死亡和自杀;狭义的理解则把安乐死局限于对患有不治之症的患者或死亡已经开始的患者,不再采取人工的方法延长其死亡过程,或者为制止剧烈疼痛的折磨不得不采用加速死亡的药物。世界上的多数人对"安乐死"一词的理解多是狭义的。

安乐死也分为被动与主动、自愿与非自愿安乐死。被动安乐死是消极的安乐死,停止治疗和抢救措施,任晚期患者自行死亡;主动安乐死又称积极安乐死,由医务人员采取给药加速死亡,结束其痛苦的生命,让其安然地离开人世。自愿安乐死是指患者本人要求或同意采取安乐死;非自愿安乐死是指对那些无行为能力的患者施行安乐死,如有严重畸形的婴儿、脑死亡(整个脑功能出现不可逆转的停止,脑神经没有反应、感受、运动和反射等)患者,他们无法表示自己的愿望,由别人提出安乐死的建议。

---

[1] 徐娟. 越南"缺药"死囚缓死. 华商报,2012-05-31.
[2] 安乐死的具体方法主要有:Ⅰ.快速静脉注射氯化钾法、戊巴比妥钠法、饱和硫酸镁法;Ⅱ.口服安眠药法(包括巴比妥类麻醉品和水合氯醛类等);Ⅲ.注射凝血剂法;Ⅳ.一氧化碳法。

争取自己"安乐死"权利的人

美国安乐死先驱美国医生彼得就是接受安乐死的人。他曾在美国俄勒冈州成立"怜悯和选择"组织,推动俄勒冈州政府制定《尊严死亡法》,容许身患绝症的患者自行了断,使美国俄勒冈州成为世界上第一个承认"安乐死"合法的地区。

彼得出生于伦敦,在南非长大,后来在美国俄勒冈州和华盛顿州当了近50年的家庭医生。在20世纪90年代初,成为世界上首先支持"安乐死"的少数医生之一,被称为"安乐死"先驱。退休后,他本应享受生活,安享晚年,但他将他所有的退休时间用于进行有关"安乐死"的政治辩论。

彼得由于患有罕见的脑功能障碍症,与病魔搏斗了六年,已失去活动能力。他也成为《尊严死亡法》的受惠者,他利用其推动的法律取得毒药,结束了自己的生命。2012年3月12日在摄入药物半小时内,在家人陪伴下在睡眠中与世长辞,终年83岁。①

安乐死的争议与容忍

从20世纪30年代起,欧美国家就有人开始要求在法律上允许安乐死,并由此引发了安乐死应否合法化的大论战。1936年,英国首先成立"自愿安乐死协会",提出安乐死法案,这是全世界第一个提倡自愿安乐死的团体。

之后,随着时代的发展、科技的进步、观念的更新,赞成安乐死的观点开始呈上升趋势,有关安乐死的民间运动和立法运动也日益增多。

时至今日,"安乐死"仍然是一个备受争议的世界性难题。医学界对"安乐死"并没有统一的定义。"安乐死"问题还将继续讨论下去,因为它关乎人的生命、道德伦理、医学、法律等多个方面,所以一直是各国所面临的一大立法难点。但不管怎样,珍惜活着的每一天才是最重要的。

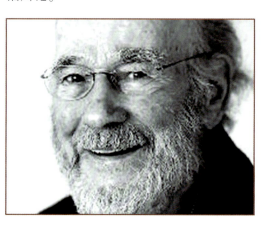

图154 美国医生彼得

---

① 袁金会. 美国安乐死先驱接受安乐死. 华商报,2012-03-14.

4
汲取人类与毒物斗争的历史经验

4.1 毒性事件引发的政坛动荡

切尔诺贝利核电站事故与前苏联解体

1986年4月26日，位于前苏联的切尔诺贝利核电站发生事故，造成8吨多强辐射的核物质泄漏，死亡237人，13.5万人撤离，经济损失120亿美元。根据后来的报道，此次事故放出$3.7×10^{18}$贝可的辐射，超过长崎和广岛原子弹辐射总和的100倍。大约有4300人最终因此死亡，7万多人终生残疾。[①]

核电站发生事故后，大量放射性尘埃污染到北欧、东西欧部分国家。带有放射性物质的云团随风向西飘到丹麦、挪威、瑞典和芬兰。瑞典东部沿海地区的辐射剂量超过正常情况的100倍。4月29日，瑞典、丹麦、芬兰以及欧洲共同体向前苏联提出强烈抗议。然而，前苏联政府直到4月30日，才正式发布关于切尔诺贝利核电站事故的公告，推迟了近60个小时，对前苏联当局隐瞒事故真相的行为，各国表示十分不满。

核电站发生事故后，前苏联公众对在切尔诺贝利核电站灾难中任意捏造的信息充满了怨恨。有关当局在超过了24小时之后才公开承认了这一事故，而且缺乏灾后撤离的策略，这导致了灾难中受害人数的增加。因此，核事故引起大众对于前苏联的核电厂安全性的关注，核事故成为前苏联解体的一个重要原因，也间接导致了前苏联的解体。前苏联解体后，俄罗斯、白俄罗斯和乌克兰宣布独立。

虽然前苏联解体的原因是多方面的。但其中的一个重要原因与前苏联公众对政府在切尔诺贝利核电站灾难中迟迟未予公布真相充满怨恨有关。切尔诺贝利核电站事故发生20年后，许多前苏联的绝密档案在乌克兰解密。解密文件显示，切尔诺贝利核事故是一场可以避免的灾难。一是切尔诺贝利核电站在设计建造之初就出现了致命的安全问题，为后来正式运行埋下了灾难的种子。并不像前苏联当局当年调查公布的那样，仅仅是由于反应堆燃料棒的结构和系统在设计上不合理造成的。二是从1977年至1981年核电站曾发生的小事故共29起，一直未能得到认真对待，进行必要的改进。特别是1984年切尔诺贝利核电站的3号反应堆和4号反应堆在运行中出现异常现象，专家建议必须停产寻找原因和解决问题，但未引起前苏联主管当局的重视，直到两年后4号反应堆引发核事故，最终酿成大灾难。

比利时二噁英事件与首相下台

1999年比利时的二噁英污染事件在全

[①] 20年来20大科学错误. 新华网，2000-11-15.

世界引起了轩然大波，先是在比利时的肉鸡、鸡蛋中发现剧毒物质二噁英，接着又在猪肉、牛肉中发现了此类污染物。比利时政府下令在全国禁止销售1999年1月至6月生产的禽畜食品。事件给比利时造成巨大经济损失。据统计，这次事件给比利时造成的直接经济损失3.55亿欧元，间接损失超过10亿欧元，对比利时出口的长远影响将高达200亿欧元。

二噁英事件不仅极大地冲击了畜产品和食品的生产与供给，引起消费者的恐慌，而且引发了政局的动荡。6月1日，迫于强大的国际和国内的压力，比利时卫生部长和农业部长引咎辞职，并最终导致内阁的集体辞职。1999年6月13日比利时国会选举揭晓，执政的左翼联盟惨败，联合政府垮台，首相德阿纳①于6月14日宣布辞职。德阿纳说，他是"二噁英"的牺牲品。

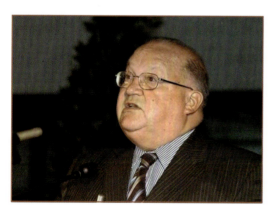

图155 当时的比利时首相德阿纳

日本"3·11"核事故与首相辞职

2011年3月11日，日本发生震惊世界的福岛核电站事故，这是一次由海啸引发的次生性核灾难。

3月11日，日本东北部海域发生9.0级地震并引发海啸。海啸在地震发生45分钟后袭击福岛第一核电站，导致核电站外部供电系统和内部备用发电机全部瘫痪而断电，6座反应堆有3座核反应堆冷

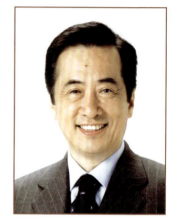

图156 日本第94任首相菅直人②

却系统失效，继而堆芯熔融，引发一系列火灾和爆炸，使大量放射性物质被释放到环境中。日本政府宣布进入"核紧急状态"，疏散核电站方圆3千米内居民。

"3·11"日本福岛核电站事故后，日本首相菅直人由于救灾指挥不力，国会两院对抗严重，饱受应对灾害不力的指责。2011年6月3日，在野的自民党、公明党和日本奋起党联合向国会众议院提交了针对菅直人内阁的不信任决议案，未能通过。2011年8月26日，菅直人在参院全体会议上正式宣布辞去日本首相职务。

---

① 让-吕克·德阿纳（Jean-Luc Dehaene，1940—2014），比利时政治家，1992年至1999年期间担任比利时首相。在此期间，比利时进行了涉及法治、财政等多方面的改革。2004年，他出任欧洲议会议员。2014年5月15日在法国辞世，享年74岁。

② 菅直人（1946— ），日本政治家。1946年10月10日出生于山口县宇部市。1970年从东京工业大学毕业。2010年6月4日任民主党代表（相当于党魁）。2009年9月16日成为鸠山由纪夫内阁副首相兼"国家战略局"担当大臣；2010年1月6日出任日本财务大臣。日本第94任首相（2010年6月—2011年9月）。

4.2 总结人类与毒物斗争的历史

研究毒物历史的当代意义

毒物历史的研究既是一种文化传承，也是科技和社会发展的需要。在当今突发性、群体性中毒事件与毒性灾害屡有发生的新形势下，迫切需要了解毒理科学发展的历史和文化，宣传普及防毒解毒的知识。时至今日，毒物历史的研究一直是自然科学史和社会科学史研究中的薄弱环节。

毒物历史主要研究人类同毒物与中毒病做斗争的历史经验；人类认识毒物、防治中毒病所取得的科技成果及其历史意义与科学价值；搜集整理发生在历史上的重大中毒事件、地方性中毒病、毒性灾害及其发生原因、特点、危害以及预防与治理经验；研究世界上做出重大贡献的毒理学家的成长史及其所取得的成就；研究和整理历史上解毒、防毒、除毒、脱毒、戒毒的先进技术及其理论创新；对历史上毒物学、毒理学著作进行科学评价和宣传；研究利用毒物与毒素造福人类的重大技术、重大成果、重大发明的创造经过与科学价值和经济价值；研究毒物与人类的关系，特别是在人类历史上经济社会发展与毒理学发展的关系；研究历史上禁毒、控烟和戒酒的历史经验及其有关的社会学、经济学问题；研究整理历史上有关毒物与毒品管理中的法律、法规以及毒物的比较管理学。

毒物历史是世界文明史的重要组成部分，是自然科学史和社会科学史研究中一个不可缺少的组成部分。随着当今世界的经济全球化，一些国家和地区毒性事件频发，国家安全、生态安全、生物安全、食品安全受到严重挑战，人民的健康受到严重的威胁。特别是食物中毒、毒气泄漏、瓦斯爆炸、危险化学品危害、有毒有害生物入侵、环境污染事件、生化恐怖以及烟草危害、毒品泛滥等重大公共卫生事件的发生，已经造成人民生命财产的严重损失，成为国际国内社会关注和议论的热点，往往引起社会的不安，政府应及时采取措施进行防治。

今天，我们研究毒物历史的当代意义在于：传播人类认识毒物的历史和毒理科学发展史，颂扬毒理学家和从事相关职业专家的卓越贡献，使那些发端于个体头脑中的智慧，成为大众的知识与能力；借鉴历史上处置突发毒性事件的经验，提出今天科学处置毒性灾害的对策，提高政府应对突发事件的管理水平；科学认识毒物的两重性，研发防毒解毒技术，化毒为利；关注科学发明的安全性与 HPS[①]教育的引导作用；警示人类严肃面对未来的毒品滥用、核与核废料和环境污染"三大挑战"，

[①] HPS 原是"科学史和科学哲学"的英文缩写词。近年来科学教育专家把科学社会学也纳入其中，于是 HPS 就变成了"科学史、科学哲学和科学社会学"（History Philosophy and Sociology of Science）的缩写词。

展望建立一个无毒害未来社会的愿景。

弗兰西斯·培根[①]说："读史使人明智。"促进毒理学史的深入研究，可以感受科学史的力量，回望已逝的文明，以史为鉴，嘉惠未来，为现代化事业和毒理科学事业的发展做出新的贡献。

毒物历史研究的新视点

进入 21 世纪，毒理学史研究开始关注许多新领域，提出了一些新视点。一是当今国际反恐维稳斗争和公共安全问题凸显的新形势下，系统研究各国应急处置突发毒性事件的经验，成为毒理学史研究的重点。但从自然科学与社会科学结合上研究不够，在应急处置上显得被动。二是面对毒理学的新挑战，需要加强转基因食品安全，纳米材料毒性等社会热点问题。三是面对经济全球化，国家和政府如何应对贸易技术壁垒，如何进行化学品及新药的危险评估，如何防止有毒有害生物入侵，需要加快研究。四是毒品、烟草、酒精仍然是毒物史研究的重要切入点之一，是一个不能回避的课题。特别是有的国家提出"少量吸毒合法化"，采取由镇压吸毒向治疗和预防转化的新政，正在引发一场新的争议[②]，将对所有禁毒的国家和地区的政策形成极大的挑战。因此，2009 年联合国《世界毒品报告》指出，出于经济、政治和安全的考虑，强烈反对撤销对毒品的控制。五是面向未来，毒品滥用、核生化武器和环境污染将是人类面临的"三大挑战"。尽管 1996 年联合国《全面禁止核试验条约》通过十多年，但禁而不止的现实和核武器的巨大吸引力表明，实现《全面禁止核试验条约》的目标任重道远。"后 9·11"时代，恐怖活动中利用化学生物武器的情况日趋严重。随着化石能源的枯竭和越来越难以承受的污染的环境，核能发电充分体现出清洁、高效的优势，成为今天的电力支柱，但是核废料将成为新的威胁。

4.3 推动毒理科学的创新发展

毒物研究的四大安全

防毒、解毒、化毒为利是毒物学家与药理学家的天职。进入 21 世纪，随着经济的全球化和反恐维稳斗争的深入，食品安全、药品安全、生物安全和生态安全等四大安全问题向毒理学提出新的挑战，赋予新的使命。防止和控制有毒有害生物入侵，治理毒性灾害，维护生物多样性和生态安全，加强毒物的控制与管理，确保食品药品安全，禁毒，控制烟草的危害，减少酗酒与酒精中毒，杜绝有毒建筑材料生产，防治室内污染与中毒，实现产业发展与公害防治同步，提升毒理学的数字化与信息化等，都是关系到国家安全和人民健康的大事；有许多前沿学科

---

① 弗兰西斯·培根（Francis Bacon，1561—1626），是近代英国著名哲学家。他的代表作品《新工具》（1620）一书，对于西方哲学、逻辑学、科学学等多种学科的发展产生过巨大而持久的影响。

② 拉南. 有越来越多的拉美国家使少量吸毒合法化. 基督教科学箴言报，2009-09-23.

和新的课题等待毒理学工作者开展跨学科、跨部门的潜心研究。

21世纪毒物与中毒咨询与毒物控制将是人类健康和社会经济发展的需要。社会呼唤毒物与中毒咨询业，同样也呼唤毒物学家与药理学家与计算机、咨询专家结合，投身于咨询业，为开创新的服务领域贡献力量。

现代毒理学与政府管理部门的关系将更加密切。科学与管理的关系适用于任何与政府决策有关的学科。政府管理与毒理学以特殊的方式联系在一起，管理部门对环境污染的治理、重大突发中毒事件的应急处置、标准的制定、进行危害评估和做出决定时，将高度依赖毒理学的基本原理和实验数据。毒理学研究结果将起到重要影响，甚至是决定性的影响。

食品与药品管理部门对药物和食品添加剂的审批，环境保护部门对农药和新化学品的注册管理，对于新产品，甚至有些已经上市销售的产品的监测，都将对毒理学提出新的要求。政府官员和毒理学实验室科学家之间将会有着经常性的双向交流。发现毒理学、生态毒理学和管理毒理学将面临新的发展机遇。

积极开展毒物作用机制和毒理学安全评价与健康危险度评价，为WTO/TBT（世界贸易组织/贸易技术壁垒）和WTO/SPS（世界贸易组织/动植物卫生检疫）"健康、安全、环保"规则提供技术支持。

坚持科技创新是现代毒理学发展的第一要务

随着人口的增加、环境污染的加重、核扩散难以制约，21世纪的现代毒理学面临许多科学问题。低剂量兴奋效应研究，环境污染物的毒理学研究，毒理学机制的研究，有害因素的"三致"研究等，将使现代毒理学研究步入基因"网络"和蛋白质"网络"时代，进入一个多层次、多热点、多突破的时代，特别是分子毒理学引入毒理学的各分支学科，将使现代毒理学进入一个全新的历史时期。

现代毒理学不仅面临着来自社会的压力，而且也存在来自自身理论和方法不能适应发展需求的严峻挑战，必须在理论和方法上进行创新。由被动毒理学向主动毒理学发展，由高剂量测试向低剂量测试发展，实验动物由单一性模型向特征性模型发展，由低通量测试向高通量测试（High Throughput Testing）发展，由单一用途向多用途、多领域发展。

此外，现代毒理学研究的一个重要领域，是研究毒物的成瘾性与现代禁毒、控烟面临的严重形势及其有关的社会学、经济学问题。

探索毒物世界的新奥秘

未来毒物世界将会出现许多新物种、发现新物质，需要毒理学家探求其中的奥秘。

据报道，2010年美国宇航局的科学家在加利福尼亚盐水湖发现一种靠砷为生的细菌。这种名为GFAJ-1的细菌对砷具有耐性，它可以将有毒的砷融入自身DNA和其他重要分子中以替代常见的磷。[1]

据科学家介绍，这次发现的"食砷"细菌在地球上是首次发现。碳、氢、氮、氧、磷和硫是地球上所有已知生命形式的六大基本元素。其中，磷是携带生命基因

---

[1] 地球发现食砷细菌转变搜索地外生命思路. 化石网，2010-12-04.

的 DNA 和 RNA 的主要化学成分，被认为是所有活细胞的最重要的元素。GFAJ-1 细菌既可以利用磷存活，也可以利用砷生长。事实上，当摄入磷时，这种细菌生长速度更快。所以，发现一种用砷替代磷的细菌，将从根本上改变我们定义生命的方式，甚至为寻找新生命的方式得到新的启示。

随着地下水的过度开采，近年环境中"砷污染"与临床上"砷中毒"的事件不断发生。利用此次发现的嗜砷微生物 GFAJ-1 菌株去治理环境，不失为解决上述问题的一条捷径。

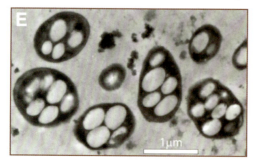

图 157　透射电子显微镜图显示了一种名为 GFAJ-1 的食砷细菌

4.4　普及防控与利用毒物的科学知识

重视毒理科学发展史教育

国际上高等院校普遍重视科学史教育，各国综合大学和生命科学、医学、农业大学开设的毒理学及其分支学科的教科书的第一章，都有一节专门论述毒理学及其分支学科从创立到逐步发展的历史过程，从学科的定义、主要研究领域到科学价值、社会经济意义，进行系统的讲授。不仅会使毒理学教学变得生动有趣，宣传科学家的献身精神；而且有利于培养学生的怀疑、批判精神，增进学生对科学探究的理解，帮助学生领会创新思维的重要性，让学生从历史经纬度上把握科学的本质和毒理科学发展的未来，使更多的人了解毒理科学，热爱毒理科学，献身毒理科学事业。

进入 21 世纪，许多国家将毒理学史研究成果的传播与科学史、科学哲学和科学社会学（HPS）教育相结合，更加有利于理科教学的趣味性，使学生从学科曲折发展的历史中懂得科学知识是怎样产生的，科学在社会发展和社会进步中的作用，以及科学研究和科学方法的优点与局限性，区别科学与非科学和伪科学，防止被巫医、邪教利用，防止文化广告的过分夸大，正确认识科学技术对社会发展的推动作用。

美国的"全国中毒预防周"

为了鼓励美国人学习更多的关于预防意外中毒的知识，美国国会于 1961 年 9 月 16 日设立"全国中毒预防周"，指定每年 3 月份的第 3 周为预防中毒事故的活动周。此后，美国成立了"全国中毒预防周"委员会，以协调全国的活动和促进中毒预防工作的开展。在"全国中毒预防周"期间，美国要举办全国性的活动，以重点宣传毒物的危险性及如何预防中毒事故。

毒理科学知识的传播与普及

科学普及是一种社会教育。作为社会

教育它既不同于学校教育，也不同于职业教育，其基本特点是社会性、群众性和持续性。人类防控与利用毒物的科学知识是一个极其庞大而复杂的立体结构体系，因此在普及防控与利用毒物的科学知识的同时，又要注意传播其内在的科学思想、科学方法和科学精神。

毒物科学知识的传播和毒理学的科学普及一向备受社会各阶层人士和广大民众关注。特别是20世纪80年代以来，许多毒物科学史著作和毒理学科普著作大量涌现，为增强民众防毒除毒意识，提高预防中毒水平，加大应急处置突发中毒事件能力方面做出了重要贡献。

实践表明，普及毒物科学知识还必须运用社会化、群众化和经常化的科普方式，充分利用现代社会的多种流通渠道和信息传播媒体，不失时机地广泛渗透到各种社会活动之中，才能形成富有生机的有效的社会科普活动。

总之，毒品的严禁与弛禁思想的对立、绿色环保主义与核扩散的对立、环保主义与生态帝国主义的对立将是长期的，时而尖锐，时而激烈，是难以调和的斗争。人类在追求物质财富的过程中，以自己的智慧控制可能发生的毒性灾难，莫让历史上发生的毒性灾害悲剧重演！

以博物馆、纪念馆为载体传播毒物的历史

世界上有许多以禁毒、烟草、酒为主题的博物馆和战争、重大事件为主题的纪念馆，人们发现这些博物馆、纪念馆正是传播毒物史和毒理科学发展史的重要载体和普遍方法，而且也成为科学与艺术、科学与人文完美结合的典范，吸引几百万来自世界各国的游客，大大推动了当地旅游业的发展。

4.5 人类未来的梦想：超越农业文明与工业文明的生态文明

生态文明是人类文明发展的新阶段

文明，是人类文化发展的成果，是人类改造世界的物质和精神成果的总和，也是人类社会进步的象征。在漫长的人类历史长河中，人类文明经历了三个阶段。第一阶段是原始文明。约在石器时代，人们必须依赖集体的力量才能生存，物质生产活动主要靠简单的采集渔猎，为时上百万年。第二阶段是农业文明。铁器的出现使人改变自然的能力产生了质的飞跃，为时一万年。第三阶段是工业文明。18世纪英国工业革命开启了人类的现代化生活，为时300年的工业文明以人类的征服自然为主要特征，世界工业化的发展使征服自然的文明达到极致，一系列全球性的生态危机说明地球再也没有能力支持工业文明的继续发展，需要开创一个新的文明形态来延续人类的生存，这就是"生态文明"。如果说农业文明是"黄色文明"，工业文明是"黑色文明"，生态文明将是"绿色文明"。

生态文明（Eco-civilization）是人类文明发展的一个新的阶段，即工业文明之后的文明形态；生态文明是人类遵循人、自然、社会和谐发展这一客观规律而取得

的物质与精神成果的总和；生态文明是以人与自然、人与人、人与社会和谐共生、良性循环、全面发展、持续繁荣为基本宗旨的社会形态，反映了一个社会的文明进步状态。

资源增值将是建立生态文明的物质基础

资源增值的重要途径是发展生态产业和利用技术开发替代品，生态产业包括生态工业和生态农业。

生态工业是一种生态可持续工业，其核心是在不损害生态环境的前提下，发展清洁生产。即通过产品设计、原料选择、工艺改革、技术管理、产业内部循环利用等环节的科学化、合理化，使工业生产的物耗、能耗和最终产生的污染物最少，并以对人体和环境无害有益的绿色产品的生产为主导。这种全新的工业生产和管理模式，体现着工业可持续发展的方向。

生态农业是生态型现代集约持续农业生产体系，遵循生态学和生态经济规律，保护生态，防治污染，培植资源，提供清洁食物和优美环境，是高效益和不造成破坏的可持续发展农业。然而，由于国情的不同，各国发展生态农业的重点、目标是不同的。发达国家农业生产力水平相对较高，主要以提高食物生产质量、食品营养和食品安全为主，更多地强调资源环境的保护和美化。而多数发展中国家，由于农业投入水平不高，经营粗放，农产品数量满足不了消费需求，因而更多地注意数量的增长，追求的是一种以发展为主要目标的生态农业。

信息增值将是建立生态文明的精神基础

信息增值的途径在于建立信息高速公路，发展信息产业，加强科技文化知识和生态文明意识的普及，构建生态文明意识。

构建生态文明意识，需要确立和保护自然价值，实现多极价值管理目标，促进自然资源的保护和永续利用、综合利用，以利于企业的技术创新和综合效益的提高；需要发展和传播有利于可持续发展的、符合人与自然和谐发展的绿色科技文化知识和技术，引导人们科学的社会行为和生活方式；需要提倡和引导适度消费和绿色消费，以获得基本需要的满足为标准。这种缓解资源短缺的进步的生活方式，一方面要求社会成员确立既能确保生活质量，又有利于生态环境改善的生态消费意识；另一方面建立一种确保生态消费的社会机制，通过宣传教育、法律法规等手段加以引导和限制。与此同时，人们的思维方式将由传统思维向生态思维转变。

总之，当人们在深刻剖析了工业文明的利弊、失衡后，认识到工业文明已完成历史使命，那么构建一个超越农业文明与工业文明的新的文明模式——生态文明的时代必将到来。

5

走向星球的路上

5.1 人类遨游星球的梦想

"阿波罗"登月计划的成功，使人类的梦想变成了现实，人类开始走向地球以外的星球。

踏上月球的第一步，也是踏上太阳系各行星和最终走向太空其他星球的一步。这对整个人类来说，是巨大的飞跃，也是对未来的希望。

人类从地球到月球，表明人类已经有了探索未知太空的能力，但只是起步，将来的重心会放在火星、木卫二（欧罗巴）、土卫六（泰坦）等适合以及符合人类居住的行星和卫星。

在太空的生活更是个充满魅力的想象。太空环境与地球环境大不相同，那里没有空气，没有重力，还有充满危险的太空辐射。当然在封闭的空间站或航天飞机舱内，有足够的空气供人们呼吸，良好的航天器屏蔽材料可以有效地挡住太空辐射，只是"失重"会给生活带来一些不便。

宇航员的食物丰富多彩，从最初的十几种已经发展到了100多种。宇航员每天一般吃4顿饭，一周之内的食谱不重复。有人以为宇航员的食品都是做成牙膏状，要挤着吃，肯定很乏味，其实这是早期宇航员的状况，现在宇航员可以在太空中吃到香肠馅饼、辣味烤鱼、土豆烧牛肉、奶油面包、豆豉肉汤、金枪鱼沙拉、饼干、巧克力、酸奶、果脯、果汁等各种各样的佳肴，美国宇航员甚至可以喝到他们爱喝的可口可乐。然而，宇航员吃饭也不能随心所欲。他们必须按地面营养师为他们配制好的食谱用餐。美国航天飞机上的宇航员吃饭时，先把标有第几天第几顿字样的塑料袋从食品柜中取出。每个塑料袋里装有7种食品，供一名宇航员食用。太空食品均为脱水食品，临吃前可把食物放入一个碗形的容器中，再用注射器将一定数量的水注进容器，然后再放进烤箱里加热。一顿饭不超过半小时就可以"做"好。

5.2 空间站与外星环境的毒理学研究

航天器舱室空气污染研究[①]

航天器舱室空气污染来源

载人舱室空间狭小，乘员和材料设备密度大，由此带来了舱室空气污染的问题。据统计，在各种航天器和地面模拟器的舱室空气中，已经检测出 28 类 174 种化学物质。航天器舱室空气的主要污染源是人体、结构材料、工艺过程及机载设备。

人体代谢产物通过呼出气，大小便和皮肤排出到体外。现已检测出 400 种人体代谢产物，其中许多是具有挥发性的有毒或有气味的物质。代谢产物有内源性的，也有外源性的。内源性的一氧化碳、丙酮、苯酚、氨和吲哚等物质的代谢机制和排出途径已被阐明。

在航天舱室内，应用了各种各样的塑料、合成橡胶、织物、黏合剂、润滑剂、涂料和油漆等非金属材料。美国生物实验卫星Ⅲ号就使用了 251 种不同的非金属材料。这些材料在常态下通过扩散、蒸发和氧化降解释放出内含的各种溶剂、增塑剂、防老剂、未聚合的单体和各种氧化降解产物。研究显示，多数聚合材料不依赖其化学性质，在常温下就可不同程度地释放出二氧化碳、一氧化碳、甲醛和烃等有毒成分。

在局部受热或着火的情况下，许多聚合材料发生热分解，产生蒸气和气溶胶，释放出氟化氢、氯化氢、硫化氢、氰化物、氮氧化物等剧毒热分解产物。

航天舱室空气污染的潜在危害

在航天器舱室内，如果设备发生泄漏或着火等事故时，可能出现高浓度的有害气体或蒸气引起急性中毒，但这种情况的出现概率很小，而不适气味及低浓度的吸入性慢性中毒则是舱室空气污染的主要形式。

来源于人体或聚合材料的氨、硫醇、吲哚、粪臭素、醛、酚和有机酸等都是有特殊气味的物质，它们不但能影响乘员的主观舒适性，而且能引起呼吸频率和幅度、声带和支气管以及血管紧张度等一系列反射性变化，强烈的气味还能影响乘员视敏度和色觉知觉以及高级神经活动功能状态改变。这些变化能导致乘员工作效率的降低，甚至会造成失误或差错。

在航天舱室内，许多有毒气体是以微

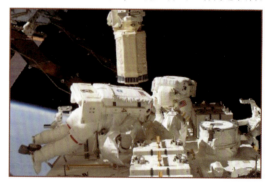

图 158 两名宇航员修复冷却系统液态氨泄漏问题

[①] 余秉良. 航天毒理学研究回顾与展望. 卫生毒理学杂志, 1999, 13（3）.

粒或气溶胶的形式存在。气溶胶作为毒性气体的凝结核心，不但能促进有毒物质进入下呼吸道，而且由于气溶胶起到了浓缩有害气体的作用，从而会加重对局部组织的刺激作用。

国际空间站发生氨泄漏事故

据报道，2013年5月9日，国际空间站①发生冷却系统液态氨泄漏事故。2013年5月11日，国际空间站的两名航天员汤姆·马什伯恩和克里斯·卡西迪出舱，实施了总共五个半小时的太空行走。他们将可能存在泄漏问题的一个液氨泵拆除，换上一个备用泵。新安装的备用泵启动后，未再发现液氨泄漏。两名美国宇航员比预定时间提前一个小时完成任务返回舱内。②

宇航员火星之旅有辐射风险③

一些研究人员说，宇航员搭乘现有空间飞行器前往火星期间可能遭受长时间、低剂量辐射，提升患癌风险。

2011年年末，"好奇"号火星车发射升空。为评估深空间辐射强度，研究人员在火星车所搭乘的飞行器上安装"辐射评估监测器"，记录253天空间辐射状况，相关数据交由美国国家航空航天局、西南研究院和德国航空航天中心分析。监测器主要测量两种辐射，一种为银河系宇宙射线，以长期、低剂量为特点；另一种为太阳高能粒子，以短期、不确定性为特征。

数据分析结果显示，如果宇航员搭乘装备现有防护条件的飞行器前往火星，往返旅程受到的辐射总量为0.66希沃特。④

美国西南研究院空间科学和工程部门研究员卡里·蔡特林在《科学》杂志发表论文，谈及宇航员面临的潜在辐射风险。"鉴于辐射剂量积累，宇航员相当于每5天至6天接受一次全身CT扫描。"他说，依据现有条件，现有空间飞行器更容易抵挡太阳高能粒子，对银河系宇宙射线的防护能力较弱。另外，太阳的不规律活动可能对宇航员身体造成损害，因此，未来空间飞行器需要加装"风暴避难舱"。

依据俄罗斯、美国和欧洲空间机构的行业标准，希沃特是一名宇航员整个职业生涯所能承受的最大辐射剂量，可能使宇航员死于癌症的几率增加5%。

月球环境的毒理学研究

2012年，一篇《月球土壤的毒性》的论文⑤，提示月球土壤对人体多个方面的影响。尽管有宇航服的保护，但最主要的问题在于吸入的空气。特别是在重力较小的环境中，灰尘的颗粒可能更容易穿透肺部，此外，暴露于紫外线和质子的辐射使

---

① 国际空间站（International Space Station，ISS），是一项由六个太空机构联合推进的国际合作计划，也指运行于距离地面360千米的地球轨道上的该计划发射的航空器。国际空间站的设想是1983年由美国总统里根首先提出的，经过近十年的探索和多次重新设计，直到前苏联解体、俄罗斯加盟，国际空间站才于1993年完成设计，开始实施。2012年5月，美国首次向国际空间站发射商业飞船。
② 国际空间站宇航员太空修复氨泄漏问题. 中化新网，2013-05-12.
③ 研究人员称宇航员火星之旅或有辐射风险. 新华网，2013-06-01.
④ 希沃特（Sievert），记作Sv。定义是每千克人体组织吸收1焦耳（J），为1希沃特。它代表了受到电离辐射照射的个人的总伤害。希沃特是个非常大的单位，因此通常使用毫希沃特（mSv），1mSv=0.001Sv。此外还有微希沃特（μSv），1μSv=0.001mSv。
⑤ 月球土壤对人体有害. 参考消息，2012-07-13.

得灰尘更具有毒性。

地球与火星的蒸发岩沉积

20世纪70年代,"海盗号"观察到了火星盐类存在的证据。21世纪初人类对火星的探测结果表明火星盐类的起源与地球盐类的起源有一定的共性。

迄今为止,人类已经通过火星轨道探测器、火星着陆器及火星漫游车在火星上发现了碳酸盐、硫酸盐及氯化物等一系列的盐类矿物,尽管整体上火星盐类矿物组合与地球上基本一致,但在许多细节方面还是和地球上有所不同。

基于地球与火星蒸发岩[①]沉积及成盐作用规律的对比,预测火星表面及次表面可能存在着广泛分布的钾盐。此外,发现火星轨道伽马光谱仪所获的火星表面K的分布与火星表面已探测到的氯化物的分布有比较强的相关性,表示火星表面氯化物沉积地区的卤水浓度已经接近或达到钾盐形成的条件,同时指出这些地区存在钾盐的可能性很大。[②]

5.3 航天毒理学的未来使命

航天毒理学(Space Toxicology)是研究航天及外星环境中有害物质对人体毒性作用的机制和防护的学科。

21世纪,航天毒理学需要关注的研究领域主要是:

第一,建立和发展具有类似于长期航天的航天员生理状态特征的生物模型,研究微重力因素对毒性参数、毒物动力学和毒效应的影响及其机制,作为航天毒理学非常重要的一项基础研究。

第二,研究慢性暴露的毒性效应。因为低浓度的慢性暴露是航天员暴露的一个显著特征。

第三,应用神经行为研究方法开展低浓度慢性暴露毒效应研究,因为行为影响航天员的操作效率和操作安全。

第四,制订各种预案,保护航天员健康和安全。航天大国都各自制订了应急暴露、短期暴露和长期暴露的各种预案,但由于共同的原因,这些限值还存在一定程度的不可靠性,需要根据新的资料不断地进行修订和补充。[③]

第五,研究外星环境中有毒有害物质及其对人体毒性作用的机制和防护技术。

人类未来的航天活动为现代毒理科学的发展开辟了一个崭新的发展领域,航天毒理学将为走向星球的人们的健康与安全保驾护航!

---

① 蒸发岩又称盐岩,由盐度较高的溶液或卤水通过蒸发浓缩作用形成的沉积岩。蒸发岩的主要矿物成分是钾、钠、钙、镁的氯化物、硫酸盐、碳酸盐,其中尤以石膏、硬石膏和石盐最为重要。
② 郑绵平,孔维刚,等.地球同火星蒸发岩沉积的对比.高校地质学报,2014,20(2).
③ 梁宏,贾司光.航天毒理学面临的挑战及其对策.中华航空航天医学杂志,2001,12(2).